Expert in Diabetes Care

당뇨병 진료 더 잘하기

김영설, 전숙 지음

도서출판 대한의학

머리말

당뇨병은 현대 의학에서 가장 중요하고 어려운 질환 중 하나이며, 우리 삶의 전반과 밀접하게 연결된 대표적인 질환입니다. 당뇨병 관리의 중심 요소인 혈당 변화는 우리가 먹고 마시며, 일하고 잠을 자는 등의 기본 생활 패턴뿐 아니라, 전신의 질환 상태는 물론이고 심리적 · 정서적 상태 등 다양한 요인의 영향을 받습니다. 이러한 복합적 특성은 당뇨병을 단순한 신체적인 질환을 넘어, 삶의 질과 전반적 건강을 종합적으로 고려해야 하는 질환으로 만들고 있습니다.

지난 수십 년간 당뇨병의 발생 원인과 기전에 대한 연구가 지속적으로 발전되어 왔으며, 이를 기반으로 다양한 치료제가 개발되어 임상에 유의한 변화를 이끌어냈습니다. 특히, 당뇨병 조절 정도와 합병증 예방에 획기적 성과가 기대되고 있습니다. 그러나 실제 진료 현장에서는 이러한 발전이 환자 개개인의 치료와 관리에 적용되는 속도가 더딘 것이 현실입니다.

그러한 이유 중 하나로, 당뇨병은 삶 전반에 걸쳐 영향을 미치는 질환이기에 단순한 약물치료만으로는 해결할 수 없는 부분이 많기 때문이라고 생각합니다. 당뇨병 관리의 핵심은 환자와의 충분한 교류를 통해 개개인의 생활습관, 환경, 심리적 요인을 이해하고 이를 해결하는 과정에서 찾을 수 있을 것입니다. 하지만, 의료 환경의 변화와 진료의 전문화는 점점 더 짧아지는 진료 시간을 강요하며, 이는 모순적으로 당뇨병 진료에 필수적인 포괄적이며 깊이 있는 접근을 어렵게 만들고 있습니다.

당뇨병 특화 진료의 궁극적인 목표는 단순한 당뇨병의 치료를 넘어, 환자의 삶과 건강의 총체적인 향상에 있습니다. 이러한 목표를 달성하기 위해, 이 책에서는 의료진에게 필요한 전문 지식과 실제 임상에서 활용할 수 있는 다양한 도구를 제공하려고 합니다. 또한, 환자와의 소통과 공감, 그리고 개별화된 진료가 이루어질 수 있도록 돕기 위해 임상 현장에 바로 적용할 수 있는 다양한 기법을 제시하려고 노력했습니다.

당뇨병의 진단과 치료, 그리고 관리에 필요한 최신 정보를 체계적으로 정리했습니다. 특히, 환자의 행동 변화를 일으킬 커뮤니케이션 기법, 적절한 약제 선택, 식사와 운동요법 교육 등 현장에 바로 적용 가능한 방법을 강조하였습니다. 아울러, 동반 질환 및 합병증 관리, 소아 및 노인 환자에 대한 접근법, 응급 상황 대처 등 다양한 임상 상황에 대한 구체적인 전략도 포함되어 있습니다.

당뇨병 관리의 성공은 환자와 의료진의 상호 신뢰를 바탕으로 한 깊이 있는 커뮤니케이션과 포괄적인 진료 환경에서 비롯될 것입니다. 단순히 약물에 의존하는 치료를 넘어, 환자 개개인의 삶과 밀접하게 연결된 다양한 요인을 조화롭게 관리할 때 진정한 치료 효과를 거둘 수 있을 것입니다.

이 책이 모든 의료인의 진료 현장에 유용한 길잡이가 되어, 당뇨병 환자의 삶이 더욱 건강해지고 풍요로움이 가득해지기를 소망합니다.

2025년 2월

경희대학교 의과대학 교수 **전 숙**

목 차

당뇨병 진료 더 잘하기

Chapter 1 당뇨병 특화진료
Chapter 2 당뇨병 특화진료 준비
Chapter 3 혈당이 높은 사람의 이해
Chapter 4 당뇨병 진단과 분류
Chapter 5 당뇨병에서 시행하는 검사
Chapter 6 당뇨병 진료의 흐름
Chapter 7 당뇨병 치료 대책
Chapter 8 저혈당 대책
Chapter 9 자신 있게 시행하는 식사요법 교육
Chapter 10 운동요법과 운동교육
Chapter 11 경구 혈당강하제
Chapter 12 인슐린과 GLP1수용체작용제 치료
Chapter 13 동반질환
Chapter 14 당뇨병 합병증 방지 대책
Chapter 15 당뇨병의 응급상황
Chapter 16 당뇨병과 임신
Chapter 17 노인 당뇨병
Chapter 18 소아, 사춘기 당뇨병
Chapter 19 다양한 상황의 대처
Chapter 20 대응하기 어려운 환자

Expert in Diabetes Care

Chapter 1

당뇨병 특화진료

1 당뇨병 진료가 바뀌고 있다

- 지난 수년간에 걸쳐 당뇨병 치료 분야는 크게 발전하였다.
- 혈당을 내리는 당뇨병 치료제로 설포닐유레아와 인슐린밖에 없던 당시의 진료지침은 우선 식사를 제한하고 힘든 운동요법을 시작하였으며 그래도 혈당이 내려가지 않으면 경구혈당강하제를 사용하라고 권고했다.
  - 그러나 정상에 가까운 혈당 조절은 매우 어려워 각종 합병증이 나타났고 또 진행되었다.
- 혈당 조절이 어려워 인슐린주사를 포함한 치료를 위해 당뇨병 치료를 담당하는 병원에 의뢰하여 치료하던 시기가 있었다.
- 21세기가 시작되며 혈당을 내리는 효과가 좋고 다양한 작용을 나타내는 당뇨병 치료제가 임상에 도입되어 당뇨병 진료 상황이 크게 바뀌고 있다.
  - 부작용은 적고 효과가 좋은 당뇨병 치료제를 일상 진료에 사용할 수 있게 되었다.
  - 최근의 진료지침은 우선 일정 기간 식사/운동요법을 시행하고 다음에 약물치료를 시작한다는 과거의 방침 대신 생활습관 개선 시작과 동시에 혈당 조절에 적합한 치료제를 바로 시작하도록 권고하고 있다.
- 현재 당뇨병 진료를 전문으로 담당하는 병원은 대부분 혼잡하여 충분한 진료시간을 확보하기 어려운 실정이며, 이런 상황에서 많은 환자가 자신의 문제에 대해 충분히 상의하기 어려운 환경이라고 생각한다.
  - 서둘러 혈당 검사 결과를 확인하고 장기간의 약처방만 받고 귀가하여 수시로 변화되는 환자의 상태가 제대로 반영되는지 의문이 들기도 한다.
  - 다음 진료 예약을 길게 잡아 자주 방문하기 힘들며, 긴급 상황에서 연락이 어려워 진료받을 수 없는 경우도 자주 있다.
  - 몸 상태가 변화하거나 혈당 조절이 안 되어도 신속한 대응이 어려워 COVID-19 감염 대유행

시기에 정말 많은 환자가 생을 마감할 수밖에 없었다.

- 당뇨병 치료제의 발전뿐 아니라 당뇨병 환자의 상태를 간단하고 신속하게 평가할 수 있는 진단 수단도 발전하고 있다.
  - 자기혈당측정이나 가정혈압측정 등 환자 자신의 감시에 의해 상태를 평가할 수 있다.
  - 다양한 디지털 수단이 우리의 생활에 들어오면서 당뇨병 환자의 일상생활 모니터링도 가능해지고 있다.
- 효과적 당뇨병 치료제와 환자 감시 수단을 충분히 이용할 수 있으면 당뇨병 진료를 전담하는 병원이 아니어도 일상진료에서 당뇨병 환자를 돌볼 수 있는 시대가 되었다.
- 일상진료에 당뇨병에 전문화된 진료를 도입하여 시간적 여유를 가지고 환자의 병태생리를 평가하며, 그 결과를 환자에게 차분히 알려주어 치료 전략을 함께 세울 수 있으면 바람직할 것이다.
- 당뇨병 발병 양상이나 합병증 발생 형태가 변화되면서 일반진료에서 당뇨병 돌봄의 중요성이 강조되고 있다.
  - 우리나라에서 당뇨병에서 가장 많은 사망 원인은 심혈관질환이 아니라 암이 되었다.
  - 장기적으로 관리하는 당뇨병에서 암의 발견과 치료 대책을 마련하는 것도 당뇨병 진료에 필요하다.

2 일상진료에 당뇨병 특화진료 도입

- 당뇨병 진료를 바꾸어야 할 시대가 되었으며 일상진료에 당뇨병에 전문화된 진료가 필요하다.
- 당뇨병 환자의 상태를 체계적으로 평가하여 환자와 함께 치료 대책을 세우고 혈당 관리를 포함하여 환자가 가진 문제를 전반적으로 지원 가능한 진료시스템을 〈당뇨병 특화진료〉 접근이라고 부르려고 한다.
- 당뇨병에서 특화진료가 필요한 다음과 같은 이유를 생각할 수 있다.

1) 당뇨병 빈도는 높지만 혈당 조절률은 낮다

- 당뇨병 유병률은 2021년 남성 12.8%, 여성 7.8%로 증가 경향이며 남녀 모두 연령 증가에 따라 유병률이 높다(그림 1-1).
- 당뇨병 조절률(당화혈색소 6.5% 미만)은 24.2%에 불과하다(그림 1-2).
  - 다른 만성질환, 고혈압이나 고콜레스테롤혈증에 비해 당뇨병 조절률이 낮다.
  - 당뇨병 환자는 당뇨병에 대해 알고 있고(인지율 66.6%), 치료한다고 생각하지만(치료율 62.4%), 혈당 조절이 어려운 상태에 있다.
- 당뇨병은 질병 부담의 1위이며, 진료비가 증가하고 있다.
- 동맥경화질환이 시작될 수 있는 당뇨병전단계는 30세 이상 성인의 44.3%(남성 47.1%, 여성 41.6%)에 이르지만 대책 없이 방치되고 있다.

그림 1-1 당뇨병 유병률 변화와 연령별 분포(국민건강통계 2021)

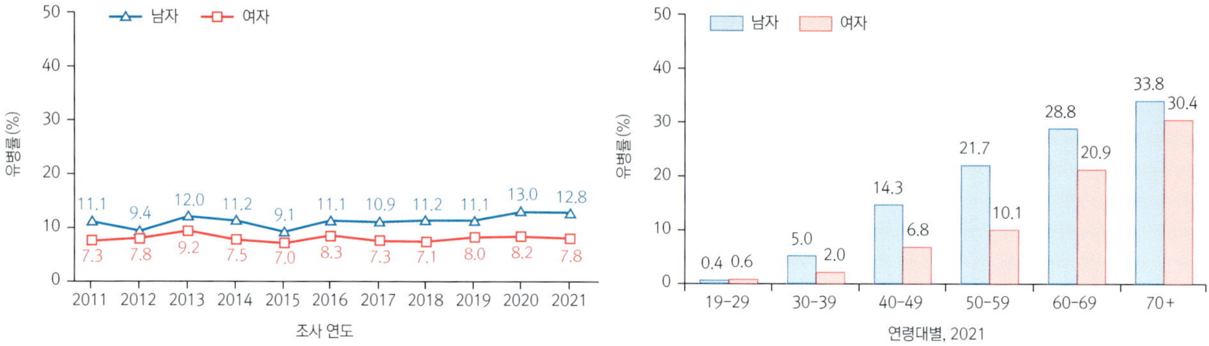

그림 1-2 만성질환 관리 수준(국민건강통계 2021)

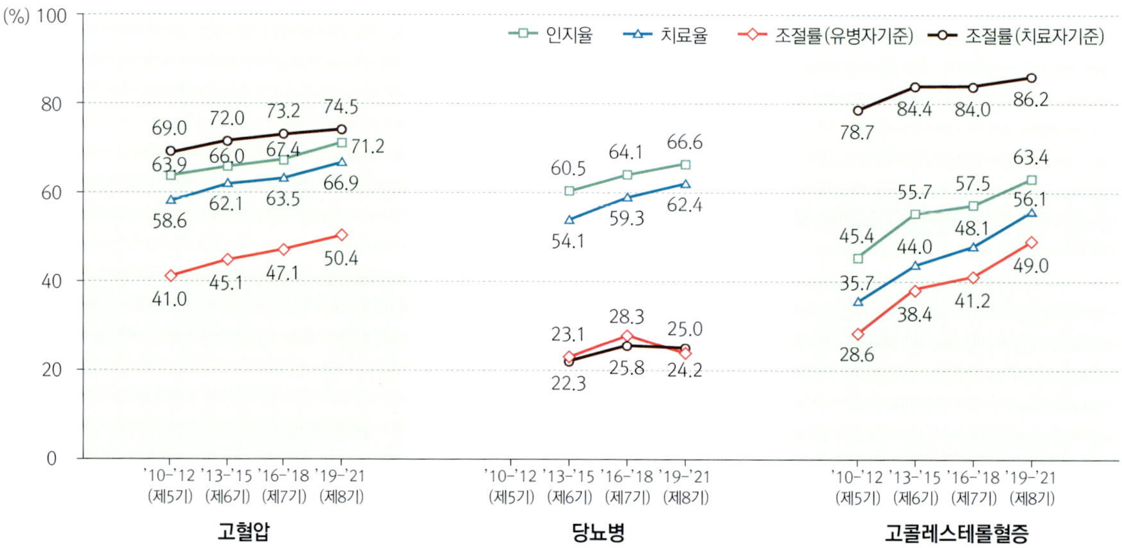

2) 비만 정도가 다양한 환자가 증가하고 있다

- 서구의 비만한 당뇨병 환자와 달리 우리나라의 당뇨병 환자는 비만하지 않아 인슐린분비 부족이 고혈당을 일으키는 중요한 원인이라고 생각할 수 있다.
- 실제로 체질량지수(BMI) 30 이상으로 인슐린저항성이 동반되었다고 예상하는 환자는 11%에 불과하여, 나머지 대부분은 비만하지 않은 인슐린분비 부족을 예상한다(Diabetes fact sheet, 2022).
- 한편 복부비만(허리둘레 남성 90 cm 이상, 여성 85 cm 이상)이 있는 환자가 63.5%에 달한다.
- 체중으로는 비만하지 않지만 허리둘레가 증가하여 인슐린저항성을 생각할 수 있는 환자와, 체중으로 비만이지만 허리둘레는 증가하지 않아 인슐린분비 부족을 생각할 수 있는 환자가 모두 존재하는 것을 생각할 수 있다.

※ 우리나라 당뇨병 환자는 이렇게 BMI와 허리둘레에 따라 다양한 조합이 가능하다는 특징이 있다.

- 이런 특징에 따라 당뇨병 치료가 이루어지지 못하면 만족스러운 혈당 조절은 이루어지기 어려울 것이다.
- 혈당 조절을 위해서는 개개 환자의 인슐린분비 부족과 인슐린저항성을 평가하여 최적의 치료 수단을 찾아야 할 것이다.
- 이 책에서 우리나라의 당뇨병 환자 특징을 반복해서 강조하는 것은 당뇨병약의 선택이나 생활습관 개선에 환자에게 실질적 도움이 되기 위해 결코 잊어서는 안 되기 때문이다.

3) 젊은나이 발병 당뇨병(younger-onset diabetes)이 증가하고 있다

- 젊은 당뇨병 환자 증가는 세계적 경향이며 2형당뇨병의 16%를 차지한다.
- 우리나라에서는 2016년에 비해 2020년에 젊은 당뇨병 증가가 20대에 47.5%, 30대에 30.6% 각각 증가했다.
- 젊은 당뇨병 환자의 임상적 특징은 다음과 같다.
  ① 진단 시 혈당 수치가 높다.
  ② 중증 비만 동반(체질량지수 30 이상이 30.6%).
  ③ 생활습관 개선이 어렵다(바쁜 직장 생활로 식사 불규칙, 과음, 흡연, 운동부족).
  ④ 진단 후 내원율이 낮다(진단 후 6개월 병원 방문 30대 19.9%, 40대 30.2%).
- 젊은 당뇨병 환자에서는 다음과 같은 건강 위험을 생각한다.
  ① 당뇨병약 복용지속률(adherence)이 낮다.
  ② 합병증 발생 위험인자(고혈압, 이상지질혈증, 비만, 흡연) 동반이 많다.
  ③ 유병기간이 길어지며 조기에 중증 합병증이 나타난다.
  ④ 기대수명이 저하되며 사망률이 높아진다.
- 젊은 당뇨병 환자에게 적극적 대책이 필요하다.
  ① 신속하고 엄격한 혈당 조절 목표를 설정한다.
  ② 진단받기 쉬운 환경이 되도록 배려한다.
  ③ 병태생리에 따라 가장 적합한 당뇨병약을 처방한다.
  ④ 간편한 투약 계획을 세운다(1일 1정, 복합제).
  ⑤ 디지털 수단을 활용한다(연속혈당측정 도입 등).
  ⑥ 일률적 집단교육보다 젊은 환자에게 적합한 개별교육이 필요하다.

4) 인구의 고령화에 따라 노인 당뇨병이 증가하고 있다

- 노인 환자의 당뇨병 치료가 혼잡한 전문병원에서보다 일상생활의 돌봄을 포함할 수 있는 일반병원에서 이루어질 수 있으면 좋을 것이다.
  - 노인의 가정 환경을 포함하여 환자를 둘러싼 다양한 상황이 진료 상황에 반영되어야 하며, 이런 상태에서 만족스러운 당뇨병 돌봄이 이루어질 것이다.
- 노인에서는 아픈날이 많아 혈당이 쉽게 변동된다.
  - 아픈날이나 상태 변화에 따라 쉽게 추적할 수 있는 진료 환경을 만들면 좋을 것이다.

- 저혈당에 대한 신속한 대처가 어려운 당뇨병 진료 환경은 위험할 수 있다.
- 노인의 당뇨병에서 노쇠 정도를 평가하여 혈당 조절 목표를 정한다.
- 신장기능이나 간기능 저하에 따라 당뇨병약을 줄이거나 바꾸어야 한다.
  - 계속 복용하던 메트포민의 용량을 줄이거나 중단할 시기를 알고 있어야 한다.
  - 설포닐유레아 등에 의한 저혈당에서 치매 발생 위험 증가도 알려졌다.
- 일상진료에서 넘어질 위험이 증가하는 근감소증을 평가한다.
  - 식사 상황을 알아보고 특히 단백질 섭취 부족은 아닌지 확인한다.
  - 사용하는 당뇨병 치료제가 근감소증을 일으킬 가능성을 생각한다.
- 노인의 진료에서 멀티모비디티(multimorbidity)에 대한 고려가 필요하다. (➡ p.307)

5) 당뇨병합병증 발생 양상과 사망 원인이 바뀌고 있다

- 과거 당뇨병에서 사망에 이르는 주된 합병증은 심혈관질환에 의한 심근경색, 뇌경색 등이었다.
- 효과가 좋은 당뇨병약을 사용할 수 있게 되었고 합병증 발생의 위험인자인 고혈압, 이상지질혈증의 치료, 항혈소판제 도입 등에 의해 심혈관질환은 감소되는 경향이다(그림 1-3).
- 혈당 조절 개선에 따라 당뇨병망막병증, 당뇨병신경병증도 감소하는 경향이다.
- 그러나 당뇨병신장질환(diabetic kidney disease: DKD)은 계속 증가하는 경향이며, 당뇨병은 혈액투석을 시작하는 가장 큰 원인이다.
- 당뇨병 환자의 고령화에 따라 심부전 발생이 계속 증가하고 있다.
- 당뇨병에서 가장 많은 사망 원인은 암이 되었다.

그림 1-3 한국인 당뇨병에서 사망률 변천(Park JH, Diabetes Metab J 2020)

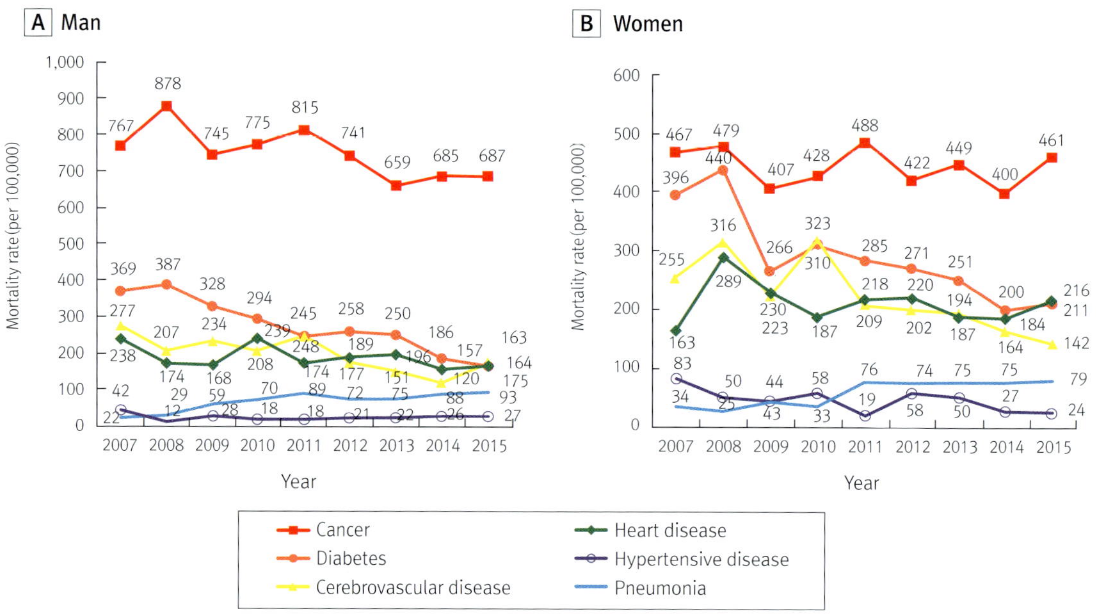

- 당뇨병 진료에서 합병증 발생 방지 대책이 필요하며 빈번한 진료가 가능한 일반진료 환경에서 합병증을 조기에 발견할 가능성이 있다.
- 암을 조기에 발견하도록 일상진료에서 경각심을 가지며 정기적 건강검진 시행 여부를 확인한다.
  - 암은 종양내과 전문의사가 발견하는 것이 아니며 일상진료에서 암을 찾도록 노력해야 한다.

6) 당뇨병에서 고혈당을 일으키는 새로운 병태생리가 계속 밝혀지고 있다

- 과거 췌장 베타세포에서 인슐린분비 부족과 간 및 근육세포의 인슐린저항성이 고혈당을 일으키는 기전이라고 생각했다.
- 최근 췌장, 간, 근육, 지방조직 이외에 위장관, 신장, 뇌 등의 장기와 염증이나 면역반응이 고혈당 발생에 관여하는 것으로 알려졌다(그림 1-4).
  - 따라서 어느 한 가지 당뇨병약으로 혈당 조절이 어려울 수 있으며, 충분한 당뇨병 관리를 위해 다양한 혈당 저하 작용이 있는 당뇨병약의 병용이 필요하다.

그림 1-4 고혈당 발생에 여러 장기의 관여와 혈당 조절을 위해 개발된 치료제(Kesavadev J, 2019)

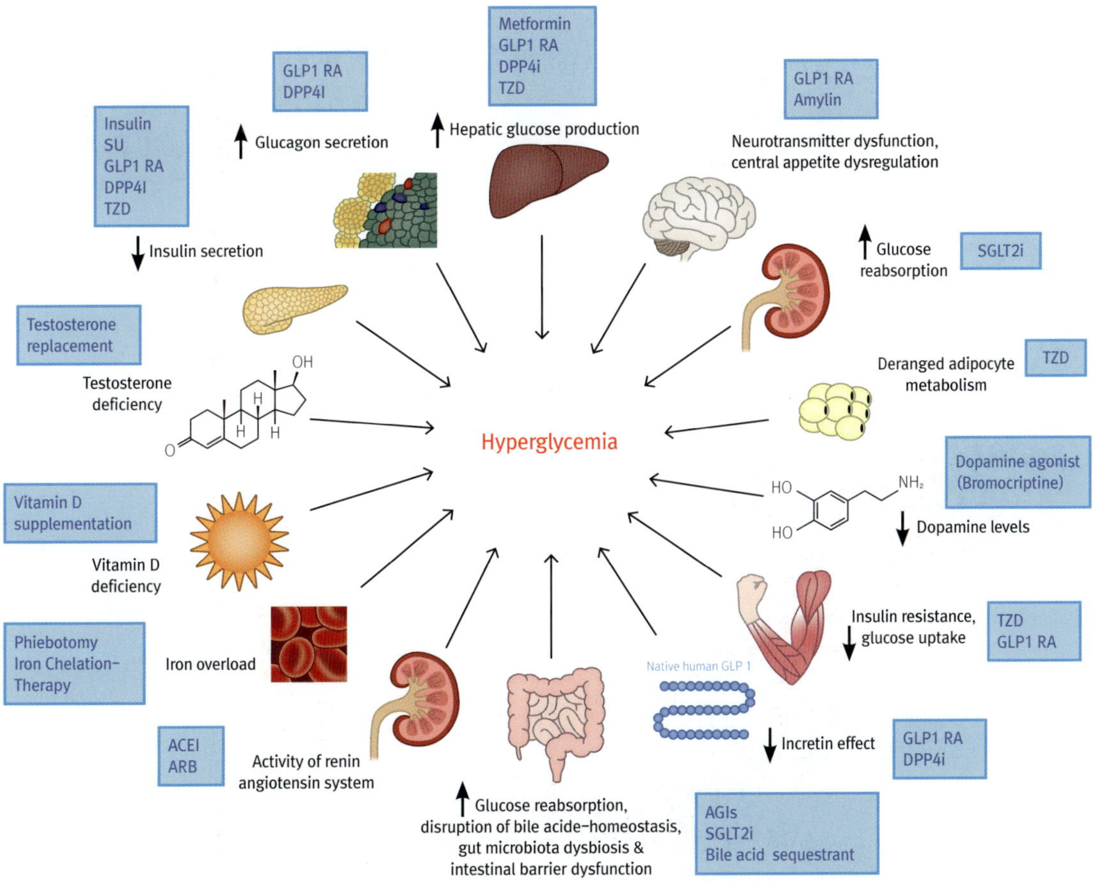

- 환자마다 혈당이 올라가는 이유가 다른 것을 일상진료에서 평가할 수 있으면 이상적이다.
  - 그렇게 밝혀진 원인에 따라 가장 좋은 당뇨병약을 선택하여 처방할 수 있으면 좋을 것이다.
  - 원인을 밝히기는 쉽지 않으며 다양한 병태생리의 존재를 생각하여 병용요법을 시행하게 된다.
- 2형당뇨병의 자연병력이 알려지며 췌장 베타세포 보호 필요성을 생각하게 되었다. (➡ p.29)
  - 췌장 베타세포를 보호할 수 있는 당뇨병 치료를 사용할 수 있다.
- 공복과 식후혈당뿐 아니라 혈당 변동폭의 조절이 당뇨병합병증 방지에 필요한 것을 알게 되었다.
- 당뇨병 환자를 자주 진료하며, 치료제 변경이 쉽게 가능한 일반진료 환경이 당뇨병 치료에 적합할 수 있다.
- 당뇨병 환자의 상태 변화를 평가하여 혈당 조절에 필요한 새로운 당뇨병 치료제도 시도할 수 있다.
- 당뇨병약으로 설포닐유레아와 메트포민밖에 없던 시대에 합병증 방지를 위한 엄격한 혈당 조절에 인슐린주사가 필요하여 당뇨병 전문진료가 필요했다.
- 일반진료에서는 혈당 조절이 안 될 때 효과가 좋은 당뇨병 치료제로 신속한 변경과 경과를 보기 위한 빈번한 추적이 가능하다.
  - 효과가 적거나 부작용이 있으면 바로 다른 당뇨병약을 시도할 수 있다.

7) 당뇨병 진료의 패러다임이 바뀌고 있다

- 지난 수년에 걸쳐 혈당 조절만을 목표로 했던 혈당 중심치료가 심혈관질환을 방지하기 위한 환자 중심치료로 변화되었다.
- 이런 변화는 다시 효과가 좋은 당뇨병 치료제가 도입되고 합병증 발생 양상이 바뀌며 환자의 삶의 질이 중요해지면서 개인 중심치료로 바뀌고 있다.
- 2022년 미국당뇨병학회와 유럽당뇨병학회의 공동 권고는 당뇨병의 전인적 치료를 제시했다(Davies M, 2022).
  - 당뇨병의 신체적 돌봄뿐 아니라 심리사회적 돌봄의 중요성을 강조하였다.
- 당뇨병 전문진료에서 시간적 제약으로 전인적 진료가 어려울 수 있지만 환자의 생활 전반에 접근이 가능한 일반진료에서 사회심리학적 접근을 포함한 당뇨병 돌봄이 가능하면 좋을 것이다.

3 건강보험 심사평가원의 당뇨병 적정성 평가

- 건강보험 심사평가원은 고혈압·당뇨병 적정성을 평가하여 스마트폰의 〈건강e음〉 앱에 공표하고 있다(그림 1-5).
  - 그동안 당뇨병 양호병원으로 공개했으나 2024년부터는 등급으로 공개할 예정이라고 한다.
- 2021년의 당뇨병 적정성 평가에서 양호 평가를 받은 의원은 28.9%였다.
- 평가 항목에 따라
  - 당화혈색소 측정률 67.2%
  - 지질 검사 시행률 81.9%
  - 안저검사 시행률 44.6%

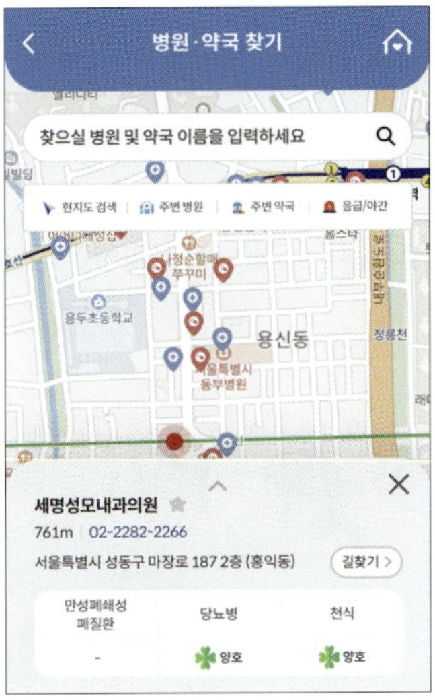

그림 1–5 〈건강e음〉에 표시된 당뇨병 양호 평가 의원의 예

- 혈액을 이용한 검체 검사는 늘고 있지만 안저검사 시행은 아직 50%에 미치지 못하고 있다.
  - 영국의 건강보험은 안저검사를 내과 진료에서 시행하는 기회선별 대신 모든 환자에서 시행하는 체계적 선별로 바꾸어 당뇨병 환자의 82.4%가 검사를 받았다고 한다(안저검사와 당뇨병 눈, 2024).
  - 당뇨병망막병증과 당뇨병눈에 대한 인식을 높이기 위해 안저검사 시행률을 높일 필요가 있다.
- 2024년 적정성 평가 내용이 발표되었다(표 1–1).
- 필요한 검사를 시행하여 높은 수준의 당뇨병 특화진료가 가능한 병원이라는 평가를 받을 필요가 있다.

표 1–1 2024년 고혈압 · 당뇨병 적정성 평가 내용

구분			지표	시행 기준
평가 지표	치료 지속성	공통	1. 방문지속 환자비율	3개월에 1회
			2. 처방지속 환자비율	연간
	검사 (타 기관 및 공단 자료 포함)	고혈압	3. 혈액 검사 시행률주)	연 1회
			4. 요 일반 검사 시행률주)	연 1회
			5. 심전도 검사 시행률	연 1회
		당뇨병	6. 당화혈색소 검사 시행률	연 2회
			7. 지질 검사 시행률	연 1회
			8. 당뇨병성 신증 선별검사 시행률주)	연 1회
			9. 안저검사 시행률	2년 1회
평가지표 (선택)	결과	고혈압	10. 혈압 조절률	–
		당뇨병	11. 당화혈색소 조절률	
모니터링 지표	처방	당뇨병	1. 인슐린 처방률	
		복합	2. 스타틴 처방률	
	결과	고혈압	3. 고혈압 입원경험 환자비율(국가단위)	
		당뇨병	4. 당뇨병 입원경험 환자비율(국가단위)	

주. 국민건강보험공단 건강검진 자료 포함 및 세부 기준 변경

4 당뇨병 특화진료 시행

- 당뇨병 특화진료를 시행하기 위해 몇 가지 준비가 필요하다(표 1-2, 그림 1-6).

표 1-2 당뇨병 특화진료를 위한 여건

- 팀의료를 구성한다.
- 당뇨병 상태 평가와 합병증 발견을 위한 검사를 시행한다.
- 당뇨병 환자가 가진 문제에 심리적 접근에 능숙하다.
- 전인적 관리를 목표로 한다.
- 의학영양치료를 알려주고 평가한다.
- 인슐린주사 사용을 주저하지 않는다.
- 새로운 당뇨병 치료제 사용을 주저하지 않는다.
- 디지털 수단을 익숙하게 사용한다.
- 새로운 당뇨병 환자를 계속 발굴한다.
- 당뇨병약의 복용지속률을 높인다.

그림 1-6 당뇨병 특화진료 환경의 이미지

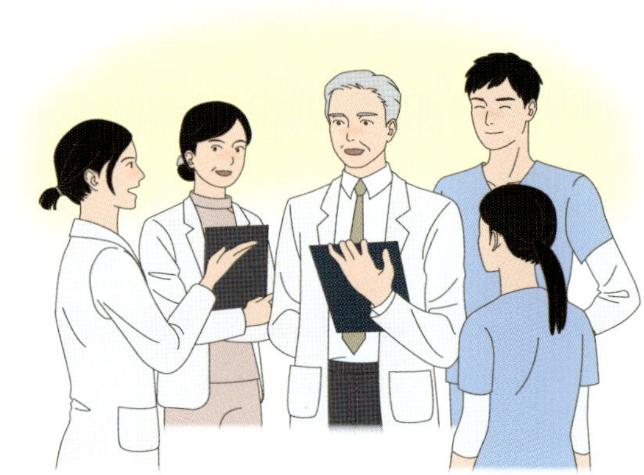

1) 팀의료를 구성한다

- 당뇨병 팀의료는 간호사나 임상병리사, 방사선사 등 병원의 의료인과 환자 접수에서부터 원내 사무를 담당하는 행정직원 모두가 당뇨병 진료에 전문성을 갖는 것이다.
- 병원의 모든 직원이 전문가답지 못한 행동을 하면 진료 오류가 높아지고 서비스의 질에 부정적 영향을 주는 것으로 알려졌다.
  - 이런 경향은 간호사, 경영진, 행정직원에서 가능성이 높았다(필립 코틀러, 마케팅의 미래).
- 팀의료 구성에 병원 밖의 약사, 의료기구 전문점의 담당자, 관할 보건소 직원 등이 모두 참여할 수 있으면 좋다.
- 자신의 병원에서 어떻게 팀의료를 구성할 수 있을지 구체적으로 생각할 수 있으면 좋다.

2) 당뇨병 상태 평가와 합병증 발견을 위한 검사를 시행한다

- 당뇨병 특화진료를 위해서 필요한 장비는 다음과 같다.
  ① 당화혈색소 측정기
  ② 미량단백뇨 측정기
  ③ 체성분 분석기
  ④ 무산동 안저카메라
  ⑤ 맥박파 전도속도 측정기
  ⑥ 초음파
  ⑦ 홀터심전도 측정기
  ⑧ 골밀도 측정기
- 이런 장비의 사용법과 측정 결과 해석에 익숙해야 한다.

- 개개 항목의 검사 결과를 환자의 눈높이에 맞도록 알려줄 수 있도록 설명문을 미리 만들어 놓고 팀의료를 담당하는 모든 의료인이 공유하면 좋다.
  - 설명문을 작성하는 편리한 방법으로 ChatGPT를 이용할 수 있다(병원, 요양병원에서 ChatGPT 바로쓰기, 2024).

3) 당뇨병 환자가 가진 문제에 심리적 접근에 능숙하다

- 당뇨병 환자는 진단 시점에서부터 심리적 부담을 갖는다.
- 당뇨병 치료에 필수적인 식사요법과 운동요법의 시작과 계속은 어렵다.
- 치료 경과에서 약에 대한 불편함이 나타나거나 혈당 조절의 악화는 불안감을 갖게 한다.
- 혈당 조절 악화나 수술, 외상 등으로 인슐린치료가 필요한 상황에서 커다란 스트레스에 부딪힌다.
- 당뇨병의 경과에서 합병증의 시작은 새로운 심리적 문제가 된다.
- 당뇨병 치료를 위한 간식의 금지, 금연이나 금주 실행을 현명하게 해결해야 할 필요가 있다.
- 당뇨병 환자에서 혈당 조절 악화의 원인이 되는 불면, 우울 경향에 능숙하게 대처할 수 있어야 한다.

4) 전인적 관리를 목표로 한다

- 당뇨병에서 전인적 관리(holistic care)는 2022년 미국과 유럽의 당뇨병관리 공동지침에서 처음 언급되었다(그림 1-7).
- 전인적 관리에 포함되는 내용은 다음과 같다.
  ① 생활리듬 조절
  ② 휴식과 수면
  ③ 스트레스 관리
  ④ 공감진료
  ⑤ 금연치료
  ⑥ 음주습관 개선
  ⑦ 예방접종
  ⑧ 치주병 관리
  ⑨ 골다공증 진단
  ⑩ 암진단 등

그림 1-7 당뇨병의 전인적 관리 이미지

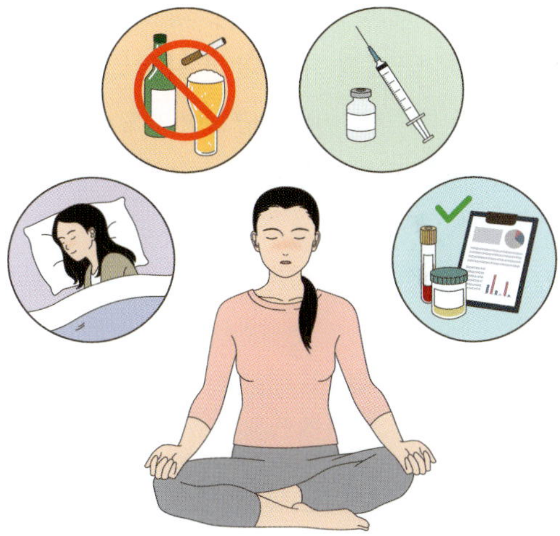

- 이런 항목에 대한 설명을 참고하여 구체적 대책을 미리 마련해 두면 좋을 것이다.

5) 의학영양치료를 알려주고 평가한다

- 당뇨병의 식사요법은 의학영양치료라고 한다.
- 혈당 조절을 위한 칼로리 섭취뿐 아니라 식사와 관련된 다양한 행동이 포함된다.
  - 실제로 당뇨병 진료에서 환자가 가장 많이 물어보는 내용이 영양에 대한 문제다.
- 영양치료에서 비타민과 미네랄 보충, 기능성식품 등에 대한 환자의 요구 해결이 필요하다.

- 당뇨병 진료에서 식사요법뿐 아니라 영양 전반에 대한 지식을 가질 필요가 있다.

6) 인슐린주사 사용을 주저하지 않는다

- 인슐린의 절대적 적응뿐 아니라 상대적 적응을 알고, 인슐린주사를 적극적으로 시행해야 한다.
- 실제로, 혈당 조절이 안 될 때 인슐린 도입의 지연에 담당 의사의 주저가 있다고 알려졌다.
- 적절한 인슐린을 선택하여 적시에 시도할 수 있어야 한다.
- 인슐린주사 방법 교육을 간호사가 담당하는 일이 많지만 일단 인슐린주사를 시작하면 치료 경과에 따라 문제점은 없는지 세밀한 추적은 당뇨병치료를 담당하는 의사의 중요한 임무다.
- 인슐린의 작용뿐 아니라 인슐린주사에 대한 구체적 지식은 만족스러운 당뇨병 진료에 반드시 필요하다.

7) 새로운 당뇨병 치료제 사용을 주저하지 않는다

- 당뇨병 전문병원에서는 새로운 치료제나 치료 방법이 나왔을 때 환자에게 충분히 설명하고 바로 시행하는 경향이 있다.
- 일차진료에서 새로운 치료제의 시도가 어려울 수 있지만, 환자에게 충분히 설명하여 시작하고 좋은 결과를 환자와 같이 체험하면 공감진료가 이루어지는 계기가 될 수 있다.
- 새로이 등장하는 치료에 대해 계속 알아보고 지금 이 환자에게 적합할지 생각해 보는 습관을 지니면 좋다.

8) 디지털 수단을 익숙하게 사용한다

- 다양한 디지털 장비를 당뇨병 진료에 이용하면 당뇨병 환자의 혈당 개선에 도움이 될 수 있다.
- 디지털 장비를 이용한 환자의 감시(monitoring)는 식사나 운동 습관을 개선하여 환자의 만족도를 높일 수 있다.
- 디지털 장비를 당뇨병 진료를 담당하는 의사가 실제로 사용해보고 환자에게 적극 권하도록 노력해야 한다.
- 디지털 수단에는 스마트폰의 앱이 있으며, 당뇨병학회 등의 단체에서 운영하는 웹사이트도 있어 이런 수단을 환자에게 알려주어 생활습관을 개선할 수 있으면 좋을 것이다.

9) 새로운 당뇨병 환자를 계속 발굴한다

- 당뇨병 특화진료가 원활하게 이루어지려면 당뇨병 환자가 많아야 하고 또 계속 늘어나야 한다.
- 환자가 늘지 않으면 특화진료의 열의가 줄어들 수 있다.
  - 병원을 방문하는 모든 환자에서 고혈당 가능성을 항상 생각하여 검사를 시행한다.
  - 당뇨병 치료 경과가 좋아졌을 때 환자의 그런 성취를 칭찬해 주고, 또 지역 사회에 널리 알리려는 노력도 필요하다.
- 당뇨병 환자의 계속 발굴 필요성을 알고 있어야 한다.
- 당뇨병 특화진료를 시행하면서 일단 진료를 시작한 환자가 통원 중단 없이 지속적으로 내원하도록 처음부터 철저한 대책이 필요하다.

10) 당뇨병약의 복용지속률을 높인다

- 혈당 조절이 잘 안될 때 가장 먼저 생각해야 할 것은 처방한 약의 복용지속률(adherence)이다.
  - 아무리 좋은 처방을 해도 환자가 먹지 않으면 효과를 볼 수 없다.
- 당뇨병 환자의 진료 만족도가 높으려면 무엇보다 혈당 조절이 잘 되어야 한다.
- 바로 눈앞의 환자에게 부작용은 없고 효과는 좋은 당뇨병약 처방이 필요하다.
  - 모든 약은 부작용이 있지만 이익과 위험(benefit-risk)을 따져 처방한 것임을 환자에게 알려 준다.

Chapter 2

당뇨병 특화진료 준비

1 당뇨병을 진료하는 의사

- 당뇨병은 생활습관병이라고 한다.
  - 당뇨병이 발생할 유전소인을 가진 사람에게 환경요인이 더해지며 만성적으로 지속되는 고혈당이 나타난다.
  - 환경요인에서 중요한 것은 생활습관이며, 자신의 몸에 적합하지 않은 생활습관의 축적이 생활습관병으로 나타난다.
- 잘못된 생활습관은 스스로 바꾸어야 한다.
  - 병원에서 처방하는 약이나 주사는 생활습관병에 의한 증상의 일부를 바꿀 뿐이고 유전소인이나 환경요인을 바꿀 수는 없다.
- 당뇨병은 생활습관병의 전형적 예이며, 당뇨병으로 진단된 환자는 자신이 혈당을 정상으로 유지하겠다고 노력하지 않으면 안 된다.
- 그런데 대부분의 당뇨병 환자는 고혈당 자체에 의한 괴로운 증상이 없다.
  - 당뇨병 환자에게 합병증을 방지하기 위해서 혈당 조절이 필요하다고 말하지만, 병원을 찾은 환자에게 증상이 없는 고혈당보다는 관절염에 의한 통증이나 속쓰림 같은 위장 증상이 더 괴로울 수 있다.
  - 현재 괴로운 증상이 없는 당뇨병을 적극적으로 치료하겠다는 환자는 많지 않을 수 있다.
- 당뇨병으로 내원한 환자에게 무엇이 문제인지 알려주고, 지금부터 어떻게 할 것인지 환자의 생각을 듣고, 올바른 치료 방침을 제시해주는 것이 당뇨병 특화진료를 담당하는 의사의 역할이다.

2 당뇨병 진료를 위한 마음가짐

1) 환자와 협력하여 문제를 해결한다

- 내과학의 체계를 만들었다는 윌리엄 오슬러의 명언이 있다.
  〈모든 문제의 답은 환자가 알고 있다〉
- 환자와 의사 사이에는 의학적 지식에 차이가 크다.
  - 이것을 정보의 비대칭성이라고 한다.
  - 최근 인터넷, 유튜브, SNS를 통해 당뇨병에 대한 지식이 확산되었다고 하지만 대부분의 환자는 자신의 당뇨병 상태와 관계없는 과장된 설명에 현혹되어 있다.
- 환자는 의사에게 어떻게 하면 좋을지 묻지만, 지식만 알려준다고 생활습관병에 이르게 된 환자의 행동이 바뀌지는 않을 것이다.
  - 올바른 지시가 항상 맞는 것은 아니다. "당장 금연하세요."는 맞는 말이지만 환자가 바로 금연할 것이라고 기대하기는 어렵다.
- 환자에게 필요한 지식을 언제, 어떤 형태로 전할지 생각하여 환자의 눈높이에 맞추면 당뇨병 진료에 진정한 전문가가 될 것이다.
- 의사는 당뇨병에 대한 전문가이며, 환자는 자신의 당뇨병에 전문가가 되어야 한다.
  - 당뇨병 진료의 진행에 환자와 협력하려는 의사의 태도가 중요하다.
- 환자의 혈당이 잘 조절되지 않을 때 그 이유가 무엇인지 캐묻기보다, 환자의 지나가는 말처럼 흘리는 이야기에 귀를 기울이면 단서를 얻을 수 있다.
- 효과적 의사소통 기법(communication technique)의 개발도 필요하다.
  - 자신은 제대로 의사소통하고 있다고 생각하지만 주위 사람은 그렇지 않다고 보는 경우도 있다.
- 당뇨병 환자의 치료에 진전이 없으면 자신의 진료를 객관적으로 되돌아보는 성찰도 필요하다.
  - 어떤 환자의 진료 후에 무언가 아쉽다고 생각하면 진료에 동석했던 간호사에게 솔직하게 물어보면 좋을 것이다.
  - "조금 전 환자는 혈당이 잘 조절되고 있지 않은데 어떤 설명이 부족했을까? 어떻게 설명했다면 환자가 생활습관을 바꿀 수 있다고 생각해?"
- 진료에 참여한 간호사와 좋은 관계에 있으면 충분한 피드백을 받을 수 있을 것이다.
- 시간적 여유가 없어도 환자의 진료기록을 작성하며 다음 환자의 진료를 시작하기 전에 진료에 동석한 간호사의 의견을 듣는 습관을 지니면 좋을 것이다.

2) 혈당만 보는 진료 형태를 바꾼다

- 당뇨병 치료 목표가 바뀌고 있다.
  ① 혈당을 잘 조절하여 합병증을 방지한다.
  ② 환자의 삶의 질(quality of life: QOL)을 유지한다.
  ③ 노화를 방지하여 당뇨병이 아닌 일반인과 같은 수명을 누리게 한다.
- 부작용이 없고 효과가 좋은 새로운 당뇨병의 등장으로 혈당 조절이 개선되어 심혈관질환 합병증이 줄어가고 있다.
  - 한편 엄격한 혈당 조절에 의한 저혈당이 사망률을 증가시킨다고 알려졌다.
- 적극적으로 당뇨병을 치료하려고 처방하는 많은 당뇨병약이나 주사가 환자의 QOL을 침해할 수 있다.

- 메트포민 같은 당뇨병약은 알약의 크기가 크고 위장 증상이 나타나서 복용에 불편할 수 있다.
- 혈당을 조절하기 위한 여러 종류의 약을 처방하지만, 대부분의 당뇨병 환자에 동반되어 있는 질환에 대한 약을 추가하면 약의 수가 많아져 특히 노인에서 복용이 어려울 수 있다.
- 하루 여러 번 복용하거나 주사하는 복잡한 치료는 환자에 따라 어려울 수 있다.
- 환자의 QOL을 생각하지 못하고 무심코 처방한 불편한 약이 제대로 된 치료에 지장이 될 수 있다.

● 당뇨병 환자의 주된 사망 원인이 바뀌었다.
- 과거 당뇨병 환자의 사인으로 허혈심장질환이나 뇌혈관질환이 많았으나 최근에는 악성 신생물이 가장 높은 사망 원인이 되었다.
- 당뇨병에서 고혈당에 의해 나타나는 합병증이 아니라 일반인처럼 암으로 사망하는 환자가 많아졌다. (➡ p.16)

QOL을 이해한다

건강 상태, 질환 및 치료 결과(outcome)의 영향 중에서 의학적 지표(생화학 검사, 생리학 검사, 평균 수명 등)로 표현되지 않는 다양한 지표를 말한다.
QOL에는 신체기능, 역할기능, 사회적기능, 정신적기능, 증상 등이 포함되며, 환자가 주관적으로 평가할 수 있는 것이 특징이다.

- 당뇨병에서 지속되는 고혈당과 그에 이어지는 다양한 대사 이상이 암의 발생과 진행에 공통적이다.

● 당뇨병 환자에서 암의 발견은 합병증의 진단보다 더 현실적 문제가 되었다.
- 노인 당뇨병 환자가 증가하며 암이 발생되는 환자가 예상보다 많다고 실감하고 있으며, 암의 선별 검사는 당뇨병을 진료하는 의사의 중요한 임무가 되었다.

● 당뇨병에서 고혈당은 노화를 촉진하며, 노화에 따른 여러 장기의 기능 저하는 다른 질환을 일으켜 당뇨병이 아닌 사람보다 수명이 단축된다.
- 환자가 가진 다양한 문제에 적극적으로 대처하여 건강수명을 늘리려는 치료 목적에 대한 인식이 필요하다.

● 혈당이나 HbA1c 변동만 보는 외래 진료에서 한 걸음 더 나아간 〈전인적 관리(holistic care)〉가 시대적 요구다.

3) 최신 의학 지식을 습득하여 자신의 진료에 적용한다

● 현대의학은 완성된 학문이 아니며 계속 발전하는 과정에 있다.
- 환자나 가족은 나를 진료하는 의사가 첨단 의료의 전문가이며, 최신 의학 지식에 정통할 것을 기대하고 있다.

● 당뇨병에서 새로운 치료제가 계속 등장하고 있다. 또한 인슐린주사 장치나 주사바늘, 자기혈당측정기, 연속혈당측정 장치, 인슐린펌프 등이 끊임없이 발전하고 있으며 새로운 제품도 계속 등장하고 있다.
- 새로운 치료제나 기기의 특징을 알고, 필요한 환자에게 적극적으로 이용할 수 있으면 이상적이

다.

- 환자가 뉴스에서 본 새로운 치료제나 장치를 자신도 사용할 수 있는지 물었을 때 명쾌하게 대답해주지 못하면 환자의 신뢰를 얻기 어렵다.

● 전문 지식 취득은 평생에 걸쳐 업데이트하는 형태로 계속되어야 한다.
  - 무심히 학습해서는 임상에 적용하기 힘들다.
  - 지금 진료하는 환자에게 어떤 약이 또는 어떤 주사가 가장 좋을지 생각해보는 습관이 필요하다.

● 평생학습의 원동력은 지적 호기심이다(QR코드 1 참고).

QR코드 1

● 전문 지식 학습은 평생 계속해야 하지만, 의료 정보 뿐 아니라 환자의 생활 개선에도 도움을 줄 수 있는 디지털 장비 등에도 호기심을 가지고 접근해 보자.
  - 환자의 생활에 대한 구체적 정보 없이, 혈당 결과만으로 제대로 된 치료 방침은 세우기는 어렵다.
  - 최근 환자의 일상생활을 모니터링할 수 있는 디지털 장비가 계속 개발되고 있다.

● 다른 의료 분야에서처럼 모든 당뇨병 진료에 하나의 정답만 있는 것은 아니다.
  - TV에 나오는 저명한 의사가 권고하는 최신 치료를 지금 진료실에 있는 환자에게 제안했을 때, 환자가 동의하지 않을 수도 있으며, 기대한 효과가 나타나지 않을 수도 있다.
  - 이것은 전혀 이상한 일이 아니며 특별히 비관적인 것도 아니다.
  - 진료 현장에서 지금 이 환자에게는 적합하지 않았던 것뿐이다.

● 지금 진료 현장에서 어떤 치료가 좋은가에 대한 대답을 가장 잘 알고 있는 것은 바로 당뇨병을 진료하는 의사다.

● 환자에게 어떤 치료가 좋을지 언뜻 떠오르지 않으면, 환자가 치료 대책을 의사보다 더 잘 알고 있다고 생각하여 환자의 동의를 얻어 최신 지식을 적용해보면 좋을 것이다.

● 새로운 치료를 두려워하지 말고 환자와 함께 시도하여 새로운 경험을 쌓고 또 환자와 공감할 수 있으면 좋을 것이다.

3 당뇨병 팀의료의 구성

1) 팀의료의 필요성

● 당뇨병 교육을 의사 혼자서 시행하기는 어렵다. 병원의 다른 의료인이나 직원, 참여 희망자의 도움을 받으면 좋을 것이다.

● 당뇨병 진료에서 혈당이 조절되지 않는 환자에게 이유를 물어보면 보통 다음과 같은 말을 듣는다.
  ① 당뇨병약 복용을 자주 잊는다.

② 식욕이 너무 좋고 간식을 참을 수 없다.
③ 무릎이 아파 운동할 수 없었다.
④ 인슐린주사를 맞으면 저혈당이 나타나서 자주 중단한다.
⑤ 당뇨병으로 살아가야 한다고 생각하면 눈물이 난다.

- 외래 환자가 밀려들어 진료 시간 단축을 강요받는 현실에서 의사 혼자 이런 문제를 모두 대처하기는 어렵다.
- 이런 경우에 진료에 참여하는 간호사나 다른 의료인이 함께 환자의 이야기를 듣고 해결 방법을 같이 생각할 수 있으면 좋을 것이다.
  - 이렇게 여러 직종이 참여하여 환자의 혈당 관리를 도와주는 방법을 팀의료라고 한다.
- 당뇨병을 전문으로 진료하는 병원은 전문간호사, 영양사, 약사 등 여러 분야의 전문 직종이 참여하여 팀의료를 구성할 수 있다.
- 일반진료를 담당하는 병원에서 다양한 전문직이 없어도 뜻이 맞는 사람이 있으면 누구와도 팀의료를 시행할 수 있다.
  - 예를 들어 병원의 간호사나 직원은 좋은 팀원이 될 수 있다.
- 당뇨병 진료에 대해 충분한 지식을 가진 간호사가 팀의료에 중심적 역할을 해도 좋을 것이다.
- 병원 밖의 전문가도 찾아보자. 인근 약국의 약사, 병원 근처의 안과나 정형외과 원장, 가까운 의료기기 전문점의 판매원, 인근 보건소의 당뇨병 담당 직원, 병원의 자원봉사자, 병원을 자주 찾는 인근 주민 등을 모두 팀의료에 참여시킬 수 있다.

2) 팀의료를 구성하여 역할을 분담한다

(1) 의사의 역할

- 의사는 당뇨병에 대한 최신 지식을 팀원에게 전달한다.
- 당뇨병의 치료 방침과 합병증 방지 대책을 팀원과 공유한다.

(2) 간호사의 역할

- 환자에게 가장 가까이 갈 수 있는 의료인이며, 환자의 사회심리적 배경을 파악하여 팀과 공유하며 치료에 활용한다.
- 생활습관 개선, 자기혈당측정, 인슐린주사 방법 등을 교육한다.
- 병원에 영양사가 없으면 식사요법을 교육하고 제대로 실천하는지 평가한다.

(3) 약사의 역할

- 당뇨병약이 어떻게 혈당을 내려주는지, 복용 방법, 주의 사항을 알려준다.

(4) 병원 직원의 역할

- 정기적으로 병원에 다니는 것의 중요성, 내원하지 못했을 때의 대책 등을 알려준다.
- 운동을 잘하고 있는지 알아보고, 어려운 점은 무엇인지 조사하여 팀원과 공유한다.
- 당뇨병 팀의료에 참여할 지원자를 모으며, 원활히 유지되도록 문제점을 파악한다.

3) 팀의료의 성공

- 당뇨병 치료 성공을 위해서는 환자 자신이 치료나 관리 내용을 충분히 이해하여 일상생활에서 실천하는 자기 관리가 가능해야 한다.
  - 환자가 식사나 운동을 포함한 생활 전반의 관리에 더해 올바른 약의 복용이나 주사 관리를 장기간 계속해야 한다.
  - 환자가 치료 의욕을 저하시키지 않고 실천을 하려면 담당 의사 및 주위 사람이 팀을 구성하여 지원하면 효과적이다.
- 팀의료는 의사가 중심이 아니며, 치료에 관여하는 의료인뿐 아니라 주위 사람이 대등하게 협력하여 환자 중심 의료를 실현하는 의료 환경 모델의 하나이다.
- 팀 구성원은 각각의 입장에서 환자 치료에 필요한 사항을 제시하고, 팀에서 종합하여 최선의 의료가 시행되도록 노력해야 한다.
- 여러 직종으로 구성할 수 없는 일반병원에서는 병원 밖 관계자의 참여를 유도한다.
- 팀이 구성되면, 의식적으로 정기적 모임을 만들어 팀의 목표를 명확히 하고, 지식과 기술을 공유하며, 구성원의 역할 분담을 확인한다.
- 팀 구성원이 당뇨병에 대한 깊은 지식과 교양을 갖고, 팀이 협조하기 쉬운 인간적 구성이 바람직하다.
- 팀의 활동에는 정보의 공유화, 의견 교환의 장이 필요하다. 공통된 지식이나 기술, 생각이 없으면 교육받는 환자가 혼란을 일으킨다.
- 기능적으로 협력하는 팀이 구성되면 환자를 안심시키고 최선의 치료가 이루어져, 효율적 의료 실현이 가능하여 의료진과 환자가 모두 만족하는 진료가 가능하게 된다.

4 당뇨병의 조기 진단에 노력한다

1) 당뇨병의 조기 진단이 중요하다

- 당뇨병전단계에서 혈당 증가를 발견하여 중증 고혈당으로 진행하는 것을 방지하면 좋을 것이다.
- 2형당뇨병 발생 방지에는 생활습관을 바꾸어야 한다.
  - 생활습관 개선에서 식사의 칼로리를 줄이고 규칙적 운동에 의한 정상 체중 유지가 중요하다.
  - 체중을 다만 몇 kg만 줄여도 2형당뇨병 발생 예방 효과가 있다.
  - 비만한 사람이 체중을 2–3 kg 줄여도 아직 계속 비만이지만 표준체중까지 줄이지 않아도 2형당뇨병 발생 위험은 줄어든다.
  - 체중을 빼서 2형당뇨병 발생 위험이 줄어도 언젠가는 다시 2형당뇨병이 발병할 가능성이 있으므로 체중과 혈당의 계속 추적 감시가 필요하다.
- 당뇨병에서도 충분한 체중을 줄여 관해가 될 수 있다. (➡ p.38)

2) 2형당뇨병은 진행하는 병이다

- 조기에 발견하여 췌장을 보호하도록 관리하면 췌도기능의 점진적 감소를 방지할 수도 있다(그림 2–1).

그림 2-1 **당뇨병의 자연병력**(Kendal DM, 2009)

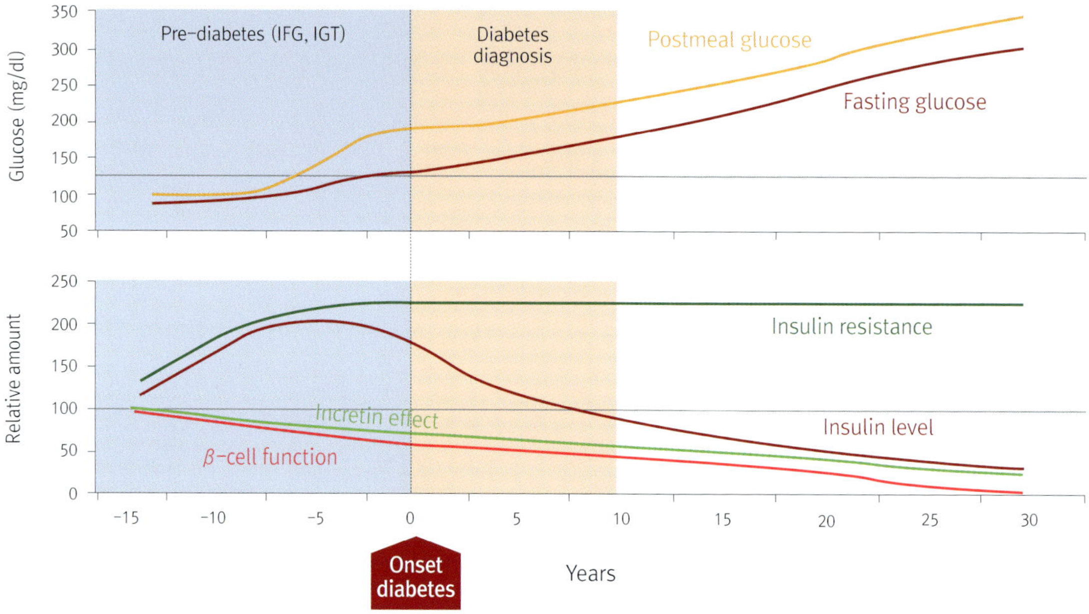

- 고혈당 자체가 췌장의 인슐린분비 기능을 더 악화한다.
  - 중증 고혈당에서 최대 용량의 경구혈당강하제에 효과가 없을 때 얼마 동안 인슐린을 주사하여 혈당을 내려주면 인슐린분비 기능이 회복되어 다시 경구혈당강하제를 투여하여 혈당 저하 효과를 나타낼 수 있다.
- GLP1유사체나 DPP4억제제의 췌도 기능 개선 작용이 알려졌다.

3) 혈당 조절이 좋으면 합병증 위험이 감소한다

- 당뇨병인지 모르고 지내다가 당뇨병 합병증이 발생되어 당뇨병으로 진단되는 일도 있다.
  - 진행된 합병증의 완치는 불가능하다.
  - 혈당을 잘 조절하면 합병증 진행을 막을 수 있다고 알려졌다.
  - 따라서 합병증 발생 전 혈당 조절이 중요하다.
- 당뇨병으로 진단되면 곧바로 혈당 조절을 시작하는 것이 중요하다. 혈당 조절이 나쁜 상태가 오래 될수록 합병증 위험은 높아진다.
- 과거의 진료지침은 당뇨병으로 진단되면 우선 식사요법을 시작하고 신체활동을 늘리는 치료를 시작하고 그래도 혈당 조절 목표에 도달하지 못하면 당뇨병약을 시작하라고 권고했다.
  - 그리고 혈당 조절이 어려우면 다른 당뇨병약을 추가하고 다시 경과를 보아 조절이 안 되면 세 번째 약을 추가하고, 그래도 조절이 어려우면 인슐린주사를 시작하라고 했다.
  - 이런 순차적치료 방법으로는 혈당 조절 목표 도달이 어려웠다.
  - 식사요법 후 당뇨병약을 사용하도록 권고한 것은 과거의 당뇨병약에 부작용이 많고 당뇨병의

병태생리를 개선하지 못하고 만성합병증을 방지하는가에 의문이 있었기 때문이었다.
- 최근 등장한 새로운 당뇨병약은 저혈당 같은 위험한 부작용은 적지만 혈당 저하 작용이 좋고 병태생리를 개선하고 또 만성합병증도 방지할 가능성이 알려지면서 생활습관 개선 교육과 더불어 당뇨병약을 시작하도록 진료지침이 바뀌었다.
- 또한 초기부터 혈당을 내려주는 작용 기전이 다른 약제의 병용에 의해 보다 장기적으로 치료 효과를 유지할 수 있다는 사실을 알게 되어 종래의 순차적치료 방법 대신 조기병용치료를 권고하고 있다.

- 조기 발견, 조기 치료에 의해 혈당 조절이 나쁜 상태를 만들지 않으면, 당뇨병으로 진단되어도 합병증을 일으키지 않고 지낼 수 있는 시대가 되었다.

5 당뇨병을 의심하여 검사한다

1) 모든 환자가 자신의 혈당을 알게 하자

- 자신의 혈당을 아는 것은 당뇨병의 발견뿐 아니라 비만, 동맥경화질환의 시작 등을 조기에 알 수 있는 수단이다.
- 아무 증상이 없는 환자에서 고혈당의 발견은 중요하며, 매일 진료하는 모든 환자에서 혈당을 측정할 수 있도록 준비한다.
  - 혈당 측정은 비교적 저렴한 검사이며, 환자가 자신의 혈당을 알고 식사 섭취에 주의하면 성인에서 시작되는 만성질환에 대한 관심을 높일 수 있다.
- 당뇨병을 고혈당 증상이나 당뇨병 합병증이 나타나기 전부터 치료를 시작하면 예후가 좋을 것이다.
  - 당뇨병전단계에서부터 점차 혈당이 올라가서 당뇨병으로 진행될 가능성이 높다.
  - 당뇨병전단계(내당능장애)에서부터 동맥경화질환이 증가하지만 이에 대한 관심은 높지 않다.

2) 일상 진료에서 혈당 측정이 필요한 때가 많다

(1) 원인 없이 체중이 줄며 허약감이 있을 때 고혈당을 생각한다

- 당뇨병 가능성을 생각하여 혈액과 소변검사를 시행한다. 소변 케톤이 양성이면 1형당뇨병 가능성을 생각하여 서둘러 치료를 시작한다.
- 이런 증상이 있어도 의외로 건강해 보이는 환자도 많아 당뇨병을 생각하지 못하고 간과할 수도 있다.

(2) 감기에 잘 걸린다, 요로감염이 있다, 작은 상처가 곪거나 낫지 않는다, 잇몸에 자주 염증이 생긴다, 폐렴 진단을 받은 적이 있다

- 빈번한 감염 병력이 있으면 혈당을 측정해야 한다[공복혈당이 아니라 수시 혈당(casual blood glucose) 측정도 좋을 것이다].
- 감염을 진단하고 치료해도 잘 낫지 않거나, 악화되면 당뇨병을 의심한다.

(3) 30세가 넘어 살이 찌기 시작하고 배가 나온다

- 비만 특히 복부비만에서 당뇨병 가능성이 높아진다. 이때는 혈당은 물론이고, 지질 이상, 간 기

능 이상, 고요산혈증 등 비만에 동반하기 쉬운 상태도 검사한다. 혈압도 반드시 확인한다.

(4) 부모가 당뇨병이면 당뇨병 발생 위험이 높다. 조부모나 삼촌의 당뇨병 가족력도 확인한다

- 가족에게 당뇨병이 있는 환자에서 혈당 검사를 받았는지 확인하며, 결과를 모르면 2형당뇨병의 유전 가능성을 알려주고 바로 혈당을 측정한다.
- 환자가 당뇨병으로 진단되면 부모, 자녀, 형제도 병원에 같이 와서 혈당을 검사하도록 권고한다.

(5) 고령자는 비만하지 않아도 어떤 이유로 병원에 왔을 때 혈당을 검사한다

- 당뇨병은 가족력이 없어도 누구에게나 발생하며, 노화는 당뇨병 발병 요인 중 하나이다.
- 50세 이상 환자에서 자신의 혈당 수치를 모르면 혈당 검사를 권고한다.

(6) 검진에서 공복혈당 100 mg/dL 이상이라는 말을 들었을 때

- HbA1c 5.6% 이상일 가능성이 높으며, 경구포도당내성검사(OGTT) 시행을 고려한다.
- 공복혈당이 정상이어도 OGTT를 시행해 보면 2시간 혈당이 높아서 당뇨병으로 진단되기도 한다.

(7) 혈압이 높은 환자는 혈당을 알고 있어야 한다

- 체중이 증가하며 고혈압으로 진단된 환자에서 혈당이 높을 가능성이 있다. 비만에서 인슐린저항성은 당뇨병과 고혈압을 일으키는 원인이다.

(8) 여성에서 임신 중 혈당이 높았거나 거대아 출산력이 있으면 혈당을 측정한다

- 임신당뇨병의 병력은 2형당뇨병의 위험인자다. 출산 후 혈당이 정상화되었다고 방심하지 않고 정기적으로 진단을 받는 것이 중요하다.

(9) 복통 환자에서 혈당을 측정한다

- 갑자기 혈당이 올라가고 탈수가 되며 케토산증에 빠지는 1형당뇨병에서 위장 운동 저하로 복부 팽만과 복통 등 위장 증상이 나타난다.
- 바이러스 감염 후에 수일 만에 인슐린분비가 고갈되어 케토산증이 되는 전격 1형당뇨병이 있다. (➡ p.70)

3) 당뇨병 발견 기회를 놓치지 않는다

(1) 노화는 어쩔 수 없는 2형당뇨병 발생 위험인자다

- 노화에 따라 췌장의 인슐린분비능은 저하되고 복부비만이나 염증질환 동반에 따라 인슐린저항성이 생긴다.
- 인슐린분비능이나 인슐린저항성 검사는 어렵지만 혈당은 쉽게 검사하여 고혈당을 발견할 수 있다.

● 작년과 비교하여 생활습관이 바뀌지 않았고, 체중이 변하지 않았다고 해서 혈당이 변하지 않았다고는 말할 수 없다.

(2) 2형당뇨병 환자의 자녀가 혈당 검사를 받았는지 확인한다

- 자녀가 아직 어리면, 어릴 적부터의 식사습관이나 운동습관의 중요함을 알려준다.
- 자녀가 성인이면 비만이 되지 않도록 미리 알려주며, 반드시 정기적 검진으로 당뇨병이 아닌지 알게 한다.
- 자녀가 성인이고 이미 비만이면 반드시 혈당을 측정해야 한다.

(3) 환자의 딸이 임신하면 임신당뇨병에 대해 미리 알려준다

- 2형당뇨병 환자의 딸이 임신하면 임신당뇨병에 대해 알려주고 혈당을 측정하도록 권고한다.

(4) 2형당뇨병 환자의 친척에게 혈당을 측정 권한다

- 2형당뇨병 환자의 부모, 형제, 자녀에게 2형당뇨병 가족력이 있으므로, 혈당 검사를 받은 적이 없으면 반드시 혈당을 측정하도록 권고한다.

(5) 젊은 나이에 시력 저하가 있으면 당뇨병 진단의 계기가 된다

- 검진을 받은 적 없는 40대 남성이 시력 저하로 안과 진료를 받아 망막병증 소견이 있어 당뇨병으로 진단되는 때도 많다.
- 시력 저하가 있을 때 당뇨병 가능성을 생각한다.

(6) 뚜렷한 원인이 없는 체중 감소에서 혈당을 측정한다

- 고혈당 초기에 다뇨 증상이 있으며 체중이 줄 수 있다.
- 체중 감소에서 고혈당이 발견되었을 때 당뇨병으로 진단되었다고 안심하지 말고 다른 전신질환(암 등) 가능성을 반드시 생각해야 한다.

Chapter

3

혈당이 높은 사람의 이해

1 혈당이 높은 사람

- 우리는 〈당뇨병 환자〉라는 용어에 익숙하여 거부감이 없지만 국제당뇨병연맹(International Diabetes Federation: IDF)은 〈환자〉라는 용어가 낙인(stigmatization)을 준다고 〈고혈당이 있는 사람(person with hyperglycemia)〉이라고 부르며 환자(patient)는 사용하지 않도록 권고했다.
- 미국당뇨병학회(American Diabetes Association: ADA)는 한동안 〈환자중심치료(patient centered treatment)〉를 주된 치료 방침이라고 했다.
  - 2022년 ADA와 유럽당뇨병학회(European Association for the Study of Diabetes: EASD)의 공동 지침은 "개인중심치료(person centered treatment)"로 바꾸었다(Davies MJ, 2022) (그림 3-1).
- 이 지침은 〈전인적 치료(holistic treatment)〉를 위해 〈건강의 사회적결정(social determinant of health)〉의 역할을 강조했다.
- 일상 진료에서 환자라는 호칭보다 환자의 이름을 불러주고 무심코 "환자분 이리 오세요."처럼 말하지 않도록 노력한다.
- 이 책에서 당뇨병 상태의 설명 편리성으로 부득이 〈환자〉라는 용어를 사용하고 있지만 사회적 인식의 개선에 따라 〈혈당이 높은 사람〉이라고 바꾸어 나가야 할 것이다.

1) 개인중심 접근

- 2형당뇨병의 고혈당 관리에 개인중심 접근의 중요성을 알아보자.
- 개인중심 접근은 개개인의 선호도, 필요성, 가치관을 존경하여 그에 따른 의료를 제공하려는 것이다.
  - 임상에서 어떤 결단을 내려야 할 때 개인의 가치관을 충분히 고려하여 진행한다는 것이다.

그림 3-1 미국과 유럽당뇨병학회에서 권고하는 2형당뇨병의 전인적 개인중심 관리(Davies MJ, 2022)

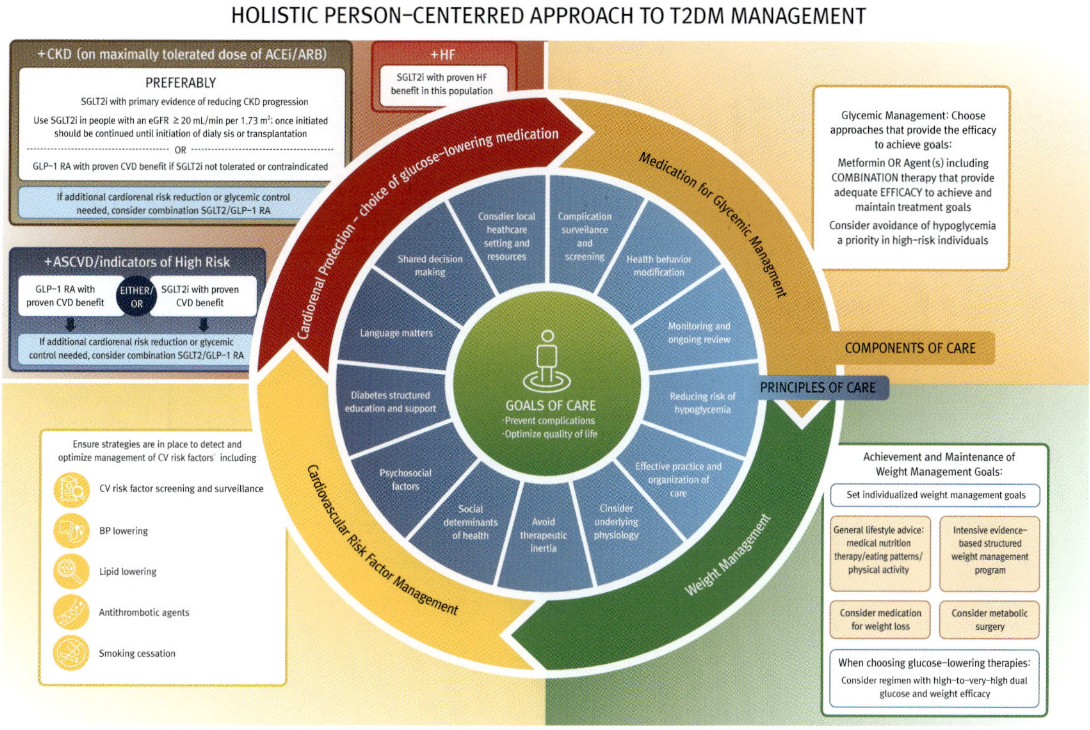

- 식사/운동 같은 생활습관이나 약물치료는 개인이 실생활에서 지켜야 하므로 실행 정도를 개인에게 맡기는 것이 만성질환 관리의 기본 원리가 된다.
- 이런 접근의 성공에는 개개인의 생각을 받아들여 치료를 진행시키는 다음과 같은 방법이 필요하다.
  ① 전통적 당뇨병 진료에서 의사는 병력, 진료, 검사 등의 의학적 소견에 근거하여 어떤 치료가 적절한지 판단한다(그림 3-2 왼쪽 흐름).
  ② 환자에게는 당뇨병과 치료에 대한 개인적 견해가 있다(그림 3-2 오른쪽 흐름).
  ③ 의사는 의학적 소견과 치료법을 환자에게 설명하는 동시에 그에 대한 환자의 생각, 감정, 그리고 행동 변화를 시작할 준비 상태를 묻는다(그림 3-2 중앙 흐름).
  ④ 치료법에 대해 몇 가지 선택사항을 제시하고, 환자의 동의에 따라 구체적 치료법과 목표를 공동으로 선택한다.
  ⑤ 이런 과정이 당뇨병에 대한 개인의 가치관에 영향을 주어 치료 계속을 결심하게 된다.
  - 개인의 생각 변화에 따라 치료 내용이나 목표를 수정하는 공동 작업을 반복한다.

그림 3-2 당뇨병 치료에서 개인중심 접근의 실행 과정(나도 당뇨병 전문가, 2018)

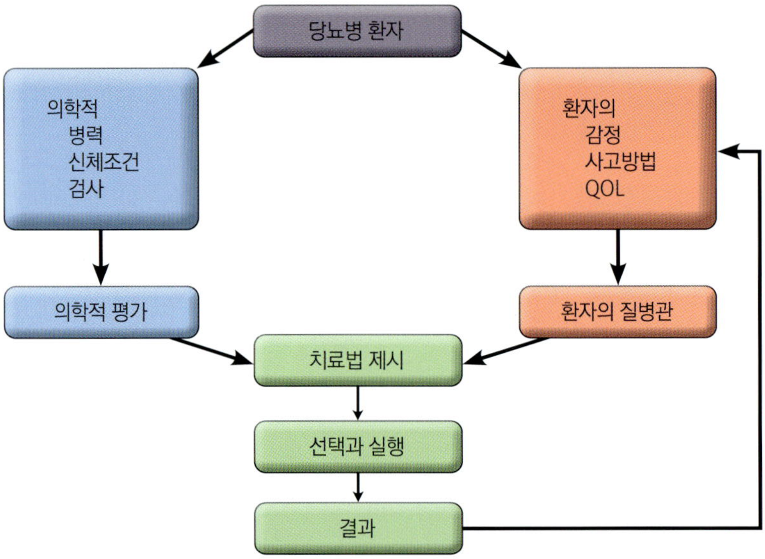

2) 미국당뇨병학회의 개인중심치료

- 미국당뇨병학회는 당뇨병 치료를 만성질환 치료모델에 따른 개인중심 접근 방식을 권고하고 있다(그림 3-3).

그림 3-3 미국당뇨병학회의 개인중심 당뇨병 진료(당뇨병 다시 배우기, 2021)

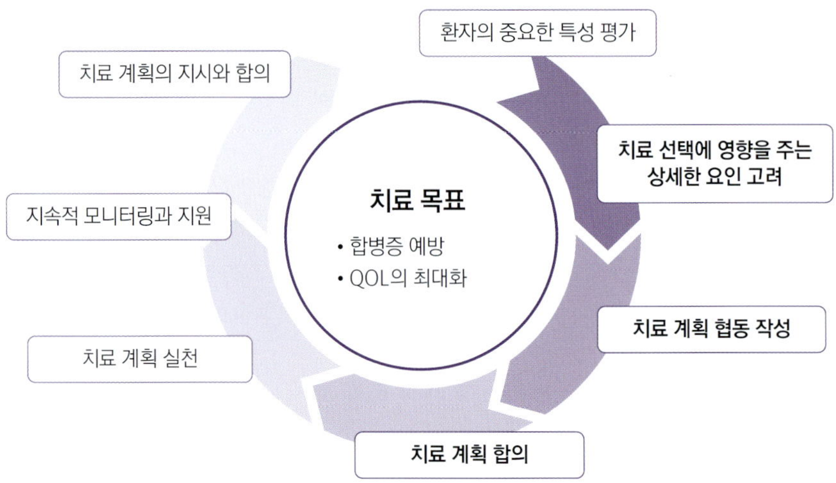

- 치료 계획에는 다양한 직종이 참여하는 팀의료를 구성한다.
  - 환자의 가치관 및 선호도에 따라 가족 또는 지원 그룹과 의료 팀이 생활습관 관리를 포함한 치료 계획을 만든다.
- 여기서 당뇨병 치료 목표는 ① 합병증의 예방이나 지연, ② 삶의 질의 최적화이다.
- 개별화 치료 계획에 고려할 사항은 다음과 같다.
  〈나이, 인지능, 역량, 학교/직장 일정, 건강신념, 지원시스템, 식습관, 신체활동, 사회활동, 재정문제, 문화적 요인, 문해력, 수리력, 당뇨병 병력(유병기간, 합병증, 현재 사용 약), 동반 질환, 장애, 건강 우선순위, 기타 의학적 상태, 돌봄의 선호, 건강 관리 접근성, 기대수명〉 등이다.
- 이런 상황을 필요에 따라 일상적으로 재평가한다.
- 의료인은 당뇨병 환자 및 가족과의 의사소통이 혈당 관리뿐 아니라 질병의 경과와 복지를 개선시킨다고 알고 있어야 한다.
- 자기 관리가 만족스럽지 않을 때 〈의사의 지시를 따라야 한다〉는 비순응(noncompliance)보다는 비지속(nonadherence)이라는 용어를 사용한다.
  - 당뇨병 자가 관리에 비판단적 접근(nonjudgmentic approach)은 환자의 저항을 줄인다.
- 의사 소통을 위해 적극적 경청(열린 질문, 환자의 말을 요약하여 되돌려 줌)이 도움이 될 수 있다.
- 당뇨병의 자기 관리와 치료 경과 개선에 자기 효능감과 사회심리적 요인을 고려한 지속적 평가와 교육이 치료 계획에 필요하다.
- 당뇨병 관련 용어가 환자의 당뇨병에 대한 인식과 행동에 영향을 준다.
- 미국당뇨병학회는 다음과 같은 용어 사용을 권고한다.
  ① 사실, 행동, 생리학/생물학에 근거한 중립적이며 비판적이지 않은 용어 사용
  ② 낙인을 주지 않는 용어 사용(➡ p.50)
  ③ 근거에 기반하며, 존중하고 포용적이며 희망적 용어 사용
  ④ 당뇨병 환자와 건강 관리 전문가의 협업을 촉진하는 용어 사용
  ⑤ 개인 중심 용어 사용(예: "당뇨병 환자"보다 "혈당이 높은 사람"이 좋을 것이다).

3) 당뇨병은 다른 질환과 무엇이 다른가?

- 당뇨병은 외래 진료에서 자주 보는 흔한 질병의 하나다.
- 효과가 좋은 당뇨병약의 도입으로 혈당 조절이 가능해지면서 당뇨병은 의사가 치료하는 특별한 의료 영역이기보다 환자가 자신의 생활 속에서 지속적으로 관리해야 하는 만성질환이 되었다.
- 순환기내과 전문의의 다음과 같은 말이 있다.

> "당뇨병 환자는 정말 모르겠어요. 나는 순환기내과 진료를 몇십 년 계속해 왔지요. 환자에게 심장병이라고 말하면 모두 심각한 표정으로 검사 소견을 묻고, 어떤 치료법이 있는지 물어봅니다. 병이란 그런 것이라고 생각했어요. 그런데 당뇨병 환자는 어쩐지 건성으로 들어요. 마치 남의 일을 보는 것 같아요. 그래서 나는 어쩔 줄 모르게 되었어요." (당뇨 커뮤니케이션, 2014)

- 이 의사의 당황은 〈과학적 접근만으로는 환자가 지시를 따르지 않거나, 치료에 참여하지 않는 것을 이해할 수 없다〉는 것이다.
- 최근 당뇨병 치료의 발전으로 당뇨병합병증을 포함하여 환자의 예후가 현저히 개선되고 있다.
- 당뇨병에서 혈당을 정상으로 유지하면 좋을 것이라고 단순한 치료 방침을 환자에게 말할 수 있다.
  - 이것이 의사에게는 단순할 수 있지만 환자에게는 어려운 과제일 때가 많다.
- 대부분의 병은 환자에게 어딘가 아픈 곳이 있고, 치료해야 할 불편이 있어 병원에 오게 되며, 이렇게 나타난 증상이 좋아지기를 기대한다.
- 당뇨병은 임상적으로 규정되었으며, 확률적으로 합병증 위험이 높다고 생각하는 혈당 수치에 의해 임의로 정해진 질환이다.
  - 일정한 수치가 되면 당뇨병이라고 진단하므로 환자에게 자각 증상이 없는 때도 많다.
- 당뇨병은 장기간 방치되었거나 심한 고혈당 상태가 아니면 증상이 없으며, 건강진단이나 다른 병에 대한 검사에 과정에서 혈당 수치가 높다고 갑자기 당뇨병으로 진단된다.
- 당뇨병으로 진단되면 진료한 의사는 바로 식사요법과 운동요법의 필요성, 합병증의 위험성을 설명한다.
- 이어서 〈이 약으로 치료됩니다〉라는 말 대신 〈계속 혈당을 조절해야 합니다〉라고 평생 낫지 않는다는 사실을 통보한다.
  - 당뇨병은 식사조절이나 신체활동 같은 치료 행동의 실천에 의해 혈당 조절이 가능한 만성질환이라는 것을 환자가 인식하여 자신의 건강을 스스로 관리할 책임을 갖기를 기대한다.
- 환자는 알 수도 없는 미래를 위해 치료에 노력하거나 때로 포기하지만 그 결과에 따라 합병증을 포함한 운명이 결정된다.
- 〈당뇨병에 걸렸다〉는 수동적 체험에도 불구하고 환자는 그날부터 능동적이며 주체적으로 치료 행동을 시행하지 않으면 안 된다.
  - 식사를 참아야 하고, 마음이 내키지 않는 몸을 움직여 운동해야 하는 것도 환자 자신이다.
  - 더욱이 이런 투쟁은 어느 시점에서 중단할 수 없으며 장기적으로 계속되어야 한다.
- 당뇨병은 〈낫는다 아니면 낫지 않는다〉는 차원에서 생각하기 어려운 병이다.
  - 지속적 혈당 조절이 필요하다는 설명에 대해 〈당뇨병은 낫지 않습니까?〉라고 질문하는 환자가 많다.
  - 계속 치료가 필요하다는 이야기를 반복해도 혈당 조절의 중요성은 환자의 귀에 들어가지 않고 낫지 않는다는 의학적 사실만 환자에게 충격으로 전해진다.
- 당뇨병은 병에 걸렸다는 실감이 나지 않지만 환자는 스스로 치료가 필요하고 또 평생 계속해야 한다는 사실을 받아들여 새로운 인생을 설계해야 하는 귀찮은 병이라고 말할 수 있다.
- 비관적인 환자에게 당뇨병 관해에 대해 이야기해준다.
- 당뇨병 관해에 대한 설명 (QR코드 2 참고)

QR코드 2

4) 당뇨병의 전인적 측면

- 당뇨병에서는 의학적으로 혈당 조절이 반드시 필요하다.
  - 따라서 식사 조절이 필요하며, 결혼한 사람은 배우자에게 칼로리와 탄수화물을 줄인 식사로 바꾸어 주도록 부탁해야 하므로 당뇨병은 가족의 문제가 된다.
- 직장인에서 업무상의 만남이나 친구와의 식사 모임을 다시 생각해야 하는 등 사회적 면에도 영향을 받는다.
- 하루의 힘든 일을 끝내고 즐기는 한잔의 술을 단념해야 하고, 아무리 춥거나 더워도 자신을 질타하며 운동하러 가야 한다면 조금도 즐겁지 않을 것이다.
- 이와 같이 당뇨병에 의한 심리적, 사회적 측면이 혈당 조절에 직접 영향을 준다.
- 급성질환에 대한 고도의 전문 치료가 아니라 일상생활 관리가 중요한 만성질환은 심리적, 사회적 측면에서 갈등과 투쟁의 계속일 수도 있다.
- 〈당뇨병에 걸려 배우자와 외식을 한 번도 못했다〉는 부부의 문제나, 〈교대 근무에서 규칙적 식사는 무리다〉라는 생활과 일의 양립 어려움이나, 〈몸 상태에 아무 이상이 없다〉는 이해하기 어려운 기분이 치료 행동을 방해하여 혈당 조절 불량이 된다.
- 이때 생각해야 할 것은 〈질환(disease)〉과 〈병(illness)〉에 대한 개념의 차이다.
  - 〈질환〉은 어느 병을 의학적으로 설명하는 것이며, HbA1c나 혈당처럼 일정한 수치로 나타내는 것이다.
  - 〈병〉은 그 사람이 질환을 가지고 어떤 상태에 있으며, 어떻게 살아 있는가에 대한 개인적 측면을 포함한 병에 걸렸다는 경험이다.
- 당뇨병 환자는 〈질환〉을 가지고 당뇨병이라는 〈병〉의 새로운 경험을 매일을 살아간다고 할 수 있다.
- 일상 진료에서 환자의 〈병〉을 무시하여 〈당신 사정은 모르겠지만 어떻게든 혈당을 내리지 않으면 위험하다〉는 접근이 의학적으로 무리는 아니지만 환자에게는 적합하지 않을 수 있다.
- 당뇨병 진료에서는 질환만 아니라 생활인으로 살아가는 환자에 대한 이해가 필요하며, 또 환자의 인생 자체에 대해서도 생각하지 않으면 안 된다.
- 혈당이 조절되지 않으면 〈그런 방법으로는 살아갈 수 없다〉는 제한점을 알려준다.
  - 일상생활에서 당뇨병 환자는 이미 매일 제한을 받으며 살아간다고 느끼는데, 여기에 더해 또 다른 제한점을 알려줘야 한다.
  - 바빠서 자신의 몸을 돌보지 못하고 스트레스를 참기 위해서 단것을 찾거나, 고독한 시간을 만복감으로 속이려는 일이 있다.
  - 이런 삶이 순간적으로 괴로움을 잠시 이겨내기도 하지만, 몸에는 다시 무리를 주는 대처법일 뿐이다.
- 이런 상황에서 당뇨병을 진료하는 의사는 환자의 심리를 이해하여 도움을 줄 수 있는 대책을 찾아야 한다.

5) 당뇨병 진료에서 의사가 환자에게 해줄 수 있는 것은 제한적이다

- 당뇨병은 환자 자신이 병을 가지고 살아가는 질환이며, 당뇨병을 관리하는 것은 의사가 아니다.
  - 매일 당뇨병을 치료해야 하는 당사자는 환자이며, 의사는 진료실 공간에서 환자에게 전문적 선택사항을 제시하여 지원할 뿐이다.
- 〈의사가 의학적 지식에는 전문가〉이지만 "당뇨병을 가지고 살아간다"에는 비전문가일 수 있다.
  - 환자는 의학적 지식에는 비전문가이지만 〈당뇨병을 가지고 살아가는〉 삶에 대한 전문가라는 인식이 의사에게 필요하다.
- 의사는 환자가 살아가는 모습에서 당뇨병 조절에 대해 배울 수도 있다.
- 의사와 환자의 관계는 전통적 응급 상황에서 〈치료자와 피치료자〉의 관계였지만, 지속적으로 병을 가지고 살아가야 하는 만성질환에서는 양방향의 관계가 중요하다.
- 당뇨병에는 〈완치〉라는 명확한 목표가 없으며 의사와 환자는 평생에 걸친 관계가 필요하다.
- 병원에서 의사와 환자의 관계는 질환으로 연결되는 관계다.
  - 당뇨병에서 혈당 조절이 안 될 때 환자의 지시 거부나 의존성(알아서 해주겠지!) 같은 쉽게 해결할 수 없는 면이 강조되기 쉽다.
- 습관을 바꾸기 어렵다고 매번 변명을 반복하는 환자에게 의사는 더 이상 듣고 싶지 않다는 싫증이 나는 기분이 들 수도 있지만 포기하지 않는 인내심도 필요하다.
- 환자가 좋지 않은 검사 결과에 실망하여 무력감을 느껴 사고가 정지될 수 있지만 자신의 당뇨병으로부터 도망갈 수는 없다.
- 이런 환자에게 대처하는 방법의 하나는 상대방에게 〈적극적 관심〉을 갖는 것이다.
  - 예를 들어 〈이번 달에는 어떤 사건이 있었는지?〉 등으로 환자의 일상생활에 관심을 가지면 의사도 능동적으로 환자의 이야기를 들을 수 있을 것이다.
- 의사가 환자를 관리, 제한하는 형태가 아니라, 환자의 생활을 존중하여 당뇨병을 치료하는 방법을 찾아갈 수 있으면 좋을 것이다.

6) 〈왜(why)〉라는 질문에 〈어떻게(how)〉라는 대답

- 의학적으로 〈왜〉라는 환자의 질문에 대답하기 어려운 때가 많다.
  - 환자가 다양한 갈등으로 표현하는 〈왜 내가 당뇨병에 걸렸는가?〉라는 질문에 〈어떻게〉라고는 대답할 수 있다.
- 〈당뇨병이 나타나는 이유에 이런 것이 있으며… 혈당이 이 범위에 있어 당뇨병으로 진단되어…〉
  - 그러나 이것은 환자가 요구하는 대답은 아니다.
  - 〈왜 내가 당뇨병에 걸렸는가?〉라는 의문의 배후에는 알 수 없는 병에 걸린 부조리함과 괴로움을 어떻게든 해주기를 바란다는 마음이 있다.
- 환자에게 잘못된 믿음이나 갈등이 심할 때 〈어떻게 해서 병이 생기는지(how)〉의 설명이나, 〈어떻게 대응하면 좋은 것인가(how to)〉의 교육만으로는 충분하지 않다.
- 결국 〈당뇨병 진료에서 의사가 환자에게 해줄 수 있는 것〉을 생각하여 환자의 심리를 지원하는 관계를 만들어가는 것이다.

- 눈앞의 환자를 어떤 틀에 맞추어 설명하는 것이 아니라 그의 입장에서 생각해 보는 것이 환자의 심리 이해에 중요하다.
- 환자가 무엇을 느끼고 생각하며, 그것을 어떻게 말이나 태도나 행동으로 표현하는지, 환자 전체의 인식이 심리적 접근이며, 환자를 심리적으로 지지하는 것이다.

2 행동은 단계적으로 변화한다

- 대부분의 자기 관리 행동은 한번에 변화되지는 않으며 동기부여 수준이나 행동 상태에 따라 5개의 변화단계(stages of change)로 나눌 수 있다(그림 3–4).
- 각 단계의 일정한 특징에 따른 심리적 지원이 행동 실행으로 진행될 가능성이 높아진다.
- 이 모델에 따라 인슐린주사 실행을 예로 들어 설명한다.

그림 3–4 변화단계 모델(나도 당뇨병 전문가, 2018)

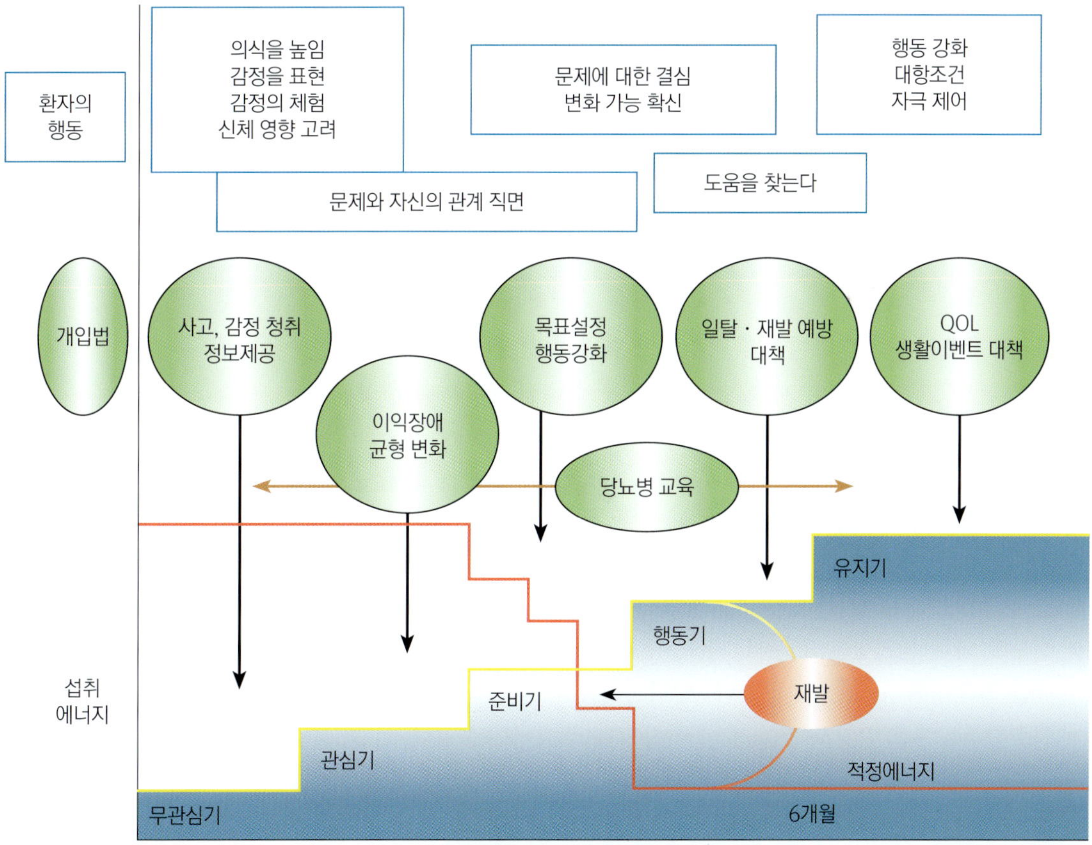

1) 무관심기: 전혀 관심이 없다

- 당뇨병이나 인슐린주사에 대해 어떤 생각을 하고 있는지 묻는다.
- 주사를 거부하는 환자는 인슐린이나 주사에 대한 부정적 감정(무섭다, 아플 것이다, 부끄럽다)이 많다.
- 인슐린이 췌장을 악화시킨다는 잘못된 생각도 갖고 있다.
- 이런 내용에 대해 충분히 이야기하여 주사의 필요성에 대한 관심을 만드는 것으로 시작한다.
  - 부정적 감정을 받아들여 인정하고 올바른 정보를 알려준다.

2) 관심기: 환자는 치료 필요성을 느꼈지만 아직 주저하고 있다

- 치료에 대한 긍정적 생각과 부정적 생각을 듣는다.
  - 긍정적 생각이 늘고 부정적 생각이 줄어들 수 있는 정보를 준다.
- 다른 환자의 이야기를 들을 기회나, 실제로 인슐린주사를 맞는 모습을 볼 기회를 만든다.

3) 준비기: 스스로 할 수 있다는 자신감을 갖도록 도와준다

- 구체적이며 도달 가능한 과제에서 시작하여 단계적으로 조금씩 진행한다.
- 다른 사람(예: 가족)이 주사해주면 맞겠다고 말하면 한 걸음 전진한 것이다.
- 이 단계에서는 당뇨병 교육이 필요하고 또 효과적이다.

4) 행동기: 인슐린 자가 주사를 시작하고 얼마 안 된 시기이다

- 이 시기에 퇴보나 실패가 일어나기 쉽다.
  - 예를 들어, 저혈당이 나타나면 인슐린주사를 중단할 수 있다.
- 인슐린주사에 대한 보다 깊은 지식과 기술을 알려준다.
- 자기혈당측정을 시작하여 인슐린주사와 혈당의 관계를 이해하면 좋을 것이다.
- 식사나 운동양에 따른 주사량 조절, 아픈날의 대처 등을 교육한다.
- 주사가 어려운 상황을 어떻게 해결하면 좋을지 연습한다.
- 친구나 주위 사람에게 어떻게 설명할지, 간식 권유가 있을 때 어떻게 대응할지 이야기한다.

5) 유지기: 거의 습관되어 주사를 할 수 있는 시기이다

- 이 단계에서는 삶의 질(QOL)에 초점을 맞추어 어려운 점을 알아본다.
- 주사에 의해 불편함은 없는지, QOL이 심하게 저하된 때가 있는지(예: 인슐린 치료에서 야간 저혈당을 일으켜서 주사를 안 맞았다) 알아본다.
- 인슐린주사제를 변경하여 QOL이 향상되면 주사 실행도를 높이고 HbA1c가 개선될 수 있다.

3 복잡한 심리적 문제를 가진 환자의 접근

1) 당뇨병의 심리적 문제

- 여러 가지 문제로 심리적 접근이 필요한 환자가 있다(표 3-1).

- 당뇨병 환자가 가진 다양한 문제는
  ① 전혀 문제를 인정하지 않음(부인)
  ② 고혈당이나 저혈당의 반복으로 빈번한 입 · 퇴원
  ③ 자기 관리 행동에 현저한 일탈(과식, 인슐린주사 회피, 민간요법 추구)
  ④ 치료에 지침(소진증후군, 심한 스트레스)
  ⑤ 사회적 적응의 어려움(생활의 괴로움)
  ⑥ 자기 관리 행동으로 혈당 조절에 따른 심리적 부담 증가

표 3-1 복잡한 심리적 문제를 가진 환자의 접근

- 좋은 치료 관계를 계속 만들어간다.
- 문제를 깨닫도록 지원한다.
- 감정을 표현하도록 지원한다.
- 생각을 확인한다.
- 사실과의 관계를 검증한다(검사 결과 피드백).
- 해결해야 할 문제를 결정한다.
- 해결법을 생각하여 선택한다.
- 구체적 목표를 정해 계획을 세운다.
- 다른 사람의 도움을 찾는다.
- 결심하고 실행하여 결과를 평가한다.

- 당뇨병에 대한 심리적 부담 정도를 평가하는 당뇨병 문제 영역 질문표(problem areas in diabetes survey: PAID)가 있다(QR코드 3 참고).
  - 내용이 복잡하여 일상 진료에 사용하기 어렵고 연구용으로 이용되는 경향이다.
  - 일상 진료에서 다음과 같은 질문을 사용하면 좋을 것이다.
    〈당뇨병을 어떻게 생각하고 있습니까?〉
    〈어떤 일로 어려워하고 있습니까?〉
- PAID검사 시행은 아래 QR코드를 참고한다.

QR코드 3

- 심리적 문제를 가진 환자는 당뇨병 치료에 대한 저항이 있고, 의사와의 접촉을 피하려는 경향이 있다.
  - 우선 안심할 수 있는 편안한 상황을 만드는 것이 중요하다.
  - 환자를 비판하거나 일방적 권고가 아니라 문제를 함께 생각해 가는 관계를 설명한다.
- 환자가 문제의 직면을 피하고 있으므로, 〈당신은 OO이 문제입니다〉라고 지적하면 저항이 생긴다.

– 문제점을 환자 자신이 스스로 말할 수 있으면 좋을 것이다.

- 문제를 말하기 어려운 환자에게는 다시 묻는다.
  〈당뇨병에 대해 어떤 기분을 가지고 있습니까?〉
  〈당뇨병 치료에 어떤 것이 어렵습니까?〉
- 예를 들어 〈식사요법을 할 수 없다〉, 〈인슐린 치료가 싫다〉 등으로 대답하면 시간을 가지고 그 문제에 대한 감정이나 생각을 묻는다.
  – 그러면 〈당뇨병에 걸린 것이 싫다〉, 〈알려지고 싶지 않다〉 같은 심리적 배경이 나타날 수 있다.
  – 그런 감정이나 생각이 자기 관리 행동이나 치료 결과에 어떻게 반영되었는지 되돌아 본다.
- 이런 작업의 반복에 의해 잘못된 신념이나 감정이 치료 실패로 연결된 것을 깨닫도록 지원한다.
  – 이 과정에서 해결해야 할 문제점을 발견할 수 있으면 좋을 것이다.
  – 무엇으로 시작하면 좋은지, 어떤 선택사항이 있을지 이야기하여 환자의 자발적 제안에 따라 단계적으로 실행할 목표를 정한다.
- 작은 치료 행동이 성공하여 부정적 감정이나 생각이 바뀌게 되면 저하되었던 자존감이 회복될 수 있다.
- 이런 과정을 통해 〈할 수 있다〉는 자신감(자기효능감)을 기르는 것이 중요하다.

2) 당뇨병 진단에 대한 반응

- 당뇨병 환자에서 처음으로 만나는 문제는 당뇨병에 대한 적응이다.
  – 당뇨병이라는 진단을 어떻게 받아들여 치료할 것인지 생각해 나가는 과정이다.
- 당뇨병 진단에 대한 심리적 반응을 조사한 DAWN Study(Diabetes attitudes, wishes and needs)가 있다.
  – 1형당뇨병 환자의 반수는 "우울하였다.", "당뇨병이 앞으로의 인생에 주는 영향을 생각하여 불안했다.", "믿을 수 없었다."라고 대답했다.
- 2형당뇨병 환자의 반수는 "별로 걱정하지 않았다."라고 대답했다. 그러나 "생활습관을 관리하지 못한 죄책감이 들었다.", "어떤 병인지 알아 안심했다." 등의 의견도 있었다(그림 3-5).
- 1형당뇨병에서 정서 반응이 강하였으며, 이런 감정의 시간적 변화에 대한 조사는 없지만 일반적으로 부정(믿을 수 없다, 잘못되었다)에 이어 불안감, 우울감 등이 계속될 것으로 예상된다.
- 2형당뇨병에서는 무관심이나 잘못된 안심감이 문제가 될 수 있다. 한편 지금까지의 생활습관에 대한 후회나, 우울 및 불안을 느끼는 환자도 있었다.

그림 3-5 당뇨병 진단에 대한 환자의 반응

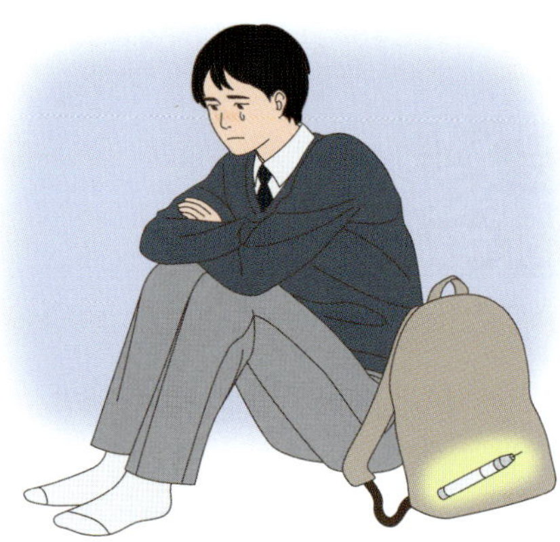

- 1형당뇨병의 진단에서는 병의 상태나 치료법 설명과 더불어 환자 및 가족의 슬픔이나 불안에 대한 지원이 중요하다.

- 2형당뇨병 환자 중에도 정서적 지원이 필요한 환자가 있다.
- 환자에 대한 지원은 자기관리 행동이나 당뇨병 조절 유지에 도움이 된다.
- 당뇨병 치료는 집에서 이루어지므로 당뇨병에 대한 가족의 생각이나 행동이 환자의 자기관리 행동에 영향을 줄 수 있다.
  - 임상적으로 2형당뇨병 환자의 자기관리에 배우자의 영향이 큰 것을 볼 수 있다. 배우자의 도움이 없는 환자에서 식사요법 시행이 어려운 것은 독신자의 예를 보면 알 수 있다.
- 실제 임상 상황에서 가족과 주위의 자원 확보 가능성을 생각한다.

3) 1형당뇨병 발생에서 심리적 반응

- 1형당뇨병 발생 후 많은 소아(특히 사춘기)에서 슬픔, 자존감 저하, 집단에서 멀어짐 같은 심리적 반응이 일어난다.
- 부모(특히 모친)도 또한 큰 충격을 받아 불안, 슬픔, 후회, 죄책감에 빠진다.
- 발생 직후의 소아와 부모에게 심리적 위기의 시기라고 생각하여 심신 관리가 필요하다.
- 1형당뇨병에서 긴급한 치료가 진행되어 감정적 대처가 늦어질 수 있다.
- 1형당뇨병의 치료는 다음과 같다.
  ① 환자 및 가족에 대한 지원과 충분한 정보 제공의 보증
  ② 환자나 가족의 이해도와 심리 상태를 확인하여 상태나 치료법을 설명
  ③ 환자나 가족의 감정을 표현할 수 있는 상황을 만들어 병과 치료에 대한 기분을 말할 수 있게 한다.
- 학교와의 연락이나 일상생활 등의 사회적 적응에 대한 대책도 필요하다.

4) 중증 저혈당 공포의 문제

- 중증 저혈당은 심한 중추신경 증상으로, 회복에 다른 사람의 도움이 필요한 상태다.
- 중증 저혈당에 의한 임상적 의의는 다음과 같다.
  ① 중대한 사고나 사망으로 이어질 가능성이 있다.
  ② 저혈당의 공포로 제대로 치료하지 못하게 된다.
  ③ 혈당을 항상 조금 높게 유지하려고 한다.
  ④ 심리적으로나 사회적 제약이나 부담이 강하고 QOL이 저하된다.
  ⑤ 치매 발생 증가와의 관련성도 알려졌다.
- 중증 저혈당을 일으키는 환자에게서 자율신경 증상이 없거나 저혈당 빈도가 높고, 부적절하게 대처하는 일이 많다.
- 저혈당을 깨닫기 위한 방법으로 혈당 인식 훈련(blood glucose awareness training)이 있다.
  ① 자율신경 증상 대신 중추신경 증상(사고력 저하)이나 기분의 변화(초조함)에 초점을 둔다.
  ② 어떤 증상을 식사량, 운동량, 인슐린 작용 시간과 양 등과 관련하여 생각한다.

5) 중증 합병증 발생의 심리적 문제

- 중증 합병증이 진행되어 고도의 시력 장애나 말기 신부전이 되었다고 설명해도 처음에는

〈수술을 한 번 더 받으면 어떻게 되겠지〉, 〈그래도 지금은 아무 증상이 없다〉고 부인하는 환자가 있다.

- 수술 후에 시력이 회복되지 않거나 요독증에 의한 증상이 심해져서 이제는 회복되지 않는다고 인식하면 격한 감정적 반응이 시작된다.
- 분노나 후회, 깊은 슬픔, 그리고 우울증으로 진행된다.
- 이때는 감정에 귀를 기울여 받아 주는 것이 중요하며, 안이한 위로는 오히려 관계를 악화시킨다.
  - 자살 시도에 대한 주의가 필요한 때도 있다.
- 시간이 지나면서 소실된 기능의 가장 중대한 의미가 무엇인지, 가장 어려운 것은 무엇인지 등 문제점에 대한 발언이 시작된다.
  - 이때가 전환점이며, 문제에 대한 대처를 물으면 어떤 지원이나 정보(예: 투석 생활)가 필요한지 다시 물어 새로운 상황에서 살아가기 위한 자기 관리 기술(예: 시력 저하에서 인슐린 자가 주사)을 교육한다.
- 이용 가능한 사회적 자원에 대해서도 알려준다.
- 중증 합병증에 의한 심리적 혼란을 방지하기 위해서는 미리 예상되는 경과에 대해 충분히 이야기해 두는 것이 중요하다.
  - 비가역적 신장 합병증에 대해 알려주고 혈액투석 시작까지의 시간이 짧은 환자에서는 우울증이 심해져 다른 사람과의 관계가 악화되고, 갈등이 높아져 결과적으로 삶에 대한 만족도가 낮아진다.
  - 이때 다른 신체 기능 저하도 동반될 수 있다.

6) 비탄 반응에 대한 대처

- 개인에게 둘도 없는 중요한 것이 없어졌을 때 나타나는 강한 심리 반응을 비탄 반응이라고 한다.
- 당뇨병에서 시력이나 신장기능의 장애가 진행되어 치료에 의해 회복할 수 없다고 판명되었을 때나, 1형당뇨병 진단에서 전형적으로 나타난다.
- 비탄 반응은 시간을 두고 진행하는 다음과 같은 비탄 과정을 거친다(그림 3-6).
  ① 충격기: 사실을 받아들일 수 없는 시기
  ② 비탄기: 사실을 인정하고 강한 슬픔에 사로잡히는 시기
  ③ 해소기: 새로운 적응을 요구하는 시기
- 비탄 과정은 새로운 적응을 위해 필요한 과정이며, 이것을 재촉하거나 생략시킬 수 없다는 것이 중요하다.
- 비탄 반응은 필요한 경험이라고 생각된다.
- 당뇨병이 걸린 것에 대한 슬픔이나 분노가 밖으로 표현되는 것이 정상적 적응을 진행시킨다.
- 비탄 감정을 숨기거나 억누르면 식사행동에 문제를 일으킬 수도 있으며, 이에 대한 치료에 소극적으로 반응하거나 때로는 포기하는 경우도 생기게 된다.

그림 3-6 비탄 과정의 경과

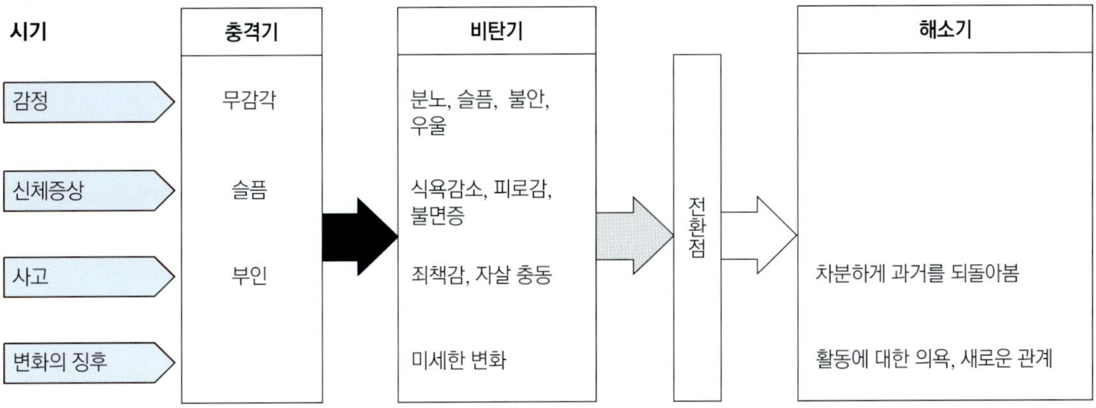

4 당뇨병 진료에서 공감력

1) 왜 공감력이 문제가 되었는가?

- 인공지능이 의료 현장에 도입되면서 환자가 의료전문가 대신 인공지능 수단을 이용할 수 있는 시대가 되었다.
- 인공지능을 이용하는 형태의 하나인 ChatGPT를 이용한 챗봇과 의사의 임상진단의 질에 대한 조사가 있다(그림 3-7).
  - 환자 195명의 질문에 대해 의사와 챗봇의 대답을 비교한 결과, 챗봇의 대답이 의사의 대답보다 질적으로 우수하였다.

그림 3-7 환자의 질문에 대한 의사와 챗봇의 대답 비교(Ayers JW, 2023)

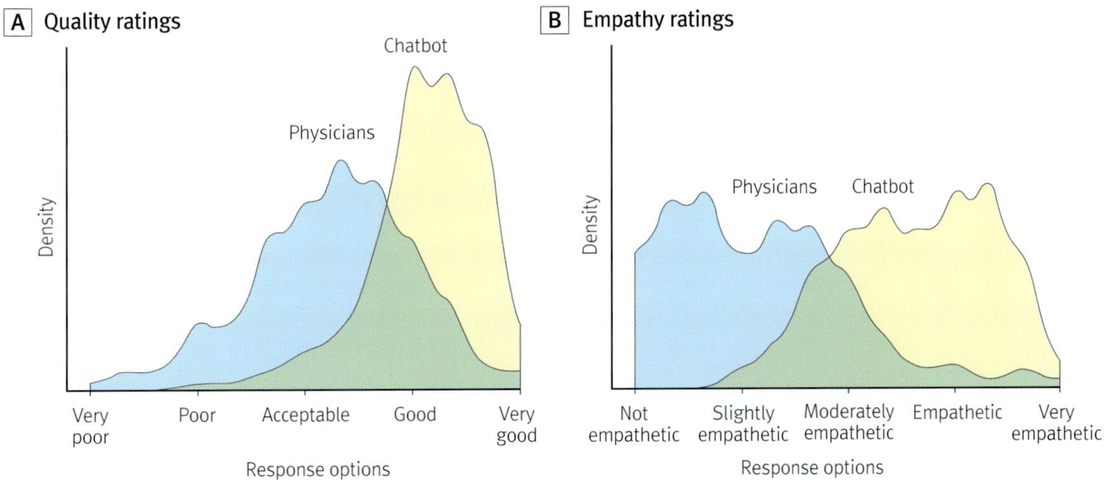

- 문제는 대답 수준뿐 아니라 공감력 역시 챗봇이 더 높았다는 점이다.
- 이제 환자의 질문에 의사가 공감적으로 대답하지 않으면 인공지능이 대신하는 일이 생길 수 있다는 결과다.
- 이 연구는 언어 정보의 대답만으로 의사와 챗봇을 비교한 것이며, 실제 진료에서 의사는 환자에게 신체 접촉 같은 비언어적 커뮤니케이션도 제공하므로 이를 종합하면 의사의 평가는 높아질 것이다.
- 앞으로 인공지능이 더욱 발전하여 비언어적 소통도 가능해지면 이런 차이가 더 벌어질 가능성이 있다.
- 따라서 임상 진료에서 공감력이 요구되는 시대가 되었다.

2) 공감의 정의

- 공감(empathy)은 독일어 〈einfühlung〉의 영역이며, Lipps(1897)는 〈서커스의 줄타기에서 줄 위를 걷는 모습을 보며 자신이 줄을 타고 있는 사람처럼 느끼는 것〉이라고 했다.
- 공감에는 다양한 정의가 있으나 Hogan(1969)은 〈실제로 그 사람의 감정을 경험하지 않으면서 다른 사람의 정신 상태를 이해하는 것〉이라고 설명했다.
- 걱정과 불안을 가지고 있는 환자를 돌보는 의사가 반드시 가져야 할 조건으로 공감과 배려(compassion)가 있다.
  - 공감으로 환자의 불안이 감소되면 병력을 공유하여 치료에 도움이 될 수 있다.
- 어떤 병으로 진단된 심신이 혼란한 상태에 있는 환자는 질환 자체뿐 아니라 치료 경과의 불확실성에 의한 불안이나 복잡한 의학 정보를 처리하기 위해 압박을 받는다.
- 의사에 의한 공감은 환자의 고뇌를 감소시켜 사회심리적 적응을 촉진하여 만족도가 높은 의료가 되게 한다.
- 공감과 비슷한 개념으로 동정(sympathy)이 있으며, 동정이 상대방과 똑같이 느낀다는 감정 영역의 태도인 것에 비해 공감은 주로 인지 영역의 태도라고 생각할 수 있다(그림 3-8).

그림 3-8 공감, 배려, 동정의 관계

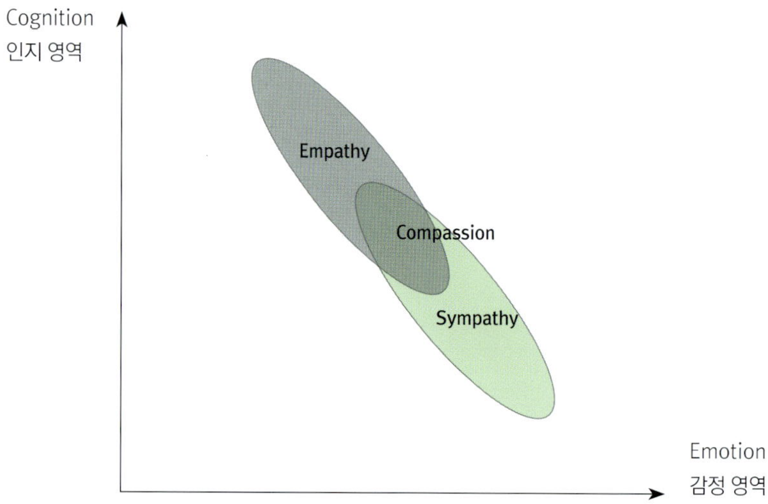

- 의료 현장에서 실제로 환자에게 적용하는 관점에서 동정과 공감에 차이가 있다.
  - 공감은 환자의 마음 속이나 그 아픔을 스스로의 것으로 이해하지만 환자 자신이 되어 대신하는 것은 아니며 자기 자신을 잃지 않는 것이다.
  - 동정은 환자의 아픔을 자신 것으로 분담하여 그 상태에 머무르는 것이라고 한다.
  - 과잉의 동정은 환자의 돌봄에 영향을 미쳐 의료인에게 소진(burnout)을 일으킬 수 있다.
- 공감은 환자의 내적 경험이나 생각, 불안을(느낀다는 것보다) 이해하여 그런 이해를 환자와 분담하여 의사소통할 수 있는 능력이다.
- 공감 향상은 의료인의 성장과 환자에게 바람직한 임상경과에 영향을 준다고 생각할 수 있다.
- 배려(compassion)의 어원은 라틴어 'suffer'에서 유래하였으며, 다른 사람의 괴로움을 깊이 깨달아 그것을 가볍게 하고 싶은 공감의 일부라는 의미이다.
  - 공감과 다른 점으로 다른 사람의 감정이나 관점을 생각하는 요소가 없고, 동기는 있어도 지원행동을 할 수 없다고 한다.

3) 공감을 구성하는 4요소

- 공간의 정의를 보면 몇 가지 요소로 구성되어 있으며, 이를 구체적으로 나누어 보면 다음과 같다.
  ① 감정적 공감(Affective empathy): 다른 사람의 심리 상태 또는 감정을 주관적으로 경험하거나 공유하는 능력
  ② 인지적 공감(Cognitive empathy): 다른 사람의 감정이나 생각을 객관적 입장으로 추측, 특정하여 이해하는 것
  ③ 행동적 공감(Behavioral empathy): 자신이 공감이라는 행위에 의해 느낀 것, 이해한 것을 다른 사람에게 전하는 것
  ④ 도덕적 공감(Moral empathy): 다른 사람의 고민, 괴로움을 완화시키는 행동을 하고 싶다는 생각

4) 공감이 갖추어야 할 본질적 특성

- 공감은 상호 관계(쌍방향성)로 변화해 나가는 동적 과정이며 다음과 같은 특징이 있다.
  ① 다른 사람을 지향하는 관점: 양자의 감정과 생각의 결합을 가져오지만, 다른 사람이 지향하는 관점을 얻어 자타의 구별을 가진다.
  ② 임상적 호기심: 다른 사람에 대한 호기심을 가져(이 사람을 더 알고 싶다, 이야기를 더 듣자; 공감적 관심) 통찰을 얻는다.
  ③ 쌍방향의 관심: 문제에 함께 대처해 나가는 쌍방향적 관계임을 전한다.

5) 공감을 평가하는 지표

- Hojat 등은 2001년에 의과대학생의 공감을 객관적으로 평가하는 Jefferson Scale of Empathy(JSE)를 개발했다.
- JSE는 20항목의 질문을 7점 척도로 평가한다.
- 우리나라에서 번역판을 이용한 연구가 있다(Chun MY, 2015).

5 당뇨병에서 낙인

1) 낙인이란?

- 낙인(stigma)은 어떤 특정을 가진 사람에게 〈수치, 오명〉 같은 부정적 이미지를 붙여(labeling) 사회적으로 분리하여 차별을 받게 하는 것이다.
- 당뇨병이 있는 사람이 단지 당뇨병이 있다는 사실만으로 사회적 불이익이나 이유 없는 차별을 받으며, 그것을 사회 전체가 허용하고, 당뇨병이 있는 사람조차 그 상태를 인정하는 〈당뇨병 낙인〉이라고 한다.
- 당뇨병이 아닌 사람과 다르지 않은 보통 생활을 하고 있지만 당뇨병으로 진단된 순간부터 일반 사회에서 분리되는 상황이 될 수 있다.
  - 가족이나 동료, 일반 사회에서 당뇨병이 된 것은 자기 관리가 되지 않았다, 과식이나 생활습관이 나쁘다는 등 눈총을 받는다.
  - 의료인도 무심히 〈과식이므로 식사를 제한하세요!〉, 〈게으르지 않게 더 운동해야 합니다!〉 등 일상생활에서 실행 불가능한 제한이나 지시를 강요하고 있다.
- 당뇨병이 있는 사람이 이런 지적을 받으면 〈내 탓이다, 나는 다른 사람과 같이 대우를 받기에 적합하지 않은 인간이다〉라고 느껴 자존심과 치료 의욕이 저하될 수 있다.
- 이런 상황에서 당뇨병이 있는 사람의 권리를 지켜 사회적 지위를 회복시키려는 활동을 당뇨병 지지(advocacy)라고 한다.
  - 미국당뇨병학회 지침은 당뇨병 지지를 별도의 장에서 언급하고 있다.
- 모든 의료인은 지금 눈앞의 당뇨병이 있는 사람이 낙인으로 고민하는 것은 아닌지 알아야 한다.
  - 당뇨병이 있는 사람이 그런 생각을 가질 필요는 없으며, 병이 있다는 사실만으로 사람을 판단하려는 사회가 비정상이고 본인에게는 아무 잘못도 없다는 사실을 알려주어야 한다.
- 아직 우리나라는 당뇨병 낙인에 대한 관심과 대책이 부족하지만 당뇨병 특화진료를 담당하는 모든 의사가 낙인이 없는 사회를 만들기에 동참하면 좋을 것이다.

2) 〈HbA1c가 이렇게 높으면 합병증이 됩니다!〉도 낙인이다

- 의료인은 당뇨병이 있는 사람의 진료에서 진단, 교육/정보 제공, 근거에 의한 치료 선택사항 제시 등을 시행한다.
  - 때로는 당뇨병이 있는 사람이 듣고 싶지 않은 정보도 과학적 근거에 의해 설명한다.
- 당뇨병이 있는 사람에게 〈생활습관을 바꾸지 않으면 합병증이 생겨요〉, 〈당뇨병은 결코 소홀히 할 수 없는 무서운 병이에요〉라는 설명이 낙인일까?
  - 건강한 식사와 정기적으로 운동하는 생활습관을 만들어 당뇨병 치료 목표를 달성하면 합병증 위험을 방지하는 근거가 명확하다.
  - 당뇨병 합병증은 진행을 자각하기 어려우며 일단 깨달으면 합병증이 진행되어 있기 때문에 〈무섭다〉는 설명도 합리적이다.
  - 그러나 이런 설명에 낙인이 포함되어 있을 가능성이 있다.

- 진료실에서 이렇게 설명하는 상황을 이미지화해 보자.
  - 당뇨병이 있는 사람에 대한 설명과 다른 질환, 예를 들어 고혈압, COPD 등이 있는 사람에 대한 설명을 비교해 본다.
  - 의료인이 양쪽에 모두 같은 태도와 같은 어조로 말하고 있을까?
- 만약 당뇨병이 있는 사람에게만 말투가 고압적이거나 강요하는 듯한 태도라면 그것은 낙인이라고 할 수 있다.
- 혈당 조절은 결코 쉽지 않다고 생각하는 의료인이 자신도 모르게 고압적 말투나 태도를 하는 것은 병의 발생이나 악화의 원인이 당뇨병이 있는 당신(환자)의 책임이라고 비난하는 것이다.
- 낙인은 양쪽 사이에 상하 관계가 있을 때 생긴다.
  - 의료인이 당뇨병이 있는 사람이 서로 대등한 관계에 있으면 낙인은 일어나지 않는다.
- 낙인을 만들지 않는 용어의 사용으로 의료인–환자 관계가 대등하게 변해갈 것을 기대한다.
- 당뇨병이 있는 사람이 늘어나고 있는 현실에서 의료인이 교육이라는 입장에서 낙인을 만들어서는 안 될 것이며, 사회 전체의 인식이 높아지면 좋을 것이다.

Chapter

4

당뇨병 진단과 분류

1 진단의 요점

1) 대한당뇨병학회의 당뇨병 진단 기준

① 당화혈색소 6.5% 이상 또는

② 8시간 이상 금식 후 혈장포도당 126 mg/dL 이상 또는

③ 75 g 경구포도당내성검사에서 2시간 혈장포도당 200 mg/dL 이상 또는

④ 당뇨병의 전형적 증상(다뇨, 다음, 체중감소)이 있으며 무작위 혈장포도당 200 mg/dL 이상

①-④ 중 하나에만 해당하면 서로 다른 날 검사를 반복하며, 동시에 시행한 검사에서 두 가지 이상에 해당한다면 바로 확진할 수 있다.

2) 당뇨병 진단에서 생각할 점

- 공복혈당, 수시 혈당, HbA1c의 조합으로 진단한다.
- 중증 고혈당이 의심되면(갈증, 빈뇨, 체중 감소 등의 증상이 심할 때) 75 g 경구포도당내성검사(oral glucose tolerance test: OGTT)는 시행하시 않는다.
- 당뇨병 진단 기준에서 〈다른 날에 검사의 반복〉을 요구하는 것은 당뇨병의 확진에 만성 고혈당 상태의 확인이 필요하며, 한 번의 우연한 고혈당으로 판정하지 않는다는 의미이다.
  - 그러나 고혈당과 HbA1c 증가가 동시에 확인되면 당뇨병으로 바로 진단할 수 있다.
- HbA1c 증가만으로 진단하지 않으며 〈높은 혈당〉 확인이 필요하다(HbA1c와 혈당의 괴리가 있다).
  - HbA1c의 진단 검사의 민감도는 공복혈당 검사의 1/3이므로 다른 검사 시행도 필요하다.
  - 그러나 HbA1c 7.0% 이상이면 수시 혈당을 측정하지 않아도 〈당뇨병일 것이다〉라고 판단할 수 있다.
- 검사 소견이 정상이어도 예전에 혈당이 높다는 말을 들었다거나 가족력이 있으면 당뇨병을 의심하여 구체적 생활습관 개선 방법을 알려주고 반드시 경과를 관찰한다.

- 당뇨병이 아니라는 말을 듣고 안심하여 건강한 생활습관을 지키지 않으면 결국 혈당이 올라갈 수 있다.

3) 포도당내성검사가 필요한 경우가 있다

- 포도당 75 g 용액을 마시고 정해진 시간에 피를 뽑아 혈당을 측정하는 것을 경구포도당내성검사(OGTT)라고 한다.
- OGTT는 시간, 경비, 인력 등에 부담이 된다.
- 당뇨병 진단은 수시 혈당 또는 공복혈당과 HbA1c에 의해 가능하며, 진단을 위해 OGTT가 반드시 필요한 것은 아니다.
  - 미국당뇨병학회(ADA)는 당뇨병 진단에 공복혈당, 수시 혈당, HbA1c의 조합과 OGTT는 동등한 의의가 있다고 했다.
- OGTT는 내당능장애, 당뇨병전단계에서 인슐린분비와 인슐린저항성 평가에 유용하다.
  - 당뇨병으로 진행 위험 가능성을 환자에게 설명하여 치료 의식을 높이는 의의가 있다.
- 대한당뇨병학회는 다음 경우에 OGTT 시행을 권고한다.
  ① 공복혈당 110-109 mg/dL, 당화혈색소 5.7-6.0%, 체질량지수 23 이상
  ② 공복혈당 110-125 mg/dL
  ③ 당화혈색소 6.1-6.4%
  ④ 임신당뇨병에서 출산 4-12주 후

4) 혈당이 정상보다 높지만 당뇨병이 아닐 때

- 혈당 수준이 당뇨병 진단 기준에 미치지 못하는 당뇨병전단계도 있다.
- 당뇨병전단계 진단 기준은 다음과 같다.
  ① 공복혈당장애: 공복혈장포도당 100-125 mg/dL
  ② 내당능장애: 75 g 경구포도당부하 2시간 후 혈장포도당 140-199 mg/dL
  ③ 당화혈색소: 5.7-6.4%
- 당뇨병전단계에 단독공복혈당장애와 단독내당능장애 및 양자가 복합된 상태로 나눈다.
- 당뇨병전단계에서 당뇨병으로 진행되기 쉬우며, 당뇨병합병증을 가질 가능성이 있다
- 당뇨병전단계에서 당뇨병 발생 위험이 5-7배 높다.
  - 전단계의 2-4%에서 망막병증이 있고, 정상형에 비해 만성 신장질환 유병률이 1.6배 높다.
  - 대혈관합병증이 시작될 수 있다.
- 내당능장애에서 식사요법과 운동요법 등 생활습관 개선으로 체중을 감소하여 당뇨병 발생을 방지할 수 있다.
  - 생활습관을 개선하고 정기적으로 당대사 검사를 시행한다.
- 최근 세계당뇨병연맹은 IFG와 IGT를 중간고혈당(intermediate hyperglycemia: IH)이라고 불렀다(Bergmn M, 2024).
  - OGTT에서 1시간 혈당 155 mg/dL 이상이면 IH에 해당하고 당뇨병 예방을 위한 생활습관 개선 프로그램 시작을 권고했다.

- OGTT에서 1시간 혈당 209 mg/dL 이상이면 2형당뇨병으로 생각하여 추가 검사와 치료가 필요하다고 했다.
- IH와 당뇨병 진단을 위한 식후 1시간 혈당 측정 필요성을 제시했다.

- 공복혈당과 포도당내성검사의 2시간 혈당 결과의 조합에 의해 당뇨병, 단독공복혈당장애(IFG), 단독내당능장애(IGT), IFG+IGT 등으로 구분한다(그림 4-1).

그림 4-1 당뇨병과 당뇨병전단계

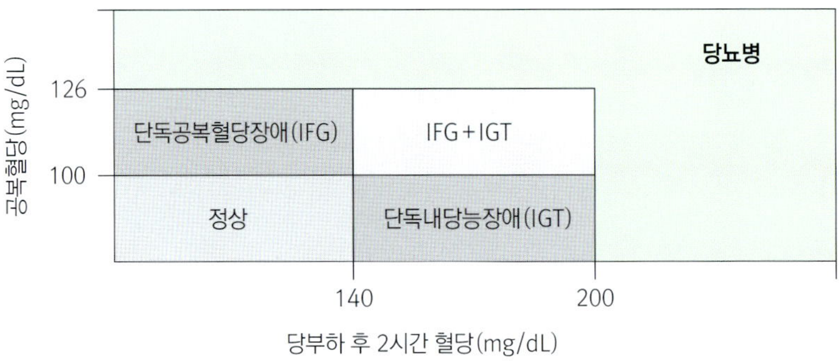

5) 대사증후군으로 판정하는 경우도 있다

- 공복혈당이 100 mg/dL 이상이고 다음과 같은 소견이 있으면 대사증후군으로 진단한다.
- 대사증후군의 진단 기준은 다음과 같으며, 이 중 3가지 이상에 해당하면 대사증후군에 해당한다.
  ① 허리둘레 남성 90 cm 이상, 여성 85 cm 이상
  ② 혈압 130/85 mmHg 이상
  ③ 공복혈당 100 mg/dL 이상
  ④ 중성지방 150 mg/dL 이상
  ⑤ HDL 콜레스테롤 남성 40 mg/dL 미만, 여성 50 mg/dL 미만
- 당뇨병이 모두 대사증후군은 아니다.
- 대사증후군은 내장지방 증가에 의해 여러 생활습관병이 나타나서 동맥경화가 촉진되는 상태다.
- 대사증후군이 아닌 사람에 비해 2형당뇨병 발생 위험이 4-6배 증가, 심혈관질환 발생 및 심혈관 사망 위험이 1.5-2배 증가한다.
- 동맥경화질환 방지를 위해 식사요법, 운동요법 등의 생활습관 개선에 의한 내장지방형 비만 해소가 중요한 것임을 알려준다.

2 당뇨병의 병태생리에 의한 구분

- 당뇨병으로 진단되면 병태생리에 따라 다양한 형태로 나눌 수 있다(그림 4-2).
  - 가장 흔한 병형으로 ① 인슐린의존 상태와 ② 인슐린비의존 상태를 생각한다.

그림 4-2 **당뇨병의 분류**(Antar SM, 2023)

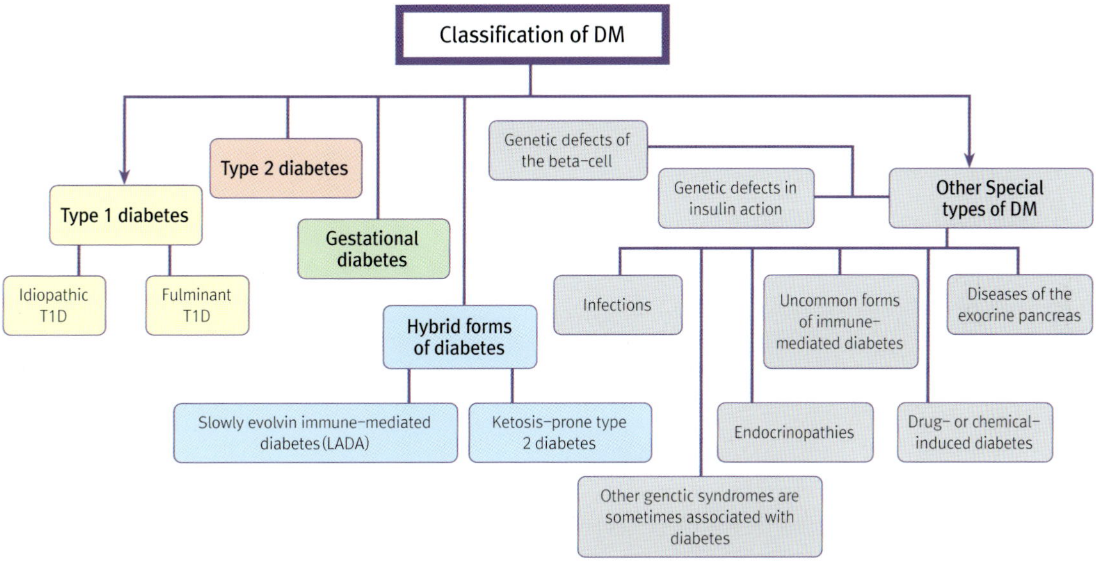

- 인슐린의존 상태는 인슐린 부족으로 혈당이 높아 갈증, 다뇨, 체중 감소 등의 증상을 나타낸다.
- 인슐린비의존 상태에서 혈당 수치는 다양하지만 비교적 안정되어 증상이 없을 때가 많다.
- 인슐린의존 상태에는 증상 개선과 고혈당 조절을 위해 인슐린치료가 필요하다.
- 인슐린비의존 상태에는 식사요법과 운동요법으로 인슐린 요구량이 감소되며 필요에 따라 인슐린 치료를 포함한 약물치료를 시행한다.
- 인슐린의존 상태는 공복 혈중 C-펩타이드가 0.6 ng/mL 미만이고, 인슐린비의존 상태는 1.0 ng/mL 이상이다.
- 인슐린 작용 부족에서는 지방조직에서 유리지방산의 혈중으로 방출이 증가되고 간에서 케톤 생산을 증가시켜 혈중 케톤이 증가한다.
- 인슐린 작용 부족에서는 간에서 중성지방 생산이 증가하고 말초조직에서 이용이 감소되어 혈중 중성지방이 증가한다.

1) 1형당뇨병

- 췌장 베타세포의 파괴에 의한 인슐린의 절대적 결핍이 있다.
- 주로 자가면역이 관여하며 HLA 등의 유전인자와 관계가 있다.

- 소아기에서 사춘기 발병이 많지만, 중년기 후에도 나타난다.
- 베타세포에 대한 자가항체 양성이 많으며 비만과 관계는 없다.

2) 2형당뇨병

- 인슐린의 상대적분비 저하에 인슐린저항성 증가가 관여하여 나타난다.
- 자가면역과 관계가 없으며 식생활 등의 생활습관이나 비만과 관계가 있으며 가족 내 발생이 많다.
- 40세 이상에 많지만, 최근 청년에서 증가 경향이 있다.

3) 기타 특정 기전이나 유전에 의한 것

(1) 유전자 이상이 알려진 것

① 췌장 베타세포 기능 이상을 일으키는 유전자 이상
② 인슐린 작용에 관여하는 유전자 이상

(2) 다른 질환, 상태에 동반하는 것

① 췌장 외분비질환
② 내분비질환
③ 간질환
④ 약이나 화학물질에 의한 것
⑤ 감염
⑥ 면역 기전에 의한 드문 질환
⑦ 기타유전적 증후군으로 당뇨병을 동반하기 쉬운 것

4) 임신당뇨병(gestational diabetes mellitus: GDM)

임신 중에 처음으로 발견 또는 발병한 당대사이상

3 당뇨병 진단 과정에서 생각할 점

1) 〈당뇨병 의심〉으로 병원에 왔을 때

- 건강검진이나 신체검사 등에서 당뇨병 의심이라는 말을 들어도 무심히 넘겨 병원에 오지 않는 경우도 많다.
  - 바쁜 중에 시간을 내서 병원에 오게 된 행동을 격려해 주면 향후 신뢰 관계 구축에 도움이 된다.
- 당뇨병 의심 상태에서는 치료를 시작해야 할지 알 수 없어 검사가 필요하다고 설명한다.

2) 당뇨병을 확진한다

- 당뇨병 진단 기준에 따라 검사를 진행하여 현시점의 상태를 설명한다.
  - 환자는 검사 결과에 대해 불안을 느낄 수 있다.
- 치료를 조기에 시작할 수 있으면, 치료하지 않는 때에 비해 신체 기능을 정상으로 만들어 건강을 유지하는 것이 가능함을 강조한다.

– 당뇨병으로 진단되어도 치료하여 혈당을 조절하면 신체 기능을 유지할 수 있다.
– 조기 치료의 이점을 환자가 이해하도록 알려준다. (➡ p.122)

- 합병증의 발생과 진행 같은 부정적 요소를 강조해도 환자는 실감하지 않는다.
  – 먼 훗날의 일이며 당장의 고통이라고는 생각하지 않는다.
  – 지금 당장의 문제로 혈당이 높아지면 좋아하는 맛있는 음식을 먹지 못하게 된다. 운동 후 시원한 맥주 한잔도 조심해야 한다고 알려주면 현실적 문제로 인식한다.
  – 합병증으로 겁을 주면 오히려 두려움이 커져서 병원 방문을 기피하는 환자도 있다.
- 확실한 진단과 발병 과정의 설명에 의해 환자와의 신뢰 관계가 만들어지면 좋을 것이다.

3) 검사 결과 당뇨병이 아닐 때

- 검사 결과 정상이면 정중히 설명하여 안심시킨다.
- 건강 진단의 기준으로 당뇨병 의심이었던 것은 사실이다.
  – 이번 당대사 검사에서는 정상적이었지만 혈당 수치가 높은 경향이 있기 때문에, 매년 건강 진단을 빠뜨리지 않고 받는 것이 건강한 몸 상태의 유지에 중요한 것임을 설명한다.
- 혈당 검사 수치가 당뇨병 진단 기준에는 해당되지 않지만 대사증후군에 해당될 때가 있어 주의한다.

4) 정상은 아니고 당뇨병전단계일 때

- 공복혈당 수치만으로 판단하기 어려울 때 포도당내성검사를 시행한다.
- 진단 기준의 구분에 의해 당뇨병전단계를 진단할 수 있다.
- 환자가 이해하기 어려운 개념이므로 신중하게 설명한다.
- 당뇨병으로 진행될 수 있으며 당뇨병 합병증을 가질 가능성이 있다고 알려준다.
  – 당뇨병전단계에서 정상에 비해 당뇨병이 발병될 위험이 5–7배 높다.
  – 당뇨병전단계의 2–4%는 이미 당뇨병망막병증을 가지고 있다.
  – 정상에 비해 만성신장질환 유병률은 1.6배, 당뇨병신경병증 유병률은 2배 높다고 알려졌다.
- 당뇨병전단계에는 공복혈당장애, 내당능장애가 있다.
- 내당능장애에서 식사요법, 운동요법 등으로 생활습관을 개선하여 체중이 줄면 당뇨병 발병이 억제된다.
  – 당뇨병전단계에서 정기적으로 병원에 올 수 있는 관계를 만들도록 노력한다.

4 진단 검사 후 대책

1) 검사 결과를 들으러 병원에 오지 않았을 때

- 당뇨병 진단 기준에 따라 검사했을 때 검사 당일에 결과가 나오지 않아 수일 후 검사 결과를 들으러 오도록 지시하는 일이 있다.
  – 그러나 검사만 받고 내원하지 않는 사람도 있다.
- 내원하지 않는 이유는 사람마다 다르지만, 일이나 가족의 사정, 갑작스러운 출장, 단지 잊어버림

등을 생각할 수 있다.

- 적어도 1주일 후에는 전화나 문자메시지로 진료받도록 연락한다.
  - 그런데도 연락이나 진료받지 않으면 3-4주 이내에 전화로 확인하면 좋을 것이다.
- 특히 검사 결과 정상이 아니면 적극적으로 환자와 연락하는 것이 환자의 건강 유지에 중요하다.
- 결과를 들으러 오지 않았다는 전화 연락을 환자가 비난으로 느끼지 않도록 조심하며 편하게 진료받도록 환경을 만들 필요가 있다.
- 부득이 내원할 수 없으면 전화로 결과를 설명하고, 치료나 정밀 검사 필요성을 알려주어 되도록 빨리 진료받도록 알려준다.

2) 당뇨병을 주위에 알리고 싶지 않다는 말을 들었을 때

- 이런 배경에는 당뇨병으로 어떤 불이익을 받는 상황을 보았거나 들었을 가능성이 있다.
- 어째서 그렇게 느끼는지 물어 원인을 찾아 환자와 함께 해결 수단을 생각해 가면 좋을 것이다.
- 이런 상황이 당뇨병 낙인으로 세계적으로도 문제가 되고 있다.
  - 낙인은 특정 속성에 대한 〈부정적 인식〉이며, 잘못된 지식이나 정보의 확산에 의해 당사자는 정신적, 물리적으로 곤경에 빠진 상황이다.
- 최근 당뇨병 치료의 발전으로 정상인과 다르지 않은 생활을 하게 되었지만 필요한 서비스가 제한되고, 취직이나 승진에 영향을 주는 등의 불이익이 알려지고 있다.
- 의료인이 사용하는 말 자체가 낙인이 될 수 있다.
  - 예를 들어 〈이해가 부족하다〉, 〈치료하려는 의식이 낮다〉, 〈의지가 약하다〉 등의 표현은 환자에게 우려나 죄의식을 갖게 한다.

3) 자각 증상이 없는 환자

- 검진에서 혈당이 높다고 당뇨병을 치료해야 한다는 말을 들은 사람의 대부분은 당독성 증상(갈증, 다음, 다뇨 등)이 없다.
- 그 밖에도 자각 증상이 없는 경우로 당뇨병전단계, 치료를 중단했다가 검사받은 환자, 만성고혈당, 임신당뇨병, 비교적 드문 혈색소 유전자 이상으로 HbA1c가 높은 경우 등을 생각할 수 있다.

(1) 당뇨병전단계

- 검진이나 다른 병의 진단 과정에서 HbA1c 6.0-6.2%로 정밀 검사를 권유받았을 때는 OGTT를 시행하여 당뇨병전단계와 당뇨병을 구분한다.
- 당뇨병전단계에는 식사/운동에 대해 알려주어 3-5% 정도의 체중 감소를 목표로 한다.
- 3-6개월에 혈당을 검사하여 개선이 없으면 심혈관질환을 검사하여 정기적으로 추적 진료한다.

(2) 치료를 중단했다가 검사받은 환자

- 당뇨병으로 진단받았으나 치료하지 않고 있다가 병원에 올 기회에 검사하여 자각 증상은 없지만 혈당이 높은 경우가 있다.
- 치료를 중단한 원인으로 ① 자각 증상이 없다, ② 한번 병원 예약일을 지키지 못하자 다음 예약이 안 되어 그대로 있었다, ③ 이사, 이직으로 병원에 다닐 수 없다, ④ 경제적 문제, ⑤ 당뇨병합병증

에 대한 이해 부족 등을 생각할 수 있다.

- 가장 중요한 이유는 아무 증상이 없는데 계속 병원에 오고 약을 먹어야 하는가에 의문이 있기 때문이다.
- 그러다가 발이 붓거나, 시력이 나빠졌다고 진료받는 환자도 있다.
- 증상이 없어도 합병증에 대해 검사하고, 병원에 다니며 약을 복용해야 할 필요성을 이해될 때까지 충분히 설명한다. (➡ p.118)

(3) 치료는 하고 있지만 만성고혈당이 계속되는 환자

- 환자는 잘 치료하고 있다고 생각하며, 자각 증상도 없어 괜찮다고 생각하지만 고혈당이 지속되는 환자도 많다.
- 갑자기 인슐린분비가 부족하면 갈증, 다음, 다뇨 증상이 있지만 기저인슐린 분비는 어느 정도 유지되고 식후 인슐린분비가 서서히 저하된 경우에 식후혈당은 높아도 고혈당에 의한 증상이 없을 수 있다.
  - 장기간 고혈당이 지속되었으면 당뇨병합병증이 시작되어 증상 없이 진행되었을 가능성이 있다.
- 식전, 식후혈당 검사와 인슐린분비능에 대한 평가가 필요하다.
  - 최근 사용이 늘고 있는 연속혈당측정(CGM)을 이용한 혈당 변동을 보면 좋을 것이다.
- 이런 환자에서 당뇨병에 대한 인식을 높이고 합병증에 대한 검사를 시행하며, 식사요법과 인슐린 주사 체험을 위해 단기간 입원 집중치료가 효과적이다. (➡ p.333)

(4) 임신당뇨병으로 진단된 임신부

- 임신당뇨병으로 진단되었을 때도 자각 증상이 없는 경우가 대부분이다.
- 모체와 태아 건강에 대해 알려주고 정기적 진료의 중요성을 강조한다. (➡ p.292)

(5) HbA1c가 높지만 자각 증상이 없을 때

- 우선 혈당과 요당을 확인하여 만성고혈당이 오랫동안 안정적으로 지속되어 증상이 없는 경우에는 당뇨병 상태와 합병증을 평가하여 치료를 시작한다.
- 혈당과 요당이 정상이면 혈색소 유전자이상을 생각한다.
  - 고성능액체색층분석(HPLC)에 의한 HbA1c 검사에서 이상혈색소 피크를 볼 수 있다.

5 당뇨병 발생 과정

1. 2형당뇨병

1) 2형당뇨병은 진행하는 병

- 당뇨병의 진단 기준인 공복혈당 126 mg/dL 이상은 당뇨병 망막합병증이 시작되는 시점으로 정해졌다.
- 2형당뇨병을 장기간 추적한 UKPDS연구에 의해 당뇨병으로 진단된 당시 이미 베타세포기능은 50%에 불과하며 100%인 시점은 적어도 진단되기 10년 전 이상으로 추정되었다.

- 2형당뇨병에서 인슐린저항성은 시작되어 계속 지속되며, 베타세포기능은 점차 저하되어 인슐린분비 감소가 있다.
- 인슐린저항성의 지속과 점진적인 인슐린분비 저하는 공복혈당과 식후혈당이 당뇨병 경과에 점차 증가한다.
- 인슐린분비의 감소처럼 식후 소장에서 분비되는 인크레틴도 지속적으로 저하되나, 알파세포 기능은 유지되어 글루카곤분비는 인슐린저항성처럼 지속되는 것으로 알려졌다.
- 인슐린분비가 완전히 고갈되면 경구혈당강하제는 혈당 조절을 기대할 수 없어 결국 인슐린주사(때로 1형 당뇨병 치료에 사용하는 basal-bolus주사법)가 필요하다.
  - 당뇨병 치료에서 베타세포의 보호 또는 기능 개선을 강조하는 것은 남아 있는 인슐린분비능을 되도록 오래 유지하면 좋기 때문이다.
  - 이런 의미에서 베타세포 자멸사를 촉진한다고 알려진 설포닐유레아는 되도록 사용하지 않으며 베타세포기능 개선 가능성이 있는 DPP4억제제가 당뇨병 치료제로 선호된다.
- 당뇨병 진단 시에 혈당, 인슐린분비능, 인슐린저항성 등의 측정치에 의해 눈앞의 환자가 당뇨병의 자연병력에서 어디쯤 있는지 생각해 본다. (➡ p.30)
- 장기적으로 관리하는 환자에서 혈당 수치의 증가, 합병증의 발생 등에서도 자연병력의 경과를 추정한다.
- 혈당 조절이 충분하지 않아 당뇨병 치료제를 바꾸어야 하지만 환자가 쉽게 이해하지 않으면 자연병력을 평가하여 설명한다.

2) 2형당뇨병에서 베타세포의 변화

- 비만이 있으면 2형당뇨병이 발생되기 전부터 지방조직에서 분비되는 아디포카인(TNF-α, IL-6 등)에 의해 인슐린저항성이 시작한다.
  - 초기에는 인슐린저항성을 보상하기 위해 베타세포 용적이 증가되며 인슐린분비가 증가하여 인슐린저항성이 있어도 혈당은 정상 수준으로 유지된다.
- 비만해도 이런 보상 기전이 계속되면 당뇨병이 되지 않는다.
  - 당뇨병이 나타나는 사람은 유전적 베타세포 이상에 의해 베타세포 용적이 보상적으로 증가되지 않으며 시간이 지나면서 충분한 인슐린분비 기능을 유지할 수 없게 된다.
  - 이때 공복혈당은 정상이지만 식후 고혈당이 나타난다.
- 이어서 베타세포의 보상 기전이 악화되면 식후혈당 뿐 아니라 공복혈당도 증가되며, 고혈당에 의한 당독성으로 인슐린 생합성과 인슐린분비가 저하된다.
- 이때도 인슐린저항성은 지속되므로 베타세포 용적 증가가 필요하지만 그렇지 못하면 베타세포 기능은 더욱 저하되어 간다(그림 4-3).
- 그 후 베타세포에 아밀로이드 침착, 인슐린분비 과립의 탈과립, 췌도 구조의 이상 등의 췌도의 구조 변화가 진행되어 인슐린분비가 매우 부족한 상태가 된다.
- 2형당뇨병에서 인슐린저항성이 있을 때 베타세포의 보상 기전으로 베타세포량의 증가가 일어난다고 했지만 때로 정상보다 줄어들기도 한다.

그림 4-3 **2형당뇨병에서 췌장 베타세포의 변화**(Antar SM, 2023)

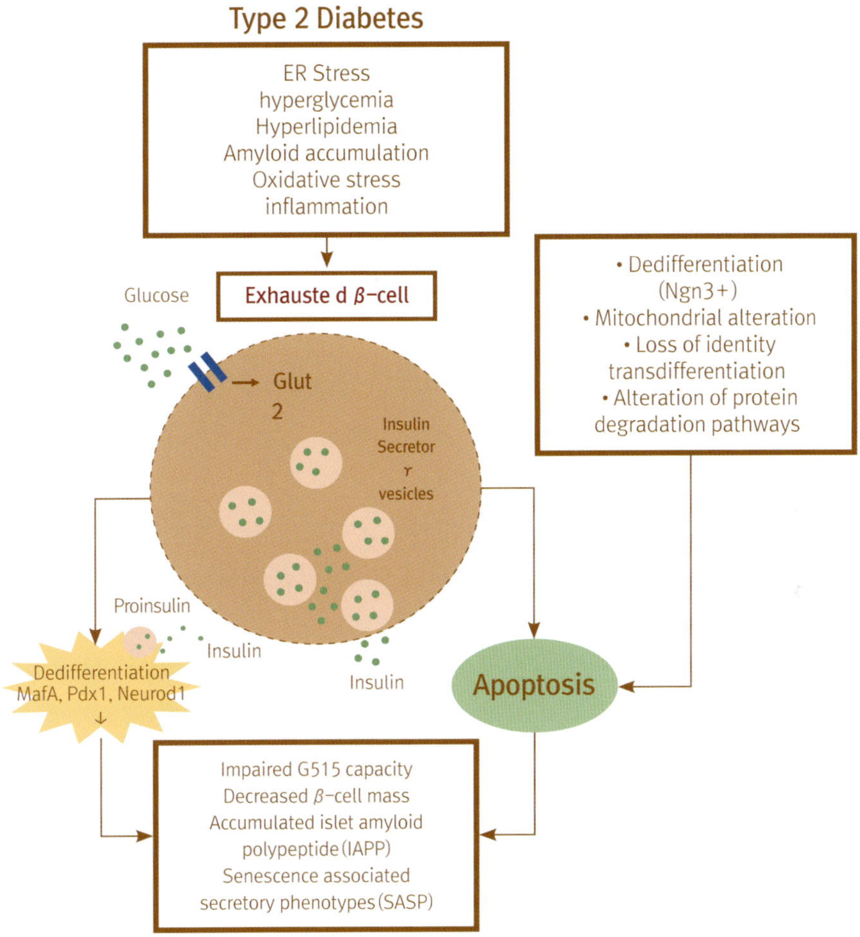

- 이렇게 베타세포 용적을 감소시키는 인자가 있으며 그런 요인 중의 하나에 인슐린저항성에 동반되는 혈중 유리지방산의 증가가 있다(이것을 지방독성이라고 부른다).
- 실제로 사람의 췌도에서 FFA에 의한 세포자멸사(apoptosis) 유도가 알려졌다.

● 베타세포의 보상 기전 저하가 시작되면서 고혈당이 나타나면 처음에는 고혈당에 반응하여 일시적으로 베타세포가 증식되지만, 만성적으로 지속되는 고혈당은 베타세포에 독성으로 작용하여 인슐린 합성과 분비 저하를 일으킨다(이것을 당독성이라고 부른다).

● 당뇨병에서 고혈당에 의한 과잉의 포도당이 베타세포에 유입되면 미토콘드리아의 전자전달계를 크게 활성화시켜 산화스트레스가 증가된다.
- 고혈당에 동반된 단백질당화 반응(glycation)에 의해서도 산화스트레스가 일어난다.
- 베타세포는 카탈라제나 SOD(superoxide dismutase) 등의 항산화효소 발현이 다른 장기에 비해 적기 때문에 산화스트레스에 취약하다.
- 고혈당에 노출된 베타세포는 산화스트레스 항진에 의해 용적이 감소된다.

- 베타세포에 대한 산화스트레스를 방지하기 위해 혈당을 정상 수준으로 조절할 필요가 있으며 특히 혈당 상승 초기부터 인슐린주사를 도입하여 혈당 엄격하게 조절하면 베타세포 기능의 유지나 회복을 기대할 수 있다.
- DPP4억제제의 베타세포 보호 작용은 산화스트레스 감소를 통해 일어난다고 생각한다.
- 나트륨-포도당공동수송체(sodium glucose cotransporter: SGLT)-2억제제는 베타세포에 작용하지 않고 혈당을 내려 당독성을 해소하므로 베타세포기능을 개선할 수 있다.

● 베타세포 증식이나 세포사 억제에 관여하는 대표적 요인은 스스로 분비하는 인슐린이다.
- 그밖에 인슐린유사성장인자(insulin-like growth factor-1: IGF-1)나 혈소판유래 성장인자(platelet-derived growth factor: PDGF) 등도 베타세포 증식에 관여한다.
- 당뇨병 치료제로 등장한 GLP1수용체작용제의 베타세포 증식 자극과 세포사 억제 작용이 알려졌다.

3) 2형당뇨병의 발생 과정

● 2형당뇨병은 인슐린분비 저하 또는 인슐린 감수성 저하(인슐린저항성)에 의한 상대적 인슐린분비 저하가 동반된 결과 인슐린의 작용이 부족하여 만성고혈당 상태가 지속되는 대사질환이다.

● 2형당뇨병의 병태는 균일하지 않으며, 인슐린분비 저하와 인슐린저항성의 관여 비율 등에 따라 세분하려는 시도가 있다(그림 4-4).

그림 4-4 **2형당뇨병의 세부 분류**

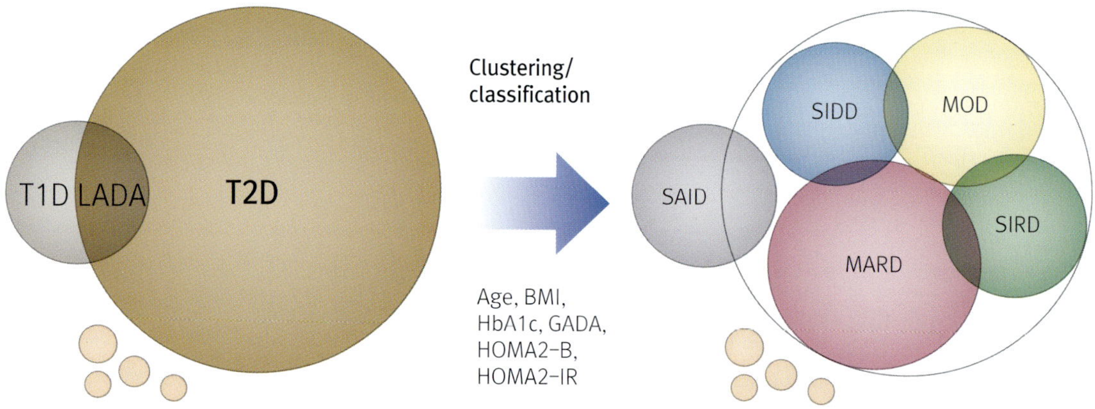

- 2형당뇨병의 이질성을 분석하기 위해 스웨덴에서 All New Diabetes in Scanian(ANDIS)연구가 시작되었다.
- GAD항체, BMI, HbA1c, 당뇨병발병 연령, 베타세포기능(HOMA2-B), 공복혈당, C-펩타이드, 인슐린저항성(HOMA2-IR) 등을 측정하여 다음과 같은 세부분류 특성을 확인하였다.
  ① 중증자가면역당뇨병(severe autoimmune diabetes: SAID): GAD항체가 있으며 전형적 1형당뇨병과 LADA가 포함된다. 조기 발병하고 인슐린분비 저하, 낮은 BMI, 높은 HbA1c가 특징이며 6-8%의 빈도.
  ② 중증 인슐린결핍 당뇨병(severe insulin deficiency diabetes: SIDD): 인슐린분비 저하, 높은 HbA1c, 약간의 과체중이며, 당뇨병이 빠르게 진행하고 망막병증 동반이 많았다. 18-20%의 빈도.
  ③ 중증 인슐린저항성 당뇨병(severe insulin resistance diabetes: SIRD): HbA1c는 비교적 낮지만 BMI가 높고 발병 연령이 늦고 당뇨병신장질환이 많았다. 빈도 15%.
  ④ 경증 비만관련 당뇨병(mild obesity related diabetes: MOD): BMI는 높지만 인슐린저항성은 없고 비교적 이른 나이에 발병한다. 빈도 20-25%.
  ⑤ 경증 연령관련 당뇨병(mild age related diabetes: MARD): 가장 흔한 형태(30%)이며 비교적 나이 들어 발병하고 BMI가 낮다.

(Ahiqvist E, J Endocrionol 2021:252:R59)

- 2형당뇨병은 임상적으로 흔한 당뇨병 형태이고 대부분 인슐린비의존 상태다.
  - 실제로 인슐린비의존 상태는 매우 다양하며 이에 따라 임상 소견이나 합병증 발생이 달라진다.
- 2형당뇨병의 진단에는 1형당뇨병, 특정 원인에 의한 기타 형태(유전자 이상, 다른 질환/조건에 의한 당뇨병) 등의 제외가 필요하다.

4) 2형당뇨병의 발생 기전

- 개개 당뇨병 환자에 따라 인슐린분비 저하가 주된 원인이 되어 고혈당을 나타내는 경우와 인슐린저항성에 의한 인슐린의 상대적 부족으로 혈당이 올라가는 등 차이가 있다.
  - 실제 임상 진료에서 눈앞의 환자가 인슐린분비 부족인지 아니면 인슐린저항성인지 판단하기는 쉽지 않지만 인슐린이나 C-펩타이드 측정 수치, 체중이나 허리둘레에 따라 구분하여 가장 적합한 당뇨병 치료제를 선택한다.
- 인슐린분비 저하나 인슐린저항성을 일으키는 유전인자를 가진 사람에서 과식(특히 고지방식), 운동부족 등의 생활습관 및 그 결과인 비만이 환경인자로 더해지면 인슐린 작용이 부족하게 되며 혈당이 올라가서 2형당뇨병으로 진단된다.
  - 혈당이 올라가면 당독성으로 인슐린분비는 더욱 저하되고 인슐린저항성은 증가하여 상태는 점차 악화된다.
- 유전적으로도 균일하지 않으며 질환 감수유전자가 다양하게 조합되어 있다고 생각한다.

5) 2형당뇨병의 특징

(1) 가족력

- 1형당뇨병에 비해 가족에 당뇨병 환자가 많이 있다.

(2) 발생 연령

- 과거 40세 이상의 중년에서 많다고 했으나, 최근 청소년의 비만을 배경으로 소아나 젊은나이 발병 당뇨병이 증가하고 있다.

(3) 발생 양식과 자연 경과

- 2형당뇨병은 베타세포의 인슐린분비능이 저하되고 있지만 어느 정도는 유지되고 있다.
- 인슐린저항성이 심하면 인슐린분비가 오히려 증가될 수 있다.
- 고혈당 증상으로 갈증, 다음, 다뇨, 체중감소 등을 강조하지만 이런 증상은 급격한 혈당 증가에서 나타나고 대부분 서서히 혈당이 증가하는 2형당뇨병에서는 자각 증상이 전혀 없이 오래 경과하는 환자도 많다.
  - 증상이 없어 장기간 방치하다가 합병증이 진행되어 비로소 진단되는 환자도 적지 않다.
- 기본적으로 인슐린분비가 전혀 없는 것은 아니므로 생존을 위해 인슐린주사가 반드시 필요하지는 않다.
  - 중증 감염 등의 스트레스 상황에서 일시적으로 인슐린의존 상태가 될 수 있으며, 케토산증, 탈수에 의해 당뇨병 혼수가 되기도 한다.

6) 2형당뇨병의 유전요인

- 2형당뇨병의 유전요인을 밝히기 위한 전게놈연관분석(genome wide association study: GWAS)이나 연쇄분석(linkage analysis)이 시행되고 있다.
  - 이런 연구에 의해 당뇨병 감수유전자가 일부 알려지고 있다.

(1) 쌍둥이 연구의 메타분석

- 질환에 유전인자의 관여를 시사하는 확실한 역학적 사실은 생활 환경을 공유한다고 생각되는 쌍둥이 연구이며, 당대사 이상에서도 이런 사실이 확인되고 있다.

(2) 연쇄분석

- 당뇨병 중에서 유전적요인이 명확한 청년발생 성인당뇨병(maturity-onset diabetes of the young: MODY)에서 현재 14종의 원인 유전자가 발견되었다. (➡ p.71)
- 이런 유전자 변이의 빈도는 인종에 따라 차이가 있다.
- MODY2는 빈도가 비교적 높지만 경증이 많아 놓치고 있을 가능성이 있다.
- 가족질환이나 희귀질환의 원인 유전자 발견에 연쇄분석이 많이 시행되고 있으나, 2형당뇨병의 유전분석은 다른 가족질환의 유전분석에 비해 쉽지 않다.
  - 또한 2형당뇨병의 발생에는 유전자보다 환경인자의 관여가 크고 일반인에서 발생률이 높아 많은 유전자가 관여한다고 생각되기 때문이다.

(3) 단일 유전자형 당뇨병

- MODY 이외에 모계 유전과 난청을 나타내는 미토콘드리아 이상, ATP 감수성 K채널(SUR1유전자 또는 KCNJ1유전자), 인슐린(INS유전자) 이상에 의한 신생아 당뇨병 등이 있다.
- 돌연변이에 의해서도 발생되며 단일 유전자형은 1-수 %를 차지한다고 추정된다.
- 단일 유전자형 당뇨병에서 분자 기전의 규명은 새로운 치료법 개발에 연결될 가능성이 있을 뿐 아니라, 일반 2형당뇨병의 발생 기전 규명에도 기여할 것으로 기대된다.

(4) GWAS

- 다인자 유전질환 분석에서 질환 감수유전자 빈도가 환자군과 대조군에 통계적으로 차이가 있는 것을 이용하는 상관분석이다.
- 질환과 관련이 예상되는 분자의 유전자 분석, 이른바 후보 유전자 접근이 계속되어 왔으나 질환 유전의 전체 모습을 설명하지 못하고 있다.
- 한편 전게놈을 대상으로 많은 1염기다형(single nucleotide polymorphism: SNP)을 이용한 연관분석인 GWAS는 질환 유전자 연구를 발전시키고 있다.
  - GWAS는 질환이 있는 집단과 대조 집단 사이에서 게놈상의 수십만-수백만 SNPs 빈도 차이를 검정하여 질환의 원인이 되는 게놈 영역 탐색을 전게놈에서 분석하는 방법이다.
- 2007년 서구에서 2형당뇨병의 GWAS가 보고되어, *TCF7L2*, *SLC30A8*, *IGF2B2*, *CDKAL1*, *HHEx*, *FTO*, *CDKN2A/B*, *PPARG*, *KCNJ11*, *HNF1B*, *WFS1* 등의 영역이 알려졌다.
- 그 후 주로 서구인을 대상으로 2형당뇨병에서 현재 150종 이상의 유전인자가 보고되었다.

(5) 엑손분석

- GWAS로 얻을 수 있는 유전인자는 집단 전체에 중요한 유전 소인이며 대부분 인자의 개별적 효과는 비교적 약하다.
  - 이렇게 GWAS로 설명할 수 없는 유전적 배경을 〈missing heritability(행방 불명 유전력)〉이라고 부른다.
- GWAS로 알 수 없는 부분을 분석하는 방법으로 기대되고 있는 것이 엑손분석이다.
  - 엑손분석은 전게놈 중에서 단백질로 번역되는 영역인 엑손 배열을 체계적으로 분석하는 기법이다.
- 엑손은 전게놈 중 1.5% 정도이지만 질환의 원인이 되는 변이의 85%가 존재하는 것으로 추정되고 있다.
- 가족력이 높은 질환이나 희귀질환의 원인 유전자 확인이 목적이며, 전게놈 서열분석으로 엑손 분석을 시행하고 있다.
  - 구체적 방법은 추출한 개인의 게놈 DNA를 이용하여 엑손캡처(올리고뉴클레오티드 프로브를 이용하여 엑손만 농축하는 방법)하고 얻어진 라이브러리를 차세대서열분석기를 이용하여 염기서열을 결정한다.
  - 2009년 엑손분석으로 Miller증후군의 원인 유전자 알려졌다.
- 2형당뇨병 대상으로 최대 규모의 엑손분석 결과가 보고되었나 단백질 기능이나 질환에 강한 영향을 주는 변이는 드물었다.
  - 2형당뇨병군과 대조군 2만 명을 분석했지만, 2형당뇨병의 유전자 표적으로 드문 변이의 의미 있는 관련을 검출하기 위해 약 75,000-185,000명이 필요할 것으로 생각되었다.
  - 이런 변이는 GWAS에서도 검출이 어려우며, 그 원인으로 샘플 크기가 작기 때문이라고 생각하고 있다.

(6) 2형당뇨병과 에피게놈

- 생활습관병 발생에는 유전인자와 환경인자의 상호작용이 중요한 역할을 한다.
- 환경인자가 어떻게 질환 발생에 관여하여 병이 되기 쉬운 체질을 만들고 또 그 체질이 다음 세대에 어떻게 계승되는지 의문이 남아 있다.
- 이에 대한 대답으로 에피게놈 제어 기전이 많은 연구에 의해 밝혀지고 있다.
- 유전자 DNA는 히스톤에 감겨 크로마틴을 형성하며 다시 뭉쳐 염색체를 만들어 핵 내에 응축된 형태로 들어있다.
  - 크로마틴은 4종의 히스톤 단백질(H2A, H2B, H3, H4) 2쌍으로 구성된 8량체의 단백질에 감긴 구조로 되어 있다.
  - 응축되어 들어 있는 구조에 포함된 유전자의 전사를 제어하기 위해서는 공간적으로 표적 부위를 느슨하게 하거나 그 주위에 제어단백질 복합체의 유도가 필요하다.
  - 히스톤의 수식이나 DNA 메틸화 등의 에피게놈 수식이 이런 제어에 관여한다.
- 2형당뇨병 발생에 환경요인의 작용 기전 이해에 에피게놈 제어의 이해가 필요하다.

- 에피게놈 제어 기전으로 DNA의 메틸화 수식과 히스톤 N말단을 중심으로 일어나는 번역 후 수식이 잘 알려져 있다.
- 최근에는 microRNA(miRNA)에 의한 전사 제어나 크로마틴 재구축에 의한 전사 제어도 주목받고 있다.

에피게놈과 질환 발생

에피게놈이 질환 발생에 관여하는 증거로 잘 알려진 것은 2차 세계대전 중 네덜란드 기근 후 역학 조사이다. 이 조사에서 영양불량인 모체에서 태어난 저체중 출생아는 태아기의 영양 부족 영향으로 성인이 된 후 당뇨병이나 비만 발생빈도가 높았다.

에피게놈 수식 효소 유전자를 변이시킨 실험동물에서 비만이나 인슐린저항성 증가, 인슐린분비 저하 등의 표현형이 나타났다.

(7) 향후의 전망

- 2형당뇨병을 포함한 다인자 유전질환에서 GWAS에 의한 유전인자 연구가 크게 발전하여 민족 사이의 유전적 배경 차이까지 밝혀지고 있다.
- 한편 빈도가 적은 변이에 대해 엑손분석이 기대된다.
- 우리나라에서도 당뇨병 유전인자 분석이 단편적으로 이루어지고 있으며 대규모 분석결과가 기대된다.

7) 2형당뇨병의 환경인자

- 2형당뇨병 발생에는 생활습관이나 사회환경 등의 환경인자가 중요하다.
- 최근의 2형당뇨병 증가에 환경인자의 변화가 중요한 요인이라고 생각할 수 있다.

(1) 비만

- 비만은 인슐린저항성을 일으켜 2형당뇨병 발생 위험을 높인다.
- 비만의 원인으로 에너지 과잉 섭취, 운동부족, 수면부족이나 수면의 질 저하, 생활 리듬의 혼란, 과잉의 스트레스 등 여러 인자가 관련한다.
- 비만에서 인슐린저항성이 나타나는 이유는 비대한 지방세포에서 인슐린저항성을 일으키는 물질[종양괴사인자(tumor necrosis factor: TNF)-α, 유리지방산(free fatty acid: FFA), 단구 주화성단백질(monocyte chemotactic protein: MCP)-1 등]의 분비가 항진되고, 아디포넥틴 등 인슐린감수성 물질의 분비 저하를 생각한다.
- BMI와 2형당뇨병 발생 위험 사이에는 강한 관련이 있으며, 아시아인은 서구인에 비해 발생에 대한 BMI 절단치가 낮다.
  - BMI와 함께 허리둘레나 허리/엉덩이 비, 허리/키의 비 증가도 2형당뇨병의 위험인자가 된다.
- 소아기에서 성인까지의 비만과 2형당뇨병 발생 위험 조사에서 성인이 되며 시작되는 과체중과 높은 관련이 있었다.

- 또한 성인에서 체중이 조기에 증가할수록 2형당뇨병 발생 위험이 높아졌다.

- 체중 감소는 2형당뇨병 발생 위험을 감소시킨다고 알려졌다.
  - DPP(Diabetes Prevention Program)연구에서 약 5%의 체중 감소와 운동 습관에 의해 당뇨병전단계에서 2형당뇨병으로 진행이 3년에 58% 감소되었다.
  - 고도비만에서 비만대사수술에 의해 2형당뇨병 발생 위험을 줄일 수 있다.

(2) 식사

- 2형당뇨병 발생 예방에는 총에너지 섭취량의 적정화를 위한 생활습관 개선이 중요하다.
- 탄수화물 섭취량과 2형당뇨병 발생 사이에는 일정한 견해가 없다.
  - 탄수화물 제한식과 2형당뇨병 발생에 대한 연구의 메타분석에서 탄수화물 제한식은 2형당뇨병 발생 위험을 증가시키지 않았다.
  - 탄수화물의 질적 지표인 GI(glycemic index) 또는 GL(glycemic load)과 2형당뇨병 발생 위험은 상관관계가 있었다.
- 총지방질 섭취량과 2형당뇨병 발생의 관련은 전향적 연구에서 부정되었다.
  - 1가 불포화 지방산이 풍부한 올리브유나 n-6계 다가 불포화 지방산 리놀산 섭취량 증가가 2형당뇨병 발생 위험 저하와 관련이 있었다.
- 단백질 섭취량과 2형당뇨병 발생의 관련으로, 동물성 단백질 섭취량 증가가 2형당뇨병 발생의 위험이 되며, 식물성 단백질 섭취는 여성에서 위험 저하가 있었다.
- 곡물의 식품섬유가 2형당뇨병 발생 위험을 저하시킨다는 보고가 많다.
- 3대 영양소 이외에 2형당뇨병 발생 위험 저하와 관련이 보고된 영양소로 마그네슘이나 폴리페놀이 있다.

(3) 기호품

- 알코올 섭취량에 대한 연구의 메타분석에서 음주량과 2형당뇨병 발생 위험은 U자형 관계였다.
  - 그러나 아시아인의 분석에서 발생 위험 저하는 없었다.
- 당뇨병 발생 예방을 위한 음주는 권고되지 않는다.
- 커피의 당뇨병 발생 억제 효과가 알려졌다.
  - 메타분석에서 6잔/일 이상 군에서 2형당뇨병 발생의 상대 위험은 2잔 이하 군에 비해 0.65였다.
  - 커피가 당뇨병 발생을 억제하는 기전은 명확하지 않으며, 카페인 함유와는 관계가 없었다.
- 차에 의한 발생 위험 저하 보고도 있다.

(4) 신체활동

- 신체활동 저하는 2형당뇨병 발생 위험이 되며, 운동 증가에 의한 발생 위험 증가는 없다.
- 일상의 신체활동이 낮은 사람에서 2형당뇨병 발생 위험이 높아지며, 여가에 운동하는 사람이나 도보 출근 시간이 긴 사람에서 당뇨병 발생 위험이 감소한다는 보고가 있다.
- 운동에서 모든 강도의 운동이 2형당뇨병 발생 예방에 효과가 있다고 알려졌다.

- 운동 종류에 대해 유산소운동과 근력 훈련이 모두 2형당뇨병 발생 위험 저하와 관련이 있으며 양자의 조합에 의해 새로운 저하가 보고되었다.
- 텔레비전의 시청 시간이나 앉아서 지내는 시간이 길면 2형당뇨병 발생 위험과 관련 있는 것이 메타분석으로 알려졌다.
- 일상생활에서 신체활동 향상은 2형당뇨병 발생 위험 감소에 기여한다고 생각할 수 있다.

(5) 기타

- 간접흡연을 포함한 흡연은 2형당뇨병의 발생 위험이 되는 것이 메타분석으로 알려졌다.
- 비흡연자에 대한 흡연자의 상대위험은 1.37이었으며, 흡연량과 발생 위험 사이에는 용량 반응 관계가 있다. 비흡연자에 대한 간접흡연자의 통합 상대위험은 1.22였다.
- 금연 성공 후 체중 증가에 따라 발생 위험이 일시적으로 상승하지만 장기적으로는 저하한다.
- 수면 시간은 2형당뇨병의 발생 위험과 관련 있으며, 수면 시간 7–8시간에서 발생 위험이 가장 낮고, 단시간 수면과 장시간 수면에서 모두 위험이 증가했다.
- 우울증과 당뇨병에는 쌍방향의 인과관계가 있으며, 정신적 스트레스는 2형당뇨병의 발생 위험을 증가시킨다.
- 주야간 교대 근무가 2형당뇨병의 발생 위험이 되는 것도 보고되고 있으며, 간호사를 대상으로 한 코호트연구 Nurses Health Study에서 교대근무 연수가 1–2년, 3–9년, 10–19년, 20년 이상의 여성에서 연령 보정 후 2형당뇨병 발생 위험비는 각각 1.05, 1.20, 1.40, 1.58로 높아졌다.
- 야간 교대 근무는 식사, 운동, 수면 등의 행동 변화를 동반하며, 체내의 하루수기리듬에 혼란을 일으키게 한다.
  - 동물 실험 결과에서 하루주기리듬의 혼란은 대사 관련인자에 변화에 의한 비만이나 당대사이상을 일으킬 가능성도 생각되고 있다.

2. 1형당뇨병

1) 1형당뇨병의 자가면역 이상과 진행

- 1형당뇨병은 자가면역 기전에 의해 베타세포 파괴가 진행되며, 베타세포의 양이 정상보다 약 20% 이하로 저하되면 고혈당에 동반된 증상이 나타나서 당뇨병으로 진단된다.
- 보통 주 단위로 진행되어, 고혈당 증상 출현 후 인슐린 치료 시작까지의 평균 기간은 약 5주라고 알려졌다.
- 베타세포 파괴 기전으로 베타세포에 대한 자가면역 반응을 생각하고 있다.
  - 면역 반응에는 항체에 의한 체액면역과 세포 손상 T림프구에 의한 세포면역이 있다.
- 1형당뇨병에서 체액면역 이상으로 환자의 혈청에서 여러 항체가 검출된다;
  - 췌도세포항체(islet cell antibody: ICA), 인슐린 자가항체(insulin autoantibody: IAA), 항글루탐산탈탄산효소(glutamic acid decarboxylase: GAD) 항체, 항티로신포스파타제(insulinoma–associated antigen–2: IA–2) 항체, 항아연수송체 8(zinc transporter 8: ZnT8) 항체 등이다.

- 자가항체의 존재는 1형당뇨병 진단에 필수적이며, 발생 2주 이내 환자에서 항GAD 항체, 항IA-2 항체, IAA 등의 검출 빈도는 각각 71%, 62%, 48%이며, 3개 항체를 조합하면 진단율은 89%가 된다.
  - 항ZnT8 항체를 포함하여 4개 항체를 검출하면 진단율은 98%가 된다.
- 이런 자가항체의 베타세포 손상 작용은 없다.
- 자가항체가 1형당뇨병 발생 전부터 양성인 경우도 있으며, 발생 전 항체 측정으로 발생 예상이나 예방이 시도되고 있다.
- 1형당뇨병에서는 체액면역보다 세포면역에 의한 베타세포 파괴에 의해 인슐린분비능이 없어진다.
  - 발생 초기의 당뇨병 환자 췌장조직에는 세포손상 T세포인 CD8 양성 T세포에 의한 췌도염이 있으며, 이에 의한 베타세포 파괴 가능성을 생각하고 있다.
- 자가면역 1형당뇨병에서 다른 자가면역 이상이 동반될 수 있으며 빈도가 높은 것은 자가면역 갑상선질환(그레이브스병, 하시모토병 등)이다.
- 최근 1형당뇨병 진행을 늦추고 인슐린분비의 저하 속도를 늦추기 위한 면역 치료가 시도되고 있다.
  - T세포에 대한 CD3분자의 ε고리를 표적으로 한 teplizumab의 효과가 알려졌다.

2) 유전인자

- 1염기다형(single nucleotide polymorphism: SNP)을 이용한 1형당뇨병의 전게놈 연관분석(genome wide association study: GWAS)에서 1형당뇨병 발생의 관련이 알려진 질환 감수유전자는;
  - HLA(human leukocyte antigen)유전자, 인슐린유전자, CTLA-4(cytotoxic T lymphocyte associated antigen 4)유전자, PTPN22유전자 등이다.
- 1형당뇨병 발생에 가장 중요한 유전자는 6번 염색체 짧은팔에 있는 HLA유전자 IDDM7이며, Class II의 DR 및 DQ 유전자다.
  - HLA 유전자의 1형당뇨병 발생 관여는 하나의 유전자 좌위뿐 아니라 DR-DQ의 두 유전자 좌위의 조합[이것을 홑배수체형(haplotype)이라고 한다]도 중요하다.
- 질환 감수성 유전자는 인종에 따라 차이가 있다.

3) 1형당뇨병의 환경인자

(1) 바이러스

- 1형당뇨병의 약 20%, 전격 1형당뇨병의 약 72%에서 발병 전에 발열, 상기도염 등 선행 감염 증상이 있어 바이러스 감염이 1형당뇨병 발생에 관여하는 것으로 생각한다.
  - 풍진에 걸린 임신부에서 출생한 아이에서 당뇨병이 많다.

(2) 식사요인

- 모유 수유는 1형당뇨병 발생을 방지하는 효과가 있으며, 유아기의 우유 섭취와 1형당뇨병 발생이 증가하여 환경인자로 식사요인의 관여를 생각한다.

- 고위험 신생아를 대상으로 우유의 성분 변경(카세인 가수분해)에 의해 1형당뇨병 발생이 감소되는가에 대한 임상시험 결과는 부정적이었다.

4) 1형당뇨병의 다양한 형태

- 베타세포 손상으로 인슐린분비가 없으면 1형당뇨병이 된다.
- 발병 초기에 췌도항원에 대한 자가항체(췌도관련 자가항체)가 있어 베타세포 파괴에 자가면역 기전이 관계된 것을 〈자가면역성 1형〉이라고 한다.
- 자가항체가 없이 인슐린 의존 상태에 있으면 〈특발성 1형〉이라고 한다.
- 고혈당에서 췌도관련 자가항체가 없고 인슐린주사 없이 경구혈당강하제로 치료하던 중 혈당 조절이 나빠지며 자가항체가 나타나는 LADA가 1형당뇨병에 포함되었다.
- 췌도관련 자가항체가 음성이며 갑자기 인슐린 의존 상태가 발생한 전격 1형당뇨병도 있다.

(1) 전격 1형당뇨병

- 전격 1형당뇨병은 비교적 건강하게 지내던 사람에서 바이러스 감염 등을 계기로 불과 며칠 만에 베타세포가 한꺼번에 파괴되어 케토산증이 나타나는 병이다.
- 중증 고혈당 증상(갈증, 다음, 다뇨 등)이 급격히 나타나며 서둘러 인슐린으로 치료를 시작하지 않으면 위험한 상태가 될 수 있다.
- 최근 폐암 등의 악성종양 치료에 면역관문억제제를 투여하며 갑자기 1형당뇨병이 발생하고 있다.
  - 면역관문억제제 중에서 항PD-1/PD-L1항체에 의한 보고가 많으며 대략 1/2은 전격 1형당뇨병 형태라고 한다.
  - 이런 치료에서 반복된 혈당 측정으로 발생을 놓치지 않아야 하며 또 즉시 치료를 시작할 수 있는 체제가 준비되어 있어야 한다.

(2) 잠재 성인자가면역 당뇨병(latent autoimmune diabetes in adults: LADA)

- 당뇨병 진단 시에는 인슐린분비 저하가 심하지 않아 2형당뇨병처럼 치료를 시작하다가 췌도관련 자가항체가 양성이 되면서 인슐린분비가 저하되어 점차 인슐린의존 상태로 진행하는 형태다.
- 조기에 진단하여 인슐린을 사용하면 설포닐유레아 사용에 비해 인슐린분비가 유지되었다는 보고가 있다.

3. 특정 기전/질환에 의한 당뇨병

1) 유전인자로서 유전자 이상이 알려진 것

(1) Maturity-Onset Diabetes of the Young(MODY)

- 1975년 Fajans 등은 젊은 나이에 발생하는 당뇨병 환자의 임상상을 분석하여 오늘날 1형당뇨병에 해당하는 청년발생 당뇨병(classical juvenile-onset type diabetes of the young: JOD)과는 다른 청년에 발생하며 우성 유전하는 당뇨병을 구분하였으며, JOD보다 발생 연령이 많아 청년발생 성인당뇨병(maturity-onset diabetes of the young: MODY)이라고 명명했다.
- MODY는 ① 적어도 1명은 25세 미만에 진단, ② 3대에 걸쳐 우성유전, ③ 진단되고 5년 동안 인

슐린 치료를 받지 않음, ④ 정상 인슐린 수치 등의 특징으로 추정할 수 있다.

- 영국에서 MODY calculator(https://www.diabetesgenes.org/exeter-diabetes-app/ModyCalculator)가 개발되었으며, 진단 연령, 성별, 체질량지수, 당뇨병 치료 방법, 인슐린 치료 시작까지의 기간, 당화혈색소, 당뇨병 가족력 등을 입력하면 MODY 가능성을 계산해준다.
- 서구에서 MODY의 발병률은 인구 100만 명당 24-108명 정도로 추정하며 전체 당뇨병의 약 1-3%를 차지할 것으로 예상한다.
- 한국에서 1형당뇨병을 제외한 당뇨병 2,090명의 염기전열 분석으로 MODY 유병률은 1.1%였다.
- 최근 유전자분석의 보편화되면서 MODY를 발견하려는 노력이 시도가 증가하고 있으며 영국에서는 인구 100만 명당 68-108명 정도의 MODY가 있을 것으로 추정하고 있다.
- MODY가 젊은 나이에 발견되므로 1형당뇨병으로 생각하여 인슐린 치료를 시작하는 경우가 있지만 가족력이 명확하면 유전자 검사가 필요할 것이다.
- MODY를 1-14의 번호에 따른 분류를 이제는 빈도에 따라 비교적 흔하게 발생하는 MODY와 드물게 발생하는 MODY로 나눈다(표 4-1).

표 4-1 MODY의 분류와 특징(곽수헌, 2022)

Gene	Full name	Clinical characteristic
Common MODY		
HNF4A	Hepatocyte nuclear factor-4 alpha	Sensitive to sulfonylurea Macrosomia Progressive beta-cell dysfunction
GCK	Glucokinase	Mild fasting hyperglycemia
HNFIA	Hepatocyte nuclear factor-1 alpha	Sensitive to sulfonylurea Progressive beta-cell dysfunction
HNFIB	Hepatocyte nuclear factor-1 beta	Renal malformation Urogenital tract anomalies Kidney cyst
Rare MODY		
IPFI/POXI	Insulin promoter factor/pancreatic and duodenal homeobox 1	Permanent neonatal diabetes
NEURODI	Neurogenic differentiation 1	Neonatal diabetes
KLFH	Krüppel-like factor 11	Similar to type 2 diabetes
CEL	Carboxyl ester lipase	Exocrine and endocrine pancreatic dysfunction
PAX4	Paired box 4	Ketoacidosis
INS	Insulin hormone	Permanent neonatal diabetes
BLK	B-lymphocyte kinase	Overweight
ABCC8	ATP binding cassette subfamily C member 8	Congenital hyperinsulinism Neonatal diabetes
KCNI	Inward-rectifier potassium channel, subfamily J, member 11	Congenital hyperinsulinism Neonatal diabetes
APPLI	Adaptor protein, phosphotyrosine interacting with PH domain and leucine zipper 1	Overweight

① 글루코키나제 유전자 이상(MODY2)

- 베타세포에서 포도당 자극으로 인슐린이 분비되려면 우선 당수송체 2형(glucose transporter type 2: GLUT2)에 의해 세포 안으로 포도당이 들어와야 한다.
- 글루코키나제는 해당계 반응을 조절하는 효소이므로 비정상 상태에서는 포도당 자극에 대한 인슐린분비가 저하된다.
  - 글루코키나제는 간세포에도 있으며 유전자 이상에 의한 당뇨병에서는 간세포 안으로 포도당 유입도 저하된다.
- 글루코키나제 이상은 MODY2라고 부르며 MODY1, MODY3보다 젊은 나이에 발병한다.
  - MODY2는 다른 유전인자나 환경인자가 동반되지 않으며 당뇨병 자체는 경증이다.
  - 유병 기간이 길어도 중증화하지 않으며 적절한 생활습관 유지로 혈당 조절이 가능한 경우가 많다.
- 우리나라에서도 MODY2 빈도가 낮지 않다고 생각하며 젊은 나이에 발생, 비만하지 않고, 경도의 혈당 상승, 항GAD항체 음성이며, 부모의 어느 한쪽에 경도의 혈당 상승이 있으면 MODY2 가능성을 생각한다.

② 전사인자 유전자 이상

- 당뇨병에서 유전자 다형지표를 이용한 연관 분석에서 20번과 12번 염색체상에 MODY 원인 유전자가 발견되어 MODY1 및 MODY3 유전자 영역으로 명명되었다.
  - 그 후 이 영역의 구체적 분석으로 HNF-4α가 MODY1의 유전자로, HNG-1α가 MODY3의 원인 유전자로 밝혀졌다.
- 간세포에 발현하는 전사인자로 알려졌지만 MODY1, MODY3 환자에서 간기능 이상은 없으며 인슐린분비 부족에 의한 당뇨병 형태를 나타내서 베타세포의 발생, 분화, 기능에 관여하는 유전자라고 생각한다.
- 이 유전자 이상에서 당뇨병 이외에 신장 발생 장애(저형성이나 낭포 등), 몸의 꼬리 부분 저형성, 생식기 기형 등의 동반이 있다.
- 당뇨병 중증도가 다양하다.
  - 젊은 나이에 발생하므로 1형당뇨병으로 진단하여 인슐린 치료 시작이 많지만 설포닐유레아로 혈당이 조절되는 환자도 많다.

(2) 미토콘드리아 당뇨병

- 베타세포에서 포도당 자극에 대한 인슐린분비에는 미토콘드리아에서 포도당의 산화적 인산화에 의한 ATP 생산이 필요하다.
- 1992년 미토콘드리아뇌근증의 하나인 MELAS(mitochondrial myopathy, encephalopathy, lactic acidosis and stroke-like episodes)의 원인으로 알려진 미토콘드리아 DNA(mtDNA)의 3243번 A의 G 염기 치환[tRNALeu(UUR) 유전자 코드 영역에 해당]으로 당뇨병과 난청이 모계 유전하는 가계가 보고되었다.
- 미토콘드리아는 ① 세포의 핵DNA와 별도의 mtDNA가 있으며 하나의 세포처럼 DNA를 복제한다. ② 하나의 세포에는 많은 미토콘드리아가 존재하며 하나의 미토콘드리아에도 많은 mtDNA가

있다. ③ 세포 분열 시에 세포질의 미토콘드리아는 2개의 세포로 무작위로 분배된다 등의 특징이 있다.

- 이런 특징으로 MODY와 같은 핵DNA 유전자 이상에서는 몸 안 모든 세포가 같은 비율로(이질 또는 동질접합체 형태로) 이상 DNA를 가지지만 미토콘드리아 이상에서는 이상 mtDNA 비율이 세포나 조직에 따라 다양하다(heteroplasmy라고 한다).
  - 따라서 조직의 이상 mtDNA 비율의 차이에 의해 당뇨병만 나타나는 경우에서부터 신경 증상만 나타나는 등으로 다양하다.
  - 당뇨병도 경증에서부터 인슐린의존 상태까지 다양하다.
- 이런 이유에서 말초 혈액의 mtDNA 변이율이 낮으면 미토콘드리아 당뇨병에서 말초 혈액에서 추출한 mtDNA를 이용한 검사에서 이상을 발견할 수 없다.
- 미토콘드리아는 세포질에 존재하므로 세포질이 거의 없는 정자를 통해서는 유전되지 않으므로 미토콘드리아 당뇨병은 모계 유전한다.
- 미토콘드리아 당뇨병에서는 저신장, 비만 없음, 비교적 젊은 나이에 발생, 혈중 젖산/파이루브산비 상승, 심근증, 심장 전도 장애, 말초 및 자율신경병증 빈도 증가 등의 임상 소견이 있다.

(3) 신생아 당뇨병

- 생후 6개월경에 발병하는 당뇨병의 대부분은 유전자 이상과 관계가 있다.
- 신생아 당뇨병은 생후 18개월에 자연히 회복되는 일과성 신생아 당뇨병(transient neonatal diabetes: TNDM)과 회복되지 않는 지속형 신생아 당뇨병(permanent neonatal diabetes: PNDM)으로 나눈다.
- TNDM의 대부분 염색체 6q24의 각인 영역 이상으로 발병하지만, KATP 채널 구성 Kir6.2 유전자나 SUR1유전자의 이상이 원인이 되기도 한다.
- PNDM에서 20개 이상의 원인 유전자가 보고되었으며 Kir6.2유전자, SUR1유전자, 인슐린 유전자 이상이 많다.
  - 인슐린 유전자 이상에서는 이상인슐린혈증, 이상프로인슐린혈증과 달리 이상인슐린에 의한 소포체 스트레스가 유도되어 베타세포의 세포자멸사에 의한 인슐린분비 장애에 의해 당뇨병이 발생한다.
  - Kir6.2유전자나 SUR1유전자 이상에서는 유전자 변이에 의해 KATP 채널 폐쇄가 안 되어 인슐린분비가 장애되어 당뇨병이 발생한다.
- 신생아 당뇨병은 인슐린분비 장애가 심하여 진단 시부터 인슐린 치료를 하지만 Kir6.2유전자나 SUR1유전자 이상에서는 고용량의 설포닐유레아를 투여하여 KATP 채널을 폐쇄하면 포도당 자극에 대한 인슐린분비 회복이 가능하다.
  - 유전자 진단 후에 인슐린 치료를 설포닐유레아 치료로 변경한 보고가 있다.
- 게다가 인슐린 유전자, Kir6.2유전자, SUR1유전자 이상에서도 MODY 임상상을 나타낸 가계도 있다.

(4) 아밀린 유전자 이상

- 2형당뇨병에서 췌장의 병리 소견으로 췌도에 아밀로이드 침착이 있다.

- 아밀린(또는 islet amyloid polypeptide: IAPP)은 1987년에 발견된 것으로 췌도에 침착된 아밀로이드 성분으로 분리된 37개의 아미노산기로 구성된 펩타이드다.
  - 아밀린은 인슐린분비 과립 안에 축적되어 있으며 인슐린과 함께 베타세포에서 분비되어 위장관 운동과 식욕을 억제한다.
- 아밀린의 20번째 세린이 글리신으로 바뀐 미스센스변이(Ser20 gly)가 확인되었으며 일본인 2형 당뇨병의 2.6%에서 발견되나 아시아인 이외에서는 보고가 없다.

(5) Wolfram증후군

- 인슐린의존 당뇨병과 더불어 시신경위축, 중추요붕증, 감음난청 등이 동반된다.
- 보통 10세 전후에 발병하며 요로 이상, 실조나 경련 등의 신경 증상, 우울증이나 양극성 장애 등의 정신 증상 동반이 많다.
- 상염색체 열성 유전에서 WFS1유전자에 이상을 볼 수 있다.
- WFS1 단백질은 소포체에 발현하며, 소포체 스트레스 항진이 발병에 관여한다고 생각한다.

(6) 인슐린 작용의 전달 기전과 관계되는 유전자 이상

① 인슐린수용체 유전자 이상

- 사람의 인슐린수용체는 α소단위 2분자와 β소단위 2분자가 S-S결합으로 연결된 α2/β2의 4량체(tetramer) 구조로 되어 있다.
  - 세포 밖 α소단위에 인슐린이 결합하면 세포 안 β소단위의 티로신키나제가 활성화된다.
  - 이어서 그 하류의 인슐린수용체기질(insulin receptor substrate: IRS) 등이 티로신인산화되면 정보전달 경로가 활성화되어 인슐린 작용이 일어난다.
- 인슐린수용체 유전자는 22개의 엑손으로 구성되어, 엑손 1-11은 α소단위, 엑손 12-22가 β소단위를 코드한다(엑손 11은 alternative splicing되어 2종류의 α소단위가 있다).
- 인슐린수용체는 전구체 단백질로 번역된 후 골지장치에서 α소단위와 β소단위로 프로세싱되고 다시 수식되어 α2β2 4량체 구조로 세포막에 삽입된다.
- 인슐린수용체 이상에 의해 인슐린저항성을 일으키는 질환은 병인과 임상 소견에 의해 A형과 B형으로 나눈다.
  - B형은 인슐린수용체 항체가 원인이며 피부 변화, Raynaud 현상, 관절통 등 교원병과 비슷한 증상과 다른 자가면역질환 동반이 많다.
  - A형은 인슐린수용체 유전자 이상에 의해 인슐린저항성을 일으킨다.
- 유전자 변이에 의한 기능 이상으로 인슐린수용체 단백질 발현 저하, 수용체의 세포막 삽입 장애, 인슐린결합 부위 변이에 의한 인슐린결합 저하 등이 나타나는 협의의 A형과 인슐린결합은 정상이지만 티로신키나제 활성 부위 변이에 의해 인슐린수용체의 하류에 신호전달 과정에 이상이 있는 A형아형(C형이라고도 부른다)이 있다.
- 고도의 인슐린저항성, 흑색상피종, 다모, 발육 불량, 피하지방 위축, 손톱이나 치아 형성 부전, 송과체 과형성 등이 있는 Rabson-Mendenhall증후군도 있다.
- 보다 중증이며 앞의 증상에 더해 요정 모양(눈 간격 멀어짐, 외이 저위)을 나타내는 Donohue증후군(leprechaunism: 요정증)도 있다.

- 출생 시부터 발육 불량이 심하여 1-2년 내 사망이 많다.
- Rabson-Mendenhall증후군이나 Donohue증후군은 인슐린수용체 유전자의 대립유전자의 양쪽 모두(동질접합체 변이 또는 복합 이질접합체 변이)에 중증 기능 장애를 일으키는 이상이 있다.

● 인슐린수용체 유전자 변이에서 모두 내당능장애를 나타내지 않으며 인슐린저항성이 있어도 베타세포가 보상성으로 인슐린을 과도분비하면 내당능장애를 나타내지 않는다.

2) 췌장 외분비질환

● 췌장질환의 진행에 따른 내분비기능 저하에 의해 당대사이상이 나타난다.
- 후천질환으로, 췌장염, 외상, 감염, 췌장절제, 췌장암이 있다.
- 췌장암 이외의 다른 질환에서는 장애가 광범위하게 진행되어야 당뇨병이 나타난다.
- 범위가 작은 선암에서 당뇨병 발생이 있어 베타세포수 감소 이외의 다른 요인을 생각하고 있다.

● 혈색소증이나 낭포섬유증(cystic fibrosis)에서는 장애가 광범위하다.

● 베타세포 장애에 의한 인슐린분비 저하가 있으나 α세포 장애에 의한 글루카곤 분비 저하도 동반하여 병태가 복잡하다.

(1) 췌장염

● 만성췌장염에서 염증 진행에 따라 췌장 외분비뿐 아니라 내분비도 장애가 생긴다.
- 만성췌장염에 의한 고혈당은 인슐린분비 장애다.

● 만성췌장염은 외분비조직 병변이 선행하며 간질의 섬유화와 그에 의한 미세순환 장애에 의해서도 췌도가 손상된다.
- 따라서 내당능장애는 외분비기능 저하와 관계가 있다.

● 베타세포 기능 조사에서 당뇨병이 있는 만성췌장염의 60%에서 인슐린분비 저하가 있으며 알기닌 자극에 대한 글루카곤 반응도 낮아 α세포 장애도 있다.

● 만성췌장염에 의한 당뇨병은 인슐린과 글루카곤 양쪽의 분비 장애에 의해 ① 혈당 변동이 크고 저혈당을 일으키기 쉬우며, ② 글루카곤분비 저하에 의해 저혈당에서 회복이 늦고, ③ 인슐린 요구량이 적으며, ④ 유리지방산 동원이 적어 케톤체 생산이 낮아 케토산증은 적다는 등의 특징이 있다.

● 만성췌장염의 원인으로 알코올성이 많다.
- 음주를 계속하며 인슐린으로 치료하면 중증 저혈당 빈도가 높아진다.
- 과음과 위장 흡수 장애에 의해 영양상태가 나빠지면 혈당이 높지 않아 당뇨병이 잘 조절되고 있다고 생각할 수 있다.

(2) 췌장 적출술

● 췌장 절제 후 내당능 저하는 절제 범위와 수술 전 췌도 기능에 따라 다르다.

● 50% 췌장 적출에서 8-15개월 후 25%에서 내당능 저하가 있었으나 당뇨병 발생은 없었다.

● 췌장 전적출에서는 베타세포와 동시에 알파세포도 없어지므로 글루카곤분비 부족으로 인슐린 요구량은 적지만 혈당 변동이 심하다.

- 또한 저혈당이 되기 쉽고 지연된다.

- 췌장 외분비기능 저하에 의한 영양 장애가 있어 치료가 어려울 수 있다.

(3) 췌장암

- 췌장암에서 당뇨병 발생은 췌도에 직접 침윤, 주췌관 폐색에 의한 췌관내압 상승, 동반된 염증에 의한 장애, 인슐린감수성 저하 등을 생각할 수 있다.
- 췌장암 부위나 진행도, 외분비기능 장애 정도 등과는 관계가 없다.
- 췌장암에 의해 당뇨병이 나타나는 한편 당뇨병에서 췌장암 위험은 약 1.8배 높다.
  - 당뇨병 발병 2년 미만에서 췌장암 동반 위험이 높다.

(4) 혈색소증

- 혈색소증에는 유전성과 철과잉에 의한 2차성이 있다.
- 유전성은 상염색체 열성유전하는 철대사 이상이다.
  - 상부 위장관에서 철흡수 항진과 망상내피계 세포에서 철처리능 장애에 의해 실질세포에 철의 과잉 침착이 일어난다.
  - 2차성은 철제 과잉 투여나 반복 수혈 등에 의한 철의 과잉 침착이다.
- 임상적으로는 간, 췌장세포, 피하에 과잉의 철 침착으로 간경변, 당뇨병, 피부 색소 침착 등이 나타난다.
- 혈색소증에서 인슐린저항성이 간경변 발생 전부터 나타나서 간세포의 철 침착의 관여를 생각한다.
- 진행된 혈색증에서 인슐린분비 장애가 있으나 알파세포 기능은 유지되어 철의 베타세포에 선택적 침착이 있다고 생각한다.

(5) 다른 췌장질환

- 낭포섬유증은 상염색체 열성유전하며 75%에서 내당능장애가 나타난다.
- 섬유화에 의한 췌도 이상에서 인슐린분비 저하를 일으킨다고 생각한다.
- 섬유석회화증은 복통과 췌도 석회화가 특징이다. 중남미, 동남아시아 등의 열대 국가에서 볼 수 있고 젊은나이에 발병하며 비만하지 않고, 인슐린 요구량은 많지만 케톤증이 많다.

3) 내분비질환

- 내분비질환에 의한 당뇨병은 원인 호르몬의 인슐린 작용에 대항이나 인슐린분비 억제 또는 양쪽의 작용으로 나타난다.
- 쿠싱증후군, 말단비대증 등의 당뇨병에서는 인슐린저항성이 주된 원인이고 보상성으로 인슐린분비가 증가된다.
  - 그러나 유병기간이 길어지면 보상성 인슐린분비의 파탄으로 내당능이 악화된다.
- 갈색세포종에서는 과잉의 카테콜아민에 의한 인슐린분비 억제가 주된 원인이고 종양 적출 후 비교적 신속하게 내당능장애가 개선된다.

(1) 쿠싱증후군

- 쿠싱증후군에서 당뇨병 빈도는 뇌하수체선종에 의한 경우와 부신선종이나 암에 의한 경우에 차이가 없다.
- 원인 치료에 의해 대부분 내당능장애가 개선되며 미세혈관합병증은 드물다.
- 당질부신피질호르몬에 의한 내당능장애는 당신생 항진과 인슐린저항성에 의해 나타난다.
  - 당질부신피질호르몬은 지방조직에서 지방분해, 근조직에서 단백질분해 작용을 통해 당신생의 기질인 유리지방산, 아미노산을 증가한다.
  - 당신생효소를 유도하여 간과 신장에서 당 생산이 증가한다.
  - 한편, 인슐린저항성에 의해 근육, 지방조직의 당유입이 저하된다.
- 간과 말초조직에서 인슐린저항성을 일어나고 이에 대해 베타세포의 보상성 인슐린분비 증가가 있으면 혈당 증가는 억제된다.
  - 유병기간이 길어져서 베타세포의 피폐나, 지방독성에 의해 인슐린분비가 저하되면 혈당이 올라간다.

(2) 말단비대증

- 성장호르몬 과잉은 GLUT1, 4의 발현을 억제하여 골격근이나 지방조직에서 당 이용 저하, 간과 신장에서 당방출 촉진, 유리지방산 증가에 의한 인슐린저항성 증가 등으로 내당능장애가 나타난다.
- 유전요인도 관여하며, GH 과잉은 증식망막병증이나 심혈관병 등의 합병증을 일으킨다.

(3) 갈색세포종

- 갈색세포종에서는 카테콜아민에 의한 인슐린분비 장애와 당신생 증가에 의해 내당능이 악화된다.
- 카테콜아민은 인슐린분비를 아드레날린수용체(AR)를 통해 조절한다.
  - 인슐린분비는 억제계인 α2AR와 촉진계 βAR에 의해 제어되지만 갈색세포종에서는 α2AR를 통한 억제계가 우세하여 인슐린분비가 억제된다.
- 카테콜아민은 AR를 통해 글루카곤분비를 촉진한다.
  - 간의 β2AR 또는 α1AR에 의해 글리코겐 분해와 당신생을 촉진한다.
    또한 β3AR를 통해 내장지방에서 지방분해, 근육에서 글리코겐 분해를 촉진한다.
- 이상의 다양한 기전으로 당대사이상을 일으킨다.
- 종양 적출에 의해 인슐린분비와 내당능이 개선된다.

(4) 글루카곤종

- 내당능장애와 체중 감소, 췌장염, 괴사이동홍반, 빈혈 등이 나타난다.
- 글루카곤은 글리코겐 분해, 당신생 항진을 통해 혈당을 상승시킨다.
- 전형적 피부발진은 글루카곤 작용에 의해 당신생의 중요 기질인 알라닌을 비롯한 혈중 아미노산 저하가 원인이라고 생각한다.

(5) 1차성알도스테론증

- 1차성알도스테론증에서 고혈압, 저칼륨혈증에 더해 내당능장애가 나타난다.

- 저칼륨혈증이 있으면 인슐린분비 저하에 의한 내당능을 악화시킨다고 생각할 수 있다.
  - 칼륨 결핍에 의한 글리코겐 분해 항진도 관여한다.
- 알도스테론은 골격근에서 인슐린 신호나 포도당 유입을 억제하여 인슐린저항성을 일으킬 수 있다.
- 일반적으로 내당능장애는 가볍고 수술 후에 회복된다.

(6) 갑상선항진증

- 갑상선항진증에서는 내당능장애가 많고 중증 당뇨병은 적다.
- 갑상선중독증에서는 케토산증 발생 위험이 있다.
- 갑상선호르몬 과잉에서 지방분해 및 단백질분해의 항진에 의한 당신생 기질의 증가, 당신생 효소 활성 항진에 의한 간에서 당신생 증가, 인슐린 대사 항진 등에 의해 내당능장애가 나타난다.
- 위장 운동 항진, 소장에서 당의 흡수 항진에 의해 경구포도당내성검사에서 혈당 곡선은 oxyhyperglycemia(고혈당 스파이크) 형태가 될 수 있다.
  - 경정맥 포도당내성검사에서 포도당 소실률은 정상이다.
- 급속한 혈당 상승을 인슐린분비 증가에 의한 보상을 할 수 없으면 내당능장애가 나타난다고 생각한다.
- 그레이브스병, 하시모토병에 1형당뇨병 동반이 있다.
  - 사일로글로불린항체나 마이크로좀항체가 높은 경우에 생각한다.

(7) 소마토스타틴종

- 드문 질환이며 복통, 설사, 빈혈, 체중 감소, 내당능장애 등 비특이적 증상을 나타낸다.
- 종양에서 분비되는 소마토스타틴에 의한 인슐린분비 억제가 내당능 악화의 원인이 된다.

(8) 다른 내분비질환

- 1차부갑상선항진증의 약 40%에서 내당능장애가 나타난다.
- 원인으로 저인혈증에 의한 인슐린감수성 저하 가능성을 생각하고 있다.
- 성장호르몬 결핍증이나 저고나도트로핀 성선저하증에서도 내당능장애가 나타날 수 있다.

4) 간질환

- 간은 인슐린의 표적장기이며 당대사에 중심 역할을 하고 있다.
- 간경변이나 만성간염에서 내당능장애가 동반한다.
- 알코올간염, C형 만성간염, 혈색소증, 비알코올지방간질환(non-alcoholic fatty liver disease: NAFLD)/비알코올지방간염(non-alcoholic steatohepatitis: NASH) 등에도 인슐린저항성이나 내당능장애가 나타난다.
- 간질환에 의한 내당능장애에서는 간 이외에 골격근, 지방조직에도 인슐린저항성이 있으며 고인슐린혈증이 나타난다.

(1) 만성간염

- NASH는 대사증후군에서 간에 나타난 소견이며 간조직에 지방 침착, 염증, 섬유화를 동반한다.

- 내장비만이나 고중성지방혈증과 동반하며 인슐린저항성이나 당뇨병을 나타낸다.
  - NASH의 30-45%에 당뇨병이 있다.
  - NASH에 당뇨병의 동반은 간 섬유화, 간암 발생을 촉진한다.
- C형 만성간염에서 다른 만성간질환에 비해 당뇨병 동반이 많으며, C형 간염 바이러스의 코어 단백질이 TNF-α 등의 사이토카인을 통해 인슐린저항성을 증가시키기 때문이다.

(2) 간경변

- 간경변은 만성 간손상의 말기 상태이며 당대사 이상이 많이 나타난다.
- 간경변의 96%에서 내당능장애가, 30%에서 당뇨병이 동반된다.
- 간경변에 의한 당뇨병에는 인슐린저항성 및 고인슐린혈증이 있다.
  - 고인슐린혈증은 인슐린저항성에 대한 베타세포의 보상 작용과 문맥-체순환의 션트 형성, 간기능 저하에 의한 인슐린 청소 저하 등에 의해 나타난다.
- 간경변에 의한 당뇨병은 일반 2형당뇨병에 비해 가족력이 적고, 비만하지 않으며, 당뇨병혈관합병증 빈도가 낮다.

4. 약이나 화학물질에 의한 당뇨병

- 약의 당대사에 대한 부정적 작용이 환자의 적응력을 넘으면 내당능장애가 나타난다.
- 그 기전으로 인슐린분비 장애, 인슐린저항성, 또는 양쪽의 복합을 생각할 수 있다.

1) 당질부신피질호르몬

- 당질부신피질호르몬 치료에 의한 스테로이드 당뇨병 발생빈도는 8-18%라고 알려져 있으며, 스테로이드 종류, 투여량, 투여 기간 등에 따라 다르다.
- 스테로이드 당뇨병의 발생 기전으로, 간에서 당신생 항진, 골격근이나 지방조직에 당유입 억제, 글루카곤 상승, 말초조직에서 아미노산 방출, 인슐린분비능 저하 등을 생각할 수 있다.
- 위험인자로 고령, 당뇨병의 가족력, 비만 등이 있다.
- 스테로이드 투여에 의한 혈당 증가는 스테로이드 작용 시간에 영향을 받는다.
  - 프레드니솔론을 아침에 투여하면 점심 식사 후부터 밤에 걸쳐 혈당이 올라간다.
  - 덱사메사손에서는 작용력이 높고 작용 시간도 48-72시간으로 길어 중증 고혈당이 수일간 계속될 수 있다.
- 흡입제나 외용제의 스테로이드 당뇨병 발생 위험은 낮지만, 정형외과에서 관절강내 스테로이드 주사는 내당능장애를 악화시킨다.

2) 항암제

- 면역관문억제제 programmed cell death-1(PD-1) 억제제(니보르마브, 펨브로리즈마브)의 부작용으로 immune-related adverse events(irAEs)가 나타난다.
- irAEs로서 전격이나 급성발생 1형당뇨병이 알려졌다.

- 그 기전으로 PD-1/PD-1 리간드 경로 억제에 의한 면역활성화를 통한 베타세포 파괴를 생각하고 있다.

● 발생빈도는 니보르마브에서 약 0.3%, 펨브로리즈마브에서 약 0.1%라고 알려졌다.

● 전격 1형당뇨병 발생에 대응이 늦으면 위험하며 인슐린 치료 시작이 필요하다.
  - 환자에게 1형당뇨병 발생 가능성이나, 주의해야 할 증상을 충분히 설명하여 고혈당 증상이 있으면 즉시 진료받도록 알려준다.

● 분자 표적제 mammalian target of rapamycin (mTOR)억제제 (에베로림스, 탐시로림스)는 신장세포암, 신경내분비종양, 유방암 등에 사용하며, 인슐린수용체의 신호 전달을 억제하여 고혈당을 일으킨다.

● 만성 골수성백혈병 치료제 니로티니브 등의 티로신키나제 억제제도 고혈당을 일으킨다.

● 급성백혈병이나 악성림프종에 사용하는 아스파라기나제는 아스파라긴 대사 장애에 의해 베타세포에서 인슐린분비를 저하시키지만 투여를 중지하면 개선된다.

● 전립선암에 사용하는 LH-RH유사체 (류프로레린 등), 항안드로겐제 (클로르마지논 등)는 인슐린 저항성에 의해 내당능장애를 일으킨다.

3) 정신병약

● 2세대 (비정형) 항정신병약 사용 후 케토산증을 포함한 당뇨병 발생이 알려졌다.
  - 당뇨병은 대부분 투여 시작 후 6개월 이내에 나타나며, 약 30%는 1개월 이내에 발생한다.

● 당뇨병 발생 기전으로 세로토닌, 5-HT2c, 히스타민H1 수용체 차단에 의한 식욕 항진, 체중 증가, 인슐린저항성 증가를 생각하고 있다.

● 올란자핀에 의한 인슐린분비 저하도 알려졌다.

4) 다른 약제

● C형 간염의 항바이러스제에 의한 부작용으로 내당능장애가 있다.
  - 그 기전으로서 인슐린 대항호르몬 생산 증가, 말초조직의 GLUT4 발현 저하에 의한 당유입 감소를 생각하고 있다.

● 싸이아자이드는 당뇨병 가족력이 있는 사람에게 대량으로 장기간 사용하면 내당능장애가 나타난다.
  - 칼륨 저하에 의한 베타세포에서 인슐린분비 저하를 생각하고 있다.

● 싸이아자이드와 β차단제를 투여하고 12년간의 추적 조사 결과 싸이아자이드 복용자는 3-4배, β차단제 복용자는 5-6배, 양쪽 복용자는 11배의 당뇨병 발생 상대 위험도가 증가했다.

● 칼슘대항제는 베타세포의 Ca^{2+} 유입에 영향을 주어 인슐린분비를 억제할 가능성이 있지만 임상적으로는 인슐린분비나 내당능에 거의 영향이 없다.

● α, β아드레날린 작용제는 간에서 당신생을 증가시켜 내당능을 악화시킨다.
  - α2작용제는 인슐린분비를 억제하여 고혈당을 만든다.
  - β2작용제는 베타세포에서 인슐린분비를 촉진하며 간에서 당신생이나 글리코겐 분해를 촉진하여 당방출을 증가시킨다.

- 에스트로겐은 당질부신피질호르몬 분비를 촉진하여 인슐린저항성을 악화시킨다.
  - 프로게스테론이나 프로게스테론과 에스트로겐 복합제도 인슐린저항성을 증가한다.
- 디페닐히단토인은 Na-K-Mg/ATPase 펌프를 자극하여 세포내 Na^+를 감소시켜 베타세포 흥분성을 억제한다.
- 카리니폐염 치료제 펜타미딘은 베타세포를 손상시켜 인슐린이 유리되면 저혈당이 나타나고, 이어서 인슐린분비 장애가 되므로 인슐린 치료가 계속 필요하다.
- 면역억제제 시클로스포린이나 타크로림스 투여에 의한 신장 이식 후 당뇨병 발생 증가가 알려졌다.
  - 시클로스포린이나 타크로림스에 의한 인슐린분비 장애는 투여량 의존성이며 가역적이다.
- 니코틴산은 간의 당방출을 증가하여 말초의 인슐린저항성을 일으킨다.
- 리팜피신은 위장관에서 당흡수를 항진하여 oxyhyperglycemia를 일으킨다.

5. 감염

- 풍진바이러스 감염한 임신에서 태어난 신생아에 당뇨병 발생이 많다고 알려졌다.
- 사이토메갈로바이러스, 콕삭키B바이러스, 이하선염바이러스, Epstein-Barr바이러스 감염 후에 당뇨병 발생이 알려졌다.
  - 1형당뇨병 발생 전 선행 감염을 생각하고 있다.
- 바이러스에 의한 베타세포의 파괴나 바이러스 감염을 계기로 자가면역 반응의 유도가 당뇨병 발생의 계기라고 생각한다.

6. 당뇨병 동반이 많은 유전증후군

- 내당능장애와 관계있는 유전증후군으로 염색체 이상, 선천 대사이상 등이 있다.
- 염색체 이상으로는 Down증후군, Turner증후군, Klinefelter증후군이 있다.
- 비만과 관련된 유전증후군인 Prader-Willi증후군, Laurence-Moon-Biedl증후군 등은 인슐린저항성에 의해 당뇨병이 된다.
- Werner증후군은 상염색체 열성유전 노화증후군이며, 인슐린수용체 이후의 장애에 의한 인슐린저항성을 나타낸다.
- Wolfram증후군은 청년 발생 당뇨병, 시신경 위축, 감음난청, 요붕증, 요로이상, 정신 신경질환 등이 나타나며 상염색체 열성유전질환이다.
  - 인슐린의존 상태를 나타내며 베타세포의 선택적 소실이 있다.
- 근경직성 디스트로피는 인슐린수용체의 인슐린 결합에 대한 친화성 저하에 의해 인슐린저항성 당뇨병을 나타낸다.

Chapter 5

당뇨병에서 시행하는 검사

1 검체 검사

1) 혈당 측정

(1) 정맥혈장 측정

- 생체 내의 당질에는 포도당, 과당, 젖당, 만노스, 5탄당 등이 있지만 일반적으로 혈당으로 혈중 포도당 농도를 측정하여 당뇨병의 진단과 치료에 이용한다.
- 혈당의 단위로 우리나라와 미국은 mg/dL, 유럽은 mmol/L로 표시한다.
  - 포도당의 분자량은 180(1 mol=180 g)이며, 혈당 90 mg/dL=5.0 mmol/L로 환산된다.
- 혈당은 정맥혈, 모세관혈액(손끝, 귓불 등), 드물게 동맥혈 등을 이용하여 측정한다.
- 혈당 검사기는 전혈, 혈장, 혈청 등을 모두 측정 가능하지만, 적혈구는 포도당을 분해할 수 있어 전혈 측정에는 오차가 있다.
  - 임상적으로 정맥혈장을 많이 이용하며, 혈액 응고(실온에서 30분 정도)를 기다리지 않아 시간을 절약할 수 있기 때문이다.
- 채혈한 혈액을 실온에 방치하면 혈중 적혈구 등에 들어 있는 포도당분해효소에 의해 포도당 수치가 시간당 10%씩 저하된다.
  - 혈당 측정용 채혈 튜브에는 포도당 분해 작용을 억제하기 위해 NaF가 들어 있지만 시간이 경과하면 혈당은 약간 저하되므로 신속한 혈장 분리가 필요하다.
  - 포도당내성검사 시행 등에서 검체를 모아 한꺼번에 분석하려면 채혈 튜브를 얼음물에 넣어 저온으로 보관하도록 주의한다.
- 자기혈당측정기는 모세관혈액의 전혈을 이용한다.
- 전혈의 혈당은 함유된 수분량의 차이에 의해 혈장/혈청 검체에 비해 약 10% 낮다.
  - 적혈구용적률(Hct) 30% 이하에서는 혈장/혈청의 측정치가 전혈보다 낮고, 반대로 60% 이상에서는 혈장/혈청에서 전혈보다 높다.

- 채혈 부위에 따라 차이가 있으며 말초조직에서 포도당이 소비되므로 혈당은 동맥혈 > 모세관혈액 > 정맥혈 순서로 낮다.
  - 공복 채혈에서 정맥혈은 모세관혈액보다 수 mg/dL, 동맥혈보다 10 mg/dL 정도 낮지만, 식후나 포도당내성검사 후에는 그 차이가 더 커져서 각각 10–20 mg/dL 낮다.
- 측정방법으로 포도당 산화효소(glucose oxidase)법을 많이 이용한다.
  - 포도당이 산화되어 글루쿠론산으로 변환될 때 생성되는 H_2O_2를 효소전극법 또는 비색법으로 측정한다.

(2) 자기혈당측정(SMBG)

- 환자가 스스로 혈당을 모니터하여 혈당 변동 요인(식사, 운동, 스트레스 등)의 이해를 통해 당뇨병 조절 상태를 알아 자기 관리 동기가 높아지면 결과적으로 혈당 조절이 좋아지는 것을 목표로 한다.
- SMBG의 "M"은 "monitoring"이며 측정을 의미하는 "measurement"는 아니기 때문에 당뇨병 진단이나 치료 평가에 이용하기에는 제한이 있다.
  - 국제적으로 혈당 100 mg/dL 미만에서는 95%가 15 mg/dL 이내에, 혈당 100 mg/dL 이상에서는 95%가 15 mg/dL 이내가 되도록 규정되어 있다.
  - 급성합병증에서 혈당이 짧은 시간에 크게 변동되는 경우에 SMBG 측정치의 오차가 있을 수 있다.
  - 최근의 SMBG 측정기는 조작이 간편하고 신속한 결과를 얻을 수 있도록 개발되어 있다.
  - SMBG 측정기에 따라 채혈량 5 μL 이하, 측정 시간 5–30초, 측정 범위 10–600 mg/dL 등으로 다양하며 필요에 따라 선택한다.
- SMBG에 사용하는 검사띠(test strip)는 인슐린으로 치료하는 1형, 2형당뇨병과 임신당뇨병에서 의료보험으로 지원한다.
  - 집중인슐린치료에서 반드시 필요한 자기 관리 수단이다.
- 임신을 희망하는 당뇨병 여성, 아픈날에 중증 고혈당 방지, 저혈당의 인식과 예방, 교대 근무자 등 일상생활이 불규칙한 환자, 정기적으로 병원 방문이 어려운 환자에서도 SMBG가 필요하다.
- 환자가 집에서 측정한 SMBG 결과와 병원에서 측정한 혈당 수치에 차이가 있을 때 다음과 같은 문제점이 있는지 알아본다.
  ① 채혈 시 알코올솜으로 소독 후 충분히 건조시키지 않으면 혈액이 희석되어 낮게 나온다.
  ② 아이오다인으로 소독하고 효소전극법을 이용한 혈당 측정기를 사용하면 실제보다 높게 나올 수 있어 이런 소독약을 사용한 부위에서는 채혈하지 않는다.
  ③ 혈액량이 부족하여 피부를 눌러 짜면 조직액 혼입에 의해 측정치가 영향을 받는다.
  ④ 전혈을 이용하므로 심한 빈혈이나 신생아에서 적혈구용적률이 높거나 낮을 때 영향을 받는다.
- 포도당산화효소법 측정에 영향을 주는 혈중 간섭물질에는 요산, 젖당, 자일로스, 아세트아미노펜, L-DOPA, 아스코르빈산 등이 있다.
  - 혈중 산소 농도의 영향을 받으며 산소요법 등으로 산소분압이 높으면 낮게 나오고, 저산소분압(고지, 저산소증, 정맥혈)에서 높게 나올 수 있다.

- 미국당뇨병학회는 SMBG 대신 혈액포도당측정(blood glucose monitoring: BGM)이라는 용어를 사용한다.

(3) 연속혈당측정

- SMBG가 당뇨병에서 혈당 측정 수단으로 이용하고 있지만 측정 시점의 혈당이 오르는 경향에 있는지, 변화가 없는지, 내려가는 경향에 있는지 알기 어렵다.
  - 특히 밤 동안 혈당 변화 파악은 불가능하다.
- 연속혈당측정(continuous glucose monitoring: CGM)은 피하조직에 유치한 센서를 이용하여 간질액의 포도당 농도를 연속하여 측정한다.
- 센서의 glucose oxidase와 피하조직 간질액의 포도당을 연속적으로 반응시켜 전기신호로 변환하므로 간질액의 포도당 농도 측정치와 혈당 사이에 괴리가 생긴다.
  - 이 괴리를 SMBG를 이용하여 교정하거나 알고리즘을 이용한 교정으로 혈당에 가까운 측정치를 연속적으로 나타낸다.
  - 따라서 CGM 기기의 측정치를 편의상 혈당이라고 부른다.
- CGM 기기에는 측정값을 기록하여 거슬러 올라가 평가하는 retrospective CGM과 측정치를 실시간으로 표시하는 real time CGM이 있다.
  - retrospective CGM 기기는 센서를 부착하고 있을 때 환자가 데이터를 볼 수 없고 측정 종료 후 데이터를 추출하여 결과를 볼 수 있다.
  - real time CGM은 혈당을 실시간으로 관찰하여 혈당 변동을 알 수 있으므로 혈당 조절 개선을 위한 행동이 가능한 것이 장점이다.
  - 일부 기기는 저혈당이나 고혈당을 예상하는 기능이 있다.
- CGM은 당뇨병 환자에서 효과적 자기 관리 수단의 하나가 될 수 있다.

2) 인슐린

- 인슐린은 전구물질 프레프로인슐린으로 만들어진 후 프로인슐린으로 전환된다.
  - 프로인슐린은 인슐린과 C-펩타이드에 절단되어 혈중으로 나온다.
- 혈중 인슐린 측정은 당뇨병의 병태생리 평가, 치료법 선택 등 당뇨병 진료에 필요한 검사이며 임상적으로 혈당과 동시에 측정한다.
- 혈중 인슐린 농도는 면역학적 방법으로 측정하며 인슐린 항체에 대한 면역 활성을 나타낸 결과이므로 면역반응 인슐린(immunoreactive insulin: IRI)이라고도 부른다.
  - 인슐린 측정으로 몸 안에서 나온 인슐린과 주사한 인슐린을 구별할 수 없다.
  - 따라서 인슐린주사 중인 환자에서는 혈중 인슐린 측정 의의가 없다고 생각하였다.
  - 인슐린유사체에는 반응하지 않고 사람 인슐린만을 측정하여 인슐린유사체로 치료하는 환자에서 내인성 인슐린을 평가할 수 있는 측정키트도 있다.
  - 과거 인슐린주사제로 사람 인슐린이 아니라 소나 돼지의 인슐린을 사용하던 시대에는 인슐린 치료 중 환자의 혈중에 인슐린 항체가 있었다.
  - 인슐린 자가면역증후군에서도 인슐린 항체가 존재하며, 혈중에 인슐린 항체가 있으면 IRI가 이

상 수치를 나타낸다.

- 인슐린 항체의 존재가 의심되면 혈청에 폴리에틸렌글리콜을 넣어 항체와 결합한 인슐린을 침전시켜 측정하여, 혈중 항체와 결합하지 않은 유리 인슐린을 측정할 수 있다.

● 인슐린분비는 기저분비와 추가분비로 나눈다.

- 공복 시 IRI 측정은 기저분비나 인슐린저항성의 평가에 이용한다.
- 포도당 부하 후 IRI는 추가분비 평가에 이용한다.

● 인슐린분비 특징에 의해 당뇨병의 병태생리를 알 수 있다.

- 1형당뇨병에서는 기저분비와 추가분비의 저하 또는 소실이 있다.
- 2형당뇨병에서는 공복 혈중 IRI 수치는 정상인과 같은 정도이거나 약간 증가를 나타낸다.

(1) 공복 인슐린 수치

● 인슐린저항성은 혈중 인슐린 농도에 해당하는 인슐린 작용 특히 당대사 작용이 없는 상태다.

● 인슐린저항성에서는 베타세포에서 인슐린분비를 증가시켜 당대사를 유지하려고 한다.

● 인슐린 감수성의 가장 간편한 지표는 공복 인슐린 수치(fasting immunoreactive insulin: FIRI)이다.

- FIRI의 기준치는 대략 5-15 μU/mL이며, FIRI 15 μU/mL 이상이면 인슐린저항성을 생각할 수 있다.
- FIRI가 50 μU/mL 이상이면 심한 인슐린저항성을 나타내는 인슐린수용체 이상증 이외에 인슐린 항체의 존재, 이상인슐린혈증 등을 감별한다.

(2) HOMA 모델

● HOMA 모델(homeostasis model assessment)은 공복혈당(fasting plasma glucose: FPG)과 FIRI가 간의 당방출과 췌장의 인슐린분비 사이의 피드백에 의해 규정된다는 모델이다.

- FPG와 FIRI에 의해 인슐린저항성(HOMA-IR), 인슐린 기저분비능(HOMA-β)을 구한다.

● HOMA-IR과 HOMA-β를 구하는 간편식

$$\text{HOMA-IR} = \text{공복 IRI}(\mu U/mL) \times \text{공복혈당}(mg/dL) \div 405$$

$$\text{HOMA-}\beta = \frac{360 \times \text{공복 IRI}(\mu U/mL)}{\text{공복혈당}(mg/dL) - 63}$$

① HOMA-IR

● HOMA-IR 1.6 이하는 정상, 2.5 이상은 인슐린저항성으로 본다.

● HOMA-IR과 미니멀모델을 이용하여 측정한 인슐린감수성(insulin sensitivity: IS)에 상관관계가 있었다.

- HOMA-IR이 높으면 IS는 예외 없이 낮지만(인슐린저항성 있음) 반대로 HOMA-IR이 낮아도 IS 저하가 있어 HOMA-IR 저하에서 반드시 인슐린저항성이 아니라고 할 수 없다.
- 내장지방, 지방간, 이상지질혈증 등 다른 지표를 포함하여 해석하면 좋을 것이다.

● HOMA-IR은 임상적으로 인슐린저항성을 추정하여 피오글리타존 치료 효과의 예측인자로 이용한다.

- HOMA-IR과 비슷한 지표로 HOMA-IR의 역수를 이용하는 방법, QUICKI라고 부르는 대수 변환을 이용한 방법도 보고되고 있다.

② HOMA-β

- HOMA-β는 FIRI와 FPG의 비를 이용하여 인슐린 기저분비를 보는 지표다.
- 같은 FPG에서도 비만에서는 FIRI가 증가하므로 비만 유무를 고려하여 해석할 필요가 있다.
- 정상치는 40-60

③ HOMA 모델의 개선

- HOMA 모델이 개선된 HOMA2(http://www.dtu.ox.ac.uk/homacalculator/dptj에서 다운로드 가능), 파라메터 변경이 가능한 iHOMA2 모델도 알려져 있다.

(3) 인슐린분비 지수(insulinogenic index)

- 인슐린 초기분비 지표로 유용하다.
- 이 지수에 의한 인슐린분비능은 혈당 상승에 의한 분비와 인크레틴 작용에 의한 분비를 모두 반영하지만, 경정맥 포도당내성검사에서는 급성 인슐린분비 반응만 평가한다.
- 포도당 부하 30분의 IRI 증가와 혈당 상승의 비를 계산한다.
  인슐린분비 지수 = (IRI 30분 수치 - FIRI) / (혈당 30분 수치 - FPG)
- 정상인에서는 1 3 정도이며, 0.4 미만이면 초기분비 저하로 생각한다.
- 2형당뇨병에서 인슐린분비 예비능이 크게 저하되지 않아도 인슐린분비 지수는 대부분 0.4 미만이며, FPG가 높을수록 낮다.
- OGTT 정상 또는 당뇨병전단계에서 인슐린분비 지수 저하가 있으며, 이런 경우 내당능 저하로 진행되기 쉽다.
- ISI composite
  - OGTT에서 측정한 모든 혈당과 IRI를 이용하며, 포도당클램프에 의한 인슐린 감수성과 상관이 높은 지표다.
  - 임상에 이용하려면 복잡하지만 인슐린 감수성 지표의 연구 목적으로 이용되고 있다.
  - OGTT에서 측정한 모든 자료를 이용하므로 골격근 및 간 등을 포함한 전신의 인슐린 감수성 반영을 생각할 수 있다.

3) C-펩타이드

- 베타세포에서 합성된 인슐린 전구물질 프로인슐린은 2종의 프로호르몬 변환효소[prohormone convertase 2(PC2), prohormone convertase 3/1(PC3/1)]에 의해 절단되고 카복시펩타다제 E(carboxypeptidase E: CPE)에 의한 알칼리성 아미노기가 제거되어 A고리와 B고리로 구성된 인슐린과 31개 아미노산으로 구성된 C-펩타이드가 된다.
- C-펩타이드는 connecting peptide(결합펩타이드)를 의미한다.
- 베타세포에서 인슐린과 1:1로 분비되므로 인슐린을 투여한 상태에서도 내인성 인슐린분비를 평가할 수 있다.

- 인슐린은 인슐린수용체에 결합하여 간에서 대사되지만 C-펩타이드는 인슐린수용체에 결합하지 않고 대사되지 않는다.
- 말초조직에서 대사되지 않고 혈중을 순환하므로 공복에서 말초 혈액의 C-펩타이드 몰 농도는 인슐린의 약 5-10배가 된다.
- 혈액 순환 후 신장에서 대사되며 일부는 대사되지 않고 소변으로 배설된다.
  - 신장기능 저하에서는 배설이 지연되어 혈중 C-펩타이드가 올라간다.
- C-펩타이드 측정치는 C-펩타이드 면역활성(C-peptide immunoreactivity: CPR)으로 표시한다.
  - C-펩타이드 이외에 프로인슐린이나 중간 대사산물에 항체가 교차 반응하여 측정되기 때문이다.
  - CPR의 대부분을 C-펩타이드가 차지하여 크게 문제없지만 이상프로인슐린혈증, 인슐린 항체 양성(항체에 결합 프로인슐린의 혈중 증가), 인슐린종 등에서 프로인슐린이 CPR에 반영될 수 있다.
  - 측정 감도가 좋아지고 프로인슐린과 교차 반응이 거의 없는 특이성의 높은 측정키트가 발매되고 있다.
- CPR 측정은 인슐린의존 상태 평가에 필요하다.
  - 공복 혈청 CPR 0.6 ng/mL 미만은 1형당뇨병의 진단 기준에 이용한다.
  - 급성 대사장애에서는 상기 수치 이상에서도 인슐린의존 가능성이 있어 인슐린의존 상태의 평가에는 임상 소견을 포함하여 종합적으로 판단한다.
- 2형당뇨병에서 유병기간이 길어지며 인슐린분비가 저하되어 혈당 조절을 위해 인슐린비의존 상태에서도 인슐린치료가 필요할 수 있다.
  - 인슐린치료가 필요한 2형당뇨병 환자의 CPR은 필요하지 않은 환자보다 낮다.
  - 양군의 CPR은 겹칠 수 있어 CPR 측정치만으로 인슐린치료를 판단하지 않으며 치료 경과에 따라 결정한다.
  - 인슐린치료가 필요한 CPR 기준을 공복 시 1.75 ng/mL로 했을 때 특이도 90%였다(Funakoshi S, 2011).
- 인슐린치료 필요성 평가에 C-펩타이드지수(C-peptide index: CPI)를 이용할 수 있다.
  - 공복에 동시 측정한 혈중 CPR(ng/mL)/혈당(mg/dL) × 100으로 계산한다.
  - 공복 CPR과 공복혈당의 비가 베타세포의 양과 관계있다고 알려졌으며, CPI는 남아 있는 베타세포 양을 반영한다. (➡ p.335)
  - CPI 0.8 이하를 인슐린치료 기준으로 이용할 수 있다.
- 고혈당을 인슐린으로 치료하여 당독성이 해소된 후 CPR 반응의 개선도 있다.
  - 필요에 따라서 식사 부하검사를 다시 시행한다.
- CPR 및 IRI의 몰 농도 변환식

  CPR(ng/mL) × 0.33 = CPR(nmol/L),

  IRI(μU/mL) × 6 = IRI(pmol/L)

4) 프로인슐린

- 베타세포에서 합성된 프로인슐린은 대부분 프로세싱 과정으로 인슐린과 C-펩타이드가 되지만 일부는 프로인슐린 형태로 혈중에 분비된다.
- 면역학적 방법으로 측정하는 혈중 인슐린(immunoreactive insulin: IRI)의 약 10%는 프로인슐린이다.
- 프로인슐린 특이 항체를 이용한 측정법은 인슐린, C-펩타이드, 프로인슐린 단편과 교차하지 않는다.
- 프로인슐린은 인슐린수용체를 통해 인슐린유사 작용을 나타내지만, 그 작용은 인슐린의 약 10% 정도로 미약하다.
- 프로인슐린의 작용과 생리적 의의는 명확하지 않다.
  - 주로 신장에서 대사되며 반감기는 약 18분이다.
- 정상인에서 공복 혈중 프로인슐린 농도는 5-10 pM 정도다.
- 혈중 프로인슐린과 인슐린의 몰비(P/I 비)는 약 0.1-0.2이다.
  - 공복 시 P/I 비는 내당능 악화에서 증가하며 인슐린 초기분비 지표인 insulinogenic index(II)와 역상관을 나타낸다.
  - 공복 P/I 비는 베타세포의 기능 장애를 반영하는 지표로 이용한다.
- 2형당뇨병에서 혈중 프로인슐린이나 P/I 비가 증가되지만, 유병기간이 길거나 중증에서는 프로인슐린이 저하한다.
  - 2형당뇨병에서 혈중 프로인슐린 증가 기전으로, 고혈당에서 인슐린분비 자극 계속은 프로인슐린의 합성과 분비가 촉진되어 프로세싱되기 전 미숙 분비과립이 베타세포에서 방출되어 혈중 프로인슐린 농도가 증가하는 것으로 생각한다.
  - 인슐린저항성에서는 인슐린 클리어런스 저하에 의해 혈중 인슐린 농도가 올라가서 P/I 비 증가가 없다.
- 인슐린분비 반응 저하의 초기에 프로인슐린 프로세싱 장애 가능성이 있어 2형당뇨병 발생 위험인자로 P/I 비나 프로인슐린 증가를 생각할 수 있다.
- 고인슐린혈증은 동맥경화질환의 위험인자로 알려져 있으며 고프로인슐린혈증과 상관관계도 알려졌다.
- 인슐린종에서도 고프로인슐린혈증이나 P/I 비 증가가 있다.
- 만성신부전에서는 신장에서 프로인슐린 분해 저하에 의해 고프로인슐린혈증을 나타낸다.
- 간경변이나 갑상선항진증에서는 프로인슐린 대사이상에 의해 고프로인슐린혈증이 나타날 수 있다.
- 췌장 부분절제에서 고프로인슐린혈증이나 P/I 비 상승이 있으며 남아 있는 췌장의 과도한 부담에 의한 것으로 생각한다.
- 프로인슐린의 측정은 연구 목적이나 특수한 병태 분석 이용에 머무르고 있다.

5) 글루카곤

- 글루카곤은 29개 아미노산으로 구성되어 분자량은 3,485이다.
- 주로 알파세포에서 생산되며 전구물질 프레프로글루카곤의 프로세싱으로 생성된다.
- 프레프로글루카곤은 알파세포 이외에 위장관의 내분비세포에서도 전사, 번역된다.
  - 알파세포와 위장관의 프로세싱이 다르며 알파세포에서는 글루카곤, 글리센틴관련 췌장펩타이드(glicentin-related pancreatic peptide: GRPP), major proglucagon fragment (MPGF)가 주로 생성된다.
  - 위장관에서는 프레프로글루카곤 생산세포인 L세포에서는 엔테로글루카곤이라고도 부르는 글리센틴, 옥신토모둘린, 글루카곤유사펩타이드(GLP-1, GLP-2)가 주로 생산된다.
  - 이런 프로세싱의 차이는 프로호르몬 변환효소(prohormone convertase: PC) 차이에 의한다.
  - PC2는 글루카곤 생성을, PC1/3는 GLP1 생성을 프로세싱한다.
  - PC2와 PC1/3 작용은 all-or-none이 아니며 췌장 알파세포에서도 GLP1이 생산되고, 위절제술 후 위장관세포에서 글루카곤 분비가 되는 것으로 알려졌다.
- 글루카곤은 혈당을 상승시키는 호르몬으로 알려졌지만 중추신경계에 작용하여 식욕을 억제하고, 장관 운동 억제 등의 작용도 있다.
- 글루카곤 자극검사로 남아있는 베타세포 기능을 추정하는 점에서 보듯이 글루카곤 자체는 인슐린 분비를 증가시킨다.
- 글루카곤수용체를 파괴하여 글루카곤 작용을 없앤 마우스에서 고아미노산혈증이 나타나므로 당대사와 더불어 아미노산대사에도 관여한다고 생각한다.
- 글루카곤 측정을 위해 N말단과 C말단에 대한 항체를 이용하는 측정키트가 개발되었다.
- 글루카곤의 혈당 상승 작용은 간에서 글리코겐 분해 항진, 당신생 항진에 의한 간에서 당 방출 증가 작용에 의한다.
- 글루카곤은 간에서 케톤체 합성 촉진이나 지방세포에서 중성지방 분해작용도 있다.
- 알파세포에서 글루카곤 분비는 여러 인자에 의해 조절된다.
  - 포도당은 글루카곤분비를 억제하며 아미노산은 증가시키므로 식사에 의한 글루카곤 분비는 식사 구성 성분에 따라 반응이 다르다.
- 글루카곤은 공복이나 인슐린 부하, 포도당내성검사(oral glucose tolerance test: OGTT)에 의한 자극검사로 측정한다.
- 혈중 글루카곤 증가에서 글루카곤종의 가능성이 높다.
  - 특징적 피부발진, 저아미노산혈증, 영상 소견 등으로 진단한다.
- 당뇨병에서 공복 글루카곤은 정상인에 비해 높은 경향이며, 정상 범위에서도 혈당에 비해 높은 경우가 많다.
  - 정상인은 OGTT에서 혈당 상승에 따라 글루카곤이 저하되지만, 당뇨병에서는 저하되지 않고 때로 상승된다.
- 인슐린 자극검사에서 글루카곤 반응 저하는 조절 불량 또는 자율신경병증이 있는 당뇨병에서 볼

수 있으며 저혈당 지연이 나타날 수 있다.

6) HbA1c

- HbA1c는 혈색소 베타고리 N말단의 발린이 당화되어 안정형 당화혈색소가 된 것이다.
  - HbA1c는 혈색소에 포도당이 비효소적 화학반응으로 결합한 것이며 혈중 농도는 지난 1-2개월의 평균 혈당 조절 상태를 반영한다.
- 포도당에 의한 당화 부위는 베타고리 N말단의 발린(60%), αVal-1(6%), βLys-17, 20, 66(18%), αLys-7, 16(18%) 등으로 다양하다.
- 당화혈색소는 당화 부위나 당화 수가 다른 것이 있으므로 측정 방법에 따라 HbA1c 측정치의 차이 가능성이 있다.
  - 국제임상화학연맹(International Federation of Clinical Chemistry and Laboratory Medicine: IFCC)은 HbA1c를 〈베타고리 N말단의 발린이 안정적으로 당화되어 있는 혈색소(β1-fructosyl-Hb)〉로 정의했다.
  - 세계적으로 널리 이용하는 National Glycohemoglobin Standardization Program(NGSP)은 고성능액체분석기(high-performance liquid chromatography: HPLC)의 1 분획으로 정의하였다.
- 임싱 검사에서는 당화혈색소를 특이적으로 인식하는 항체나 효소를 이용한 면역법(라텍스응집 면역혼탁법)이나 효소법을 이용한다.
- HbA1c가 당뇨병에서 혈관합병증 발생을 예측하며, 예방을 위한 지표가 될 수 있는 것은 DCCT(Diabetes Control and Complications trial), UKPDS(United Kingdom Prospective Diabetes Study)를 통해 알려졌다.
- 미국당뇨병학회(ADA)가 당뇨병을 혈당이 아니라 HbA1c(6.5% 이상)에 근거한 진단 기준으로 채택한 이유는 다음과 같다.
  ① DCCT나 UKPDS연구에 이용한 측정치(NGSP치)가 표준화되었고,
  ② 혈당 측정에서는 혈청을 즉시 분리하지 않으면 수치가 저하되는 문제가 있으며,
  ③ 공복혈당은 HbA1c에 비해 불규칙하여 같은 사람에서 공복혈당의 CV 5.6%에 비해 HbA1c는 3.6%이다. 더욱이 OGTT 2시간 혈당의 CV는 16.6%에 이른다.
  ④ 당뇨병망막병증 발생 역학연구의 메타분석에서 HbA1c 6.5% 이상에서 망막병증 발생과 관련이 높으며, 이 관련은 혈당에 비해 크다.
  ⑤ HbA1c 측정은 식사의 영향을 받지 않는다.
  ⑥ 당뇨병 치료의 평가나 치료법의 변경 기준으로 임상에서 널리 사용하고 있다.
- HbA1c 측정치에 영향을 주는 인자
  ① HbA1c는 지난 1-2개월의 평균 혈당을 반영하므로 혈당 변동이 크면 혈당 조절 상태를 반영하기 어렵다.
    - 혈당이 매우 높아도 저혈당이 있으면 평균을 나타내는 HbA1c는 높지 않을 수 있다.
    - 전격 1형당뇨병처럼 갑자기 심한 고혈당이 나타났을 때 HbA1c는 높지 않을 수 있다.
    - 메트포민 등 효과가 늦게 나타나는 당뇨병약으로 치료할 때는 혈당 개선이 늦어지므로

HbA1c로 치료의 적절성을 판정할 수 없다.

② HbA1c는 적혈구의 수명과 대사(turnover)와 관계가 있어 빈혈의 회복기, 용혈 빈혈, 간경변 등 적혈구 수명 단축 상태, 대량 출혈, 대량 수혈, 적혈구형성인자(erythropoietin)로 치료하는 신성빈혈 등에서는 HbA1c 수치가 낮게 된다.
- 이런 상태에서는 HbA1c를 혈당 조절 평가에 이용할 수 없다.

③ 고령자, 철결핍빈혈, 비타민 B12 결핍빈혈, 비장적출 등에서는 적혈구 수명이 연장되어 HbA1c가 높게 되는 경향이 나타난다.

④ 혈색소이상증에서 이상아미노산 부위가 HbA1c 측정치에 영향을 준다.
- 이상혈색소혈증에서 증가하는 HbF를 HbA1c와 분리하는 HPLC법이나 면역법이 개발되어 문제가 해결되고 있다.

⑤ 검진 등에서 NaF가 들어 있는 채혈튜브에 채혈하여 검사센터에 보내기 전에 일시적으로 보관할 수 있다.
- 이때 NaF에 의한 삼투압 상승으로 용혈이 일어날 수 있으며, 용혈되지 않은 적혈구를 이용한 HbA1c 측정보다 낮은 측정치가 된다.
- 보관 후에 HbA1c치를 측정할 경우에는 삼투압 상승이 적은 EDTA가 들어 있는 채혈관을 이용한다.

- 몰 농도로 표시하는 IFCC 수치와 %의 환산
  HbA1c (IFCC mmol/mol) = 10.93 × HbA1c(NGSP %) – 23.52

7) 당화알부민

- 포도당과 알부민이 비효소적으로 결합한 당화단백질의 하나다.
- 알부민의 525번 리진의 아미노기가 당화되기 쉬워 당화 부위의 약 50%를 차지하며, 나머지는 다른 리진이나 아미노산 말단에 결합한다.
- 측정 방법은 혈청의 당화아미노산을 케토아민옥시다제로 제거하고 알부민의 당화리진기에 특이성이 있는 프로테아제로 당화아미노산을 생성시켜 케토아민옥시다제와의 반응에서 나오는 과산화수소 양을 정량하며 별도로 구한 알부민량에서 당화알부민(%)으로 나타낸다.
- 적혈구 안의 혈색소 반감기 약 30일에 비해 알부민의 혈중 반감기는 17일이다.
  - 측정한 당화알부민의 50%는 17일 이내의 혈당 조절 상태를 반영한다.
- 당화알부민은 HbA1c에 비해 비교적 최근의 혈당 조절을 반영하는 지표가 될 수 있다.
  - 반감기가 짧고, 대사 회전이 빠르므로 혈당이 개선될 때 당화알부민이 저하하는 속도는 HbA1c보다 빠르다.
- 당화알부민은 식후 고혈당을 보다 민감하게 반영한다.
  - 알부민은 혈색소에 비해 포도당과의 결합이 약 10배 높다.
  - 식후 고혈당 같은 일과성 혈당 상승이 계속되어도 포도당과의 결합력이 약한 HbA1c는 반영되지 않지만 포도당과의 결합력이 높은 당화알부민에 반영된다.
- 이런 특징에서 당화알부민은 혈당 변동이 큰 1형당뇨병, 불안정당뇨병, 갑자기 악화된 당뇨병 등에서 혈당 조절 지표로 유용하다.

- 치료 시작 후 신속한 효과 판정이나 엄격한 혈당 조절이 필요한 임신당뇨병이나 당뇨병 동반 임신에서 혈당 조절 지표로 유용하다.
- 혈액투석 중 또는 용혈빈혈 등 적혈구 수명 단축에서 혈당 조절 지표로 이용한다.
- 당화알부민의 기준치는 12.3-16.9%다.
- 혈당이 수개월간 안정되어 있으면 당화알부민과 HbA1c의 관련:
  HbA1c = GA/4 + 2.2
- 알부민의 대사 회전이 혈색소보다 빠르므로 혈당의 급격한 상승에서 당화알부민은 HbA1c보다 상대적으로 높으며, 반대로 혈당이 저하되면 HbA1c보다 상대적으로 낮다.
- 당화알부민치는 알부민의 대사 회전에 영향을 받아 대사이상이 있으면 혈당 조절이 과소 또는 과대 평가된다.
  - 당화알부민 저하: 갑상선항진증, 신증후군, 복수, 유아, 스테로이드당뇨병, BMI 증가
  - 당화알부민 상승: 갑상선저하증, 간경변, 영양불량

8) 1,5-AG

- 1,5-안히드로글루시톨(1,5-anhydroglucitol: 1,5-AG)은 포도당 1번 위치의 수산기가 환원된 구조이며 생체 내에 가장 많은 폴리올이다.
- 음식에 많이 들어 있지만 체내에서 대사되지 않고 각 장기에 널리 분포하여 체내 풀을 이루고 있다.
  - 체내 풀에 비교하여 1회 식사에서 섭취되는 양은 적어 식사 전후에 혈중 농도 변화는 거의 없다.
- 과잉의 1,5-AG는 소변으로 배설되며, 1일 1,5-AG 섭취량은 일반 음식 섭식에서는 거의 변화가 없다.
- 소변으로 배설되지 않을 때 혈중 농도는 1일 약 0.3 μg/mL 상승한다.
- 신세관의 포도당 수송체가 분포하는 영역의 하류에 있는 1,5-AG/과당/만노스 선택공 수송체(SGLT4)에 의해 활발하게 재흡수된다.
  - 이 수송체에 의한 재흡수가 포도당에 의해 경쟁적으로 억제되므로 소변의 포도당 농도가 증가하면 1,5-AG의 소변 배설량이 증가하는 결과 혈청 1,5-AG농도가 저하한다.
  - 이렇게 혈청 1,5-AG가 요당 배설량을 반영한다.
- 혈청 1,5-AG 농도 측정 원리는 혈청 포도당을 글루코키나제에 의해 인산 처리 후 피라노스옥시다제에 의해 1,5-AG 2번 위치 수산기를 산화시켜 발생하는 과산화수소를 정량한다.
- 1,5-AG의 혈당 조절 지표로서 임상적 의의
  ① 혈청 1,5-AG 농도는 요당을 반영하여 변동하므로 당화 반응을 통해 변동하는 HbA1c나 당화알부민보다 단기간의 혈당 조절을 반영하는 지표가 된다.
  ② 요당은 식후 고혈당을 나타내는 내당능장애 단계부터 양성이 될 수 있으므로 1,5-AG는 HbA1c나 당화알부민에 비해 초기의 경증 당뇨병에서 혈당 조절 평가 지표로 적합하다.
  - 1,5-AG는 혈당 악화 시에 비교적 신속하게 혈중 농도가 저하하는 한편 일단 체내에서 고갈

되었을 때 체내 풀이 크기 때문에 혈청 농도 상승 정도가 비교적 느리다.

- 혈당 조절이 나쁜 상태가 장기간 지속된 환자보다 비교적 혈당 조절이 양호한 환자에서 예민한 혈당 조절 지표가 된다.

③ 1,5-AG는 저혈당과 고혈당이 반복되는 혈당이 불안정한 환자에서 고혈당 상태를 알 수 있는 지표가 될 수 있다. 요당이 음성이 되는 혈당 수준(170-180 mg/dL) 이하로 혈당이 내려가도 1,5-AG는 1일 약 0.3 μg/mL 정도로 올라갈 뿐이므로 HbA1c나 당화알부민처럼 저혈당의 영향으로 고혈당의 영향이 상쇄되는 현상이 나타나지 않는다.

- 1,5-AG 측정은 경증 당뇨병에서 혈당 조절 상태를 반영하는 예민한 지표로 우수하며, 혈당 평균치와 조합하여 혈당 변동을 추정할 수 있다.
- 혈청 1,5-AG의 기준치는 14 μg/mL 이상이다.
  - 당뇨병에서 10 μg/mL 이상이면 혈당 조절이 좋다고 평가할 수 있다.
- 혈청 농도 상승은 1,5-AG가 많이 들어있는 한약(인삼영양탕) 복용에서 볼 수 있다.
- 혈청 농도 저하는 재흡수가 저하되는 아카보스, SGLT2억제제 복용, 신성당뇨병, 만성신부전, 30주 후 임신부 등에서 볼 수 있다.
  - 경구 섭취가 저하한 기아 상태나 장기간의 중심정맥영양(intravenous hyperalimentation: IVH), 중증 간경변 등에서도 혈청 농도가 저하된다.

9) 크레아티닌, 시스타틴 C, eGFR

- 신장기능 평가는 혈청 크레아티닌(creatinine: Cr) 측정에서 시작된다.
- Cr은 분자량 113.12Da의 소분자 물질이며 크레아틴의 최종 대사물이다.
  - 크레아틴은 단백질 섭취 및 간의 알기닌 대사에서 생산된 것이 있다.
  - 크레아틴의 약 95%는 근육에 존재하며, ATP와 크레아틴키나제에 의해 가역적 크레아틴인산이 되어 필요시 근육에 ATP를 공급한다.
  - 크레아틴인산의 1-2%가 비효소적으로 분해되어 Cr이 된다.
  - 혈청 Cr은 근육량에 비례하며 남성이 여성보다 10-20% 높다.
- 신장기능 정상에서 효소법에 의한 혈청 Cr은 남성 0.8-1.2 mg/dL, 여성 0.6-0.9 mg/dL이다.
- Cr은 단백질과 결합하지 않고 신장 사구체에서 자유롭게 여과되고 신세관에서 거의 재흡수되지 않기 때문에 혈청 Cr과 소변 Cr을 측정하여 계산하는 크레아티닌-클리어런스(creatinine clearance: Ccr)는 사구체여과율(glomerular filtration rate: GFR)과 비슷하여 신장 기능을 반영한다.
- 24시간 소변을 모아 측정하는 Ccr은 Ccr(mL/분) = 소변 Cr(mg/dL) × 1일 소변량(mL/일)/혈청 Cr(mg/dL) × 1,440(분/일)로 계산한다.
  - GFR로 변환은 GFR(mL/분) = 0.715 × Ccr(mL/분)을 이용한다.
- 시스타틴 C(cystatin C: CysC)는 시스타틴 슈퍼패밀리에 속하는 시스테인 프로테아제 인히비터의 하나로 체내에서 각종 분해 효소에 의한 세포 장애 억제, 세균이나 바이러스 억제 등 생체 항상성 유지 기능이 있다.

- 비당쇄성 120개 아미노산으로 구성된 분자량 13.3 kDa의 저분자 단백질이며 전신의 유핵세포에서 생산, 분비되고 있다.
- CysC는 다른 혈청 단백질과 결합하지 않으며, Cr과 같이 사구체에서 여과되고 근위신세관에서 99% 이상 재흡수된다.
- 아미노산이 분해되는 근육량과 관계없으며, 연령이나 성별의 영향을 받지 않고, Cr이 상승되지 않는 초기 신장기능 변화 파악에 유용하다.
  - 근육량이 적은 여성, 고령자, 하지 절단 등에서 혈청 Cr이 실제 신장기능에 비해 낮게 나올 때 CysC 측정은 신장기능 평가에 유용하다.
- 신장 기능 정상에서 CysC은 0.9 mg/L 미만이다.
- 신장기능 저하에 따라 혈청 CysC이 증가하지만, 5-6 mg/L 정도가 한계점이며, 말기신부전에서는 혈청 Cr이 높아진다.
- 혈청 CysC은 임신, HIV 감염, 갑상선 기능이상, 신장이식 등에서 증가한다.
- CKD(chronic kidney disease, 만성신장질환) 개념이 도입되며 CKD 단계 진단에 혈청 Cr을 이용한 eGFR(estimated glomerular filtration rate, 추정사구체여과율)을 사용하고 있다.
  - CKD는 말기신부전과 심혈관질환의 위험인자로 중요하여 eGFR에 의해 신장기능을 평가한다.
- eGFR은 스마트폰 앱 'medical calculator'로 구한다.
- 당뇨병에서는 혈당 조절이 eGFR에 영향을 준다.
  - eGFR 수치는 HbA1c나 당화알부민과 양의 상관관계가 있어 혈당 조절이 나쁘면 eGFR이 높게 계산되어 실제 신장기능보다 좋게 평가될 수 있다.
- 당뇨병 신장질환 분류는 신장기능을 eGFR로 평가하며 eGFR 60 mL/분/1.73m^2 미만은 CKD에 해당하여 당뇨병 신장질환 이외의 원인을 감별진단한다.
  - eGFR 30 mL/분/1.73m^2 미만은 소변 알부민과 관계없이 신장질환 제4기가 된다.

10) 혈청 지질, 지단백질

- 혈청 지방질에는 콜레스테롤, 중성지방(triglyceride: TG), 인지질(phospholipid: PL), 지방산 등이 있다.
- 지질은 물에 녹지 않아 혈액 안에 녹아 있을 수 없어 콜레스테롤, TG, PL은 가용성 입자인 지단백질의 구조를 만들고, 지방산은 알부민과 결합하여 혈액 안을 순환한다.
- 지질은 세포 구조 유지, 에너지 저장 등의 기능과, 조효소, 스테로이드 호르몬, 프로스타글란딘, 담즙산의 구성 성분으로 체내 대사에 관여한다.
- 지단백질은 지질 운반을 담당한다.
  - 지단백질은 물에 녹지 않는 콜레스테롤에스터나 TG가 중심에 이를 감싸는 유리콜레스테롤과 PL이 입자를 만드는 구조다.
- 지단백질 표면에는 아포단백질이 있다.
  - 아포단백질은 지단백질의 구조를 만들 뿐 아니라 조효소나 지단백질수용체의 리간드로 작용하여 지단백질 대사를 제어한다.

- 지단백질에는 기능과 조성 차이(지질 구성 비율, 입자 크기, 밀도, 전하, 구성 아포단백질)가 있는 7종이 있다.
  - 지단백질은 초원심분리법으로 밀도 차이를 이용하여 분리하거나 저하를 이용한 전기영동법으로 구분한다.
- 초원심분리법을 이용한 분리에서 밀도가 낮은 순서로 암죽미립(chylomicron: CM), 초저밀도지단백질(VLDL: very low density lipoprotein), 저밀도지단백질(LDL: low density lipoprotein), 중밀도지단백질(IDL: intermediate density lipoprotein), 고밀도지단백질(HDL: high density lipoprotein) 등으로 나눈다.
  - CM과 VLDL은 지단백질리파제(lipoprotein lipase: LPL)에 의해 분해되어 잔류물(암죽미립 잔류물: chylomicron remnant, VLDL remnant, IDL)이 되며 정상에서는 미량이지만 지단백질 대사이상에서 축적된다.
- 전기영동법에서는 지단백질 입자 크기와 전하가 분리에 관여하여 양극쪽으로부터 순서대로, α지단백질, preβ지단백질, β지단백질 등으로 구분한다.
  - α지단백질은 HDL, preβ지단백질은 VLDL, β지단백질은 LDL에 해당하고, 암죽미립은 원점에 위치한다.
  - IDL은 β와 preβ 지단백질 사이에 위치하여 slow preβ 또는 broadβ라고 부른다.
- 이상의 지단백질 이외에 lipoprotein(a) [Lp(a)]나 small dense LDL(sdLDL)도 있다.
  - small dense LDL은 LDL 입자 중 크기는 작고 밀도가 높은 형태이며 관상동맥질환과의 관련이 알려졌다.
- Lp(a)는 중심부에 LDL, 주위에 아포B-100에 아포(a)라는 아포단백질이 결합한 지질 복합체이다.
  - LP(a)는 플라스미노겐과 상동성이 있어 플라스미노겐의 섬유소용해 활성을 경쟁적으로 억제하므로 Lp(a) 증가는 관상동맥질환 등 혈관병변 발생에 관여한다.
- 지단백질의 대사이상에 의한 이상지질혈증의 진단에는 지단백질 대사의 이해가 필요하다.
- 지단백질의 대사 경로에는 식사에서 기원한 지질이 대사되는 외인성과 조직에서 기원한 지질의 대사인 내인성 경로로 나눈다.
- 식사와 담즙에서 기원한 콜레스테롤은 담즙산에 의해 미포(micelle)가 되어 소장 상피의 콜레스테롤 수송체 Niemann-Pick C1-Like 1(NPC1L1)을 통해 흡수되며 지방산과 모노글리세리드가 소장에서 흡수된 후 TG로 재합성된다.
  - 흡수된 콜레스테롤은 콜레스테롤에스터가 되고 TG, 아포B-48과 함께 CM을 만든다.
  - CM은 림프관, 흉관을 거쳐 정맥으로 들어와 혈관내피 표면의 LPL에 의해 가수분해되어 조직에 유리지방산(free fatty acid: FFA)을 공급한다.
  - LPL에 의해서 TG를 잃은 CM은 작은 CM잔류물이 되어 간의 LDL수용체 LRP1(LDL수용체 관련단백질 1), HSPG(헤파란 황산프로테오글리칸)에 의해 간에 들어간다.
  - CM잔류물로 간에 들어온 콜레스테롤과 TG는 가수분해 후 다시 콜레스테롤에스터, TG가 되어 아포B-100과 함께 VLDL로 간에서 분비된다.

- 콜레스테롤의 일부는 담즙으로 배설된다.
- 간에서 합성 및 분비된 VLDL은 LPL에 의해 가수분해되어 TG를 잃고 VLDL잔류물이나 IDL이 된다.
- IDL은 간리파아제에 의해 TG가 분해되어 LDL이 된다.
- LDL은 간과 말초조직의 LDL수용체에 결합하여 콜레스테롤을 공급한다.
- HDL은 말초조직에서 콜레스테롤을 받아 간으로 보내며 이 과정을 콜레스테롤 역전송계라고 한다.
- HDL 입자는 또한 콜레스테롤에스터 전송단백질(cholesterol ester transfer protein: CETP)의 작용으로 콜레스테롤에스터를 VLDL나 LDL 등의 아포B함유 지단백질에 보내고 대신 TG를 받는다.

● 지질대사 경로의 대사 이상은 이상지질혈증을 나타낸다.
  - LDL수용체 유전자 이상, LDL수용체에 결합하는 리간드 아포B의 이상, LDL수용체 분해효소 PCSK9(proprotein convertase subtilisin/kexin type 9)의 기능 항진 변이 등은 1차고콜레스테롤혈증의 원인이 된다.
  - LDL, 잔류물, small dense LDL, Lp(a), 변성 LDL(산화 LDL, 당화 LDL) 등은 죽상동맥경화를 일으켜 진행시키는 지단백질이며, 이에 대한 대책이 동맥경화를 예방한다.

11) 자가항체

(1) 항GAD항체

● 1982년 인슐린의존 당뇨병 환자의 혈중에 분자량 64 kDa의 췌도 단백질에 대한 항체가 발견되었으며, 1990년 항원으로 글루탐산탈탄산효소(glutamic acid decarboxylase: GAD)로 알려졌다.

● 항GAD항체는 stiff-person증후군에서 발견된 자가항체였으며 이 증후군에서 인슐린의존 당뇨병이 동반되며 췌도세포항체(islet cell antibody: ICA)가 양성이어서 64kDa 단백질이 GAD 발견으로 연결되었다.

● GAD는 글루탐산에서 억제성 신경전달물질 아미노뷰티르산(γ-aminobutyric acid: GABA)을 만드는 효소다.
  - GAD는 주로 뇌의 GABA 작동뉴런의 신경말단에 있지만 췌도세포를 비롯하여 갑상선, 부신피질, 위벽, 고환, 난관 등에도 존재한다.
  - 베타세포에서 GABA의 역할은 명확하지 않지만 인슐린 합성이나 분비를 조절하는 것으로 생각한다.

● GAD에는 GAD65(분자량 65kDa) 및 GAD67(분자량 67kDa)의 2개 동족체가 있으며, 뇌에는 GAD65와 GAD67이, 췌도에는 주로 GAD65가 발현한다.
  - 1형당뇨병의 혈중 항GAD항체는 주로 GAD65에 대한 자가항체다.

● 항GAD 항체는 급성 1형당뇨병 발병 몇 년 전부터 혈중에 나타나며 환자 가족에서 발생 예측능은 60% 이상으로 높다.
  - 발병 초기의 1형당뇨병에서 항GAD항체 양성률은 70-90%에 이른다.

- 인슐린 자가항체(insulin autoantibody: IAA)와 대조적으로 소아 발생(0–9세)보다 사춘기–성인 발생(10세 이후)에서 검출 빈도가 높다.
- 항GAD항체는 1형당뇨병 발생 후 5년 이상 경과해도 비교적 빈도가 높아(30–50% 정도) 유병기간이 긴 1형당뇨병 진단에도 유용하다.
- 항GAD항체는 LADA에서 인슐린의존 상태로 진행을 예측하는 지표로 유용하여 항GAD항체 10 U/mL 이상에서 인슐린치료가 필요한 상태로 진행률이 높다.
- 임상적으로 2형당뇨병으로 생각하는 환자의 약 5–8%에서 항GAD항체가 양성이다.
  - 2형당뇨병으로 치료 중인 환자에 LADA 잠복 가능성이 있으며, 당뇨병 진단 시에 항GAD 항체 측정은 1형당뇨병을 간과하지 않을 수 있다.
- LADA에서 항GAD항체 단독 양성에 비해 다른 췌도관련 자가항체(항IA–2항체, IAA, 항ZnT8 항체) 중에서 적어도 하나 이상의 항체 양성이면 조기에 인슐린치료가 필요로 상태로 이행할 가능성이 있다.

(2) 항IA–2항체

- Insulinoma–associated antigen–2(IA–2)는 ICA 양성 환자 혈청과 췌도 cDNA 라이브러리를 이용한 발현클로닝법에서 발견된 ICA의 표적 항원이며, protein tyrosine phosphatase(PTP) 유사단백질이다.
- IA–2는 중추신경과 췌도세포에 발현하며, 베타세포에서는 인슐린분비 과립에 존재한다.
- 항IA–2항체는 1형당뇨병 발생 전부터 혈중에 출현하지만, 일반적으로 IAA, 항GAD항체에 비해 늦게 나타난다.
- 항IA–2항체는 소아–청년의 급성 발생 1형당뇨병에서 처음에 70% 정도로 양성률이 높지만, 유병기간이 길면(5년 이상) 발생 연령과 관계없이 양성률이 낮다(20–30% 정도).
- 항IA–2항체값과 항GAD항체값 사이에는 상관이 없으며, 항GAD항체와 항IA–2항체를 모두 측정하면 소아보다 성인에서 1형당뇨병 진단에 유용성이 높다.

(3) 항인슐린 자가항체(IAA)

- 1963년 인슐린을 사용하지 않은 당뇨병 환자의 약 30%에서 인슐린에 대한 항체가 검출되는 것이 알려졌다.
- 1970년 중증 저혈당을 일으킨 인슐린 미사용 환자의 혈청에 인슐린항체가 있는 것을 발견하여 인슐린에 대한 자가면역 가능성을 생각하게 되었다. 이것은 현재 인슐린 자가면역증후군으로 알려졌다.
- 1983년에 인슐린 사용 전 1형당뇨병의 환자 혈청에 인슐린 결합단백질(γ–글로불린 IgG 분획) 검출 빈도가 높은 것이 알려져 이 IgG 분획을 인슐린 자가항체(insulin autoantibody: IAA)라고 불렀다.
- IAA가 베타세포 손상을 반영하는 표지자로 알려졌다.
- 인슐린치료 중인 환자에서 나타나는 인슐린 항체(insulin antibody: IA)와 표적 분자가 같은 인슐린 분자이므로 인슐린 항체 측정에서 양자가 동시에 검출된다.

- 따라서 과거 인슐린을 전혀 사용하지 않았거나 인슐린을 사용하고 2주 이내에 인슐린 항체가 검출되었을 때 IAA라고 판단하였다.

- 급성 발생 1형당뇨병에서 발생 초기의 IAA 양성률은 10세 미만 71.1%, 10-19세 42.4%, 20-39세 27.9% 등으로 사춘기 이후에는 IAA 양성률이 낮아진다.
- 다른 자가항체처럼 IAA도 1형당뇨병 발생 전부터 혈중에 나타난다고 생각한다.
- 소아에서 처음에 IAA가 검출되며, 다른 자가항체는 IAA와 동시 또는 IAA 출현 후에 나타난다.
  - IAA 측정으로 1형당뇨병 발생을 보다 빠른 시기에 예측할 가능성이 있다.
- 1형당뇨병 환자의 제1도 근친자에서 ICA와 IAA를 이용하여 고위험군의 1형당뇨병 발생 위험률이 50%를 넘어 발생 예측 지표로 유용성이 있다.

(4) 항아연수송체 8(ZnT8)항체

- 2007년 ZnT8(zinc transporter 8: 아연수송체 8)이 1형당뇨병의 자기 항원으로 알려졌다.
- ZnT8은 369개 아미노산으로 구성된 6회 막관통단백질이며 베타세포의 인슐린분비 과립막에 존재하여 세포질에서 인슐린분비 과립강 안으로 아연이온 수송에 관여한다.
- ZnT8유전자(SLC3048)는 8번 염색체긴팔(8q24.11)에 있으며 325번째 아미노산기를 코드하는 알기닌(Arg:R)의 트립토판(Trp:W)으로 치환된 1염기다형(rs13266634 C>T: R325W)는 2형당뇨병의 질환 감수성 유전자로 알려져 있다.
- 항ZnT8항체도 1형당뇨병 발생 전부터 혈중에 나타나며, 1형당뇨병 발생 시(발생 후 6개월 미만)에서 항ZnT8항체 양성률은 소아 발생(15세 미만)에서 약 60%, 성인 발생(18세 이상)에서 약 40%라고 알려져 있다.
- 1형당뇨병 유병기간이 길어지며 항체값이나 양성률이 저하되며, 유병기간 6년 이상에서 양성률은 30% 이하다.
- 급성 발생 1형당뇨병의 발생 초기에 90% 이상에서 항GAD항체, 항IA-2항체, IAA, 항ZnT8항체 중 적어도 어느 하나는 양성이므로 이들을 조합하여 측정하면 각각 단독 측정에 비해 1형당뇨병의 진단 민감도가 높아진다.

(5) 항인슐린수용체 항체

- 1976년 항인슐린수용체항체(anti-insulin receptor antibody)에 의한 당뇨병 증례가 보고되어 인슐린수용체 이상증 B형으로 알려졌다.
- 인슐린수용체 이상증은 인슐린수용체 기능에 이상으로 인슐린의 신호전달이 정상적으로 일어나지 않는다.
  - 인슐린수용체 유전자의 선천 이상(A형, Donohue 증후군, Rabson-Mendenhall 증후군)과 항인슐린수용체 항체에 의해 수용체 기능이 장애된 것(B형)으로 구별한다.
- 항인슐린수용체항체는 일반적으로 다클론날 IgG이며, 한 개체에 여러 종류의 항체가 존재하여 다양한 증상을 나타낸다.
  - 고혈당으로 발병하여 나중에 저혈당이 나타나거나 반대 양상을 나타내는 경우도 있다.
- 인슐린수용체 이상증B형은 대부분 여성이며, 전신홍반루푸스나 진행 전신경화증, 쇼그렌증후군 등의 자가면역질환 동반이 많다.

- 인슐린수용체 이상증B형의 약 60%는 자연 관해되어 43일-3.5년에 항체 소실이 있다.
  - 동반한 자가면역질환 치료(스테로이드, 면역억제제)가 효과적이면 항체값이 저하된다.

(6) 항췌도세포항체

- 항췌도세포항체(ICA)는 췌장조직 절편에서 췌도세포에 반응하는 항체이며 1974년 1형당뇨병이 있는 자가면역 다내분비선증후군 환자에서 보고되었다.
- ICA 측정은 동결 췌장절편(혈액형 O형)을 이용하는 간접면역형광항체법이 표준이지만 정상 췌장 조직을 이용한 조직 염색기술이 필요하여 많은 검체를 검사하기 어렵고 항체값 판정에 주관이 들어가는 단점이 있다.
- ICA의 주된 항원으로 GAD, IA-2, ZnT8 등이 판명되어 일상 임상에서 ICA 측정이 이런 자가항체 측정으로 교체되었다.
- ICA는 발생 연령과 관계없이 급성 발생 1형당뇨병의 발생 초기에 60-80%의 양성률을 나타내서 급성 발생 1형당뇨병 진단에 유용하다.
- ICA는 당뇨병 경과에 따라 비교적 신속하게 항체값 및 양성률이 저하되어 1년 후 양성률은 50%, 5년 후 양성률은 20-30%가 된다.

12) 케톤체 분획(혈액, 소변)

- 케톤체는 아세토초산(acetoacetic acid: AcAc), 3-히드록시뷰틸산(3-hydroxybutyric acid: 3-OHBA), 아세톤의 총칭이다.
- AcAc는 3-OHBA디히드로게나제(3-OHBADH)의 작용으로 3-OHBA로 환원된다.
  - AcAc는 비효소적 탈탄산으로 아세톤과 CO_2가 되어 케톤증 환자의 호기에 아세톤 특유의 달콤한 냄새가 난다.
- 케톤체는 지방산의 β산화에서 생성된 아세틸CoA로부터 주로 간에서 합성되며 심장이나 골격근의 중요한 에너지원이 된다.
  - 뇌는 지방산이 혈액-뇌관문을 통과할 수 없어 포도당만을 에너지원으로 사용하지만 기아 상태에서 뇌는 케톤체 이용에 필요한 효소를 유도하여 수용성 분자인 케톤체를 에너지원으로 이용할 수 있게 된다.
- 케톤체 합성의 근원이 되는 지방산 산화는 혈중 지방산 농도로 조절되며, 지방산 농도는 지방조직에서 호르몬 감수성 트리아실글리세롤리파제(hormone-sensitive triacylglycerol lipase: HSTGL)에 의한 트리아실글리세롤(triacylglycerol: TG)의 가수분해 속도로 정해진다.
  - HSTGL는 호르몬에 의해 제어되는 cAMP 농도 의존성 인산화/탈인산화에 의해 활성이 조절된다.
  - 글루카곤이나 카테콜아민이 지방조직의 cAMP 농도를 증가시키면 cAMP 의존 프로테인키나제가 활성화되어 HSTGL는 인산화에 의해 활성화되어 지방조직에서 TG 가수분해를 촉진하며 간, 근육조직의 β산화를 촉진한다.
  - 그 결과, 간에서 케톤체를 만들어 혈중에 분비하여 다른 조직에서 포도당을 대신하는 에너지원을 공급한다.

- cAMP 의존 프로테인키나제는 아세틸CoA 카르복실라제(ACC) 활성을 없애 간에서 지방산 산화의 촉진과 지방산 합성 억제가 동시에 일어난다.
- 인슐린은 글루카곤이나 카테콜아민과 반대로 cAMP 분해 효소 활성을 상승시키고, cAMP 농도를 저하시켜 HSTGL 탈인산화에 의해 활성을 없앤다.
- 이렇게 혈중 지방산 농도가 저하되면 β산화도 저하한다.
- 인슐린은 ACC 활성화도 촉진하므로, 글루카곤/카테콜아민/인슐린의 비는 생체의 지방산 대사 방향과 속도를 결정한다.

● 혈액에서 세포 안으로 들어온 지방산은 세포질 안에서 활성형 지방산아실CoA로 바뀌고, 아실CoA는 미토콘드리아막을 통과할 수 없어 아실기를 카르니틴에 전이하여 미토콘드리아막을 통과하며, 미토콘드리아 안에서 β산화를 통해 아세틸CoA를 생산한다.

- 미토콘드리아 안의 아세틸CoA의 케톤체 생산, 콜레스테롤이나 지방산 합성, 구연산회로에서 산화 등의 대사는 옥살로초산과 축합되어 구연산으로 바뀔 필요가 있다.
- 지방산 산화 촉진 상태(글루카곤/인슐린 비 상승)의 간에서는 옥살로초산은 당신생에 사용되어 아세틸CoA는 지방산 합성 경로나 구연산회로의 대사를 받지 않고 케톤체 생산으로 향한다.

● 혈중 케톤체는 3-OHBADH의 효소 반응을 이용하여 측정한다.

● 소변 케톤체 측정은 니트로푸르시드법을 이용한 검사띠를 이용한다.

- 측정 원리는 케토기를 가진 물질의 메틸기를 메틸렌기로 만들어 니트로푸르시드나트륨과 반응시켜 발색시키는 것이다.
- 이 반응은 AcAc에 가장 예민하고 아세톤에도 반응한다.
- 그러나 케토기를 갖지 않는 3-OHBA와는 반응하지 않으며, AcAc는 방치하면 아세톤으로 바뀌어 휘발하므로 신선한 소변으로 측정하는 것에 주의한다.

● 케톤체는 당뇨병 이외에 기아 상태, 당질 제한 등 인슐린분비 저하, 쿠싱증후군이나 감염 등의 인슐린 작용 저하, 글루카곤종 등 글루카곤 과잉, 갑상선항진증이나 수술이나 외상 등의 카테콜아민이 과잉 또는 카테콜아민 작용 항진 등에서 혈중 농도가 증가한다.

- 이런 상태에서 지방조직의 TG 가수분해가 촉진되어 간에서 β산화와 케톤체 생산이 항진된다.

● 케톤증은 총케톤체 1,000 μM 이상, 케토산증은 3,000-5,000 μM 이상이다.

● 케톤증 또는 케토산증에서 고혈당이 있으면 1형당뇨병 발생, 인슐린치료 중단, 당뇨병 환자에서 감염이나 외상 등의 심한 스트레스가 있는 상태 등 급성 대사 이상에서는 즉시 인슐린에 의한 대사 이상 교정이 필요하다.

● 혈당이 높지 않은 케톤증은 임신, 기아, 알코올 과음 등에서는 인슐린 투여보다 포도당 투여에 의해 개선된다.

● SGLT2억제제에 의한 정상 혈당 케톤증에는 인슐린과 포도당 투여가 필요하다.

13) 요당 측정

● 요당을 측정하는 검사띠(test strip)는 글루코스옥시다아제(glucose oxidase: GOD)법을 이용한다.

- 측정 민감도는 30–100 mg/dL이며, 정상인의 포도당 배설량은 그 이하이므로 음성이다.
- 측정 결과를 음성에서부터 +3까지 단계적 평가가 가능하며 +1은 대략 100 mg/dL이다.

- 아스코르빈산(비타민 C), L–도파(레보도파), 살리칠산 등의 복용에서 효소 반응이 억제되어 가짜음성이 될 수 있다.
- 요산에 의한 가짜양성도 있다.
- 소변의 장기간 방치, 고온 환경 노출에서 균의 번식으로부터 가짜음성이 될 수 있어 되도록 신선한 소변을 사용하여 검사한다.
- SGLT2억제제를 복용하면 신세관에서 포도당 재흡수가 억제되어 혈당이 조절되어도 요당이 강양성이 된다.
  - 혈당뿐 아니라 요당 검사로 SGLT2억제제를 잘 복용하는지 짐작할 수 있다.
- 신세관에서 포도당 재흡수가 저하되어 혈당은 정상이지만 요당이 양성인 신성당뇨가 있다.
- 요당 검사가 당뇨병 진단 기준에 포함되지 않았지만 당뇨병 선별에 유용하다.
  - 식사 전에 배뇨하여 방광을 비우게 하고 식후 2시간의 소변을 검사하면 좋을 것이다.
- 요당의 평가에는 신장에서 포도당이 여과되고 재흡수하는 과정을 이해하면 좋을 것이다.
  - 신장 사구체 기저막을 통과하여 여과된 포도당은 근위신세관에서 99% 이상이 재흡수된다.
  - 재흡수 신세관의 나트륨–포도당공동수송체(sodium glucose cotransporter: SGLT1 및 2)와 혈관쪽에 있는 나트륨비의존 포도당수송체(sodium independent glucose transporter: GLUT)에 의해 일어난다.
  - SGLT의 포도당 재흡수는 한계가 있으며 포도당신세관 재흡수최대(transport maximum of glucose: TmG)를 넘으면 요당으로 나온다.
  - 실제로 TmG의 70–80%가 되면 소변에 포도당이 나오므로 이것을 포도당신세관 재흡수반응을 일으키는 최소 물리량(minimum filtered glucose load: FminG)이라고 하며 혈당 160–180 mg/dL에서 요당이 나온다.
- 요당은 혈당이 높을 때뿐 아니라 사구체여과율(glomerular filtration rate: GFR) 증가, 신세관에서 포도당 재흡수 저하 등에서도 나온다.
  - 혈당이 높을 때 당뇨병만 생각하기 쉽지만 앞에서 설명한 최소 물리량을 넘는 일시적 혈당 상승에서도 요당이 나온다.
  - 위절제술 후 덤핑증후군, 갑상선항진증 등의 식후고혈당, 감염, 스트레스, 부신피질 스테로이드, 카테콜아민 투여, 고칼로리 수액 등 일시적 혈당 상승에서도 요당이 나타난다.
  - 임신, 성장호르몬 증가 등에서는 GFR 증가에 의해 요당이 나온다.

14) 요단백

- 검사띠를 이용한 정성법은 20% 설포살리칠산과의 반응으로 검사하며 대략 +1은 30 mg/dL, +2는 100 mg/dL 정도다.
  - 정성법에서 소변의 알칼리화에 의해 가짜양성이 되며, Bence–Jones단백 등 저분자 단백뇨에서는 특이성이 낮아 가짜음성이 된다.

- 정성법은 소변 정도를 보정할 수 없어 농축 소변에서는 과대평가, 희석뇨에서는 과소평가된다.
- 정량법으로는 pyrogallol red를 이용한 색소 비색법이 많이 이용되고 있다.
- 24시간 수집 소변의 요단백 평가는 시간, 체위, 운동, 혈압 등에 의한 변화, 밤에는 적고 낮에는 많은 하루주기 변동에 영향을 받아 신장 병변 파악에 중요하다.
- 소변 수집 과정의 부정확함이나 복잡함의 문제로 외래 진료에서는 수시뇨에서 요단백과 소변 크레아티닌을 동시에 정량하여 요단백/Cr 비(g/g Cr)를 이용하여 정량 평가한다.
  - 소변 농축 정도도 보정되며, 1일 요단백 배설량과 상관이 높다.
- 수시뇨 검사에서는 신선뇨, 중간뇨를 사용한다.
  - 기립단백뇨나 운동 부하, 정신적 스트레스에 의한 생리적단백뇨 증가, 하루주기 변동 등을 생각하면 아침 처음 소변검사가 좋을 것이다.
- 검사띠에 의한 요단백 정성 검사는 신장질환 선별에 이용한다.
  - 요단백이 양성이면 신장질환 중증도 평가에 정량 검사가 필요하다.
- 요단백 정량 검사만으로 원인 질환 감별은 어렵지만 1 g/일 이상이면 사구체병변을 의심한다.
- 단백뇨 자체가 신부전으로 진행을 촉진하는 인자이므로 단백뇨의 변화를 치료 지표로 이용한다.
- 진료 전에 소변 담금띠를 이용한 소변검사에서 많은 정보를 얻을 수 있다.
- 당뇨병 외래 진료 전에 소변검사를 시행한다(QR코드 4 참고).

QR코드 4

15) 소변 알부민

- 소변 알부민의 측정도 24시간 소변 수집의 문제점 때문에 아침 처음 소변이나 수시뇨를 이용하여 측정한다.
  - 소변 알부민과 소변 크레아티닌을 동시에 측정하여 알부민-크레아티닌 비(albumin-creatinine ratio: ACR mg/g Cr)를 이용한다.
  - 수시뇨 검사는 간편하지만, 하루주기 변동이 있어 아침 소변에 비해 수시뇨의 ACR이 약 2.5배 높을 수 있다(수시뇨 검사는 가능하면 오전 중 소변을 이용한다).
  - 고도의 희석뇨, 임신 중, 월경 중, 과도한 운동, 과로, 감기 또한 혈당이나 혈압 관리 불량 등에서는 정확한 결과를 얻을 수 없다.
- 이런 조건에 의해 차이가 날 수 있어 반복 측정이 필요하다.
- 알부민뇨 측정은 신장질환의 조기 진단에 유용하다.
  - 검사띠에 의한 정성 검사에서 요단백 음성이면 측정을 권고한다.
- 알부민뇨가 검출되면 이미 신장에 조직학적 변화가 있어 단백뇨보다 조기의 표지자로 중요하다.
- 알부민뇨는 만성신장질환 1기에서 3기 분류의 기준 항목으로 되어 있다.

– 알부민뇨로 진단하려면 앞에서 설명한 조건에 의해 차이가 있으므로 적어도 2회 이상의 측정에서 30–299 mg/g Cr(수시뇨)이어야 한다.

- 임상적으로 고혈압), 비만, 대사증후군, 요로 이상, 요로 감염, 울혈심부전 등에서도 30 mg/g Cr 이상을 나타낸다.
- 알부민뇨 음성에서도 적어도 1년에 1회 측정하여 조기 진단해야 하며, 정기적 진료에서는 3개월에 1회 측정하여 추적하면 좋을 것이다.
- 알부민뇨는 신장질환 진행의 예측인자이며 당뇨병대혈관합병증 발생 위험의 예측도 가능하다(심장–신장 연관). (➡ p.268)
- 치료의 지표로도 이용되어 알부민뇨 저하가 심혈관질환 발생, 신부전으로 이행 방지와 관계있다고 알려졌다.

16) 기타 소변검사 지표

(1) β2–microglobulin, NAG

- β2–microglobulin은 분자량 11,800의 저분자단백질이며, 사구체에서 혈장 농도의 약 80%가 여과 후 대부분 근위신세관에서 재흡수되고 일부가 소변으로 배설된다.
- 소변 β2–microglobulin 증가는 신세관 장애를 반영한다.
- 혈중 β2–microglobulin 증가도 소변 β2–microglobulin을 증가시키므로 해석에 주의한다.
- NAG(N–acetyl–β–D–glucosaminidase)는 주로 근위신세관 세포에 있는 분자량 약 14만의 리소좀 효소이며 신세관 장애에서 소변 배설이 증가한다.
- 이들은 당뇨병에서 약제 등에 의한 신세관 장애가 의심될 때 측정한다.

(2) L–FABP

- 간형지방산 결합단백질(liver–type fatty acid binding protein: L–FABP)은 근위 신세관 상피세포에 발현하며 신장질환과 관련된 각종 스트레스에서 발현이 항진되어 소변 배설이 증가한다.
- 소변 L–FABP는 조직학적으로 신세관 간질장애를 반영하며, 장기적으로는 신장질환 진행과 소변 배설량 증가와 관련이 있다.

(3) IV형 콜라겐

- IV형 콜라겐은 신장 사구체 기저막이나 메산기움 영역에 분포하며 소변 배설 증가는 메산기움 영역의 확대 등 신장 조직 변화와 관련이 있다.
- 알부민뇨가 없는 당뇨병에서 신장기능 저하의 예측인자로 알려졌다.
- 당뇨병 신장질환의 가능성을 신장 비대와 함께, 소변 IV형 콜라겐 7–8 μg/g Cr 이상에서 생각할 수 있다.

2 생리적 검사

1) ABI, PWV, FMD

(1) 발목위팔지수(ankle-brachial index: ABI)

- 동맥은 말초로 가면서 분지하고 직경이 줄어 혈관 저항이 높아지므로, 상지보다 하지에서 혈압이 10-20 mmHg 높다.
- ABI는 발목관절에서 측정한 수축기혈압을 팔의 수축기혈압(좌우에서 높은 수치를 이용한다)의 비에서 계산한다.
- 발목혈압은 후경골동맥에서 Doppler측정법을 이용한다.
- ABI는 동맥 폐색이나 협착이 있는 말초동맥질환(peripheral arterial disease: PAD) 진단과 중증도 평가에 이용한이다.
- 안정시 ABI가 0.90 이하이면 혈관조영술에서 질환이 검출될 가능성이 높다.
  - ABI 0.91-0.99 평가에는 주의가 필요하며 운동 부하에 의해 발목관절 혈압 저하가 있으면 폐색 병변을 판단할 수 있다.
- $\text{ABI} = \dfrac{\text{발목관절 수축기혈압}}{\text{위팔 수축기혈압}}$

  1.41 이상: 동맥에 고도의 석회화 존재 의심

  1.00-1.40: 정상

  0.91-0.99: 경계치

  0.90 이하: 동맥 협착이나 폐색
- 50세 이상 당뇨병에서 ABI 측정은 PAD 선별과 예후 예측 지표로 유용하다.
- PAD에서 다른 심혈관질환 동반 빈도가 높아 진단 시점에서 심장질환이나 뇌혈관질환 증상의 확인이 중요하다.
- 중증 당뇨병에서 중막석회화가 있는 Monckeberg형 동맥경화증이 있으면 혈압측정띠에 의한 동맥 압박이 안 되어 ABI가 1.40 이상으로 높아진다.
  - 이런 경우 발가락-위팔혈압지수(toe-brachial pressure index: TBI)로 PAD를 평가할 수 있다.
  - ABI가 높아도 심혈관질환 발생 위험이 높다.

(2) 맥박파속도(pulse wave velocity: PWV)

- 동맥경화에 의해 동맥 탄력성이 떨어지면(동맥 강직도 증가) 혈류가 빨라진다.
- PWV는 동맥 강직도를 평가하는 방법이다.
  - 맥박파를 체표면의 측정 가능한 부위 2곳에서 기록하며, 2지점 사이의 거리와 맥박파의 시간 차이에서 PWV를 계산한다.
- 임상에서 사용하는 PWV 측정법에는 팔동맥과 발목동맥 PWV(baPWV)와 혈압의 영향을 줄이기 위한 심장발목혈관 지수(cardio ankle vascular index: CAVI)가 있다.
- PWV 측정은 혈관 장애 중증도 평가에 유용하다.
  - 경동맥초음파, CT, MRI 등 형태적 평가에 의한 동맥경화 병소의 평가와 달리 PWV는 기능적 혈관 장애에 대한 검사다.
  - 동맥 경직도 평가에 의해 심혈관질환 예후를 평가할 수 있다.

- PWV 기준치로 baPWV 18 m/초, CAVI 9.0이 제시되었다.
- 당뇨병에서 동맥 경직도가 증가되어 모든 환자가 측정 대상이라고 생각할 수 있다.
  - 측정치 증가에서 심혈관질환 위험인자 조절 상황 확인, 잠재적 심혈관질환 동반 확인이 필요하다.
- 당뇨병 치료에 의한 PWV 개선 보고가 있으나 대부분 소규모 연구다.

(3) 혈관내피기능 검사

- 혈관내피세포는 혈관의 항상성 유지 및 장기로 가는 혈류를 조절하며, 혈관 긴장도 조절, 물질 투과, 혈액 응고와 섬유소 용해 등의 기능이 있다.
  - 내피세포에서 혈관작동물질이 생산되어 혈관 긴장도 조절이나 혈관 장애의 보호와 회복에 관여한다.
- 임상적으로 내피기능을 평가하는 방법에는 생화학 평가법(내피장애 관련물질 측정: 접착 분자 등)과 생리적 평가법이 있다.
- 혈류중개혈관확장반응(flow-mediated vasodilatation: FMD)은 위팔 혈류 차단에 대한 반응성 충혈 전후의 위팔동맥 직경 변화를 초음파로 평가하는 검사 방법이다.
- 정상에서는 차단 혈류 개방 후에 위팔동맥이 확장된다.
- 내피기능에 이상이 있으면 혈류 개방 후 위팔동맥 확장 정도가 저하한다.
- FMD는 동맥경화 초기 단계인 내피세포 장애를 보는 검사법이며, 내인성 NO 동태를 반영하는 지표다.
- 당뇨병에서 FMD 측정이 예후 예측 지표로 알려졌다.
  - FMD는 당뇨병 치료에 의한 당대사 정상화에 의해 회복되므로 당뇨병 치료 효과 판정에 이용할 가능성이 있다.
- 맥박파속도 및 내피기능 검사를 이용하여 기능적 혈관 이상을 혈관 장애로 인식하려는 개념이 제시되었다.
  - 혈관 기능에 대한 생리적 검사의 복합적 평가 중요성이 알려지고 있다.

2) 신체조성, 체지방률

- 당뇨병에서 비만의 평가는 인슐린저항성을 예상하여 당뇨병약 선택에 도움이 된다.
- 비만은 체질량지수(body mass index: BMI)나 허리둘레 측정에 의해 평가하지만, 내장지방이 BMI나 허리둘레보다 심혈관질환 발생에 더 관여하는 것으로 알려져 있다.
  - 내장지방의 평가는 복부 CT에 의한 내장지방 면적으로 정량할 수 있지만 모든 환자에서 복부 CT 검사는 어렵다.
- 지방조직은 전기를 통하기 어렵고, 신체 조직의 전기 전도에 차이가 있는 것을 이용한 생체저항(impedance)법으로 체지방과 근육량 등을 비침습적으로 평가할 수 있다.
  - 생체저항법으로 신체조성을 알 수 있다.
  - 체중 증가가 체액량 증가에 의한 부종인지 평가한다.
  - 고령자에서 근감소증 평가에 유용하다.

- 체성분 검사 결과는 당뇨병 진료에 유용하다.
- 체성분 분석 결과(QR코드 5 참고)

QR코드 5

3) 안저촬영

- 당화혈색소와 지질 검사는 외부 검사 기관에 의뢰하여 검사할 수 있으며, 안저검사는 인근 안과 병원과 제휴하여 의뢰할 수 있다.
- 당뇨병 특화진료 시행에는 안저카메라를 준비하여 직접 해보겠다는 결심이 중요하다(그림 5-1).
  - 안저카메라 조작은 어렵지 않으며, 5분 정도의 설명만 들으면 누구나 쉽게 안저 사진을 찍을 수 있다.

그림 5-1 무산동안저카메라 설치 모습(안저검사와 당뇨병 눈, 대한의학, 2024)

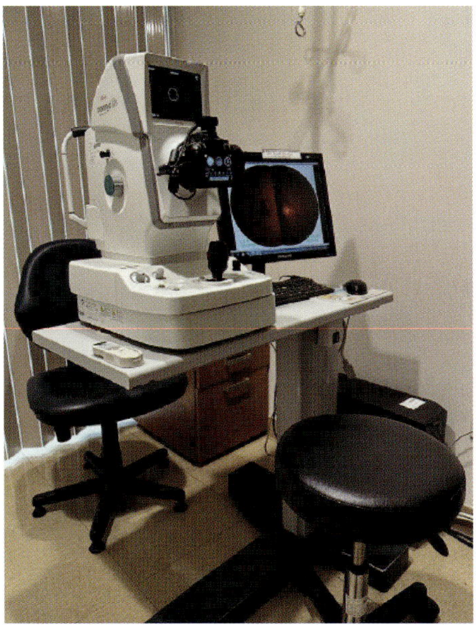

- 당뇨병 진료에서 안저검사의 유용성은 다음과 같다.
  ① 비침습적이며 간편하게 검사한다.
  ② 단시간에 많은 사람을 검사할 수 있다.
  ③ 정밀하게 적절한 영상을 촬영할 수 있다.
  ④ 영상을 보관하여 시간적 변화를 알 수 있다.

⑤ 안저소견에 따라 당뇨병 치료 방침을 바꿀 수 있다.

⑥ 환자에게 영상을 직접 보여주어 치료 의욕을 높인다.

⑦ 안과 전문의에게 의뢰할 시기와 필요한 치료를 예상할 수 있다.

- 안저검사 소견은 당뇨병에서 망막병증을 간편하게 선별할 수 있는 방법으로 의의가 있다.
  - 시각에 이상이 없는 환자에게 안과 진료를 권했을 때 좀처럼 안과에 가려고 하지 않는다.
  - 그러다가 망막증이 진행되어 시력에 장애가 생겨 안과에서 치료가 어렵다는 말을 들으면 그동안 치료해 준 주치의에게 강한 불만을 나타낸다.
- 당뇨병망막병증이 시작되었을 때 안저촬영 소견을 보여주며 엄격한 혈당 조절의 중요성을 알려주면 치료 의욕이 높아진다.
  - 시간 간격을 두고 안저소견을 촬영하여 환자에게 보여주면 장기적으로 혈당 조절을 좋게 하는 수단이 된다.
  - 중증 합병증 진행의 방지는 당뇨병 진료를 담당하는 의사의 임무다.
- 당뇨병망막병증의 안저소견을 인공지능 서비스를 이용하게 판독할 수 있다(그림 5-2).
  - 당뇨병 진료에서 흔히 보는 비증식망막병증 소견은 쉽게 익숙해질 수 있다(그림 5-3).
- 안저검사 시행과 안저소견의 판독은『안저검사와 당뇨병 눈, 대한의학, 2024』를 참고하기를 바란다.

그림 5-2 VUNO의 안저소견 판독 서비스의 예(안저검사와 당뇨병 눈, 대한의학, 2024)

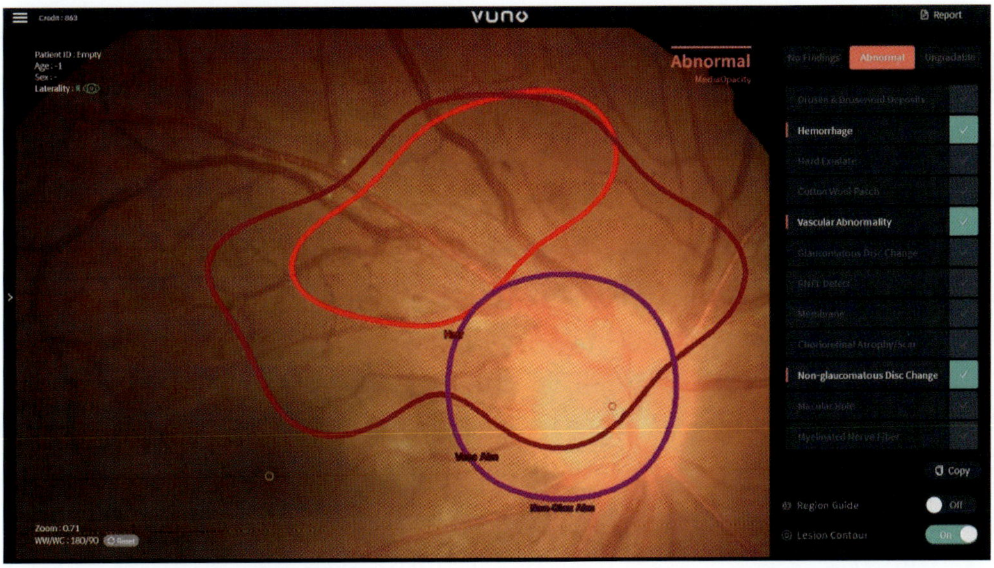

그림 5-3 비증식 당뇨병망막병증의 특징적 소견
A, B 미세동맥류와 삼출물, C 망막내 미세혈관이상, D 정맥염주, E 정맥고리형성
(안저검사와 당뇨병 눈, 대한의학, 2024)

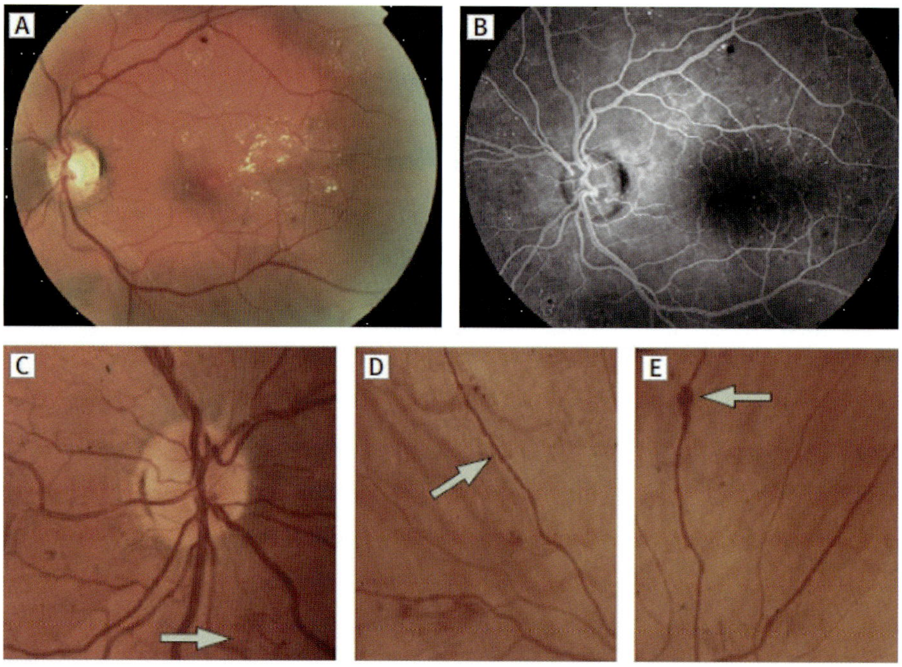

3 영상 진단의 활용

1) 심장초음파 검사

- 당뇨병 환자에서 심장초음파 검사에서 좌심실 확장능 이상(등용적 이완기 연장, 확장 말기 용적 감소, 승모판의 최대 혈류속도 증가)이 많다.
- 좌심실 수축능 지표로 좌심실박출률(left ventricular ejection fraction: LVEF)이 이용되어 LVEF가 유지된 심부전(HFpEF)과 LVEF가 저하된 심부전(HFrEF)을 구분한다.
- 확장능은 좌심실 유입 혈류 파형 E파와 승모판고리 속도 파형 e′파의 속도 비(E/e′), 승모판 고리 확장 조기파(e′), 삼첨판 역류속도(tricuspid regurgitation velocity: TRV), 좌심방 용적계수(left atrial volume index: LAVI) 등으로 평가한다.
  - LVEF > 50%에서 평균 E/e′ > 14, 중격측 e′ 7 cm/초, TRV > 2.8 m/초, LAVI > 34 mL/m^2
  - HFrEF(LVEF < 50%)에서는 좌심실유입 혈류 파형(E/A), E 파고, E/e′, TRV, LAVI 등으로 좌심방압 상승을 평가한다.
- 무증후 심근허혈 병변을 심장초음파에서 벽운동 이상으로 발견할 수 있다.
  - 협동운동불능(asynergy) 부위는 경색 병변 가능성이 높다.

2) 경동맥초음파 검사

- 경동맥초음파 검사에서 동맥경화 병변 정도를 비침습적으로 평가할 수 있다.
- 경동맥 내막중막두께(intima media thickness: IMT)는 전신의 동맥경화 진행도를 나타낸다.
- 동맥경화판(plaque)은 1.1 mm 이상의 국소 융기 병변이며 1.5 mm 이상은 임상적 의의가 크다.
- 증상이 없는 2형당뇨병의 심혈관 병변 평가에서 고전적 위험인자(연령, 성별, 흡연, 고혈압, 이상지질혈증)에 더해 IMT 2.45 mm 이상에서 민감도와 특이도가 높았다.
- 주의해야 할 동맥경화판(warning plaque)은 궤양 형성, 발기 저하, 불균일, 이동성 등이며 뇌경색과의 관련이 알려졌다.
- 협착 병변은 도플러법으로 추정하며 50%를 넘으면 스텐트 유치술이나 경동맥내막절제 적응을 전문의에게 의뢰한다.

3) 홀터심전도

- 환자가 자유롭게 활동할 수 있는 상태에서 심전도를 연속적으로 기록하여 분석하는 검사를 홀터심전도라고 부른다.
- 홀터심전도로 평가할 수 있는 현상은 다음과 같다.
  - 안정시 심전도에서 나타나지 않는 일과성으로 출현하는 심전도 현상 기록이 가능
  - 부정맥, QRS 파형 변화, ST편위 등을 알 수 있다.
  - 장시간 기록에서 RR간격 변화 평가도 가능
- 홀터심전도 기록이 필요한 상태는 다음과 같다.
  - 부정맥이나 협심증 발작 등 일과성으로 출현하는 심전현상 검출에 효과적
  - 실신, 두근거림, 흉부 불쾌감 등의 원인이 안정 심전도나 운동 부하검사에서 밝혀지지 않을 때 좋은 적응
  - 심야에서 이른 아침에 발생이 많은 이형협심증 발작 진단에 불가결
  - 진단뿐만 아니라 발생빈도의 정량적 평가, 호발 시간대 파악 가능
- 패치형 홀터심전도 도입으로 간헐적으로 증상이 나타나는 환자의 상태 평가에 유용하게 되었다 (그림 5-4).

그림 5-4 패치형 홀터심전도와 스마트폰 및 클라우드 스테이션의 모니터링, 보고서의 예

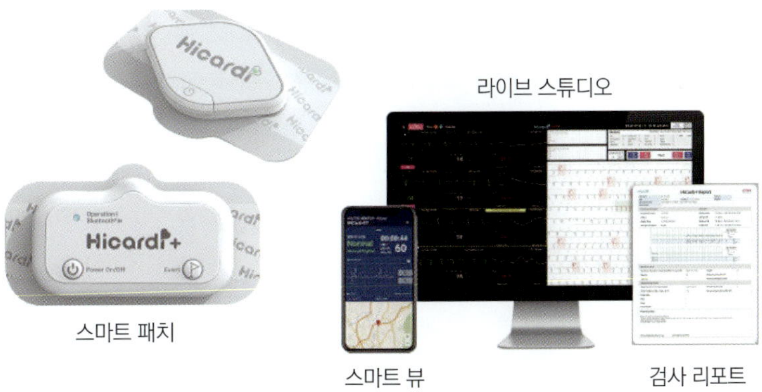

4 당뇨병 특화진료에 도움이 되는 디지털 수단

- 디지털 수단은 당뇨병 환자가 효율적으로 자신의 건강을 관리하고, 의료인과의 소통 강화에 도움이 된다(그림 5-5).

그림 5-5 당뇨병 특화진료에 디지털 수단의 이용

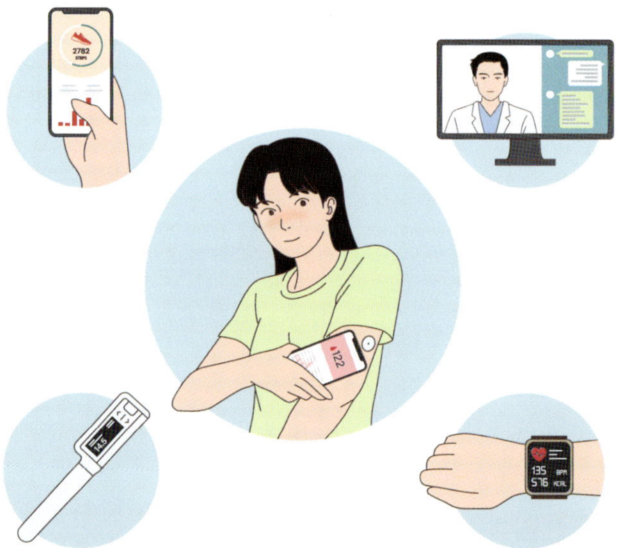

- 당뇨병 특화진료에 도움이 될 디지털 수단은 당뇨병 진료를 담당하는 의료인이 먼저 경험하고 환자에게 권고해 주면 좋다.

(1) 스마트 웨어러블 기기

삼성의 〈갤럭시워치〉나 애플의 〈애플워치〉는 심박수, 심전도, 산소포화도 운동량 등을 모니터링하여 건강 관리에 도움을 줄 수 있다.

(2) 디지털 장비

체중을 스마트폰으로 기록하는 디지털체중계, 가정혈압을 측정하는 반지혈압계, 허리둘레와 체질량지수를 표시하는 BMI벨트 등이 있다. 염도계를 이용하면 국물의 염분 농도를 표시하여 소금제한식사 시행에 도움이 된다(0.7이면 좋다).

(3) 스마트인슐린펜

휴온스, 노보노르디크, 사노피 등에서 인슐린주사에 도움이 되는 장치를 공급하고 있다.

(4) 모바일 앱

음식을 사진으로 찍으면 전체 칼로리와 탄수화물/단백질/지방질의 칼로리를 계산해주는 〈다이어트카메라〉 앱은 식사요법 시행에 도움이 된다. 매일의 걸음수를 기록해주는 〈손목닥터9988〉은 걸음수에 따라 일정한 포인트를 주어 계속 걷기를 권한다. 진료실에서 지난 주에 얼마나 운동했는지 묻기보다 모바일 앱에서 운동을 확인하면 좋다.

환자의 상태 평가를 위해 다양한 스코어 계산에 〈MDCalc〉을 이용하면 좋다.

(5) 혈당 관리 앱

매일의 혈당 수치 기록과 당뇨병 관리에 대한 정보를 제공하는 〈밀당365〉가 있다. 당뇨병 환자의 심리지원도 제공하는 당뇨병학회에서 개발한 〈당당케어〉도 유용하다.

(6) 원격의료 서비스

당뇨병의 원격 진료로 혈당 관리를 상담받을 수 있는 플랫폼으로 '네이버 헬스케어', '닥터나우', 'Goodoc' 등이 있다.

(7) 연속혈당측정기

환자의 혈당 데이터를 진료 담당의가 원격으로 환자의 모니터링할 수 있다. 〈Dexcom G7〉은 스마트폰 앱과 연동되어 데이터가 실시간으로 전송된다.

Chapter 6

당뇨병 진료의 흐름

1 초진 환자의 접근

1) 고혈당을 발견하여 추적 계획을 세운다

- 다음 사항을 확인하여 판단할 필요가 있다.
  ① 지금 바로 처치가 필요한 상황인가?
  ② 병태생리, 동반질환, 합병증이 있는가?
  ③ 추가로 필요한 검사가 있을까?
  ④ 당뇨병이나 내당능이상이 있다는 진단에 대해 환자는 어떻게 생각하는가?
  ⑤ 환자가 치료 계획을 받아들일 준비가 되었는가?
  ⑥ 다음번 진료 계획을 알려주고 약속할 수 있는가?
- 당뇨병을 처음 진단했을 때 긴급한 상황이 아니라는 판단이 필요하다.
  - 당뇨병의 병력이 없이 기운이 없고 속이 좋지 않아 내원한 환자에서 혈당이 높으면 긴급 상황을 생각해야 한다.
  - 호흡과 맥박이 빠르고 메스꺼움이 있으면 케토산증 가능성이 있다. 자세한 검사를 위한 채혈을 시행하고 바로 생리식염수 주사를 시작하여 혈관을 확보한다.
  - 소변을 받아 케톤체를 확인한다. 중증 고혈당과 케톤체 양성이 확인되면 정규인슐린(regular insulin) 6 단위 정도를 정맥으로 주사하고 중환자실로 이송하여 집중치료를 시작한다.
  - 집중치료가 어려우면 중환자실이 가용한 병원으로 전원한다.
- 긴급한 상황이 아니고 환자가 당뇨병을 받아들일 준비가 되어 있으면 병태생리를 알기 위한 추가 검사를 시행한다.
- 병력으로 폐렴이나 요로감염 등이 있으면 이에 대한 검사와 흉통이 있으면 심전도를 추가한다.
- 검사 결과를 모아 치료 계획에 대해 설명한다.
- 초진에서 당뇨병에 대한 설명과 환자의 이해는 향후 정기적 병원 방문과 장기적 추적에 중요하다.

- 특히 비만, 고혈압, 이상지질혈증 등이 같이 있을 때 이들의 치료를 한번에 모두 설명하면 환자는 혼란스러워하고 부담을 느낀다.
  - 동반된 질환을 알려주고 무엇이 가장 걱정되는지 물어보아 간단히 설명하고 다음에 다시 알려주겠다고 말한다.
- 단계적으로 하나씩 개선해야 할 점이 있어 재진이 필요하다고 알려주고, 다음에 꼭 올 수 있는 날을 알아본다.
  - 다음 약속을 예상하기 어려우면 진료 후에 간호사와 함께 천천히 생각하게 한다.
- 초진 기록에 포함할 내용(QR코드 6 참고)

QR코드 6

2) 당뇨병을 확진한다

- 고혈당은 내당능이상에서 당뇨병전단계를 거쳐 당뇨병과 당뇨병합병증에 이르는 연속된 단계에 있다는 것을 이해한다.
- 당뇨병 진단의 기본은 〈만성적 고혈당 지속〉의 증명이다. 따라서 단 한 번의 수시 혈당이 높다고 바로 확정 진단할 수 없다.
  - 진료지침은 다른 날 검사하여 고혈당을 확인하도록 권고한다.
- HbA1c만으로 진단하지 않는다!
  - 〈높은 혈당〉의 증명이 필요하여 공복혈당, 수시혈당과 HbA1c을 조합하여 선별검사, 진단을 시행한다.
  - 그러나 HbA1c 7.0% 이상이면 수시 혈당을 측정하지 않아도 〈당뇨병일 것이다〉고 임상적으로 판단한다.
- 고혈당이 있지만 한가지 검사로 당뇨병 진단 기준을 만족시키지 않으면 경구포도당내성검사(OGTT) 시행을 생각한다.
  - 현저한 고혈당에서는 OGTT는 시행하지 않는다.
- 단지 〈진단을 붙인다〉는 목적으로 OGTT를 사용하는 것이 아니다.
  - 인슐린, C-펩타이드를 같이 측정하여 인슐린분비능, 인슐린저항성 등 당뇨병의 주요 지표를 파악하여 치료 방침의 결정과 경과 추적에서 수치 변화를 보는 데 의의가 있다.

3) 진단 후의 주의점

- HbA1c 5.7%일 때 〈당뇨병이 아니니까 괜찮다〉라고 말하지 않는다.
  - 내당능 이상일 수 있다.
  - 〈정상보다 조금 높은 수치이까 크게 걱정은 필요 없다〉, 〈그러나 정기적 추적이 필요하다〉고 알려준다.

– 식사와 운동습관을 조사하여, 정상에 가까운 체중과 허리둘레를 알려주며 식사와 운동의 중요성을 설명한다.

- 당뇨병으로 진단되었을 때 〈이대로 두면 눈이 안 보이게 되고, 신장이 나빠진다〉고 위협하면 안 된다.
- 과거 당뇨병합병증 위험을 강조하여 치료 동기를 높이려는 시도가 있었다.
  - 환자는 먼 미래에 닥칠 형태를 알 수 없는 합병증에는 관심이 없다.
  - 당장 눈앞의 현실, 예를 들어 혈당이 높으면 맛있는 것도 먹을 수 없고, 땀 흘린 운동 후에 시원한 맥주 한 컵도 마실 수 없다는 사정에 예민할 수 있다.
  - 〈그래서 혈당을 조절하는 것이지요!〉
- 치료가 어려운 합병증을 강조하여 환자를 불안하게 만들어도 얻을 수 있는 것은 없다.
  - 합병증에 대한 설명에서는 〈이제 충분히 방지할 수 있는 시대가 되었으며 그렇게 되지 않도록 조절한다〉는 메시지가 중요하다.
- 당뇨병이라고 진단 후에 추가 검사를 빠트리지 않았는지 확인한다.
  - 1형과 2형을 구분하기 위한 항GAD항체, 인슐린분비 상태 파악을 위한 혈중 C–펩타이드를 측정할 수 있으면 좋을 것이다.
  - 이런 검사 결과는 향후 추적에서 치료 방침 결정에 중요한 정보가 된다.

4) 초진에서 특히 중요한 점

- 당뇨병 진료에 중요한 〈통원 중단 방지〉를 초진 시부터 생각한다.
  - 대부분의 중증 합병증은 통원 중단에서 나타난다.
  - 〈병원에 오지 않게 되는 것〉이 당뇨병 진료에서 가장 나쁘다.
  - 탈락을 막을 수 있으면 혈당이 조절되지 않아도 어느 정도 개선의 여지는 있다.
- 당뇨병에서 초진 시 대처가 장래의 예후를 결정한다.
  - 장시간에 걸친 복잡한 설명보다 〈어떻게 얘기할까〉가 중요하다.
- 건진이나 다른 일로 혈당을 검사하고 진료를 받은 환자는 〈당뇨병일지 모른다〉는 불안과 아니기를 바라는 기분을 가질 수 있다.
  - 불안해하는 환자에게 〈많이 걱정되시지요〉라는 공감으로 환자와 좋은 관계를 만들도록 노력한다.
  - 내원하여 검사받게 된 용기를 칭찬하여 〈진료받아야 하겠다고 생각해서 정말 잘하셨습니다〉라고 위로해 주면 좋을 것이다.
- 초진 시의 설명 방법에 따라 환자가 계속 치료할 것인지 생각하게 된다.
  - 초진 시에 예를 들어 〈이제부터 한 달에 한 번은 통원할 수 있을까요?〉 등으로 확인하는 것이 당뇨병 초진 시에 중요하다.
- 치료를 중단하는 원인으로 환자의 건강 관리 행동 요인이 있다.
  - 환자의 건강 관리 행동 결정에 심리적 요인이 큰 영향을 준다.
  - 환자와 함께 심리적 부담을 찾아 해결하려는 노력이 필요하다.

- 〈무엇보다 계속〉 내원하는 것이 중요하며, 의사도 〈정기적으로 진료를 받아 기쁘다〉는 기분을 전한다.

- 진단 후 공감과 배려심으로 장기적으로 추적할 수 있는 분위기를 만드는 것이 초진 외래에 필요하다.

2 재진 관리의 기본

1) 재진의 기본

- 당뇨병 환자의 재진은 ① 당뇨병 조절, ② 합병증 검사와 건강 유지, ③ 심리적 지원 등의 3가지로 구성된다.
- 환자의 상황에 따라 재진 빈도가 다르지만, 몇 가지 주의점이 있다.
- 당뇨병 치료 목표에서 중요한 점은 획일적이 아니라, 개개인의 연령이나 배경에 따라 개별화한다는 것이다.
- 젊은 사람에서도 HbA1c 목표를 느슨하게 설정하는 때가 있으며, 저혈당을 일으키지 않는 범위에서 좋은 조절을 목표로 할 수 있는 건강한 고령자도 있다.
  - 고령자에서 예후가 길지 않다고 판단되면, 당뇨병 자체가 생명 예후를 결정하지 않기 때문에 조절 목표의 완화를 생각한다.
- 같은 사람에서도 시간 경과에 따라 목표가 바뀔 수 있다.
- HbA1c 수치 개선만을 중요시하는 〈HbA1c 외래〉가 되지 않도록 조심한다.
  - 〈HbA1c 외래〉는 HbA1c만 강조하고 환자의 상태에는 주의하지 않는 진료형태다.

2) 기본적 추적과 건강 유지

- 당뇨병 관리는 치료뿐 아니라 건강 유지에도 관여하는 것이다.
- 혈당 조절이 중요하지만 당뇨병에만 집중하는 것이 아니라 〈건강 유지〉의 계속이다.
- 건강 유지에 대해 근거에 의한 권고를 한다.
  - 미국의 예방의료 권고(US Preventive Service Task Force: USPSTF)가 있다(QR코드 7 참고).

QR코드 7

- 증상이 없어도 보다 건강해지고 장수하기 위한 권고이며, 다른 기관에서 검진을 받으면 결과를 가져와서 상의하도록 알려준다.

3) 1년에 한 번 추적 검사

- 당뇨병 추적 검사에 〈1년에 1회〉가 많다.

- 바쁜 일상 진료에서 잊지 않고 실행하기 위해서 〈생일이 있는 달에 검사〉하도록 알려주면 좋을 것이다.
- 진료기록의 표지에 생년월일을 기록해 두고, 생일이 있는 달에 추적 항목에 대해 질문한다.
- 대기하는 동안 간호사가 문진하여 기록할 수도 있다(QR코드 8 참고).

QR코드 8

- 의사와 간호사가 생일을 축하해주면 환자는 기뻐한다.

4) HbA1c의 함정

- 〈지금 이 HbA1c 수치가 진정으로 혈당을 반영하는지〉 가끔 생각해본다. (➡ p.309)
- HbA1c 수치만 보면서 당뇨병을 진료할 때 빠지기 쉬운 함정은 HbA1c과 진정한 혈당 조절의 괴리다.
- HbA1c는 크게 높지 않지만 식후혈당이 높은 경우가 있다.
- HbA1c는 혈색소에 당화된 부분을 퍼센트로 나타낸 것이며 어디까지나 혈당의 간접 지표라는 것을 잊으면 안 된다.
- HbA1c 수치에 영향을 주는 인자를 기억하자.
  - 급격한 혈당 변동: 혈당이 갑자기 올라가고 또 저혈당이 여러 번 반복되면 평균 혈당을 반영하는 HbA1c는 낮게 나온다. 전격 1형당뇨병에서는 급격한 혈당 상승에 의해 HbA1c가 고혈당을 반영하지 않는다.
  - 빈혈의 회복기, 용혈성 빈혈, 간경변(적혈구 수명 단축), 대량 실혈, 대량 수혈, 에리스로포이에틴으로 치료한 신성 빈혈 등에서는 HbA1c가 낮다.
  - 고령자, 철 결핍성 빈혈, 비타민 B12 결핍성 빈혈, 비장 적출 후 조혈능 저하 등에서는 적혈구 수명의 연장으로 HbA1c가 높다.
- HbA1c를 대체할 수 있는 검사 시행
  - 당화알부민: 알부민과 포도당의 반응물. 지난 1-2주의 평균 혈당을 반영한다.
  - 1,5-AG(안히드로-D-글루시톨): 요당 배설이 증가에서 저하된다. 지난 수일간의 혈당을 반영한다.
- 환자를 설득하여 연속혈당측정을 시행한다.
  - 식사나 운동과 혈당의 변동을 환자가 체험할 기회를 갖게 한다.
  - 연속혈당 측정이 어려울 때 1일 7회 자기혈당측정(매 식사의 전후와 자기 전)을 3일간 계속하여 혈당 추이를 보는 방법도 있다.

5) 당뇨병전단계에도 재진을 권고한다

- 당뇨병으로 진단되지 않았지만, 당뇨병으로 진행될 위험이 높은 환자를 방치하지 않고 재진을 계

속할 수 있는 대책을 환자와 함께 생각한다.

- 당뇨병전단계에서 당뇨병으로 진행을 억제한 연구에서 다음과 같은 개입을 권고하고 있다.

(1) 체중 감량

- ADA는 현재 체중의 7–10%를 감량하여 유지하도록 권고하고 있다.
- 환자에게 설명할 때는 7–10% 범위가 아니라 〈우선 7% 감량〉이라고 말하며, 예를 들어 체중 60 kg인 사람은 4.2 kg 감량을 목표로 한다고 정확한 목표를 알려주는 것이 좋을 것이다.
- 감량 속도는 감량 방법과 관계없이 0.45–0.9 kg/주(1개월에 1–2 kg)로 한다.

(2) 식사 조절

- 당뇨병전단계에서도 당뇨병의 식사 치료에 준한 섭취 칼로리의 기준을 알려주고, 단품(면류 등)을 피하고 채소를 많이 섭취할 수 있는 식사를 권고한다.
- 현재 섭취 칼로리가 많으면 500–1,000 kcal/일을 기준으로 섭취량을 줄인다.
- 견과류, 콩, 올리브오일 등을 중심으로 한 지중해 식사법이 2형당뇨병 진행을 방지했다는 보고가 있지만 장기적으로 계속하기는 어렵다.

(3) 신체활동: 촉진

- 주 150분의 신체활동, 특히 빠른 걸음의 걷기를 권고한다.

(4) 금연 실천

- 흡연은 당뇨병 발생의 위험인자로 알려졌으며 금연을 권한다.

(5) 약물치료를 질문할 때

- 미국의 DPP 연구에서 메트포민 투여가 당뇨병 진행 억제에 근거가 있었으나 보험 적응이 없어 예방에 사용할 수 없다.
- 일본은 당뇨병전단계에서 보글리보스에 의한 당뇨병 진행 예방에 근거가 있다고 보았으며, 일본에는 보험 적응도 있다.
- SGLT2억제제 투여에 의해 당뇨병전단계에서 새로운 당뇨병 발생이 줄었다는 연구가 있다.

6) 심리적 지원의 요점

- 당뇨병은 진단된 그날부터 계속 관리해야 하는 질환이며, 병명을 전해 들은 환자에게는 충격적 사건이다.
- 이때 계속 치료해야 할 원칙을 〈자동차 운전〉에 비유하면 좋을 것이다.
  - 〈당뇨병 치료는 자동차 운전과 같다. 운전기사는 주치의가 아니라 바로 환자다. 교통 법규를 지켜 안전 운전을 하고 있으면 쾌적한 드라이브를 계속할 수 있지만, 폭주하거나 신호를 무시하면 차가 부딪쳐 파손될 수 있다.
  - 〈여기서는 조금 스피드를 늦추자. 여기서는 브레이크를 넣자〉처럼 운전 상태를 돌아본다.
  - 좋은 경치를 보면서 드라이브를 계속할 수 있으면 좋을 것이다.

3 장기간 방치되었다 내원한 환자의 진단과 치료

1) 치료 필요성 인식

- 당뇨병 Fact Sheet 2022에 의하면 당뇨병 초진 후 병원 방문율은 6개월에 36.0%, 12개월에 43.6%로 탈락률이 높다.
  - 병원 방문 지속은 남성에서 32.9%, 여성에서 43.0%로 남성에서 낮다.
  - 노인보다 젊은 환자에서 병원 방문 지속률이 낮다(30대 19.9%, 60대 44.9%).
  - 젊은 남성에서 병원 방문 지속에 대한 대책이 필요하다.
- 당뇨병을 치료하지 않고 방치한 이유는 환자에 따라 다르지만 다음과 같은 경우를 생각할 수 있다.
  ① 불편한 증상이 없고, 혈액검사를 받을 기회도 없었다.
  ② 당뇨병이라는 말은 들었지만 어떻게 치료한다는 설명은 없었고 병원에 계속 다녀야 할 필요성을 느끼지 못했다.
  ③ HbA1c가 정상이라는 말을 듣고 〈다 나았다〉고 생각했다.
  ④ 이사한 동네에 큰 병원이 없었다.
  ⑤ 병원에 갈 때마다 혈당 조절이 안 된다고 질책받아 병원에 가기가 꺼려졌다.
  ⑥ 다른 환자보다 의료비를 많이 받는 것 같아 병원 가기를 중단했다.
- 이런 상황을 이해하여 다시 병원에 오게 되어 다행이라고 우선 격려한다.
- 당뇨병을 치료하지 않고 방치하다가 내원한 환자는 자각 증상의 유무와 관계없이 합병증 검사의 필요성을 신중하게 설명한다.
- 환자가 치료 필요성을 이해해야 치료를 계속해야 하겠다는 생각이 든다.
- 합병증에 의한 증상이 나타나서 다시 병원에 오게 된 환자도 있다.
  - 〈이렇게 나빠지고 있는지 몰랐다〉라는 후회하는 기분에 대해 심리적으로 지원한다.
- 진료의 시작에서 ① 과거의 혈당 수치와 그동안의 체중 변동, ② 병원에 오게 된 계기, ③ 합병증 등을 알아본다.

2) 치료 시작을 위한 정보 수집

- 당뇨병 진단과 기억하는 마지막 혈당 수치를 확인한다.
- 혈당이나 진단 기억이 명확하지 않으면 체중의 변화를 알아본다.
  - 체중이 증가 때문에 혈당을 검사하여 당뇨병으로 진단하는 경우가 있다.
  - 반대로 체중이 갑자기 감소하여 당뇨병으로 진단되었을 가능성도 생각할 수 있다.
- 당뇨병이라는 말을 듣고 방치한 환자에서 당뇨병 가족력, 비만, 탄수화물 섭취 증가, 운동부족 등, 2형당뇨병 악화 요인이 없으면 1형당뇨병 배제를 위해 항GAD항체 검사도 필요하다.

3) 병원에 다시 오게 된 계기나 증상을 확인한다

- 고혈당에 의한 갈증, 다뇨, 다음 등의 증상은 인슐린분비가 적어지거나 다른 질환이나 스트레스가 있어 인슐린 요구량이 증가하며 나타난다.

- 이런 증상이 있는지 언제부터 시작했는지 알아 병원을 찾은 이유를 알아본다.
- 갑자기 혈당이 올라간 인슐린주사가 필요한 긴급 상태가 아닌 것으로 확인한다.

- 체중 감소가 있으면 당뇨병 이외에 악성 종양이나 갑상선항진증도 생각한다.
- 당뇨병에서 흔한 동반된 감염(요로감염, 폐렴)을 조사한다.
- 불면, 불안 등의 심리적 요인이 있는지 조심스럽게 물어본다.

4) 쉽게 알 수 있는 합병증을 확인하여 검사 계획을 세운다

- 상하지 마비, 발음 장애, 안면 주름 이상 등 뇌혈관질환이 아님을 확인한다.
- 흉통, 부정맥, 혈압 저하 등 급성심장질환을 제외한다.
- 음차를 이용한 진동감각이 저하되면 당뇨병신경병증으로 진단한다.
- 하지 부종이 있을 때 당뇨병신장질환 가능성을 생각한다.
- 시력 장애가 있으면 신속하게 안저촬영을 계획한다.
- 합병증 정보를 되도록 빨리 확인하여 검사의 진행과 치료 계획을 세운다.
- 검사 결과가 나오는 동안 그동안의 생활습관과 당뇨병에 대한 교육을 받았는지 조사한다.

5) 치료 계획

- 일반 검사 합병증 소견에서 치료제의 선택, 혈당 조절 속도, 치료의 진행 등을 결정한다.
- 당뇨병에 대한 인식이 적고, 혈당이 높으며, 합병증 시작, 동반질환(감염 등)이 있으면, 당뇨병의 식사요법 교육과 고혈당의 집중치료를 위한 단기 입원을 권고한다. (➡ p.333)
- 외래 치료 계속을 희망하면 동반질환이나 급성고혈당으로 인슐린치료 적응인지 판단하며 인슐린 치료의 적응이 아니면 당뇨병약 투여를 생각한다.
- 인슐린분비가 남아 있다고 생각할 때(당뇨병 병력이 오래되지 않았다, 중증 고혈당이 아니다, 저체중이 아니다) HbA1c 수준에 따라 치료 방침을 결정한다.
  - HbA1c 7.5% 이상이면 조기 병용요법을 시작한다. (➡ p.176)
- 당뇨병 병태에 따라 치료제 선택을 생각한다.
  - BMI 25 이하에서 비만이 없으면 인슐린분비 부족을 생각하여 저혈당이 없는 인슐린분비 촉진제(DPP4억제제)를 고려한다.
  - BMI 30 이상에서 인슐린저항성이 예상되면 메트포민, SGLT2억제제 등을 고려한다.
  - BMI 기준으로 비만은 아니지만 허리둘레가 증가하여 복부비만이 있으면 인슐린분비 촉진과 인슐린저항성 개선을 위해 병용요법을 고려한다.
- 당뇨병 치료를 스스로 중단한 환자 중에는 처음에 당뇨병약을 먹고 저혈당을 경험한 경우가 많다.
  - 약이 맞지 않는다고 생각하거나, 저혈당이 나타난 것을 당뇨병이 다 나았기 때문이라고 생각한다.
  - 당뇨병약을 다시 시작할 때 저혈당을 일으키지 않는 약을 선택하면 좋을 것이다.
- 당뇨병 유병기간이 길지 않아도 동맥경화 위험인자(비만, 고혈압, 이상지질혈증 등)가 같이 있으며 신속한 혈당 조절을 위해 병용요법을 시작한다.

- 합병증의 자각 증상이 없어도 당뇨병합병증이 이미 시작되어 진행된 경우가 있어 반드시 확인한다.
- 당뇨병에 동반된 질환이 없어도 50세 이상이면 합병증 시작 위험이 높다고 생각하여 되도록 신속한 혈당 조절이 필요하며, 역시 병용요법이 좋을 것이다.

- 지금까지 몰랐던 합병증이 발견되어 갑자기 눈앞에 닥친 현실에 절망감을 느끼는 환자도 있다.
  - 이미 합병증이 있어도 진행 방지도 가능하며, 또한 다른 합병증을 예방하기 위해서 혈당 조절이 중요하다고 신중하게 설명한다.

5) 생활습관 개선에 대해 다시 알려준다

(1) 식사요법의 중요성을 교육한다

- 과거 식사요법에 대해 들은 적이 있는 환자에게 어떤 점이 어려웠는지, 앞으로 어떻게 하면 좋을지 생각을 들어 교육한다.
- 동반된 고혈압, 이상지질혈증, 신장질환 등을 확인하여 1일 칼로리, 염분 제한, 지방질 제한, 단백질 제한 필요성 등을 알려준다.
- 인슐린분비능이 남아 있으면 우선 당뇨병약을 병용하여 당독성이 좋아지면 인슐린분비가 개선되면서 식사요법만으로도 혈당이 조절될 수 있다.
  - 식사요법의 효과가 나타나기 위해서는 적어도 3개월 정도는 시행해야 한다.
- 당뇨병을 오래 방치한 환자는 치주병 동반이 많으며, 채소, 나물, 육류 섭취를 권고해도 씹기가 힘들어 식사요법을 제대로 시행할 수 없는 경우도 있다.
  - 식사요법 계속을 위해 치과 치료도 필요하다.

(2) 운동요법의 금지는 없는지 확인한다

- 장기간 방치되어 합병증이 시작된 환자에게 무조건 운동을 시작하라고 권하지 않는다.
- 운동으로 상태가 나빠질 위험이 없는 것을 확인한다.
  - 심전도, 안저촬영, 신장기능 검사가 중요하다.
- 무릎이나 허리의 통증이 있을 때 적합한 운동을 알려준다.
- 처음에 운동 강도를 약하게 시작한다.

6) 장기간 치료하지 않은 환자에서 치료 시작 후에 주의할 점이 있다

- 당뇨병 치료제를 시작하여 당독성이 개선되어 혈당 조절이 좋아지며 갑자기 당뇨병합병증 증상이 나타날 수 있다.
  - 이것은 DCCT연구에서 집중 인슐린치료를 시작하며 당뇨병망막병증이 악화가 나타나서 알려졌다.
  - 인슐린분비 부족이 심한 환자에서 인슐린주사에 의한 급격한 혈당 저하에서 나타날 수 있어 HbA1c를 너무 빨리 내리지 않도록 권고했다.
  - 인슐린저항성이 있는 환자에서는 당뇨병 치료제 병용이나 인슐린주사 병용에서도 급격한 혈당 저하는 없어 치료 후 합병증의 존재를 부정하는 주장도 있다.

- 치료 시작 후 저혈당이나 치료 후 신경병증이 있는지 안과 진료 예약이 있는지 확인한다.
- 신속한 혈당 조절을 위해 병용요법 시작 등으로 적극 치료를 시작하지만 필요에 따라 치료를 완화(step down)하여 혈당 조절을 장기적으로 계속하는 것이 중요하다.
- 치료 후 신경병증
  - 혈당이 조절되지 않던 환자에서 인슐린이나 당뇨병치료제로 치료를 시작하여 혈당이 급속히 내려가면서(혈당 조절이 너무 빠를 때) 통증성 신경병증이 나타날 수 있다.
  - 발병 기전으로 말초신경 허혈이나 염증 반응의 관여를 생각하고 있다.
  - 오랫동안 치료하지 않다가 큰맘 먹고 치료를 시작하자 심한 통증이 나타나면 많은 환자가 참기 어려운 통증에 강한 불안을 느낀다.
  - 치료 후 신경병증이라고 알려주며 시간이 걸리지만 분명히 좋아진다고 설명하고 신경병증 치료약을 처방한다.
  - 통증성 당뇨병신경병증에 프레가발린, 듀록세틴, 아미트립틸린 등의 효과가 알려졌다.
- 급속한 혈당 조절에 의한 당뇨병망막병증 악화
  - 1형당뇨병 대상 DCCT연구에서 급속한 혈당 조절에 의해 당뇨병망막병증이 악화되는 〈early worsening〉이 알려졌다.
  - early worsening 환자의 약 50%에서 시력 저하가 지속되었다.
  - 비증식망막병증이나 증식망막병증에서 급속한 혈당 조절에 의한 합병증 악화에 대한 전향적 연구는 없다.
  - 그러나 과거부터 비증식망막병증 또는 증식망막병증이 있으면 HbA1c를 서서히 내리도록 권고했다.
  - 장기간 혈당 조절이 나빴던 환자에게 이미 비증식망막병증이나 증식망막병증이 있을 때 구체적인 HbA1c 개선 속도에 대한 지침이 없다.
  - 급속한 혈당 조절에 의한 망막병증 악화의 근거는 아직 명확하지 않다.
  - 망막병증 악화 기전으로 저혈당 발생이나 혈당 변동의 영향을 생각하고 있다.
  - 저혈당에서 카테콜아민, 트롬복산 증가, 혈소판 응집능 항진, 적혈구의 산소 해리능 저하 등에 의한 망막모세혈관 혈류량 저하에서 망막의 허혈, 저산소가 망막병증을 악화시킬 가능성이 있다.
  - 급속한 혈당 조절에서도 저혈당이 없으면 증식망막병증에서도 망막병증 악화가 없다고 알려졌다.
  - 과거 설포닐유레아나 집중인슐린요법 치료에서는 혈당 조절 개선 과정에서 저혈당 빈도가 높았으나, 최근 DPP4억제제나 SGLT2억제제 사용이 늘며 저혈당이 적어 망막병증 악화가 줄고 있는 것으로 생각한다.
  - 한편 GLP1RA 세마글루타이드 투여 후 당뇨병망막병증 악화를 급속한 혈당 조절에 의한 합병증 때문이라고 설명하고 있다.
  - 당뇨병 치료를 시작하며 망막병증 악화에 대비해 안과 진료 필요성을 환자에게 알려준다.
- 합병증을 평가하지 않고 급격한 혈당 조절의 위험성을 알고 있어야 한다.

4 치료 중단을 반복하는 환자의 대책

1) 자주 치료를 중단하는 환자

- 초진 후 치료를 중단한 환자나 장기간 병원에 오지 않았다가 다시 치료를 시작했지만, 또 얼마 동안 치료하지 않은 치료 중단을 반복하는 환자도 있다.
- 인슐린의존 상태인 1형당뇨병에서는 치료 중단 반복은 케토산혈증으로 나타나서 매우 위험하다.
- 불편한 증상이 없는 2형당뇨병에서 치료 중단 환자를 자주 본다.
  - 고혈당 지속에 의한 당독성은 췌장의 인슐린분비를 저하시켜 다시 혈당을 올리지만 서서히 진행되어 자각 증상을 느끼지 못한다.
  - 계속된 고혈당에서 합병증이 시작되어 진행하지만 매우 서서히 진행하므로 합병증이 심해질 때까지 자각 증상이 나타나지 않는다.
- 당뇨병이 초진이나 재진에서 당뇨병은 진행하는 병이며 췌장의 인슐린분비능 유지가 필요함을 이해시킨다.
- 당뇨병 진료에서 혈당 이외의 대사 이상(이상지질혈증, 혈소판 활성화, 레닌-알도스테론계 활성증가 등)의 포괄적 관리가 합병증의 시작과 진행 방지에 필요하다고 알려준다.
- 치료 중단의 반복은 췌장의 인슐린분비능 소실에 의해 혈당 조절을 어렵게 한다.
  - 환자도 모르게 합병증이 심해져서 혈액투석, 발괴저, 심혈관질환 등으로 중증 장애를 일으킨다.

2) 어떻게 진료할까?

(1) 진료 중단이 반복되는 환자

- 당뇨병 환자 중에서 진료 중단의 반복은 ① 일이 많은 남성, ② 고령자에 비해 젊은 환자(특히 20–30대), ③ 혈당 조절이 나쁘거나(HbA1c 8% 이상) 좋은 환자, ④ 진료 중단 경험이 있는 환자 등에서 많이 볼 수 있다.

(2) 진료 중단 방지 대책

- 당뇨병 초진에서부터 진료 중단의 위험(인슐린분비능 소실과 합병증의 시작과 진행)을 명확하게 알려준다.
- 진료 중단을 반복하면 당뇨병 치료가 어렵다.
  - 혈당이 높을 때 당뇨병 치료제 여러 종류를 고용량으로 투여해야 겨우 혈당이 조절되지만 혈당이 좋아지면 약용량을 줄여 나갈 수 있다. 그러나 진료를 중단하면 다시 당뇨병약을 대량 사용해야 한다.
  - 이런 일의 반복은 경제적으로도 부담이 되고 고용량에 의한 부작용도 우려된다.
  - 간헐적 반복 투여가 췌장의 인슐린분비능 회복을 어렵게 한다.
- 한번의 진료 중단에서도 실명, 신부전, 발병변, 심혈관질환이 나타나는 환자가 있다.
- 규칙적으로 병원을 방문하여 당뇨병을 제대로 관리하면 췌장 기능의 유지나 합병증을 방지할 수 있다.

- 진료 중단 반복의 위험이 높은 젊은 남성은 이해도가 높아 중단 위험을 충분히 설명하면 납득할 수 있다.
  - 병원에 오지 못해도 자기혈당과 체중을 측정하여 변화를 보고 좋은 생활습관을 유지하도록 알려준다.
  - 병원에 오기 쉽도록 진료 시간이나 예약 일정을 환자의 상태에 따라 배려해준다는 접근이 필요하다.
- 어떤 이유에서 혈당 조절이 나빠졌을 때 의료인을 만나는 것이 정신적 고통으로 느끼는 환자가 진료를 중단할 수 있다.
  - 환자 혼자 고민하기보다 도움을 찾을 수 있는 분위기를 만든다.
  - 담당 의사보다 간호사 또는 약의 복용에 대한 약사의 상담 등 소통 창구를 미리 마련해 둔다.
- 혈당이 개선되었을 때 〈좋아졌어요〉, 〈이제 괜찮아요〉 등 의료인의 무심한 말 한마디를 더 이상 병원에 올 필요가 없다고 받아들이는 환자도 있다.
  - 혈당이 정상에 가깝게 조절된 환자에게 계속 병원에 다녀야 할 필요성을 알려준다.
  - 혈당 조절이 좋아 약을 중지하려고 할 때, 환자는 〈당뇨병이 이제 다 나았다〉고 착각하여 치료를 중단하는 일이 있기에 약의 중지는 정말 신중하게 생각해야 한다.
- 한번 치료를 중단한 환자는 그것을 반복할 가능성이 높다.
  - 특히 혈당 조절이 좋아진 환자에서 주의한다.
- 치료 중단을 반복하는 환자를 줄이기 위해서 일상진료에서 어떻게 교육하면 좋을지 생각한다.

(3) 진료 시 환자 교육

- 치료 중단을 반복하는 이유는 환자에 따라 다르다.
  - 중단 이유를 알아 대책을 마련하면 좋을 것이다.
- 치료 중단 이유는 당뇨병에 대한 지식 부족, 복잡한 일상에서 치료 우선도의 낮음, 사회적 이유, 경제적 부담 등으로 다양하다.
- 개개의 이유에 따라 효과적 접근 방법이 다를 수 있다.
  - 〈혈당이 높다는데 아무 증상이 없다〉, 〈의사가 아무 문제 없다고 말했다〉 등 지식 부족에서 치료 중단 반복이 있다.
  - 〈의사가 내 사정을 이해하지 못한다〉, 〈경제적 어려움이 생겼다〉, 〈육아로 바빠 병원에 갈 시간이 없었다〉 등 치료 중단 위험성은 알지만 사정이 있어 진료받지 못하는 경우도 있다.
  - 〈잠시 치료 중단은 괜찮을 것이다〉, 〈오랜만에 진료하면 혼나는 것은 아닌가〉, 〈약이 떨어졌지만 몸에 아무 이상이 없어 생각했다〉 등의 이유에서 중단 기간이 길어지는 경우도 있다.
- 치료를 중단했던 환자가 용기를 내서 병원에 오는 경우가 있다.
  - 진료 중단을 질책하지 않고, 다시 병원에 오게 된 행동을 위로하며 환자의 생각을 듣고 올바른 지식을 반복해 알려준다.
  - 치료 중단에 이른 문제점의 해결책을 환자와 이야기하여 〈할 수 있을 것 같아. 해보자〉라는 생각을 갖게 한다.

- 치료 중단을 반복하는 환자가 진료실에서 의사에 속마음을 이야기하기 어렵거나 바쁜 진료 시간에 충분한 이야기를 듣기 어려울 때 간호사의 도움을 받는다.
  - 편하게 대화할 수 있는 공간을 마련하여 이야기를 구체적으로 듣는다.

(4) 환자 상태의 재평가와 혈당 조절 목표 조정

- 치료 중단 반복에서 진행된 합병증 상태 검사가 필요하다.
- 췌장의 인슐린분비 기능 저하되어 인슐린주사가 필요한 경우도 있으며 환자에게 설명하기 위해 혈중 C-펩타이드(와 인슐린)를 측정한다.
- 혈당과 합병증에 따라 혈당 조절 목표를 정한다.
  - 혈당 조절의 의의와 중요성을 설명하며 환자가 이해할 때까지 모든 의문점에 대해 알려준다.
  - 당뇨병으로 진단되고 시간이 지나면서 다른 사람의 이야기도 들어 여러 가지 의문점을 가지고 있다.
- 치료를 중단한 사람 중에는 〈괜찮다고 들었다〉만 기억하여 재진 필요성을 느끼지 않았다는 환자가 많다.
- 현재 합병증 상태를 깨달아 치료 의욕을 갖게 하는 것도 중요하다.

(5) 치료 중단 위험성을 알려준다

- 인슐린의존 상태에서 인슐린 치료 중단은 당뇨병케토산증을 일으켜 위험하다.
- 인슐린비의존 상태에서는 치료를 중단해도 당분간 무증싱이므로 다시 치료해야겠다는 계기가 없으면 진료가 늦어진다.
  - 무증상에서도 만성고혈당에 의해 합병증이 진행하므로 증상이 시작되면 돌이킬 수 없는 중증 장애(실명, 혈액투석, 발괴저, 심근경색, 뇌경색 등) 위험성을 명확하게 알려준다.
- 진료 전에 대기실에서 합병증이 시작된 환자를 만나 합병증의 위험성을 실감하면 좋을 것이다.
- 당뇨병합병증 중에서도 비교적 조기에 나타나지만 모르고 지내기 쉬운 당뇨병신경병증을 진단하여 환자의 관심을 높이는 방법도 있다.

(6) 중단 이유에 따라 대책이 다르다

① 예약 진료를 지키지 못한 환자

- 치료 중단 방지를 위해 다음번 진료를 예약하지만 지키지 못하는 환자가 있다.
  - 아무리 바빠도 결코 진료 중단은 안 된다고 진료 시마다 알려준다.
- 일이나 육아, 가사 등의 이유에서 예약 진료를 지키기 어려우면 가능한 범위에서 진료 간격의 융통성을 높여 대응한다.
- 약물치료 중인 환자에서 사용하는 약이 떨어지며 치료 중단하는 일이 많다.
  - 일이 불규칙하여 예약일에 병원에 오기 어려운 환자는 약이 떨어지기 1-2주일 전에 내원하여 약을 보충하도록 권한다.
- 장기의 국내 출장에는 현지에서 통원과 투약을 계속하도록 소견서와 처방전을 써준다.
- 장기간의 외국 출장에서 현지에서 진료를 받을 수 없으면 가족의 도움을 받아 투약만은 계속할 수

있으면 좋을 것이다.

- 치료약 중단은 상태를 악화시킬 위험이 있으므로 병원에 오지 못해도 약은 복용할 수 있는 방법을 찾아본다.

② 경제적 어려움으로 병원에 오지 않는 환자

- 경제적 이유로 투약을 중단하는 환자도 있지만, 일상생활에서 치료 우선도가 낮아 외식비용, 스마트폰 요금 때문에 의료비 지출을 부담이라고 생각하는 사람도 있다.
- 치료의 중요성을 알려주지만 생각을 바꾸기는 쉽지 않다.
  - 본인 부담액을 줄여주기 위해 치료 내용이나 검사 내용의 재검토를 고려한다.
- 메트포민이나 설포닐유레아에서 가격 부담이 적은 제네릭을 선택한다.
- 약제를 변경하지 않고 의료비를 줄이기 위해 복합제를 사용할 수 있다.

Chapter

7

당뇨병 치료 대책

1 고혈당을 다양한 시각으로 접근할 수 있다

- 당뇨병은 만성적 고혈당에 동반된 대사이상에 의해 다양한 증상을 나타내고 또 여러 장기에 합병증을 일으킨다.
- 당뇨병의 진료에 고혈당을 진단, 병인, 증상, 예후 등으로 나누어 보면 좋을 것이다(QR코드 9 참고).

QR코드 9

- 혈당 증가는 여러 원인의 결과이므로 당뇨병을 치료하기 위한 접근에서 다양한 시각이 필요하다.
- 효과적 혈당 조절에 의한 만족스러운 당뇨병 치료에는 고혈당을 보는 개념을 확립해야 한다.

2 당뇨병 관리 방침의 결정

- 당뇨병 치료를 위한 일상 진료에서 항상 다음과 같은 요점을 생각하면 좋을 것이다(그림 7-1).
  ① 어떤 당뇨병 환자인가, 병형뿐 아니라 체격, 연령, 생활습관을 포함해 환자를 전인적으로 파악하여 이해하도록 노력한다.
  ② 환자의 연령, 약을 제대로 관리하여 복용할 수 있는지, 일상생활의 리듬, 가족 등 주위의 지원을 고려하여 치료 목표와 약 사용 방법을 정한다.
  ③ 지속적인 생활 지원이나 심리적 지원이 필요한가?
  ④ 합병증에 대한 정보를 알려주면 그 대책을 환자와 함께 시행할 수 있는가?
- 모든 당뇨병 환자에게 적응할 수 있는 획일적 치료 방법은 없다.

그림 7-1 **치료 방침 결정의 흐름**

환자 평가
병형, 체격, 연령, 인지기능, 직업, 환자의 과거력, 생활습관, ADL, 가족력, 가족구성과 동거인의 유무

⬇

합병증은?
합병증의 유무, 합병증의 상태나 현재 치료제의 파악은 치료의 선택에 영향을 줌

⬇

혈당 관리 목표의 설정
당뇨병학회의 지침을 참고로 결정하는 수치목표
저혈당을 회피하는 것이 가능한 치료 방법이나 관리가 필요 → 실현되기 위한 일상 관리의 계획과 실행: 식사/운동요법 교육, 약 복용지속률을 높이는 동시에 심리적 지원

- 개개 환자의 병태생리에 따라 치료 방법이 다를 뿐 아니라 환자의 연령, 생활습관, 환경, 인지기능 등 다양한 요인을 고려해야 치료가 성공적이다.

● 만성적으로 치료, 관리해야 하는 환자의 QOL 유지 또는 향상을 생각한다.

● 환자에게 적합한 개별의료를 시행할 수 있으면 좋을 것이다.

1) 치료를 위한 환자 평가

● 1형당뇨병과 2형당뇨병의 구분은 진단 면에서 중요하지만 혈당 조절에서는 현재 고혈당을 일으킨 병태생리의 이해가 필요하다.

● 1형당뇨병을 인슐린만으로 치료했지만 외국에서는 SGLT2억제제도 병용하고 있다.

● 2형당뇨병은 복용약으로 치료하지만 인슐린분비를 자극하는 주사제도 사용하며, 혈당이 조절되지 않을 때 인슐린도 사용한다.

● 신장, 체중, 연령, 환자의 과거력, 가족력, 인지기능이나 일상생활 활동, 식사나 운동습관을 포함한 생활습관, 직업, 동거 가족의 유무 등 환자 배경의 파악은 치료 방침 결정에 중요하다.

- 인지기능이 저하되고 부부만의 세대이면 복잡한 치료법이나 인슐린치료가 어려울 것을 쉽게 생각할 수 있다.

● 합병증이나 동반질환의 유무와 종류, 정도에 따라 치료 방침이 달라진다.

- 예를 들어 감염 동반에 의한 내당능이상 악화에서 혈당 조절이 어렵다.
- 노인에서 합병증이 있을 때 엄격한 혈당 관리는 환자에게 고통이 될 수 있다.

● 환자의 상황이나 배경에 따라 적합한 대응이 필요하다.

● 환자 평가를 반복하여 치료 방침을 변경하려는 노력이 필요하다.

3 고혈당 치료 방침의 결정

● 평가 결과에 따라 혈당 치료 방침을 정한다.

- 혈당 치료 목표는 연령, 유병기간, 장기 장애, 저혈당 위험성, 지원 체제 등을 고려하여 환자에 따라 개별적으로 정한다.

- 치료에서 최초로 고려해야 할 점은 인슐린치료 적응 여부의 판단이다.
  - 진료지침은 HbA1c 9.0% 이상이고 고혈당 증상(다음, 다뇨, 체중 감소 등)이 있을 때 인슐린치료를 권고한다.
  - 1형당뇨병, 췌장 적출 등 인슐린 결핍에서 인슐린은 필수적이다.
- 치료 시작에서 식사요법과 운동요법을 교육하며 개개 환자의 생활습관에 따라 적용하기 쉬운 식사와 운동 교육이 필요하다.
- 운동요법은 개개 환자의 연령, 운동 능력, 생활습관에 따라 적합한 내용으로 구성한다.
  - 할 수 없는 운동을 강요해도 의미가 없다.
- 최근 진료지침은 당뇨병으로 진단되면 생활습관 개선 교육과 함께 약물치료를 시행하며 HbA1c에 따라 단독 또는 병용요법 시작을 권고한다.
  - 과거에 부작용이 없이 효과가 좋은 당뇨병약이 없던 시절 우선 식사요법을 충분히 시행하고 그래도 혈당이 높으면 약물치료를 시작했다.
  - 의료보험의 지침도 HbA1c 6.5% 이상이면 메트포민 치료를 시작하지만 HbA1c 7.5% 이상이면 2제 병용요법을 시작할 수 있다고 했다.

4 치료의 개별화

- 당뇨병에는 1형과 2형이 있지만 합병증 방지에 대한 개념은 공통적이며 혈당 조절이 치료의 초점이 된다.
- 2형당뇨병 치료를 위해 부작용은 적고 효과는 높은 다양한 치료제가 등장하여 선택 폭이 넓어졌다.
  - 개개 환자의 상태나 병태생리에 따라 가장 적합한 치료제 적응이 가능한 시대가 되었다.
  - 이제 획일적 치료가 아니라 개개인에 따라 치료를 수정하는 개별화 치료가 가능하다.
- 당뇨병 치료의 선택에는 환자의 연령이나 직업을 포함한 생활습관, 가치관, 건강에 대한 신념, 가정환경, 사회적 상황 등 많은 인자가 영향을 준다.
- 환자에 따라서는 감기만 걸려도 당뇨병을 진료해주는 담당의사의 의견을 따르려 하고, 가정이나 직장, 학교에서 대인관계나 심리적 문제도 모두 의사에게 상의하려고 한다.
  - 당뇨병 환자가 개별화된 치료에 대해 과도한 기대를 하는 경우도 있다.
- 당뇨병 진료를 담당한 의사는 당뇨병 이외에 의료 전반에 대한 이해가 필요한 종합진료가 필요할 수 있다.
  - 당뇨병의 전문적 지식을 몸에 익혀 진료를 담당하는 일이 중요하다고 생각할 수 있다.
- 환자가 놓여 있는 사회적 상황이나 성장, 노화를 포함한 라이프스테이지와 가치관에 따라 개개 환자에게 적합한 개별화 치료를 시행하면 예후가 좋아질 것을 기대할 수 있다.
- 이를 위해 의사뿐 아니라, 간호사나 영양사나 임상심리사, 약사 등 여러 전문 직종이 협업하는 팀 의료를 시행하면 좋을 것이다.

Chapter

8

저혈당 대책

1 당뇨병 치료에서 저혈당은 반드시 만난다

- 고혈당보다 저혈당이 더 위험하다는 인식이 필요하다.
  - 저혈당에 대한 충분한 교육 없이 당뇨병약을 처방하지 않는다.
  - 의무기록에 저혈당에 대해 자세히 교육했고 환자가 이해했다고 기록해 둔다.
  - 진료 시마다 저혈당을 경험했는지, 왜 나타났는지, 어떻게 대처했는지 확인한다.
- 저혈당은 당뇨병 치료 중에 가장 흔한 긴급사태다.
  - 실제로 설포닐유레아로 치료하던 시절에 의식 소실로 응급실에 온 환자의 약 50%는 저혈당이 원인이었다(의식소실 환자에서 가장 먼저 해야 할 것은 CT촬영이 아니라 혈당 측정이다).
- 저혈당에 대한 안전한 대처는 무엇보다 환자가 저혈당을 이해하도록 교육하는 것이다.
  - 환자에게 저혈당 증상은 무엇인가, 언제 저혈당이 나타나기 쉬운가, 저혈당에 어떻게 대처하는가, 저혈당에서 무엇이 위험한가 등을 알려준다.
- 당뇨병 진료에 참여하는 모든 의료인은 항상 저혈당의 진단, 증상, 대처, 위험성 등을 알고 있어야 한다.

2 저혈당의 정의

- 엄격한 정의는 혈당이 낮을 뿐 아니라 저혈당에 해당하는 증상이 있을 때 저혈당이라고 진단하지만 보통 혈당 70 mg/dL 미만을 저혈당이라고 한다.
- 정상인은 정맥 혈당이 60–70 mg/dL 미만으로 내려가면 저혈당 증상이 나타난다.
  - 혈당이 50 mg/dL까지 떨어지면 중추신경 기능장애가 생긴다.
- 저혈당의 증상은 혈당이 내려가면서 분비되는 카테콜아민에 의한 교감신경 자극증상과 중추신경에 포도당 부족에 의한 중추신경 증상이다.

- 교감신경 자극증상을 일으키는 혈당은 중추신경 증상을 나타내는 혈당보다 높아 중추신경 증상 출현 전에 교감신경 증상이 나타나는 것이 일반적이다.
  - 저혈당의 반복이나 고령자에서는 교감신경 증상 없이 갑자기 중추신경 증상이 나타날 수 있다.
  - 고령자에서 저혈당에 의한 이상 행동을 치매나 뇌졸중으로 오인할 수 있어 주의한다.
- 당뇨병학회는 저혈당을 3단계로 구분하였다.

저혈당 단계	저혈당 수준	혈당 수준	특징
1단계:	주의가 필요한 저혈당	54-70 mg/dL	탄수화물 섭취, 당뇨병약 종류나 용량 조정
2단계:	임상적으로 명백한 저혈당	<54 mg/dL	중증 저혈당, 부정맥, 사망 위험 증가
3단계:	중증 저혈당	특정 혈당 수준 없음.	저혈당 해결 위해 외부 도움 필요

- 2형당뇨병에서 중증 저혈당 발생 위험인자를 기억하고 있어야 한다.
  ① 중증 저혈당의 과거력
  ② 신장기능장애
  ③ 저혈당무감지증
  ④ 자율신경병증 동반
  ⑤ 인슐린이나 설포닐유레아 사용
  ⑥ 만성질환 또는 중증질환 동반
  ⑦ 엄격한 혈당조절
  ⑧ 낮은 당화혈색소
  ⑨ 고령자
  ⑩ 당뇨병 유병기간 증가
  ⑪ 저체중

3 저혈당의 위험성

- 1형당뇨병의 DCCT연구와 2형당뇨병의 UKPDS연구에서 혈당 조절에 의한 합병증 방지 가능성이 밝혀졌지만 엄격한 혈당 조절에 의한 저혈당 위험도 알려졌다.
- 저혈당 위험성이 강조된 것은 2008년 발표된 ACCORD연구다.
  - 대혈관합병증이 있거나 위험도가 높은 2형당뇨병 10,251명을 집중치료군(치료 목표 HbA1c 6.0% 이하)과 종래요법군(치료 목표 HbA1c 7.0-7.9%)으로 나누어 대혈관합병 발생을 조사했다.
  - 3.5년의 추적에서 종래요법군에 비교하여 집중치료군에서 총사망 위험이 22% 증가했다.
  - 그 원인의 하나로 집중치료군에서 중증 저혈당 비율이 높았다.
- 중증 저혈당은 부정맥, 심혈관질환, 사망과 관련이 있다고 알려졌다.
  - 기전으로 염증 유도, 혈액응고계 항진, 부정맥, 혈관 확장 저하 등을 생각하고 있다.
- 노인에서 인지기능 저하와의 관련성도 알려졌다.

4 진료의 진행

1) 저혈당의 진단

- 두근거림, 식은땀, 탈진, 의식 수준 저하 등의 증상이 있으며 혈당 70 mg/dL 미만이면 저혈당으로 진단한다.
- 저혈당에서 회복하기 위해 다른 사람의 도움이 필요하면 〈중증 저혈당〉이라고 한다.
- 저혈당 증상과 신체 소견을 확인한다.

(1) 교감신경 자극 증상

- 혈당이 60–70 mg/dL 정도까지 내려가면 식은땀, 불안, 두근거림, 빈맥, 손가락 떨림, 안면 창백 등의 증상이 나타난다.
- 환자에게 〈많은 사람 앞에서 말할 때와 같은 긴장 시 증상〉이라고 설명하면 쉽게 이해한다.

(2) 중추신경 증상

- 혈당이 50 mg/dL 정도까지 내려가면 중추신경의 에너지 부족으로 두통, 시력의 흐림, 공복감, 졸음, 하품 등이 나타난다.
- 혈당이 더 내려가면 의식 수준 저하, 이상 행동, 경련, 혼수가 된다.

2) 저혈당의 대처

- 저혈당 치료는 ① 혈당의 조속한 회복, ② 원인질환이나 병태에 대한 치료 또는 재발 예방으로 구성한다.

(1) 경구 섭취가 가능할 때

- 포도당 10 g 또는 설탕 15 g을 섭취한다.
  - 글루코시다제억제제 복용 환자의 저혈당에서는 설탕의 분해, 흡수가 지연되므로 반드시 포도당을 섭취한다.
- 당분 섭취 15분 후에 혈당을 검사하여 저혈당이 지속되면 당분 섭취를 반복한다.
- 당분 섭취에 의해 혈당이 일단 상승해도 30분 후에 다시 저혈당이 나타날 수 있다.
  - 이것을 지연저혈당이라고 부르며 섭취한 당분이 인슐린분비를 일으켜 나타난다.
  - 당분 섭취 후 혈당이 높지 않으면 식사 또는 간식을 먹게 한다.
- 초콜릿이나 엿은 신속하게 혈당이 회복되지 않아 적합하지 않다.
- 외출 시에 포도당이나 설탕을 휴대한다(커피에 넣는 스틱 설탕 1개는 약 5 g이며 설탕 15 g이 되려면 3개 정도가 필요하다).
- 저혈당을 경험한 환자가 자신의 대처 방법을 가지고 있으면 환자에게 교육할 때 보충하는 포도당량이 충분한지 확인하고 무리하게 변경하지 않는다.

(2) 경구 섭취가 불가능할 때

- 의식이 저하되어 경구 섭취가 어려울 때 포도당이나 설탕을 입술과 잇몸의 사이에 넣고 즉시 병원에 후송될 수 있도록 조치한다.

- 글루카곤이 있으면 1 바이알(1 mg)을 주사한다.
- 50% 포도당주사액 20 mL를 정맥주사한다.
- 의식이 저하할 정도의 저혈당에서는 응급 처치로 의식이 일시 회복되어도 저혈당의 재발이나 의식 장애가 다시 나타날 가능성이 있다.
  - 중증 저혈당은 반드시 병원에서 치료를 받도록 가족에게 알려준다.
- 포도당 정맥주사에도 의식이 개선되지 않으면 포도당 주입을 계속하며 뇌졸중 동반을 평가할 필요가 있다.

3) 저혈당이 나타났을 때 재발 방지 대책

(1) 환자에게 설명

- 저혈당에 대해 기초적 내용을 다시 한번 설명한다.
- 저혈당을 경험하여 불안감이 크게 느끼는 환자에게 저혈당이 나타나도 제대로 대처하면 위험하지 않다고 이해시킨다.
  - 저혈당 발생 가능성이 높은 치료제를 사용하고 있으면 약을 바꾼다고 알려준다.
- 저혈당을 일으키는 원인으로 식사의 내용과 시간, 과도한 운동, 알코올 과음 등을 환자가 발견하도록 알려준다.
- 가정, 학교, 직장 등에서 주위 사람에게 당뇨병이 있다고 알리고 중증 저혈당, 특히 의식 저하가 있을 때 신속하게 대처해주도록 부탁한다.
  - 가족 이외의 주위 사람에게 당뇨병을 알리는 것이 프라이버시의 관점에서 어려울 수도 있다.
- 심한 운동을 시행한 날 밤이나 이튿날 아침에 저혈당이 나타날 수 있다(지연저혈당).
  - 운동으로 소비한 글리코겐 합성을 위해 간이나 근육에서 포도당을 소비한 결과라고 생각한다.
  - 지연저혈당 방지를 위해 심각한 운동 후에 충분한 당질 보충이 필요하다.

(2) 약의 변경

- 환자의 연령, 합병증, 동반질환, 생활습관, 인지기능, 일상생활 활동 등에 따라 인슐린, 설포닐유레아, 글리나이드 이외의 약으로 변경한다.
- 메트포민, DPP4억제제, SGLT2억제제는 단독으로는 저혈당을 일으키기 어렵다고 하지만 설포닐유레아나 인슐린 병용에서 저혈당을 일으킬 수 있다.
- 간질환이나 신장질환의 진행에 의한 저혈당 가능성을 생각하여 당뇨병약 변경을 고려한다.
- 건강식품 병용에 의한 저혈당 가능성도 있어 건강식품이나 한약 섭취에 대해서도 알아본다.

(2) 혈당 조절 목표의 재검토

- HbA1c가 낮을 때 중증 저혈당 위험이 있으므로 혈당 조절 목표를 조금 높인다.
- 성실하게 치료하는 환자에서 HbA1c 조절 목표를 바꾸면 불안해할 수 있다.
  - 저혈당이 자주 있을 때 특히 밤 동안 저혈당이 나타날 수 있으므로 연속혈당측정을 시행하여 위험성을 이해시킨다.
- 노인에게는 목표 HbA1c가 조금 높아도 좋을 것이라고 설명한다.

(4) 저혈당무감지증은 아닌가?

- 자율신경병증으로 교감신경 자극 증상이 없을 때나 반복된 저혈당이 있을 때에 갑자기 중추신경 증상이 나타나며 저혈당 징조가 없이 혼수가 된다.
- 자동차 운전 중의 저혈당무감지증은 자신뿐 아니라 다른 사람에게도 위험하다.
  - 저혈당무감지증이 있으면 회복될 때까지 운전하지 않도록 알려준다.
  - 당뇨병약을 사용하는 환자의 자동차 운전에서는 포도당이 많은 식품을 차 내에 준비해 두어야 한다.
  - 운전 중 저혈당이라고 느끼면 즉시 비상등을 켜고 길 가장자리로 이동하여 정차하고, 휴대한 포도당 포함 식품을 신속하게 섭취한다.
  - 저혈당을 경험한 사람은 운전 전에 혈당 측정하는 습관을 갖고, 공복 운전은 피하며, 반드시 무엇인가를 섭취하고 운전하도록 교육한다.
- 저혈당무감지증은 인슐린 치료에 의해 혈당이 정상 수준으로 돌아오면서 회복될 수 있다.
- 자신이 저혈당무감지증이라고 알고 있으면 기분이 이상해지거나 주의 집중이 안 될 때 신속한 혈당 측정이 중요하다.
  - 머릿속으로 구구단을 외워보는 습관을 갖게 한다.

4) 다른 원인에 의한 저혈당도 생각해 본다

- 당뇨병약을 사용하지 않고 있을 때 저혈당이 나타나면 인슐린종을 생각하지만 그 밖에도 여러 가지 원인이 있다.
- 저혈당 증상이 나타난 환자에서 다음과 같은 원인도 생각해 본다.

(1) 반응저혈당

- 공복이 아니라 식후에 저혈당이 나타나면 반응저혈당을 의심한다.
- 경구포도당내성검사(oral glucose tolerance test: OGTT)나 식사 부하검사를 시행하여 5-6시간까지 혈당 곡선과 인슐린 반응을 조사한다.
- 반응저혈당에서 혈당 상승과 인슐린분비 타이밍이 어긋나서 나타난다.
- 가장 많은 원인은 위절제 후 등의 위장관의 이상이다.
  - 식후 1-2시간에 저혈당이 나타난다.
  - 당뇨병환자가 위절제 수술을 받은 후 저혈당이 나타나기 때문에 알파-글루코시다제억제제를 사용했으나 혈당 조절이나 저혈당 방지가 만족스럽지 못한 경우가 많다.
  - GLP1유사체나 DPP4억제제가 효과적이라고 알려졌다.
- 2형당뇨병 초기에도 반응저혈당이 나타날 수 있다.
  - 식사 직후에 나오지 않던 인슐린이 식후 3-5시간에 나오기 시작하며 저혈당 증상이 나타난다.
- 이때 당질을 섭취하면 증상은 좋아지지만 빈번한 간식이 비만으로 이어져 2형당뇨병이 조기에 나타날 수 있다.
- 반응저혈당을 방지하기 위해 탄수화물을 줄이고 단백질과 식품섬유가 많은 나물 종류를 늘리는 시도를 해본다.

(2) 당뇨병약 이외의 다른 약에 의한 저혈당도 있다

- 공복 저혈당이 있을 때 원인이 될 수 있는 약을 알아본다.
- 부정맥 치료제(시벤졸린), 퀴놀론 항생제에 의한 저혈당이 알려져 있다.
  - KATP 채널을 닫아 인슐린분비를 촉진하여 저혈당을 일으킨다.
- 비스테로이드소염제, 테트라사이크린계 항생제도 저혈당의 원인이 될 수 있다.
- 이런 약의 사용으로 고령자나 신장기능 저하에서 저혈당을 일으키기 쉽다.
  - 여러 병원에 다니거나 노인이 복용하는 약을 모르고 있을 때 DUR을 확인하여 약에 의한 저혈당인지 알아본다.

(3) 인슐린 항체에 의한 저혈당

- 분비된 인슐린이나 주사한 인슐린제에 대해 인슐린 항체가 생산되어 저혈당이 나타날 수 있다.
  - 인슐린주사를 맞지 않았을 때의 인슐린 항체는 〈인슐린 자가항체〉라고 하며, 인슐린주사를 맞아 생산된 항체는 단순하게 〈인슐린 항체〉라고 부른다.
  - 인슐린 자가항체나 인슐린 항체는 인슐린에 대한 친화성이 낮으며 인슐린과 항체가 분리되어 혈중 인슐린 농도가 올라가서 공복에 저혈당을 일으킨다.
- 인슐린 자가항체에 의한 저혈당은 인슐린 자가면역증후군이라고 부른다.
- 인슐린 자가면역증후군은 특정 유전자가 있을 때나 항갑상선제 등 -SH기를 가진 약이나 알파-리포산 복용 등에서 나타난다.
- 인슐린 치료 중에 생성된 인슐린 항체에 의한 저혈당에서는 저혈당뿐 아니라 인슐린주사량을 늘려도 혈당 조절이 불충분하여 고혈당이 나타나며, 식사나 운동과 관계없이 혈당 변동이 크다.

(4) 당신생 저하

- 알코올은 당신생 억제 작용이 있어 식사하지 않고 다량의 알코올을 섭취하면 저혈당 위험이 있다.
- 과음하는 환자에게 알코올 저혈당에 대해 알려주어야 한다.
  - 알코올이 들어오면 생체는 당대사보다 알코올 대사를 우선하는 것으로 생각한다.
  - 알코올이 간에서 당신생을 억제하므로 당뇨병약을 복용할 때 음주에 의한 저혈당 가능성이 있다.
  - 음주 중 의식 소실에서 반드시 혈당을 측정한다.
  - 음주 후 알코올이 완전히 분해될 때까지 언제라도 저혈당이 생길 수 있으며 수면 중에 저혈당이 되기도 한다.
  - 저혈당을 방지하기 위해 탄수화물을 포함한 안주를 먹어야 하며, 장시간의 음주도 피해야 한다.
  - 음주 후 이뇨 작용에 의한 저나트륨혈증으로 라면 등 염분이 많은 식품을 찾는 경우가 있지만 이것은 고혈압, 비만에 의한 내당능의 악화로 이어진다.
- 간경변이나 간부전에서 글리코겐 저장 저하와 당신생 저하에 의해 공복 저혈당이 일어나기 쉽다.
- 인슐린 대항호르몬 저하, 뇌하수체전엽기능 저하증, ACTH 결핍증, 성장호르몬 결핍증, 부신피질기능 저하증 등에서도 저혈당이 나타난다.

- 이런 경우 혈중 인슐린 저하(6 μU/mL 미만)가 많다.

(5) 췌장 이외의 종양

- 간암, 간엽계종양(섬유육종, 횡문근종양 등), 소화기암 등의 거대 종양에서 저혈당이 나타날 수 있다.
- 종양에서 IGF-2 분비, 포도당 소비 증가, 간장애에서 당신생과 방출 저하 등에 의해 저혈당을 일으킨다고 생각하고 있다.

(6) 의도적 저혈당

- 정신질환으로 인슐린이나 경구 혈당강하제를 대량 투여하여 저혈당을 만들 수 있다.
- 이런 저혈당은 고인슐린혈증에서 의심한다.

5) 신생아 저혈당

- 신생아 저혈당은 일반적으로 혈당 30 mg/dL 이하를 저혈당 명확, 45 mg/dL 이하를 저혈당 의심으로 진단한다.
- 신생아 저혈당에서는 저혈당에 의한 전형적 임상 증상인 교감신경 항진 증상이나 중추신경 저하 증상이 없다.
- 신생아에서는 저체온, 청색증, 무호흡, 근긴장 저하, 젖빨기 불량 등의 비특이적 증상이 저혈당 증상으로 나타난다.
- 신생아 저혈당은 인슐린 과잉분비에 의한 것(고인슐린혈증 저혈당)과 그렇지 않은 것이 있다.
- 신생아의 저혈당 지속에서 고인슐린혈증 저혈당증을 명확히 진단할 필요가 있다.
  - 고인슐린혈증 저혈당에서 케톤체 생산이 억제되어 다른 저혈당에 비해 신경 후유증이 많아 조기 진단과 치료 시작이 중요하다.
- 신생아 저혈당의 대부분 선천성고인슐린혈증에서 나타난다.
- 선천성고인슐린혈증 저혈당증에는 생후 얼마 안 되어 나타나서 3-4개월에 호전되는 일과성과 그 후에도 계속되는 지속성이 있다.
  - 일과성은 당뇨병 모체, 임신나이저체중아(small for gestational age), 신생아기의 호흡기, 순환기질환 등에 동반한 것이 많다
  - 지속성은 대부분 유전성이며 KATP 채널 유전자 이상의 빈도가 높다.
- 고인슐린혈증 저혈당의 진단 기준으로 혈당 50 mg/dL 미만 검체에서 ① 혈중 인슐린 증가(>1 μU/mL), ② 글루카곤 0.5-1 mg 근주 후(15-45분) 혈당 상승(>30 mg/dL), ③ 정상 혈당 유지 위한 포도당 주사량 증가[>7 mg/kg/분(생후 6개월 미만), 3-7 mg/kg/분(생후 6개월 이후), >3 mg/kg/분(성인) 등의 기준에서 2개 이상에 해당으로 확진한다.
- KATP 채널의 유전자 이상으로 ABCC8유전자 이상, KCNJ11유전자 이상이 있다.
- 고인슐린혈증 저혈당증의 치료는 저혈당에 대한 긴급 치료와 인슐린 과잉분비에 대한 치료로 구성된다.
  - 저혈당의 긴급 치료는 포도당을 체중당 0.2 g을 볼루스로 정맥주사하고 계속해서 포도당 6-8 mg/kg/분으로 지속 정맥주사한다.

- 혈당 > 70 mg/dL을 목표로 포도당 주입량을 조절한다.
- 인슐린 과잉분비에는 디아족사이드 투여이며 신생아에게는 8–15 mg/kg/일 투여한다.
- KATP 채널 유전자 이상으로 디아족사이드 치료에 효과가 없으면 옥트레오티드 피하주사(5–25 μg/kg/일)를 시도한다.

● 내과적 치료에 효과가 없으면 외과적으로 췌장 부분절제술을 시행한다.

Chapter

자신 있게 시행하는 식사요법 교육 9

1 식사요법에 익숙해지기

1) 식사요법과 의학영양치료

- 당뇨병 진료지침은 식사요법을 의학영양치료라고 부른다.
  - 이것은 ADA의 medical nutrition therapy(MNT)의 번역이다.
  - 미국은 MNT를 의료행위로 인정하며 보험청구 코드(CPT 97803, 97804)가 있어 의료수가가 책정되어 있다.
- 우리나라는 MNT를 의료행위로 인정하지 않아 의료수가가 없다.
  - 진료지침은 영양사에 의한 MNT교육을 권고한다.
- 이 책에서는 의학영양요법대신 식사요법을 사용한다.
  - 일상 당뇨병 진료에서 영양사가 전문 용어를 이용하여 시행하는 MNT 대신, 담당 의사가 환자에게 익숙한 용어를 사용하는 식사요법에 대한 구체적 설명이 필요하다.

2) 당뇨병학회에서 권고하는 식사요법의 기본 원칙

① 매일 일정한 시간에 적절한 양의 음식을 규칙적으로 먹는다.
② 과체중 또는 비만한 환자는 5% 이상의 체중 감량을 목표로 식사량을 줄이도록 한다.
③ 탄수화물은 식품섬유가 풍부한 통곡물, 채소, 콩류, 과일, 생과일, 유제품을 섭취하고 첨가당 섭취를 최소화하기 위해 가당음료 섭취를 줄인다.
④ 포화지방산의 섭취는 줄이고 불포화지방산으로 대체한다.
⑤ 나트륨의 섭취를 최대한 줄인다.
⑥ 알코올의 섭취는 피하는 것이 좋다.

3) 당뇨병 진료 의사가 알려줄 수 있는 식사요법의 요점

① 하루에 먹는 양(1일 칼로리)과 소비량(1일 에너지 요구량)의 균형을 생각한다.

② 1일 칼로리 과잉보다 탄수화물 과잉이 문제일 수 있다. 식품섬유를 충분히 먹고 단백질 섭취에 주의한다.
③ 채소(고구마, 호박은 제외), 해초류, 버섯 등은 의식적으로 먹는다.
④ 탄수화물은 양뿐 아니라 질에도 주의하며 단순당질은 되도록 피하고 복합당질은 탄수화물지수가 낮은 것을 선택한다.
⑤ 튀김, 라면, 양식 등 기름을 많이 사용한 식품의 섭취 빈도나 양을 줄이며 기름을 사용하지 않는 요리법을 활용한다.
⑥ 알코올, 과자, 엿, 주스 등 영양 균형이 나쁘고 당질이나 칼로리가 많은 것은 되도록 피하며, 과일의 과식에도 주의한다.
⑦ 아침, 점심, 저녁 3끼를 규칙적으로 제대로 먹는다.
⑧ 식사에서 배부르게 먹지 않도록 주의한다.
⑨ 먹는 순서도 생각하여 탄수화물로 구성된 주식(밥, 국수, 빵) 섭취까지 15분 이상의 간격을 둔다.
⑩ 식사 후에 되도록 빨리 움직이는 리듬을 만든다.

2 당뇨병 치료에서 식사요법의 위상

- 당뇨병 환자에 따라 인슐린분비 저하 수준과 인슐린저항성 정도가 달라 치료 방침이 다르듯이 식사요법도 개개 환자에 따라 달라야 한다.
  - 가벼운 고혈당에서 식사요법과 식후 운동만으로도 혈당 조절이 가능할 수 있다.
  - 중등도 고혈당이 있어 당뇨병으로 진단된 환자에게 당뇨병약 치료를 시작하려고 해도 우선 식사/운동요법을 시작하고 그래도 혈당이 내려가지 않으면 약을 먹겠다는 환자도 있다.
- 과거 부작용은 많고 효과는 적은 당뇨병약만 사용할 수 있어 우선 식사/운동요법을 시행하고 나중에 약을 사용하던 시절이 있었다.
  - 최근의 진료지침은 당뇨병으로 진단되면 생활습관 개선 교육과 동시에 약물치료 시작을 권고한다.
  - 비만에 동반된 중증 고혈당 환자가 많아지고, 보다 엄격한 치료가 필요한 젊은 당뇨병 환자가 늘어나고 있기 때문이다.
- 당뇨병약을 시작해도 식사요법을 지키지 않으면 충분한 혈당 조절과 합병증 방지를 기대할 수 없다.
  - 설포닐유레아로 치료에서 식후혈당이 빨리 내려가며 공복감을 느껴 간식을 자주 먹으면 체중이 증가한다.
  - SGLT2억제제를 복용하며 식욕이 증가하고 무심코 단것을 먹으면 체중이 증가한다.
- 식사요법은 단순히 먹는 칼로리를 줄이는 것이 아니라 환자의 식사습관 중에 당뇨병 치료에 좋지 않은 내용을 찾아 혈당 조절과 합병증 방지에 도움이 되도록 알려주는 것이다.
  - 당뇨병 Fact Sheet(2022년)에 의하면 칼로리 섭취가 많은 당뇨병 환자는 25% 정도다.
  - 대부분의 환자가 칼로리 섭취를 줄이려고 노력하고 있다는 사실이며, 실제 영양조사에서 당뇨

병 환자에서 칼로리 섭취를 줄이며 필수 영양소 부족도 있었다.
  - 반면 탄수화물 과다 섭취 환자는 60%에 이른다.
  - 당뇨병 식사요법에서 섭취 칼로리의 일률적 제한이 아니라 적정한 탄수화물 섭취가 중요할 수 있다.
- 비만을 동반한 당뇨병에서 인슐린저항성 개선을 위한 체중 조절이 필요하다.
  - 서구에서는 체중 조절을 위한 식사요법에서 지방질 제한에 의한 칼로리 섭취를 줄이도록 강조한다.

3 환자에게 설명하기

- 당뇨병 진료에서 식사요법을 알려주기 위해서는 우선 환자나 가족으로부터 식사습관을 자세히 들어 문제점을 분석하여 개개인에게 적합한 방법을 찾아내는 것에서 시작한다.
  - 처음 진료일에 식사요법을 모두 설명하기는 어렵다.
  - 식사요법 전반에 대한 개요를 알려주고 식사습관이 포함된 전형적 하루 활동을 기록하여 가져오게 한다.
  - 환자의 생활습관이나 식사습관에서 어떤 점이 문제인지 알아보아 어떻게 하면 실행할 수 있는지 환자와 함께 생각한다.
  - 환자나 가족의 상황을 고려하지 않은 무리한 권고는 반발을 일으켜 오히려 혈당 조절이 나빠질 수 있다.
- 병태생리를 알기 쉽게 설명하는 것으로 시작한다.
  - 왜 혈당이 올라갔는가, 혈당을 조절하면 어떻게 합병증이 방지되는가?
  - 식사요법으로 어떻게 혈당이 내려가는가, 식사요법을 지키지 않으면 왜 나쁜가?
- 식사 내용을 평가하여 설명한다.
- 당뇨병에 좋은 식품과 금지하는 식품이 있는가?
  - 여러 종류의 식품을 다양하게 먹는 것이 필요한 이유는 무엇인가?
  - 나물(식품섬유)을 적극적으로 먹어 장내 환경을 좋게 한다.
- 건강한 식생활을 알려준다.
  - 왜 아침 식사를 해야 좋은가? (➡ p.152)
  - 규칙적 식사 시간은 왜 필요한가?
- 비타민이나 미네랄 섭취 중요성도 알려준다.
  - 칼로리 섭취 제한에서 필요한 영양소가 부족할 수 있다.
  - 칼슘, 비타민 D 부족이 많다.
  - 메트포민 투여에서 비타민 B12 부족이 많다.
  - 당뇨병에서 아연 부족 동반이 많으며, 아연 결핍에서 말초신경병증이 나타날 수 있다.
  - 철결핍빈혈도 비교적 많으며 명확한 빈혈이 없어도 철결핍은 신경 증상이나 피곤, 우울 등의 정신 증상을 일으킨다.

- 식사요법 교육에서 환자의 잘못을 지적하는 것이 아니라, 할 수 있는 것이나 할 수 있던 것을 인정하여 계속 치료할 수 있도록 격려가 중요하다.
- 불안할 때 무심코 과식하는 환자에게 스트레스 관리에 대한 교육도 필요하다.
- 인지행동요법에 대한 교육도 필요하다.
  - 목표와 도달을 위한 방법과 행동 계획을 환자와 함께 작성한다.
  - 눈앞에 어떤 식품이 있으면 참지 못하고 먹어 버리는 습관이 있을 때 주위에 식품을 두지 않는 등의 자극 통제법도 알려준다.
- 술을 좋아하고 취하면 과식한다, 여행하면 살찐다, 바쁘지 않으면 무심코 과식한다, 칼로리 계산이 귀찮다 등에 대해 스마트폰에 〈다이어트칼로리〉 앱을 깔아 식사 전에 칼로리를 기록하게 한다.
- 환자의 성격 특성에 따른 심리적 접근으로 일단 시작한 식사요법 중단과 혈당 조절의 악화를 방지한다.
  - 연말, 연시, 명절, 잔치의 과식, 마음껏 먹을 수 있는 뷔페 즐기기 등 인생을 즐기려는 환자의 사고방식이 있다.
  - 환자의 심리를 짐작하여 자신이 실행할 수 방법을 찾도록 도와주면 식사요법에서 벗어나지 않을 수 있다.

4 식사요법의 원칙

- 식사요법에 대해 ① 먹는 양, ② 식품 구성, ③ 먹는 방법 등을 실제로 시행할 수 있도록 알려줄 필요가 있다.

1) 필요 칼로리 구하기

- 당뇨병 환자가 하루 동안 먹어야 할 식사량을 필요 칼로리라고 부른다.
- 필요 칼로리는 의사가 지시하지만 환자가 이해할 수 있도록 간호사가 그 내용을 자세히 알려줄 수 있으면 좋다.
- 먼저 표준체중(kg)을 다음 공식으로 구한다.
  - 남성 = 키(m)의 제곱 × 22
  - 여성 = 키(m)의 제곱 × 21
  - 예: 키 165 cm 남성의 표준체중=1.65 × 1.65 × 22=60 kg
- 다음의 하루 총 필요 칼로리(kcal)를 활동 정도에 따라 계산한다.
  - 활동이 거의 없으면: 표준체중(kg)×25-30(kcal/kg)
  - 보통 활동이면: 표준체중(kg)×30-35(kcal/kg)
  - 심한 활동이면: 표준체중(kg)×35-40(kcal/kg)
  - 예를 들어 표준체중이 60 kg이고 신체활동 수준이 낮은 사무직이나 가사를 하면 표준체중에 25-30을 곱하여 60(kg) × 25-30(kcal/kg)=1,500-1,800 kcal가 총 필요 칼로리가 된다.
- 비만에서는 활동 수준과 관계없이 신체활동량 기준치를 20-25 kcal로 하여 체중 감소를 목표로 한다.

- 비만이 아니어도 체중 감소가 필요한 경우에는 신체활동량 기준치를 낮게 설정하고, 그 후 체중의 경과를 보아 증감한다.

2) 식품 구성

- 총 필요 칼로리가 정해지면 어떤 음식을 먹어야 할지 식품의 종류와 양을 정해 식사를 계획한다.
- 과거 3대 영양소를 기준으로 탄수화물:단백질:지방질을 60:20:20의 비율로 정했으나, 최근에는 이런 비율의 근거가 없다고 권고하지 않는다.
  - 진료지침은 적정 체중과 혈당을 유지하고 심혈관질환의 위험을 낮추라는 권고뿐이다.
- 따라서 전통적 기준으로 탄수화물은 총칼로리의 50-65%, 단백질은 표준체중당 0.8-1.0 g 정도, 나머지를 지방질로 하며 동맥경화를 방지하기 위해서는 총칼로리의 25% 정도가 바람직하다.
- 식품을 구성하는 영양소에 따라 칼로리가 다르다.
- 표준체중 60 kg인 사람의 1일 약 1,600 kcal 식사의 영양소 구성은 단백질 60 g(240 kcal), 지방질 400 kcal, 나머지 960 kcal(총칼로리의 60%)가 탄수화물 섭취량이 된다.
- 이 섭취량을 3끼 식사로 나누며, 하루 2끼나 4끼에서도 1일 총량을 지키도록 한다.
- 당뇨병에서 근육 손실을 막기 위해 충분한 단백질 섭취가 중요하다.
  - 고기가 혈당을 올린다고 오해하여 전혀 먹지 않는 환자가 있다.
  - 노인 환자에서 단백질 섭취가 부족한 경향이 있어 단백질은 혈당을 올리지 않는다고 알려주며 충분히 먹도록 알려준다.

3) 식품교환표와 식품교환단위가 있다

- 영양학을 전문한 영양사는 식품교환표와 식품교환단위를 이용하여 식사계획을 알려준다(표 9-1).

표 9-1 식품교환표의 식품군과 영양소 구성

식품군	주된 영양소	칼로리(kcal)	대표식품	단위(그램)
곡류군	당질	100	밥	70
어육류군				
저지방군	단백질	50	육류, 어류	40-50
중지방군		75		40
고지방군		100		50
채소군	비타민, 무기질	20	채소	70
지방군	지방질	45	기름	5
우유군	단백질	125	우유	200 cc
과일군	당질	50	사과	100

- 이런 식사계획을 환자에게 이해시켜 실제로 시행하기는 어렵다.
  - 그러나 이것이 식사요법의 원칙이므로 한 번쯤 어떤 내용인지 알아 두어 환자가 물어보면 대략이라도 설명할 수 있어야 한다(예를 들어 〈밥 한 공기 210 g은 300칼로리입니다〉처럼).
- 식품교환표는 우리가 일상생활에서 섭취하는 여러 식품을 영양소 구성이 비슷한 것끼리 묶어 다음 6개군으로 나누었으며 각 군의 1교환 단위를 정했다(표 9-1).

- 곡류군(100 kcal), 어육류군(50–100 kcal), 채소군(20 kcal), 지방군(45 kcal), 우유군(125 kcal), 과일군(50 kcal)
- 식품교환이란 각 군에서 같은 식품교환 단위량은 서로 바꿔 먹을 수 있다는 것을 의미한다(그림 9–1).

그림 9–1 탄수화물 식품에서 칼로리가 같은 식품교환의 예

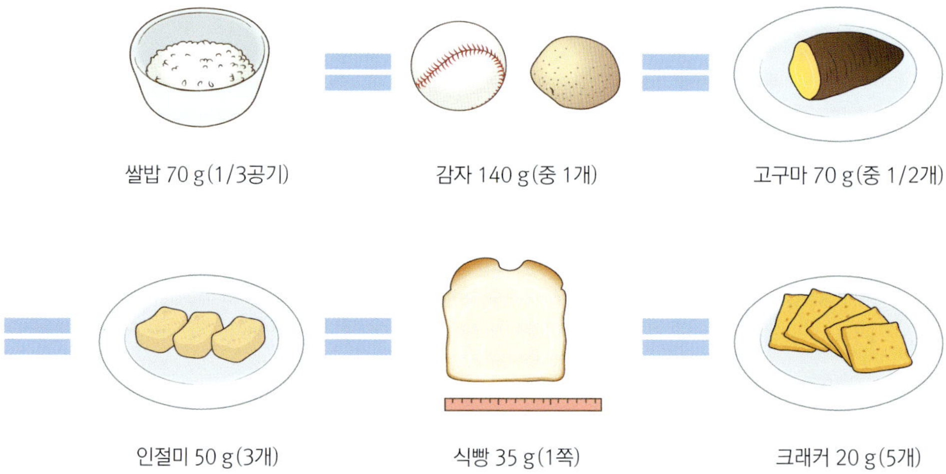

- 매일 같은 음식만 먹을 수는 없으므로 같은 칼로리에서 다른 식품을 선택하도록 식품교환을 이용한다(나도 당뇨병 전문가, 2018).
  – 예를 들어 쌀밥 70 g(작은 밥공기 1/3)이 1단위이고 100 kcal다.
- 처방된 칼로리에 따라 식품군별로 식품교환단위를 정한다.
  – 예를 들어 1,600 kcal 식사이면;
  곡류군 8단위, 어육류군 저지방 2단위, 중지방 3단위, 채소군 7단위, 지방군 4단위, 우유군 1단위, 과일군 1단위로 한다.
- 이런 기준으로 식단을 구성하면 모든 영양소가 부족하지 않고, 총칼로리에 해당하는 균형 있는 식사가 가능하다.

4) 미국 질병통제예방센터의 당뇨병 식사계획

- 한 끼 식사의 1/4을 탄수화물, 1/4을 단백질, 1/2을 채소로 구성하고 물이나 칼로리가 없는 음료를 추가한다.
- 한 끼 식사를 식판으로 생각하여 1/4의 탄수화물, 1/4의 단백질, 1/2의 채소로 구성하고 물이나 칼로리가 없는 음료를 추가한다는 생각이다(그림 9–2).
- 이렇게 혈당을 올리는 탄수화물은 줄이며 신체를 구성하여 근손실을 방지하는 단백질은 충분히 섭취한다는 계획이다.
  – 미네랄과 식품섬유가 들어있는 채소를 충분히 섭취하게 되어 있다.

그림 9-2 미국 질병통제예방센터에서 권고하는 당뇨병 식사계획

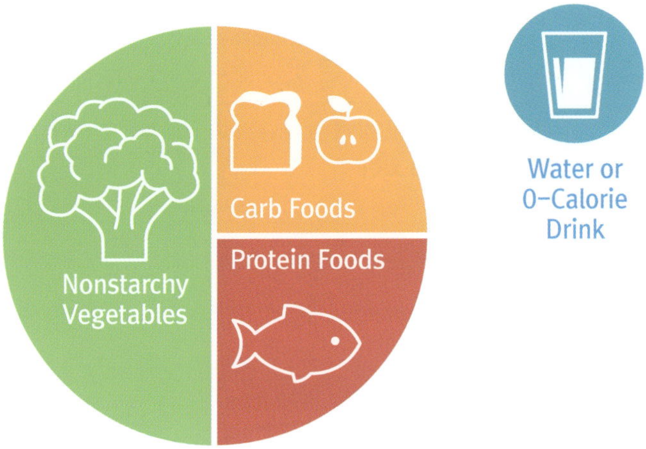

5) 가위바위보 식사요법 계획

- 한 끼의 식사 구성과 양을 손을 사용하여 정하는 방법이다(그림 9-3).
  - 주먹: 밥, 국수, 빵 같은 주식은 주먹 정도의 양으로 한다.
  - 가위: 반찬으로 2종류의 나물을 선택한다. 손가락의 가위 모양으로 만들어 2종류를 기억한다. 나물의 양은 제한하지 않는다.
  - 보: 손을 펴서 보에 해당하는 양의 단백질을 먹는다. 두부, 생선, 고기, 달걀 같은 단백질 양을 손바닥 크기만큼 먹는다.
  - 과일: 혈당 조절이 좋으면 소량의 과일을 먹게 하며, 엄지와 검지를 펴서 만들어지는 범위만큼 과일을 먹는다.
- 이런 가위바위보 방법은 누구나 이해하여 시행할 수 있으며, 집이나 외식에서 기억하여 실천하면 어느 정도 식사요법이 가능하다.

그림 9-3 가위바위보 식사요법 (나도 당뇨병 전문가, 2018)

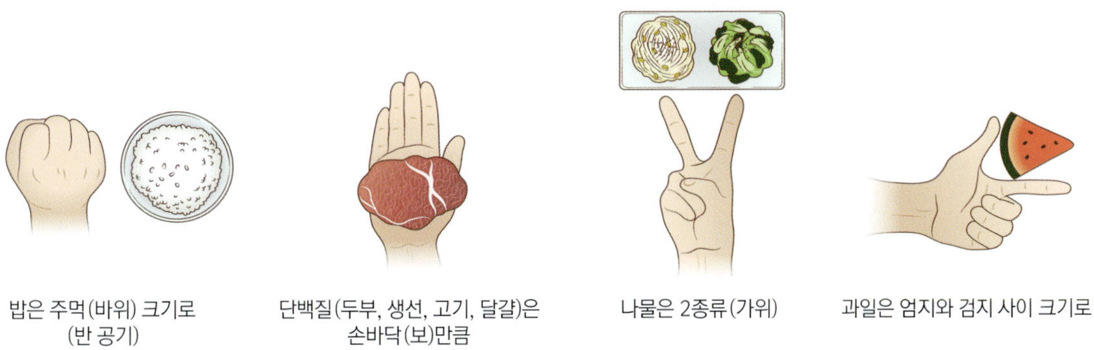

6) 먹는 방법도 중요하다

- 식후 고혈당을 방지하기 위해서 먹는 순서도 중요하다.
- 먼저 영양소에 따라 혈당으로 바뀌는 속도가 다른 것을 알려준다(그림 9-4).

그림 9-4 음식의 구성에 따른 혈당 변동의 차이

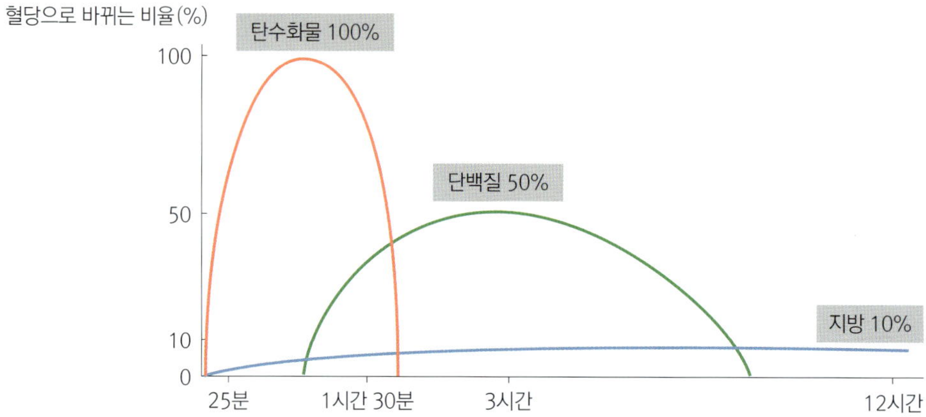

- 이 그림을 보면 밥, 과일, 설탕 같은 탄수화물이 가장 빠르고 또한 가장 크게 혈당 증가에 관여한다.
- 식사에 의해 혈당이 빨리 올라가는 것은 탄수화물이고 단백질은 2시간이 지나며 혈당 상승에 영향을 주고 지방질은 큰 영향이 없다. 따라서 식후 급격한 혈당 증가 방지를 위해 탄수화물을 줄이고 단백질을 늘리면 좋을 것이다.
  - 탄수화물을 먹기 전에 식품섬유가 많은 채소나 고기나 생선 등의 단백질을 먼저 먹으면 식사 후 탄수화물의 신속한 흡수와 지방질 흡수를 방지한다. 이렇게 식후 고혈당이나 인슐린 과잉 분비를 억제할 수 있다.
- 천천히 잘 씹어 먹으면 식후 고혈당을 방지할 뿐 아니라 다음과 같은 좋은 점도 있다는 것이 알려졌다.
  ① 뇌가 활성화되어 기억력이 좋아진다.
  ② 배부른 느낌이 빨리 나타나서 과식을 방지한다.
  ③ 많이 씹으면 소화에 도움이 된다.
  ④ 침이 많이 나와 충치를 예방하고 미각의 예민함이 좋아진다.
  ⑤ 구강 기능이 좋아지며, 흡인 폐렴을 예방한다.
- 시간을 두고 천천히 먹으면 식사유발열생산(diet induced thermogenesis: DIT)이라고 하는 칼로리 소모가 늘어나서 적어도 섭취 칼로리의 10%를 소비한다고 알려졌다.
- 천천히 잘 씹어 먹는 것이 왜 중요한지 의문을 가진 환자에게 다시 한번 앞의 내용을 알려준다.

- 그러나 〈꼭 30번 씹지 않으면 안 된다〉, 〈채소를 먼저 먹지 않으면 안 된다〉처럼 〈○○을 하지 않으면 안 된다〉를 너무 강조하지 않는다.
- 하루 3끼 식사에서 먹는 순서에 신경 쓰고, 시간을 두고 천천히 먹겠다는 의식만으로도 효과를 볼 수 있다.
- 무엇보다 우선 할 수 있는 것부터 시작하여 실천하면 좋을 것이다.

7) 당뇨병에 좋은 식품은 무엇인지 물으면?

- 식사요법을 알려주면 대부분의 환자가 〈어차피 이것도 저것도 먹으면 안 된다는 말이지요?〉라고 말하며 즐거운 식사는 이제 단념해야 한다는 불만이 생긴다.
- 그리고 〈그렇다면 당뇨병에 좋은 식품은 무엇인가?〉를 묻는다.
- 당뇨병 식사는 누구나 먹을 수 있는 건강식이며 특정 식품을 권하지 않으며, 반드시 금지하는 식품도 없다고 알려준다.
  - 어떤 식품이든 자신의 혈당 상태에 적합한 양을 먹으면 된다.
- 그렇다면 탄산음료, 주스, 식혜, 유산균 음료, 영양드링크 같은 단 음료는 어떨까?
  - 이런 음료에는 당분이 들어있으며 마시면 단번에 혈당이 많이 올라간다.
  - 혈당이 조절되지 않고 있을 때 단 음료가 혈당을 높일 가능성을 알려주고, 무심히 마시는 습관이 있으면 중단하도록 도와준다.
- 음료는 식품보다 부담이 적고 건강에 좋을 것 같다는 착각에서 의식하기 어려운 경향이 있다.
- 음료의 당분을 각설탕으로 표시한 그림을 보여주면 좋을 것이다(그림 9–5).
  - 가공식품은 영양정보를 확인하는 습관을 갖게 한다.
- 몸에 좋을 것이라는 식품도 많이 먹으면 칼로리 섭취가 높아진다.

그림 9–5 당분이 들어 있는 음료수는 각설탕으로 설탕 함량을 알려준다.
음료수의 설탕 함량을 각설탕 수로 표시하여 알려주면 좋을 것이다.
(Emirates 24|7 How many sugar cubes do you eat every day? May 02, 2011)

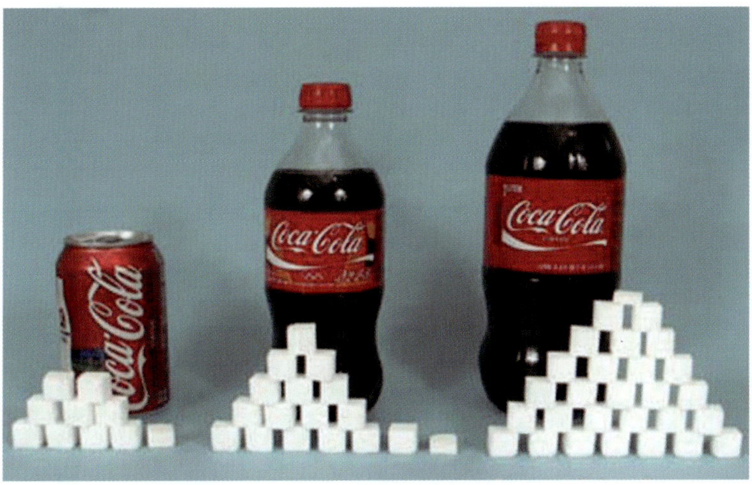

- 아무래도 〈단것을 먹고 싶다〉는 환자에게는 차선책으로 저칼로리 감미료를 이용할 수 있다.
  - 우리나라에서 승인된 감미료에는 올리고당, 말토덱스트린, 에리스리톨, 스테비아 등이 있으며 1일 섭취 허용량 범위 내에서 섭취하도록 한다.
  - 최근 이런 감미료에 의한 장내세균 이상, 동맥경화, 발암 가능성 등이 알려져 역시 주의가 필요하다.
- 단 음료의 중시만으로도 혈당 관리가 쉬워지는 것을 체험하여 알게 하면 좋을 것이다.

8) 탄수화물지수가 낮은 식사

- 같은 칼로리의 탄수화물 식품을 섭취해도 식품에 따라 혈당 상승 반응이 다르다.
- 같은 칼로리의 포도당 섭취에 의한 혈당 상승과 비교하여 수치화한 것을 탄수화물지수(glycemic index: GI)라고 한다.
- GI가 낮은 식품을 많이 먹으면 식후혈당이 크게 오르지 않는다.
- 실제 식사에서는 굽거나 익히는 등의 조리를 하고, 많은 식품을 동시에 섭취하여 단품 섭취의 GI 차이를 보기 어려운 경우도 있다.
- GI를 이용하여 당뇨병 진단 초기부터 당흡수가 빨라 식후혈당이 오르기 쉬운 식품은 적게, 식품섬유가 많아 식후혈당이 오르기 어려운 식품을 많이 섭취하는 습관을 지니면 좋을 것이다.

9) 공복감이 심하다는 환자의 대책

- 공복감이 있을 때 우선 저혈당은 아닌지 확인하고 1일 총칼로리가 충분하게 검토하여 식품의 선택이나 먹는 방법 등을 찾는다.
- 저혈당에서 공복감을 느끼면 곧바로 대응해야 한다.
  - 환자가 공복감을 호소하면 다른 저혈당 증상이 있는지 확인하고 혈당을 측정한다.
- 저혈당은 아니지만 공복감을 호소하는 일이 있다.
  - 식사 섭취량의 제한에 의한 공복감 호소에서 우선 1일의 총칼로리가 적절한가 재검토한다.
  - 지시한 당뇨병 식사가 환자의 기호에 맞지 않거나, 알레르기 등으로 식사를 제대로 하지 못하고 남기는지 확인한다.
- 식사요법에 익숙해지기 위해 당분간은 1일 총칼로리를 올리지 않는 것이 좋지만 공복감이 너무 심하면 1일 총칼로리를 늘리기도 한다.
- 당뇨병 식사요법을 잘 지켜 혈당이 조절되기 시작하면 1일의 총칼로리로도 공복감을 느끼지 않게 된다.
- 공복감을 느끼지 않게 하는 식사 방법을 찾는다.

  ① 저칼로리 식품을 추가한다: 곤약, 천사채 등

  ② 채소, 버섯, 해조류를 많이 먹는다: 식사에서 처음에 먹도록 한다.

  ③ 천천히 식사한다: 잘 씹고, 완전히 삼키고 나서 다음의 한 입을 먹는다.

  ④ 식사를 조금씩 여러 번으로 나누어 먹는다.

  ⑤ 녹차, 보리차 등 따뜻한 음료를 천천히 마신다.

  ⑥ 간식이 생각나면 산책하거나 취미 활동을 한다.

10) 식후고혈당이 심한 환자의 대책

- 식후혈당이 높아 처방 결정이 어려운 경우가 자주 있다.
- 식후혈당 상승을 생활습관 개선으로 대처할 가능성이 있다.
  ① 아침 식사를 반드시 먹는다.
    - 점심이나 저녁 식사의 내용이나 양과 관계없이 아침 식사를 거르면 낮이나 밤에 식후고혈당을 일으키기 쉽다고 알려졌다.

  ② 저녁 식사 시간이 늦어지면 채소를 늘리고 탄수화물은 줄인다.

  ③ 식사 순서를 채소 → 어육류 → 탄수화물로 바꾸면 GLP1 분비 촉진에 의한 식후혈당 개선을 기대할 수 있다.
    - 채소를 먼저 먹으면 식품섬유에 의해 식후의 혈당 상승이 억제된다고 알려져 있다.
    - 채소를 먹은 후 다음 식품을 먹기까지 15-20분 정도의 간격을 두면 좋을 것이다.

  ④ 식후 바로 걷거나 3분 정도의 근육 운동을 30분마다 반복하면 식후고혈당 방지나 밤 동안 혈당 변동 개선에 도움이 된다고 알려져 있다.
- 식후고혈당에 대응하기 위한 약물치료는 DPP4억제제, 단시간 작용형 GLP1수용체작용제, 식후속효작용인슐린주사 등을 추가한다.
- 위절제 후, 경장영양 시행, 간경변 동반, 스테로이드 투여, 혈액투석 등에서 식후고혈당이 자주 나타난다.

5 여러 가지 식사요법

- 당뇨병학회는 지중해식, 채식, 저지방식, DASH, 저탄수화물식 등을 개별화한 목표와 선호에 따라 적용할 수 있는 식사패턴으로 제시하였다.
- 당뇨병의 식사요법으로 과거부터 칼로리 제한을 강조하였으며 비만의 대책으로 인슐린저항성을 개선하려는 시도였다.
  - 임상에서 비만이 없는 당뇨병 환자에게도 칼로리 제한을 교육하지만 실제로 섭취 칼로리가 많은 환자 비율은 많지 않다.
  - 비만하지 않은 사람에게 칼로리 제한은 골밀도와 근육량을 감소시키고 비타민 부족을 일으킬 수 있다.
  - 한편 섭취 칼로리 과잉보다 탄수화물 섭취 증가가 많아 탄수화물 제한 식사가 필요하다.
- 식단의 탄수화물을 20-40 g으로 제한하여 케톤체를 조금 높여 대사증후군의 개선 가능성 등 대사적으로 유리한 점이 알려졌다.
  - 완만한 탄수화물 제한식은 일상 식사에 쉽게 적용할 수 있으며 식사 메뉴에 다양성을 주어 장기적 지속이 가능할 수 있다.

1) 탄수화물 제한식

- 당뇨병에서 장기적 효과에 대한 충분한 근거가 없어 강하게 권고할 수는 없다.

- 한편 완전히 효과가 없다는 근거도 없어 환자가 시행하려고 할 때 금지할 수도 없다.
- 현시점에서 당뇨병에 필요한 식사요법으로 개개 환자에게 적합한 탄수화물 섭취량을 알려주는 것이 현실적이다.

(1) 탄수화물 제한식의 진행

- 당뇨병에서 식사요법의 중요성을 설명하여 환자가 충분히 이해할 필요가 있다.
  - 특히 중요한 내용은 비만 증가는 혈당 조절을 악화시키며 적절한 칼로리 섭취에 의한 목표 체중의 유지다.
  - 식사요법만으로 혈당 조절과 목표 체중 도달은 어려우며 운동을 포함한 생활습관 개선의 중요성을 다시 알려준다.
  - 혈당 조절 개선은 합병증의 발생과 진행 방지에 효과적임을 이해하면 좋을 것이다.

① 탄수화물 섭취량을 계산한다.

- 당뇨병 진료지침에 의한 목표 체중과 활동 정도에 따라 1일 칼로리를 계산한다.
- 탄수화물은 1일 칼로리의 40-60%로 계산한다.
- 탄수화물 중에서 식품섬유의 효과가 좋아 20 g/일 이상 섭취를 권고한다.
  - 평균 18.3 g/일의 식품섬유 섭취량 증가에 의해 공복혈당 15.3 mg/dL 감소했다는 메타분석 결과가 있다.

② 계산한 1일 칼로리와 탄수화물 양을 수정한다.

- 목표 체중 유지를 위해 설정한 1일 칼로리를 조정한다.
  - 과체중이면 체중 감소가 가능하도록 1일 칼로리를 줄이고, 목표 체중보다 적고 체중이 증가하지 않으면 1일 칼로리를 늘린다.
  - BMI만으로 판단하지 않고 지방 축적량이나 근육량을 지표로 하면 좋을 것이다.
- 탄수화물 양이 많아 먹을 수 없으면 줄인다.
- 식전혈당은 목표에 도달했으나 식후혈당이 높으면 탄수화물 중에서 단순 당질 섭취를 줄이도록 알려준다.

③ 권고한 탄수화물 섭취량보다 더 줄이기를 바라는 환자가 있을 때

- 당뇨병 환자에게 효과적 탄수화물 섭취량의 근거는 아직 없으므로 다음과 같은 내용을 알려준다.
  - DIRECT연구에서 지방질 제한군에 비해 탄수화물 제한식에서 체중 감소 효과가 좋았다.
  - 그러나 총칼로리도 저하되어 탄수화물 제한 결과라고 해석할 수 없다.
  - 탄수화물 제한 연구의 메타분석에서 6-12개월에 HbA1c는 개선되나 체중 감소는 없었다.
- 탄수화물 제한식에 대해 부정적으로 설명해도 환자가 받아들이지 않으면 극단적 제한이 아니면 인정해 주는 편이 좋을 것이다.
  - 일단 시행한 환자에게 어느 정도의 탄수화물을 섭취하는지 진료 시에 알려주도록 말한다.
- SGLT2억제제 사용에서 극단적 저탄수화물식은 정상혈당케톤산증을 일으킬 수 있어 금지한다.
- 저탄수화물 식사에서 환자와 함께 치료한다는 태도에 의해 신뢰 관계를 높이면 좋을 것이다.

④ 탄수화물 제한을 위한 저칼로리 감미료 사용 가능성

- 체중 관리에 유용하다는 보고가 있어 설탕을 대체하여 비만 증가를 방지할 가능성은 있다.
- 한편 저칼로리 감미료의 과잉에 의한 대사증후군 위험도 알려졌으므로 과도한 섭취에 주의한다.
- 설탕이 많이 들어 있는 주스는 대사증후군 위험을 증가시키므로 제한이 좋을 것이다.

2) 지중해식사

- 지중해 인근 국가의 전통 식사 형태이며 통곡류, 콩류, 견과류, 과일, 채소, 올리브유 등으로 구성된다.
- 지중해식사(mediterranean diet) 시행으로 심혈관질환의 위험도를 줄인다고 알려졌다.
- 올리브유로 섭취하는 단일불포화지방산이 포화지방산보다 2배 이상이다.
  - 전형적 서구식 식사와 지중해식사는 지방 섭취 비율이 31%로 비슷하지만 지중해식사에서 총콜레스테롤 11%, 저밀도지단백질 콜레스테롤이 13% 감소되었다.
  - 체중감소 연구에서 지중해식사 준수에서 체중유지 효과가 약 2배 높았다.

3) DASH

- 심혈관질환 위험을 낮추기 위해 개발한 DASH(diet approaches to stop hypertension) 식사는 1일 2,100 kcal/일 기준으로 과일 5.2회 섭취량, 채소 4.4회 섭취량, 곡류 7.5회 섭취량, 저지방 유제품류 2회 섭취량, 콩류 및 견과류 0.7회 섭취량 등으로 구성된다.
  - 이런 식품구성으로 혈압 저하, 혈청 지질 개선, 체질량지수와 허리둘레 개선으로 심혈관질환 감소가 있었다.

4) 식사시간이나 횟수의 변경

- 체중감소를 위한 칼로리 제한이 어려울 때 간헐단식(intermittent fasting)을 시행할 수 있으며 2형당뇨병에서 효과적이라는 연구가 알려지고 있다.
- 시행 방법으로 격일로 식사와 단식을 반복하는 격일제 단식(alternative day fasting), 한 주에 5일 식사와 2일 금식하는 5:2 단식(5:2 diet), 하루를 기준으로 섭취와 금식 시간을 정하는 시간제한식사(time-restricted eating)가 있다.

(1) 간헐단식

- 금식하는 날은 전혀 식사하지 않거나 제한된 양을 먹으며, 하루를 기준으로 하는 경우에는 섭취제한이 없지만 정해진 시간 동안에만 섭취하므로 식사 섭취 빈도가 변화되면서 전체적으로 칼로리 섭취를 줄인다.
  - 지속적 칼로리를 제한하는 저칼로리식과 간헐단식의 효과를 비교한 메타분석에서 간헐단식으로 일반식사에 비해 체중감소가 있었으나, 저칼로리식과 비교에서는 체중 및 체지방 감소에 차이가 없었다.

(2) 시간제한식사

- 시간 구분 없이 하루 종일 음식 섭취가 대사적으로 해로울 수 있다는 생각에서 체중조절 방법으로 제안되었다.

- 칼로리 섭취를 제한하지 않고 하루주기리듬(circadian rhythm)에 맞추어 섭취 시간을 생물학적 낮 시간에 맞추므로 간헐단식과 차이가 있다.
- 시간제한식사 연구의 메타분석에서 저칼로리식에 비해 체중과 체지방 감소가 있었다.
  - 섭취구간을 이른 시간으로 배정하여 체중감소 효과가 더 크다는 보고도 있다.
- 동일한 수준으로 에너지섭취를 제한하여 시간제한식사의 체중 감량 효과가 저칼로리식과 차이가 없다고 알려져서 섭취 칼로리를 제한하지 않는 시간제한식사는 저칼로리식사에 비해 체중 감량 효과가 뛰어나지 않았다.

6 식사요법을 싫어하는 환자에게

1) 우선 식사요법의 중요성을 환자와 공감한다

- 사람은 몸을 구성하는 재료, 생리 기능 물질, 생명 활동을 위한 에너지원의 모든 것을 외부에서 조달받고 있다.
- 식사에는 생명 유지와 성장에 빠뜨릴 수 없는 영양학적 중요성이 있다.
- 식사는 만족감이나 행복감을 주어 QOL을 높이며, 인간관계나 커뮤니케이션을 위한 사회적 중요성도 담당한다.
- 환자의 적절하지 못한 식사습관이 당뇨병 시작과 진행에 관여할 가능성이 있다.
  - 한편 적절한 식사습관이 대사 이상을 개선하여 혈당, 지질, 혈압, 체중을 양호하게 유지하여 생활습관병이나 그 합병증의 예방, 진행을 방지한다는 근거가 모아져 있다.
- 당뇨병을 진료하는 의사는 당뇨병 치료에 식사요법은 필수적이라는 신념을 가지고 환자와 함께 시행하겠다는 마음가짐이 중요하다.
  - 의사의 이런 생각이 환자에게 충분히 전해지면 식사요법을 힘들어하는 환자도 따라올 수 있다.

2) 실제로 어떻게 시행할까?

(1) 우선 식사요법에 대한 거부감을 없앤다

- 환자에게 식사요법 시작을 말하면 〈전에 들었는데 잘 안된다〉, 〈알고는 있지만 지키기는 어렵다〉, 〈어차피 먹으면 안 된다고 말하는 거죠?〉 등으로 저항하는 환자가 있다.
- 과거에 받은 "식사요법 교육"을 강요처럼 느꼈으며, 무리한 식사 제한을 계속할 수 없던 경험에서 식사요법에 거부 반응을 나타내는 환자도 있다.
- 〈식사요법으로 할 수 있을 것을 함께 찾아봅시다〉, 〈식사를 너무 제한하는 것은 아닌지 확인해 봅시다〉, 〈배가 고플 때 먹어도 좋은 것을 알아봅시다〉 등으로 엄격한 영양교육이 아니라 실제 일상생활에서 시행하는 식사 상담이라고 알려준다.
- 환자가 식사요법이 무엇인지 〈이야기를 들어 볼까〉라는 기분이 들게 하여 식사요법에 관심을 두게 한다.

(2) 마음을 열게 하여 신뢰 관계를 만든다

- 식사요법에 대해 어떻게 생각하는지 알아 환자의 기분이나 생각을 받아들이는 것에서 시작한다.

- 〈식사요법을 하고 싶지 않은 이유〉,〈식사를 어떻게 하면 좋은지〉 등을 알아본다.

● 〈식사에 신경 쓰지 않고 먹어도 별로 이상을 느끼지 않는다〉, 〈일이 바쁘다〉 등의 이유에서 식사에 무관심한 환자의 이야기도 듣고 식사를 바꿀 방법을 함께 생각하며 신뢰 관계를 만들어 간다.

- 〈이런 이야기라면 의논할 수 있겠다〉는 분위기를 만들며, 이야기하고 싶은 환경이 되면 좋을 것이다.

(3) 환자의 현재 상태를 알고 함께 생각한다

● 식사요법 교육을 진행하기 위해 환자의 현재 상태를 알려주고 식사요법을 시행할 행동 변화 단계를 확인한다.

● 일상생활을 되돌아보아 지금까지 자각하지 않았던 식사습관의 문제점을 깨닫고, 잘못된 지식이나 신념, 식사요법에 대한 부정적 감정 등을 확인한다.

● 환자가 받아들일 수 있는 문제점을 발견하여 식사요법의 필요성을 이해하게 한다.

● 식사요법 시행을 위한 정보 제공이나 수정 방법을 제안하여 〈어때요, 한 번 해볼까요?〉 〈앞으로 어떻게 하면 좋을까요?〉 등을 생각하게 한다.

- 환자 자신이 구체적으로 실행할 수 있는 내용을 결정하게 한다.

● 자신이 정했다는 생각이 식사요법 실천의 동기를 높여 유지하게 한다.

(4) 식사요법의 원칙은 복잡하지 않다

● 목표 체중을 유지하여 혈당을 정상 범위로 조절하기 위해서는 적절한 칼로리로 균형 있는 영양소를 섭취하고, 규칙적이며 올바른 식사습관이 필요하다.

● 이를 위해 앞서 설명한 1일 칼로리를 알려준다.

● 1일 칼로리를 정하여 〈이제부터 하루 1,800 칼로리를 먹습니다. 이것을 지켜야 합니다〉라고 말하면 환자는 역시 혼란스럽고 식사요법을 지키기 어렵다고 생각한다.

- 환자의 식사습관에서 현재의 식사량이나 식사 내용을 들어 많은 것은 줄이고 부족한 것은 추가하는 방법을 알려주면 받아들이기 쉬울 것이다.

● 탄수화물이 많은 경우 1일 칼로리의 40% 범위에서 신체활동, 합병증이나 동반질환, 사용하는 당뇨병약, 기호 등에 따라 유연하게 대응하면 좋다.

(5) 먹는 순서와 먹는 방법을 알려준다

● 식후 고혈당을 방지하기 위해서 먹는 순서를 바꿀 수 있다.

● 탄수화물을 먹기 전에 식품섬유가 많은 채소를 먹고 다음에 생선이나 고기 등의 단백질을 먹으며 마지막으로 주식으로 밥이나 빵을 먹는다.

- 채소의 식품섬유는 탄수화물 흡수를 늦추고 어육류는 인크레틴을 나오게 하여 식후혈당 조절에 도움이 된다.

● 식사 순서와 먹는 방법을 알려주면, 〈샐러드를 먼저 먹어야 한다〉, 〈30번 씹어야 한다〉, 〈밥은 꼭 나중이다〉 등에 사로잡혀 식사에 부담을 갖는 경우도 있다.

- 우리는 계속 식사하며 살아가야 하니까 어쩌다 먹는 순서가 틀려도 조급하게 생각하지 말고 시간을 들여 느긋하게 먹는다는 생각을 갖는 것으로 식사요법 효과를 볼 수 있다.

- 우선 할 수 있을 때 할 수 있는 것부터 시작하면 좋을 것이다.

(6) 식사요법이 어려워도 단 음료만은 그만두자

- 음료는 고형 음식보다 가벼워서 건강에 좋을 것이라는 착각으로 의식하지 못하고 습관이 된 환자가 있다.
  - 음료의 중지만으로도 혈당 관리가 쉬워지는 환자가 있다.
- 2023년 국민영양조사에서 우리나라 여성에서 곡류보다 음료 섭취가 많다고 알려졌다.
  - 쉽게 접근할 수 있는 다양한 음료가 넘쳐나는 현대 사회에서 음료 섭취는 새로운 유행이 되고 있다.
  - 코로나 팬데믹 같은 사회적 격리 등의 영향으로 간편한 칼로리 섭취 형태로 음료 섭취 증가도 생각할 수 있다.
- 환자가 식사요법을 〈이것도 저것도 먹으면 안 된다고〉 생각하여 식사 즐기기를 단념하고 음료를 찾는 경우도 있다.
  - 당뇨병의 식사요법이 식품의 제한이 아니며 간편한 칼로리 섭취도 아니라고 알려준다.
- 당질이 많이 들어있는 음료를 마시면 단번에 혈당 수치가 올라갈 수 있으므로 음료를 즐기는 습관이 있으면 그만두어야 한다.
- 아무래도 〈단것을 마시고 싶다〉는 환자에게는 차선책으로 〈당질 제로〉를 권하지만 달콤함에 익숙해지면 다시 설탕 음료로 돌아간다.
  - 인공감미료에 의한 장내세균무리 변화가 알려지고 있다.
- 음료 중단이 가능해지면 행동 변화를 칭찬해주어 계속할 수 있도록 도와준다.

(7) 하루 두 끼밖에 먹지 않아 과식하고 식사요법을 지킬 수 없을 때

- 우리나라에서 아침을 거르는 사람은 남성 35.2%, 여성 32.8%로 매년 증가하고 있다(2022년 국민영양조사).
- 하루 두 끼를 먹으면 췌장에 주는 부담이 크고, 공복 시간이 길어 과식하여 혈당이 높아지기 쉽다.
- 식사를 거르면 기아에 대한 방어 반응으로 체지방 합성 증가되어 살찌기 쉬워진다.
- 아침 식사에 식품섬유가 많은 식품이나 단백질을 포함한 식사 섭취는 점심 식사 후 혈당 상승을 방지한다.

(8) 저녁 식사 시간이 늦어 식사요법이 어려운 환자

- 일 때문에 저녁 식사 시간이 늦는 사람이 많다.
- 늦은 저녁 식사는 체내시계에 혼란을 주어 만복중추가 제대로 반응하지 않아 과식하게 된다.
- 밤에는 DIT가 낮고, 일상 활동도 적어 흡수한 에너지의 대사가 지방 합성으로 연결되어 살찌기 쉬워진다.
- 귀가 전 시간대에 저녁 식사를 먹도록 권하지만 그것이 어려우면 저녁 식사에 탄수화물이나 지방질이 적은 반찬이나 채소를 많이 먹는다.

7 간식을 좋아하는 환자 돌봄

- 우선 왜 간식을 찾게 되는지, 어째서 간식을 그만둘 수 없는지 등에 대한 환자의 생각을 듣는다.
- 당뇨병과 더불어 살아가기 위해 간식 습관을 끊을 수 있는 대책을 환자와 함께 찾는다.

1) 당뇨병의 생활에 미치는 간식의 영향

- 당뇨병으로 진단되면 이전처럼 먹고 싶을 때 좋아하는 것을 마음껏 먹던 생활이 아니라 식사요법을 지키도록 압박을 받는다.
- 혈당 조절이 안 되는 이유의 하나로 식습관의 혼란이 있다.
  - 조금만 간식을 먹어도 혈당이 크게 변동되어 이것이 식사요법의 괴로움으로 나타난다.
- 일상생활에 항상 따라다니는 식사요법의 괴로움을 인정하고 당뇨병과 공존할 수 있도록 생활을 되돌아본다.
  - 언제 간식을 먹게 되는가?
  - 그때 혈당은 어느 수준인가?
  - 저혈당 느낌이 있어 간식을 찾는가?
  - 간식을 먹으면 어떤 기분인가?
- 과거 설포닐유레아를 많이 사용할 때 혈당 조절이 안 되어 약용량을 증가하면 식후혈당은 내려가지만 다음번 식사 전에 혈당이 너무 내려가며 저혈당 증상이 나타나 간식을 먹는 일이 많았다.
- 최근에 많이 사용하는 DPP4억제제나 SGLT2억제제는 다음 식사 전에 혈당이 많이 내려가지 않아 저혈당 증상은 나타내지 않는다.
  - 그러나 혈당이 급속히 내려가며 혈당은 정상 수준이지만 저혈당의 느낌이 나타날 수 있다.
  - 저혈당이라고 느낄 때 간식을 먹기보다 혈당을 검사하여 어느 정도의 혈당에서 이런 기분이 드는지 알아보면 좋을 것이다.

2) 입원 중에 간식하는 모습을 보았을 때

- 혈당 조절이 어려울 때 단기간 입원하여 집중적으로 혈당을 조절하는 일이 있다.
- 복잡한 사회생활에서 벗어나 규칙적으로 올바른 병원식사를 하여 혈당 조절이 좋아진다.
- 수시로 간식을 먹던 습관이 있던 환자도 입원에 의한 긴장감과 치료 중 간식에 의한 혈당 악화의 불안 등으로 일시적으로 간식하지 않게 된다.
  - 그러나 며칠이 지나면서 무심히 다시 간식하는 환자도 있다.

(1) 입원 중 환자가 자신의 간식 행동을 인정하면

- 식사요법의 어려움에 공감하여 어떻게 하면 간식을 줄일 수 있는지 함께 생각하여 방법을 찾는다.
- 간식하게 되는 이유나 유발 요인, 간식 계속의 불이익이나 문제점을 알아본다.
- 조금이라도 노력할 수 있었던 것을 칭찬하여 환자가 〈충분히 할 수 있다〉는 자신감을 느끼게 한다.

(2) 입원 중 실제로 간식하는 상황을 보지 못했지만 간식이 의심되면

- 원인을 알 수 없는 혈당 상승이 있어 간식이 의심될 때 자연스럽게 간식에 대한 화제로 이야기를 들어본다.
- 현장 목격도 아닌데 갑자기 간식을 하고 있는지 캐묻는 것은 안 된다.
- 환자가 속마음을 말하기 쉽도록 공감하는 태도로 이야기하며 결코 심문받고 있다고 생각하게 해서는 안 된다.
- 환자를 꾸짖거나 심문하는 태도로 이야기하면 환자는 아무도 자신의 괴로움을 알아주지 않는다고 불신감을 갖게 된다.
- 간호사나 의사에게 본심으로 이야기할 수 없으면 아무 해결도 되지 않는다.
  - 간호사가 우선 환자를 이해하는 사람이 되어야 한다.
- 환자가 간식의 문제점으로 스스로 인식하고 해결하기 위한 대책을 생각하여 실행할 수 있도록 도와주는 환경을 만든다.

8 외식이 많은 환자

1) 외식의 문제점을 알려준다

- 외식의 음식은 비교적 양이 많고, 기름과 탄수화물이 많아 칼로리가 높으며, 채소 등 식품섬유는 적어 영양학적 균형이 나쁘다.
- 또 맛을 좋게 하기 위해 소금, 지방, 과당, 설탕이 많이 들어 있다.
- 잦은 외식은 혈당 조절 불량의 중요한 원인의 하나이다.
- 외식을 많이 하면 내장지방이 늘며 체중이 증가하여 인슐린저항성을 일으킨다.
- 외식에서 일부를 남기거나, 채소를 추가하여 먹을 수 있으면 좋을 것이다.
  - 어느 정도 남겨야 좋은지 판단하기 위해서는 대략적 칼로리 파악이 필요하다.
  - 외식 빈도가 많은 사람은 평소부터 눈대중을 익히는 훈련이 중요하다.
- 인터넷에서 외식의 칼로리를 찾아보면 좋을 것이다(표 9-2).

표 9-2 외식에서 먹는 음식의 칼로리

음식	칼로리
볶음밥(1인분), 짜장면(1인분)	700
국수장국(국수 400그램), 잡채밥(밥 1공기분), 중국 우동(1인분)	600
김밥 10개, 라면(1개 120그램), 비빔밥(밥 1공기), 유부국수(국수 300그램) 잡탕밥(밥 1공기), 햄버거와 우유 1잔	500
비빔냉면(1인분), 콩나물밥(1인분)	400
식빵 3쪽, 컵라면 1개(65그램), 밥 1공기	300
감자찌개(밥 제외), 곰국(밥 제외), 매운탕(밥 제외), 순두부찌개(밥 제외) 청국장(밥 제외), 콩비지 찌개(밥 제외)	200
설렁탕(밥 제외), 육개장(밥 제외)	100

- 외식에서는 면류나 오므라이스 같은 단품 요리보다 밥, 국, 반찬으로 구성된 한정식을 선택하면 좋을 것이다.
  - 단품 요리 중에서 국수, 라면 등은 탄수화물에 치우쳐 식후혈당이 상승되기 쉽다. 면류를 좋아하는 환자는 채소와 해물이 많아 영양 균형이 비교적 좋은 메뉴를 선택한다.
- 주식, 단백질 반찬, 채소 등으로 구성된 메뉴를 선택한다. 채소가 없는 메뉴에는 채소 요리를 추가한다. 그날 집으로 돌아와 식사할 때 채소를 충분히 섭취한다.
- 칼로리가 낮다는 이유로 메뉴를 결정하는 것은 피한다. 칼로리가 많으면 남겨서 조절할 수 있으므로 영양에 균형이 좋은 메뉴를 선택한다.
- 튀긴 음식에서 튀김 옷을 벗긴다. 고기의 비계, 마요네즈 등을 제거하는 방법으로 칼로리를 줄일 수 있다.
- 일반적으로 기름이 많은 양식, 중식보다 한식을 선택한다. 복잡한 요리보다 재료를 알기 단순한 것을 선택하면 칼로리 계산의 오차가 적다.
- 간이 되어 있는 음식에는 간장, 소금을 더 넣지 않는다. 채소 절임, 찌개는 남긴다.

2) 주로 외식하는 당뇨병 환자의 식사요법

(1) 스스로 식사를 준비할 수 없을 때

- 식사 준비에 익숙하지 않은 환자는 식사요법이 불가능하다고 생각할 수 있다.
- 외식이나 편의점 식품의 이용에서도 메뉴의 선택으로 균형 있는 식생활이 가능하다.
- 이런 환자의 식사요법 교육에서 〈이렇게 해야 한다〉는 이상적 내용의 권고보다 혼자서 할 수 있는 방법을 환자와 함께 생각하면 좋을 것이다.

(2) 실제 식사 상황을 알아본다

- 과거에는 3일간의 식사 내용을 기록하여 가져오게 했지만 스마트폰으로 음식을 사진 찍어 분석하는 방법도 좋을 것이다.
- 스마트폰 앱 〈다이어트카메라〉를 이용하여 사진을 등록하면 칼로리와 영양소 분석이 가능하다.
- 편의점 식품을 이용할 때는 성분 표시를 보고 기록하는 습관을 갖게 한다.
- 일반 식사에서 칼로리와 영양 성분의 이해에 더욱 도움이 된다.
- 식사 〈내용〉뿐 아니라 식사 〈시간〉이나 〈먹는 방법〉의 조사도 중요하다.
- 늦은 저녁 식사나 불규칙한 식사, 빨리 먹기 등을 알아본다.
- 불규칙한 식사습관의 부정보다 그렇게 되는 이유나 상황을 이해할 수 있도록 생활 전체에 대한 이해가 필요하다.

(3) 이상과 현실의 차이를 줄인다

- 현실을 조사하여 이상적 식사요법과의 차이를 줄일 수 있는 방법을 생각한다.
- 칼로리 섭취 〈양〉을 구체적으로 알려준다.
  - 자신의 손을 사용하는 〈가위바위보〉 식사요법을 이용한다.
- 외식에서 탄수화물 양이 많아지기 쉬우며, 라면-김밥처럼 탄수화물이 겹치는 메뉴에 주의한다.

- 과도한 탄수화물과 지방질을 줄일 뿐 아니라 채소나 식품섬유 등 충분하지 않은 영양 성분을 충분히 섭취할 수 있는 방법을 알려준다.
  - 편의점 식품에서 〈삼각김밥 2개〉보다 〈삼각김밥 1개와 샐러드〉로 하면 균형식이 된다.
  - 〈라면〉 하나보다 〈도시락〉이 바람직한 것을 이해시킨다.
- 식후혈당의 급격한 증가를 방지하기 위해 채소나 단백질을 먼저 먹고 탄수화물을 나중에 먹으면 좋으며, 편의점 도시락을 먹을 때도 이런 순서를 따른다.
- 식사 시간과 취침 시간이 가까워서 혈당 조절이 어려울 때는 회사 근처에서 저녁식사를 마치고 귀가하여 잠을 잔다.
- 한 가지 방법이 절대적이 아니며 의료인과 환자가 정보를 공유하여 좋은 방법을 찾는다.

(4) 〈음료〉에 대해 주의한다

- 최근 우리나라에서 전체 섭취 칼로리에서 차지하는 음료의 비중이 높아지고 있다.
  - 무심히 마시는 음료에 대한 주의만으로 혈당 조절이 좋아질 수 있다.
- 음료의 칼로리양을 각설탕 갯수 등으로 바꾸어 구체적으로 이해하면 좋을 것이다.
  - 콜라 1캔에는 각설탕 10개의 당질이 들어 있다.
- 청량음료에 주의하는 환자도 스포츠드링크, 요구르트, 영양드링크 등은 주의하지 않고 마시는 경우가 있다.
  - 이런 음료는 〈몸에 좋을 것이다는 이미지〉가 있어 혈당 상승 위험을 의식하지 않고 섭취한다.
  - 같은 이유에서 우유 과잉 섭취도 있으며 일반적 적당량은 1일 180 mL 정도다.

(5) GLP1수용체작용제의 활용

- GLP1수용체작용제 세마글루타이드에는 식욕 억제 효과가 있어, 혈당 저하 및 체중 감소 효과가 있다.
- 공복감이 심하여 간식을 많이 먹는 환자에서 GLP1수용체작용제는 식사요법 실천에 도움이 된다.

Chapter 10

운동요법과 운동교육

1 운동에 대한 이해

- 신체활동과 운동은 무엇이 다를까?
  - 신체활동은 안정 상태보다 많은 에너지를 소비하는 모든 동작을 말하며, 일상생활에서 노동, 출근, 쇼핑, 개의 산책 등의 생활활동과 운동이 포함된다.
  - 운동은 체력의 유지나 향상을 목적으로 계획적이며 의도적으로 시행하는 계속적 활동으로 정의한다.
- 운동은 포도당이나 지방산의 대사 이용을 촉진하며, 계속 시행하면 인슐린저항성 개선 작용이 있다.
- 이상적 운동은 매일(적어도 주 3일 이상) 15-30분의 유산소운동을 1일 2-3회 시행하고, 여기에 주 2-3회 근육운동 시행이다.
  - 운동 효과의 지속 시간이 48시간이므로 적어도 1일 간격의 운동이 좋을 것이다.
- 유산소운동으로 빠르게 걷기, 달리기, 수영 등을 산소 공급이 충분한 강도로 계속하면 인슐린감수성이 증가한다.
- 근육운동은 아령이나 기구를 이용한 저항 동작으로 근육량을 증가시켜 근력을 높이는 효과를 기대한다.
  - 근육운동에서 급격한 혈압 상승을 피하기 위해 숨을 참지 않고 시행하는 것이 중요하다.
- 바람직한 운동 강도는 50세 이상에서 심박수 100/분 정도, 50세 미만에서 심박수 100-120/분 정도의 중등도가 좋을 것이다.
- 일률적으로 운동 강도를 정하는 것은 아니며 개개인에게 적합한 운동요법 시행이 필요하다.
  - 노인의 근력 저하를 방지하여 근감소증, 노쇠 진행을 막는 것이 중요하다.
- 운동요법에 의해 고혈압, 이상지질혈증, 골다공증 등의 예방이나 개선도 기대한다.
- 인슐린이나 설포닐유레아를 사용하는 환자에서 운동요법에 의한 저혈당 위험에 주의한다.

- 공복혈당 250 mg/dL 이상이며 소변 케톤체가 양성이면 운동으로 혈당이 올라갈 가능성이 있어 제한한다.
- 당뇨병합병증이 있다고 알려주면 그동안 운동 부족이 합병증을 일으켰다고 갑자기 운동을 시작하는 환자도 있다.
  - 안저 출혈, 당뇨병신장질환, 허혈심질환, 관절질환, 당뇨병신경병증이 있으면 그 정도나 상태에 따라 운동요법의 제한이나 금지가 필요하다.

2 운동요법의 중요성

- 당뇨병 치료에서 운동요법 실행률은 비교적 낮으며 규칙적 운동(30분/일)은 38.1%에 불과하다 (2022 Fact Sheet).
  - 충분한 운동 효과를 얻기 위해서는 일상생활 관리를 포함한 교육이 필요하다.
- 꾸준한 운동이 중요하다고 무심코 알려주면 운동에 대한 압박감으로 주눅이 드는 환자도 있다.
  - 한창 일할 나이에 〈운동할 시간이란 없다〉고 처음부터 운동요법을 포기하는 환자도 많다.
- 환자의 생활습관을 들어 직장인은 엘리베이터 대신 계단을 이용하고, 출근길에 한 정거장 미리 내려 걷는 등 일상생활 속에서 운동할 방법을 환자와 함께 찾는다.
- 노인의 노쇠 방지를 위해 단백질이 풍부한 식사와 신체활동 증가, 근육운동이 필요하지만 여러 관절이 아프고, 더위나 추위에 외출이나 운동을 할 수 없는 환자도 많다.
  - 실내에서 텔레비전을 보면서 의자에 앉아서 할 수 있는 운동 방법을 알려준다.
  - 노인이 살아가는 보람을 느낄 수 있는 사회 활동이나 건강 활동에 참여하여 운동을 지속하게 하는 방법도 있다.
- 운동요법을 식사요법과 병용하면 효과적이며, 혈당이나 HbA1c, 지방대사 이상이 개선되면 환자를 칭찬하여 치료 의욕을 높이면 운동 지속에 도움이 된다.
- 운동 계속을 위한 지원 체제로서 개개 환자에게 적합한 목표 설정이 필요하다.
  - 환자의 운동에 대한 기대는 HbA1c를 6.5%로 만들고 싶다, 당뇨병약을 줄이고 싶다, 체력을 길러 등산을 하고 싶다 등으로 매우 다양하다.
  - 환자의 가치관, 생활습관을 고려하여 개별적으로 목표를 정하여 운동 방법을 알려준다.
- 환자와 약속한 기한마다 일정한 방식으로 운동 효과를 정기적으로 평가한다.
- 목표에 도달하면 그것을 칭찬하고 다음 목표를 환자가 정하면 동기 부여에 의해 운동요법 계속이 가능하다.
  - 도달감이나 충실감을 느끼고 다음의 목표를 향하게 하는 기법이 유용하다.
- 목표에 도달하지 못했을 때 환자와 함께 원인을 찾아보며 환자가 스스로 문제점을 발견하여 해결하는 과정을 실행하면 좋을 것이다.
- 운동 내용은 무엇보다 즐거워야 하며, 괴로운 운동의 강요에 대한 과학적 근거는 없으며 실제로 효과도 없다.
  - 의사 자신에게도 즐겁지 않은 운동을 환자에게도 권할 수 없다.

3 운동이 싫은 환자

- 운동요법은 식사요법과 더불어 모든 당뇨병 환자에게 필요한 기본 치료이지만 의료보험의 대상이 아니므로 운동요법 시행률은 낮다.
- 당뇨병 환자에게 운동요법을 하지 않는 이유를 물어보면 다음과 같은 대답을 많이 듣는다(표 10–1).
  - 이런 이유를 알아 운동요법에 대해 알려주고 조금이라도 움직일 수 있는 계기를 만든다.

표 10–1 운동을 하지 않는 이유에 대한 환자의 대답

- 운동할 시간을 낼 수가 없다.
- 운동하고 싶지 않다.
- 운동 방법에 대해 알려 주는 사람이 없다.
- 운동요법의 효과를 알 수 없다.
- 운동할 시설이나 기구가 없다.

4 운동요법 교육

1) 운동 이론을 이해하여 운동요법을 권한다

- 운동을 권하려면 의사도 운동의 필요성이나 중요성을 인식해야 하며 그러기 위해서는 운동 이론을 충분히 이해해야 한다(그림 10–1).

그림 10–1 운동은 당수송체를 세포막으로 이동시켜 혈당을 내린다(Joseph JS, EXCL J 2021:20:386)

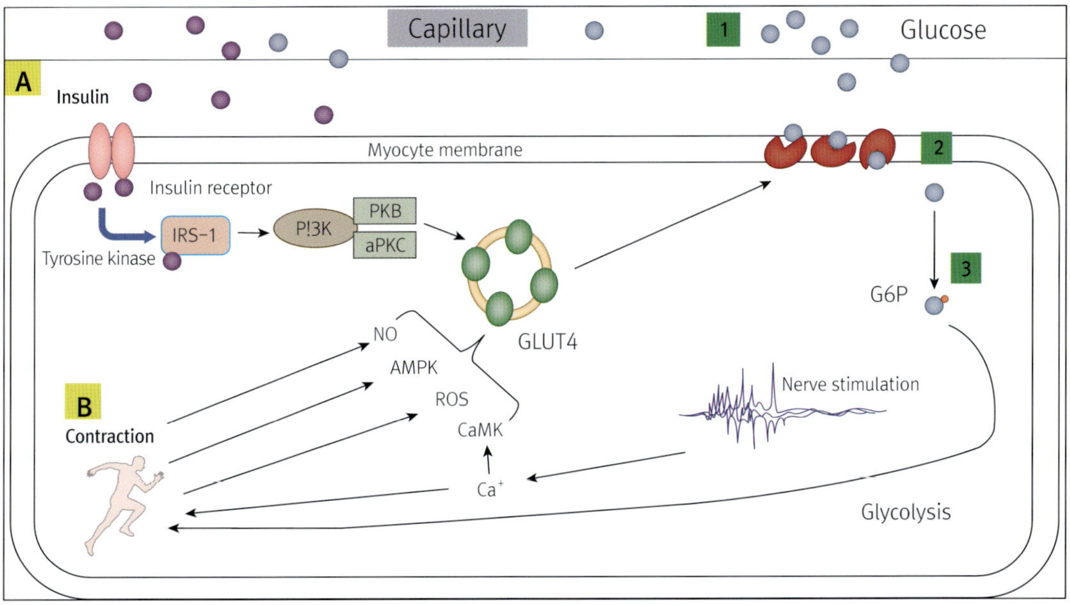

- 인슐린은 당수송체(glucose transporter: GLUT)의 하나인 GLUT4를 근육세포의 세포 안에서 세포막으로 이동하는 작용이 있으며 이렇게 세포막에 GLUT4가 나타나면 혈액의 포도당이 세포 안으로 들어오게 된다(그림 10-1, A).
- 근육을 움직이면 근육세포 안의 에너지 소비에 따라 5'AMP활성화 단백키나제(5'AMP-activated protein kinase: AMPK) 효소가 활성화되어 GLUT4가 근육세포 표면으로 이동하여 포도당을 받아들인다(그림 10-1, B).
- 골격근은 혈당을 받아들이는 가장 큰 기관이다.
- 운동하면 인슐린의 작용 없이 혈당을 근육세포 안으로 넣어 혈당이 내려가게 한다.
  - 이렇게 운동하여 바로 혈당이 내려가는 작용을 당대사에서 〈운동의 급성 효과〉라고 한다.
- 운동 후에는 간이나 근육에서 사용한 지방이나 글리코겐 재보충을 위해 포도당을 이용하므로 혈당이 서서히 내려간다.
  - 설포닐유레아나 인슐린을 투약하는 환자가 장시간 운동을 하면 시간이 지나며 저혈당을 일으킬 수 있는 일이 있다.
  - 〈지연저혈당〉이라고 하며 밤에 나타날 수 있어 취침 전에 혈당 측정과 간식이 필요할 수 있다.
- 운동을 계속하면 근육에 GLUT4가 더욱 증가하여 인슐린에 의존하지 않는 당수송이 증가하여 인슐린감수성이 높아진다.
- 여기에 더해 지방 연소 작용으로 비만이 개선되며 내장지방 감소는 지방세포에서 나오는 생리활성물질 아디포카인의 분비 이상을 교정한다.
  - 그 결과 지질대사, 혈압, 인슐린저항성 등이 개선되어 동맥경화를 방지하고 근육이나 간에 축적된 이소성 지방이 감소되어 기능이 회복된다.
  - 계속적 운동으로 인슐린의 작용이 좋아져서 혈당이 내려가는 것을 당대사에서 〈운동의 만성 효과〉라고 한다.
- 운동을 더욱 계속하면 심폐기능이 좋아지며, 체력을 개선하고, 근육 위축이나 골다공증을 방지한다.
- 스트레스가 해소되고, 자존감이 좋아지며, 체온 조절, 면역력, 환경 적응력도 좋아진다.
  - 운동이 암예방이나 장수와 관계 있다는 사실도 알려지고 있다.
- 이상과 같은 운동의 다면적 효과를 이해하여 생활습관병의 예방과 치료, QOL 개선, 쇠약 방지를 위해 적극적 운동이 필요함을 인식해야 한다(표 10-2).

표 10-2 운동의 다면적 효과

1. 대사 개선 • 인슐린 작용을 좋게 한다(인슐린저항성 개선). • 혈당, 지질, 혈압 개선 • 내장지방이나 이소성 지방 감소 **2. 건강수명 연장** • 혈액순환이 좋아지고 동맥경화 방지 • 암예방, 치매예방, 수명 연장 • 체력 증진, 뼈나 근육 강화, 근감소증 방지 • 감염이나 병에 대한 저항력 증가	**3. 정신 효과** • 잠을 잘 자게 한다. • 기분이 상쾌해진다. • 스트레스가 해소된다. • 뇌 기능이 활발하게 된다. • 살아가는 의욕이 높아진다. • 행동 범위가 넓어지며 여러 체험을 하게 된다.

2) 행동변화 단계를 이용한다

- 행동변화의 어느 단계에 있는지 알아본다.
- 현재의 운동 상황이 무관심기 – 관심기 – 준비기–행동기 – 유지기 중 어느 상태인지 평가한다.
- 운동의 필요성을 인식하지 못하며 운동을 회피하는 상황은 무관심기이다.
  - 무관심기에 있는 환자에서 운동이 어려운 이유를 알아본다.
  - 운동하는 것은 환자 본인이며, 무리한 권고는 역효과를 낼 수 있다.
- 운동의 필요성은 깨달았지만 아직 주저하는 상황은 관심기이다.
  - 다양한 체험으로 운동의 효과를 알게 한다.
  - 자동차를 사용하지 않고 걸어보며, 계단을 이용하는 등 생활활동을 늘리도록 권하며 무리하지 않는 걷기부터 시작하여 하루 1,000보 걷기 등 단순한 목표를 세우고, 이 정도라면 가능하다고 느끼게 한다.
  - 운동에 관심을 가지면 운동의 이론이나 다면적 효과를 체험하게 한다.
- 운동요법의 필요성을 인정하여 운동을 시작하려 하거나 나름대로 운동을 시작한 상황은 준비기이다.
  - 운동을 처방하고 운동 방법을 교육하며 조금이라도 운동을 시행하면 칭찬하여 운동을 정착시키도록 노력한다.
- 운동의 장점(유익성)과 단점(부담감)을 넘어 운동을 시행하고 있지만 아직 6개월이 지나지 않은 상태는 행동기다.
- 조금씩 운동을 시행하여 6개월이 되면 유지기라고 생각한다.
  - 실제로 운동하는 상황을 격려하고 운동의 효과(혈당 유지, 체중 감소)를 기록하여 운동 중단을 방지한다.

3) 운동하기 어려운 이유에 따라 교육할 내용을 정한다

- 무관심기 환자에게는 공통으로 운동에 대한 부정적 감정이 있다.
  - 운동의 불편만 생각하고 운동의 장점은 받아들이지 않는다.
  - 운동과 신체활동이 다른 것이 아니며 신체활동을 늘리면 여러 가지 좋은 점이 있다고 기회가 있을 때마다 알려준다.
  - 운동을 신체활동으로 바꾸어 설명하여 운동에 대한 거부감을 줄이는 일도 있다.
  - 나이가 들면서 10년마다 근육량이 10%씩 없어지므로 〈지금 생활을 계속하면 결국 근육이 남지 않게 된다〉, 〈운동으로 근육량 유지가 가능하다〉를 자연스럽게 깨닫게 하면 좋을 것이다.
- 운동요법의 효과를 이해하지 않는 환자나 신체활동 증가의 의미를 느끼지 못해 운동 계속에 대한 의식이 없는 환자에게는 운동의 장점과 운동하지 않았을 때의 단점을 반복하여 알려준다.
- 운동을 할 수 없는 이유에 따라 대응해 본다.
- 운동할 시간을 낼 수가 없다, 운동요법 교육자가 없다, 운동 시설이 없다는 환자에게 지방자치 단체에서 운영하는 운동교실, 헬스클럽 등을 찾아 보게 한다.
- 운동시설이 없으면 출근 시에 빠른 걸음으로 걷기, 엘리베이터 대신 계단 이용하기 등 생활활동

증가를 권고한다.

- 혼자서 집안이나 어디에서도 할 수 있는 운동을 소개한다.
- 운동이 싫은 환자에게 처음부터 이상적 운동을 권하면 실패한다.
  - 운동의 효과를 찾아 격려한다.
  - HbA1c가 개선되지 않아도 체성분 분석에서 신체조성이 좋아졌는지 알아본다.
  - 계단을 올라도 전보다 힘들지 않게 되었다고 느끼면 자기효능감이 높아진다.

4) 무관심기에 〈운동이 싫다〉는 환자의 대처

(1) 운동을 하면 괴롭다, 힘들다는 환자

- 체중이 많이 나가면 몸이 무거워 운동하고 싶지 않지만 몸을 움직이지 않으면 다시 체중이 느는 악순환이 된다.
- 우선 힘들지 않은 운동부터 시작해 본다.
  - 누워서 행할 수 있는 유연운동, 의자에 앉아서 하는 발 뻗기 스트레칭을 해본다.
- 익숙해지면 조금씩 부하를 올리며, 체력이 붙으면 괴로움이나 힘든 정도가 점차 나아진다.

(2) 운동을 하면 어딘가 아프다는 환자

- 운동의 단점도 있다고 인정한다.
- 익숙하지 않은 운동을 시작하고 근육통이 나타날 수 있다.
- 운동하면 근육통이 나타날 수 있으며 이것은 잘못된 일은 아니니다.
  - 근육통이 있을 때 대처 방법을 미리 알려준다.
  - 혈류를 개선하여 통증 유발물질을 제거할 목적으로 욕조에 몸 담그기, 근육통 부위에 열기가 있을 때 냉찜질을 권한다.
- 운동 후 근육통은 손상된 근육섬유의 치유 과정에서 나타나므로 휴식도 필요하지만, 완전히 소실되기를 기다리지 말고 통증이 좋아지는 시점에 다시 운동하도록 격려한다.
- 근육통으로 운동의 동기가 없어지는 환자도 있으므로 처음은 근육통이 나타나지 않은 유연운동을 알려준다.

(3) 운동신경이 없다는 환자

- 젊어서부터 운동은 괴로웠다, 달리기 힘들었다, 운동에 자신이 없다 등 운동신경이 없다는 환자나 운동으로 크게 다쳐 트라우마가 남은 환자도 있다.
- 이런 환자에게는 언제라도 운동을 시작하면 효과를 볼 수 있는 성공 사례를 들려주어 〈나도 한번 해 볼까〉라는 생각이 들게 한다.
- 가족이나 친구와 함께할 수 있는 운동을 찾아보며, 즐길 수 있는 운동을 소개하면 좋을 것이다.

(4) 땀 흘리는 것을 싫어하는 환자

- 운동으로 땀이 나거나 땀 냄새를 싫어하는 사람도 있다.
- 땀을 흘리지 않게 에어컨이 설치된 실내에서 시행 가능한 스쿼트나 발뒤꿈치 올리기 등의 저항운동이나, 대형 쇼핑몰에서 장시간 걷기가 대안이 될 수 있다.

5 당뇨병합병증이 있을 때 운동요법의 주의

- 임상 현장에서 망막병증이나 신장질환이 있는 환자에게 운동을 교육하지 않는 경향이 있다.
- 안저출혈이 있거나 다량의 요단백 배설에 의해 부종이 환자에게 심한 운동은 위험하다고 생각된다.
  - 그러나 과도한 운동 제한은 근력 저하나 사회와의 단절 등에 의해 QOL을 저하시킨다.
- 당뇨병망막병증이나 당뇨병신장질환의 발병이나 진행에 운동요법 단독의 효과를 조사한 임상 연구는 없지만 Steno-2연구에서 운동요법을 포함한 다면적 개입에서 망막병증이나 신질환의 발병이나 진행 방지 효과가 있었다.
  - Steno-2연구는 경도-중등도의 30분간 운동을 주 5일로 교육하도록 운동량 목표는 정했다.

1) 당뇨병망막병증에서

- 단순망막증에서는 일반적 운동요법이 가능하지만, 배에 힘을 많이 주는 운동은 혈압을 올릴 수 있어 피한다.
- 황반병변, 증식망막증, 유리체출혈이 있으면 운동은 금기다. 그러나 신체활동 양이 줄지 않도록 가벼운 운동은 가능하다.

2) 당뇨병신장질환에서

- 신장질환 1기와 2기(GI, G2)에는 운동이 가능하다.
- 신장질환 3기(G3a, G3b)에 소변 알부민 증가가 있으면 고강도 운동은 피한다.
- 신장질환 4기(G4)에는 걷기와 체조 등 체력을 유지하기 위한 운동을 할 수 있다.
- 만성 신장질환(chronic kidney disease; CKD)에서 운동은 신장기능을 개선할 수 있다.
- 신장기능 장애가 있으면 중등도의 유산소운동을 권한다.
- 혈액투석 환자에서도 운동은 신체 기능과 삶의 질을 좋게 한다. 일반적으로 걷기와 집안일과 같은 가벼운 운동을 할 수 있다.

Chapter 11

경구 혈당강하제

1 당뇨병약 시작의 알고리즘

1) 진료지침의 권고

- 미국당뇨병학회는 당뇨병의 표준치료(standard carc)를 매년 발표하여 전 세계에서 이 기준을 사용하는 경향이다.
- 그러나 한국인 당뇨병의 병태생리, 치료 전략, 처방 상황 등이 서구와 다를 수 있다.

(1) 당뇨병 병태생리의 차이

- 한국인 당뇨병의 특성을 이해하여 개개인에 적합한 치료 방침 결정이 필요하다.
  - 서구인 당뇨병의 주된 병태생리는 비만에 의한 인슐린저항성이지만, 한국인에서는 췌장의 췌도 감소나 인슐린분비능 저하가 있으며, 복부비만으로 인슐린저항성의 존재도 고려해야 한다.

(2) 2형당뇨병 치료 전략의 서구와의 차이

- 서구에서는 동맥경화 등 심혈관질환 동반과 이에 의한 사망률이 높아 심혈관질환에 대책이 중요하다.
- 한국에서 당뇨병의 사망원인으로 암이 23.4%로 많고 혈관합병증은 22.3%로 그다음을 차지한다.
  - 혈당 조절률(HbA1c 6.5% 이하)은 24.5%이며 심혈관질환 방지보다 혈당 조절의 중요성이 크다고 할 수 있다.
- 고혈압, 고지혈증 동반이 많아 지질, 혈압 관리를 포함한 포괄적 관리가 합병증 방지에 중요하다고 생각한다.

(3) 2형당뇨병 약물치료에서 처방 상황의 차이

- 서구에서는 메트포민 처방이 많지만 우리는 DPP4억제제가 처방이 많다.

- 이런 차이점에서 미국당뇨병학회의 권고와 다른 당뇨병약 선택 알고리즘이 필요하다.

2) 당뇨병약 선택 알고리즘

- 당뇨병 치료 시작에서 가장 먼저 생각할 것은 인슐린 치료 적응의 판단이며 다음에 연령과 합병증 등을 고려하여 목표 HbA1c를 정한다.
- 이어서 인슐린저항성이나 인슐린분비 부족을 평가하여 병태생리에 따라 당뇨병약을 선택한다.
- 다음에 안전성을 고려하고, 동반질환에 따른 추가 이익을 고려하며, 환자의 배경에 따른 변경을 생각한다.
- 이상을 고려하여 당뇨병약을 선택하며 약물치료 시작 후 약 3개월마다 치료법을 재평가하고 수정하며 HbA1c 조절 목표에 도달하지 못하면 병용요법을 시도한다.

(1) 인슐린 치료 적응의 판단

- 약물치료 선택에서 우선 인슐린치료 적응의 판단이 중요하다(표 11-1).
- 인슐린치료에는 절대적 적응과 상대적 적응이 있다.
- 소변 케톤체 양성, 중증 고혈당(예: 공복혈당 250 mg/dL 이상, 수시 혈당 350 mg/dL 이상)은 인슐린치료 적응이라고 생각하여 인슐린치료를 시작한다.
- 인슐린치료는 지속작용인슐린의 1회 주사, 초속효인슐린의 매식 직전 3회 주사, 집중인슐린치료 등 다양한 방법으로 시작할 수 있다.
- 비교적 간단하며 저혈당 위험이 적은 인슐린치료 시작 방법은 체중 1 kg당 0.08-0.1단위의 지속작용인슐린주사다.

표 11-1 인슐린 치료의 절대적 적응과 상대적 적응

절대적 적응
1) 인슐린의존 상태
2) 고혈당의 혼수(당뇨병 케토산증, 고혈당고삼투질 상태)
3) 중증 간장애, 신장 장애 동반
4) 중증 감염, 외상, 중등도 이상의 외과 수술(전신마취 시행 등)
5) 당뇨병 동반 임신(임신당뇨병에서 식사요법만으로 혈당 조절이 어려울 때)
6) 정맥영양에서 혈당 조절
상대적 적응
1) 인슐린비의존 상태에서 중증 고혈당(예: 공복혈당 250 mg/dL 이상, 수시 혈당 350 mg/dL 이상)
2) 경구 당뇨병약으로 혈당 조절이 어려울 때
3) 마른 영양불량 상태
4) 스테로이드 치료에서 고혈당
5) 당독성의 적극적 해소

(2) 목표 HbA1c결정

- 미국당뇨병학회는 합병증 방지를 근거로 목표 HbA1c는 7.0% 미만으로 하고, 연령, 유병기간, 동반된 장기 장애, 저혈당의 위험, 지원 체제 등을 고려하여 개별적으로 정하도록 했다.
  - 65세 이상 노인은 인지기능이나, 일상 활동(activities of daily living: ADL), 동반질환 등을 고려하여 보다 완만한 조절 목표를 정한다.

- 우리나라는 임상 연구 결과가 없어 전문가의 의견으로 HbA1c 6.5% 미만으로 정했다.

(3) 병태생리에 따른 당뇨병약 선택

- 병태생리에 따른 당뇨병약 선택은 합병증 방지의 관점에서 중요하다.
- 인슐린분비 부족이나 인슐린저항성 평가에 C-펩타이드, HOMA-β, HOMA-IR 등이 유용하지만 실임상에서 모든 환자에게 측정하기는 어렵다.
- 실임상에서 간단한 임상 지표로 체질량지수(BMI)를 이용한다.
  - BMI는 인슐린저항성과 상관관계가 좋아 병태생리를 평가하는 임상 지표로 이용한다.
  - BMI 25 이상은 인슐린저항성, BMI 25 미만은 인슐린분비 부족을 예상하여 이에 적합한 당뇨병약을 선택해도 좋을 것이다.
- 우리나라에서는 비만하지 않아도 내장지방 축적 증가에 의한 인슐린저항성이 나타날 수 있다.
  - 내장지방 축적 판단에는 허리둘레를 측정하여 남성 90 cm 이상, 여성 85 cm 이상이면 내장지방 증가로 판단한다.
- 당뇨병약 선택은 비만이 있으면 인슐린저항성을 예상하여 메트포민, SGLT2억제제, 싸이아졸리딘다이온 등에 더불어 체중 감소 효과를 기대할 수 있는 GLP1수용체작용제나 지속성 GIP/GLP1수용체작용제 티제파타이드 등을 사용할 수 있다.
- 비만이 아니면 인슐린분비 부족을 예상하여 DPP4억제제, 설포닐유레아, GLP1수용체작용제 등의 인슐린분비 촉진계 약제를 고려한다.
- 비만하지 않을 때 체중이 감소되는 GLP1수용체작용제나 SGLT2억제제는 근감소증 위험이 있어 주의한다.
  - 체중 감소 효과가 매우 큰 티제파타이드는 비만하지 않거나 노인에서 사용 결과가 없기에 안전성면에서 비만하지 않은 환자에게는 사용하지 않는다.
- 서구인의 2형당뇨병의 주된 병태생리는 인슐린저항성이므로 메트포민을 우선 선택하지만 우리나라에서는 인슐린분비 저하와 인슐린저항성이 같이 있으므로 개개 환자에게 적합한 처방을 선택할 필요가 있다.

(4) 안전성 고려

- 안전한 혈당 저하는 당뇨병 치료에서 중요한 조건이며 각 약제의 효과와 안전성을 충분히 고려하여 약을 선택한다.
- 각 약의 혈당 저하 정도, 저혈당 위험, 체중에 대한 영향, 장기 장애(신장기능 장애, 간장애, 심혈관장애, 심부전) 등에 대한 금기나 주의점을 고려한다.
- 저혈당 위험이 높은 노인, 신장기능 장애나 심부전 동반 중에서 특히 주의한다.
- 설포닐유레아는 저혈당 위험이 높은 노인이나 eGFR 30 mL/분/1.73m^2 미만의 신장기능 장애에서는 사용하지 않는다.

(5) 동반질환에 따라 추가 이득을 고려한다

- SGLT2억제제나 GLP1수용체작용제는 심장이나 신장에 대한 장기 보호 작용이 알려져 추가 이득을 생각할 수 있는 심혈관질환, 심부전, 만성신장질환에 고려할 수 있다.

- 심혈관질환 위험이 있을 때 주요 심혈관질환 발생 방지 작용이 알려진 SGLT2억제제, GLP1수용체작용제를 권고한다.
- SGLT2억제제는 만성신장질환에 권고하며 알부민뇨가 있을 때 복합 신장질환 발생 방지 작용이 알려졌다.
  - 알부민뇨가 없을 때 알부민뇨 발생 방지도 있다.

(6) 환자의 배경을 고려하여 약을 바꿀 필요도 있다

- 복용지속률과 의료비의 고려도 필요하다.
- 복용지속률이 높으면 혈당 조절이 좋고, 총사망이나 입원 위험, 심혈관질환 발생 위험 등이 감소한다.
  - 복용 회수를 줄이며 복합제를 사용하면 복용지속률이 좋아질 수 있다.
- DPP4억제제는 복용지속률이 높으며, 위장장애가 있는 메트포민의 복용지속률이 낮은 경향이다.
- 의료비 면에서 고가의 약제는 복용지속률을 저하시켜 치료 효과가 떨어질 수 있다.
  - 제네릭약의 사용, 저렴한 약으로 변경, 여러 약을 병용할 때 복합제로 바꾸어 의료비를 줄일 수 있다.

(7) 약물치료 시작 3개월 후에 혈당 조절 목표에 따라 치료법을 재평가한다

- 혈당 조절이 충분하지 않으면 식사요법, 운동요법, 생활습관 개선과 동시에 인슐린 적응의 재평가를 포함하여 약의 추가 등을 검토하여 목표 HbA1c 도달에 노력한다.

2 경구혈당강하제의 특징

- 당뇨병약 선택의 기본은 경구혈당강하제의 특징을 알아 실제 임상에 응용하는 것이다(표 11-2).

표 11-2 경구혈당강하제의 특징 요약

분류	작용기전	주된 부작용
1. 인슐린저항성 개선제		
메트포민	간에서 당신생 억제	위장 장애, 젖산산증
싸이아졸리딘다이온	인슐린감수성 개선	부종, 심부전, 체중 증가, 골절
2. 인슐린분비 촉진제		
설포닐유레아	인슐린분비 촉진	저혈당, 체중 증가
글리나이드제	빠른 인슐린분비 촉진	저혈당, 체중 증가
DPP4억제제	인슐린분비 촉진, 글루카곤분비 억제	가벼운 위장장애
3. 당흡수/배설 조절제		
α-글루코시다제억제제	당질흡수 지연	간장애, 위장장애
SGLT2억제제	신세관에서 당재흡수 억제 · 배설 촉진	다뇨, 성기감염

1) DPP4억제제

(1) DPP4억제제의 작용 기전

- DPP4억제제는 명확한 혈당 개선 작용과 적은 부작용으로 현재 가장 널리 사용하는 당뇨병 치료제다.
- 당대사의 항상성 유지에 필요한 인슐린과 글루카곤 분비 조절작용을 임상에서 사용하고 있다.
- 식사를 섭취하면 위장관 내분비세포에서 인크레틴 GLP1(glucagon-like peptide 1), GIP(glucose-dependent insulinotropic polypeptide)가 분비된다.
- 인크레틴은 DPP(dipeptidyl peptidase)4에 의해 신속히 분해된다.
- 혈관내피세포를 비롯한 전신에 발현되고 혈중을 순환하여 DPP4의 효소 활성 부위를 지속적으로 억제하는 DPP4억제제는 인크레틴의 혈중 반감기를 연장시켜 전신 작용을 증가시킨다.
- 인크레틴 작용 증가는 췌장 베타세포의 포도당 반응성 인슐린분비 증가 작용(GLP1/GIP)과 췌장 알파세포의 글루카곤 과잉 분비 방지 작용(GLP1)을 통해 혈당 개선 작용을 나타낸다.
- 당뇨병에서는 혈중 DPP4 활성 증가에 의해 인크레틴 작용이 저하되어 있으며 DPP4억제제 투여는 인크레틴 작용 증가를 기대할 수 있다.

(2) DPP4억제제의 에너지, 영양소대사에 대한 작용

- 인슐린의 혈당 저하 작용은 표적 장기에서 포도당 유입과 대사 항진, 글리코겐, 지방질, 단백질 합성 촉진 등 에너지와 영양소의 이용 촉진 결과다.
- 글루카곤의 작용은 간에서 당신생과 당방출에 더불어 아미노산 대사나 지방 분해를 항진한다.
  - 글루카곤은 에너지 저장 장기에서 에너지 기질 방출을 촉진하여 혈당 상승 작용을 나타낸다.
  - 식사 후 위장에서 흡수되고 문맥을 지나 간에 도달한 포도당, 아미노산, 지방질 등의 영양소를 전신에 공급하는 조절을 글루카곤이 담당한다.
  - 이렇게 공급된 영양소는 인슐린의 작용으로 이용되며 전신의 에너지 및 영양 항상성이 유지된다.
- 당뇨병에서는 인슐린과 글루카곤 분비의 불균형으로 〈포도당과 영양소의 흐름〉에 이상이 나타난다.
  - 당뇨병에서는 당대사 이상 이외에 지방질이나 아미노산 대사이상도 나타난다.
- 혈중에 포도당이나 지방질 과잉은 혈관 합병증을 일으키지만, 장기나 세포내에는 에너지나 영양소가 부족하여 장기와 세포에 손상이 나타난다.
- DPP4억제제 투여는 인크레틴의 작용을 증가시켜 인슐린과 글루카곤을 조절하므로 포도당뿐 아니라 지방질, 아미노산, 단백질 등에 이르는 포괄적 대사 개선 작용을 기대할 수 있다.

(3) DPP4억제제의 특징

- 인크레틴 분해효소의 활성을 억제하는 작용 기전으로 인크레틴이 효율적으로 작용하게 한다.
- 경구 투여하여 용량 조절이 편하고, 작용 과잉에 의한 저혈당이 일어나지 않는다.
  - 안전성이 높아 노인을 포함하여 널리 사용하는 당뇨병약이다.
- 인크레틴 작용으로 혈당 개선에 더불어 식욕 억제나 비만 개선 등 다양한 작용이 있다.

- GLP1수용체작용제나 GLP1/GIP수용체작용제에 비해 체중 감소는 크지 않다.
- 최근 실임상에서 심혈관질환 발생 방지 작용이 알려지고 있다.

(4) DPP4억제제의 부작용

- DPP4억제제에 의한 저혈당 위험은 적다.
- 전반적으로 안전성이 높고 내약성이 좋지만 비교적 드문 특징적 부작용이 보고되고 있다.
- 가벼운 구역, 구토 같은 위장관 부작용이 간혹 있으며 급성췌장염 위험 상승 가능성이 보고되었다.
- 드물지만 유사천포창에 의한 피부 물집이 알려졌다.
- DPP4효소에 대한 선택성이 낮은 삭사글립틴에 의한 심부전 입원 증가가 있다.

(5) DPP4억제제의 다양한 치료 효과 기대

- 혈당 개선 이외에 항염증 작용, 인크레틴 증가에 의한 당뇨병신경병증, 당뇨병신장질환 등의 치료 효과도 기대되고 있다.
- DPP4억제제는 GIP와 GLP1의 작용을 증가시킬 뿐 아니라 췌장 알파세포의 DPP4 억제에 의한 췌장 베타세포 기능을 개선하는 작용도 알려졌다.
- DPP4는 세포 표면 마커 CD26으로서 면역 담당세포에 발현하며 특히 T세포 활성화에 의해 면역 기능에 관여한다.
  - DPP4/CD26는 CD45, fibronectin, plasminogen, caveolin 등의 면역 관련 리간드에 결합한다.
- 인크레틴 이외의 표적물질에 SDF-1(stromal cell-derived factor-1), MCP-1(monocyte chemotactic protein-1)을 비롯한 많은 사이토카인이 포함되어 있다.
- DPP4억제제는 만성염증 방지 작용으로 당뇨병 심혈관합병증, 염증장질환, 이식편대 숙주병(graft versus host disease), 코로나바이러스 감염에서 면역 반응, 다발경화증 등 자가면역질환, 암면역에 치료 효과가 연구되고 있다.

2) SGLT2억제제

(1) SGLT2억제제의 작용 기전

- 당뇨병 치료제로 Na/포도당공동수송체(sodium glucose cotransporter: SGLT) 2억제제가 2014년 등장했다.
- SGLT에는 SGLT1, SGLT2를 비롯하여 6개의 동족체가 있으며, SGLT1억제제는 위장관 및 신세관에서 포도당재흡수를 억제하며 혈당 조절 개선을 기대한다.
- SGLT2억제제는 인슐린분비나 인슐린 작용과 독립적으로 작용하므로 당독성 해소에 의해 인슐린분비의 개선, 인슐린감수성을 회복하며 베타세포 부담도 감소하여 어느 단계의 당뇨병 환자에게도 적응이 된다.
  - 중등도 이상의 신장기능 장애가 있으면 사구체의 포도당 여과 감소로 혈당 저하 작용은 약하다.
- 외국에서는 1형당뇨병에도 적용되고 있지만, 인슐린분비가 없는 환자에서 인슐린 보충 없이 투여하면 정상혈당 케토산증이 나타날 수 있다.

- 췌장에 직접 작용하지 않는 다른 작용 기전을 가진 당뇨병약과 병용 가능하다.
- 체중 감소, 지방조직 감소(내장지방 및 피하지방), 혈압 저하, 요산 저하, 중성지방 저하와 HDL 콜레스테롤 증가 등 심혈관질환 위험인자를 감소시킨다.
- 대규모 임상시험에서 심혈관질환의 3 point MACE(major adverse cardiovascular events: 비치명적 심근경색, 비치명적 뇌졸중, 심혈관질환 사망)를 감소시켰고, 심부전 입원 감소나 신장 보호 작용도 알려졌다(그림 11-1, 그림 11-2).

그림 11-1 SGLT2억제제의 신장 보호 작용(Chee YJ, Biomedicines 2024;12:1386)

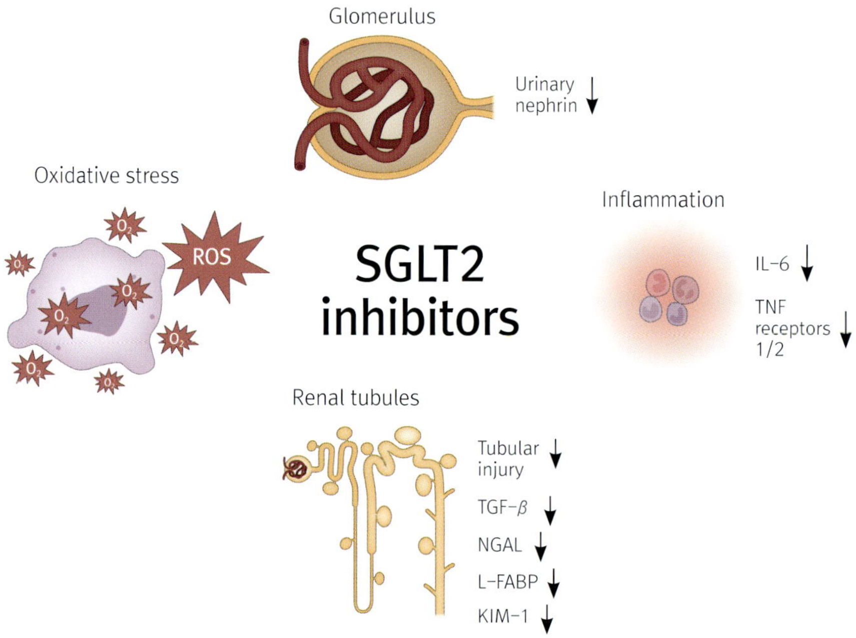

그림 11-2 SGLT2억제제의 심혈관질환 방지 연구

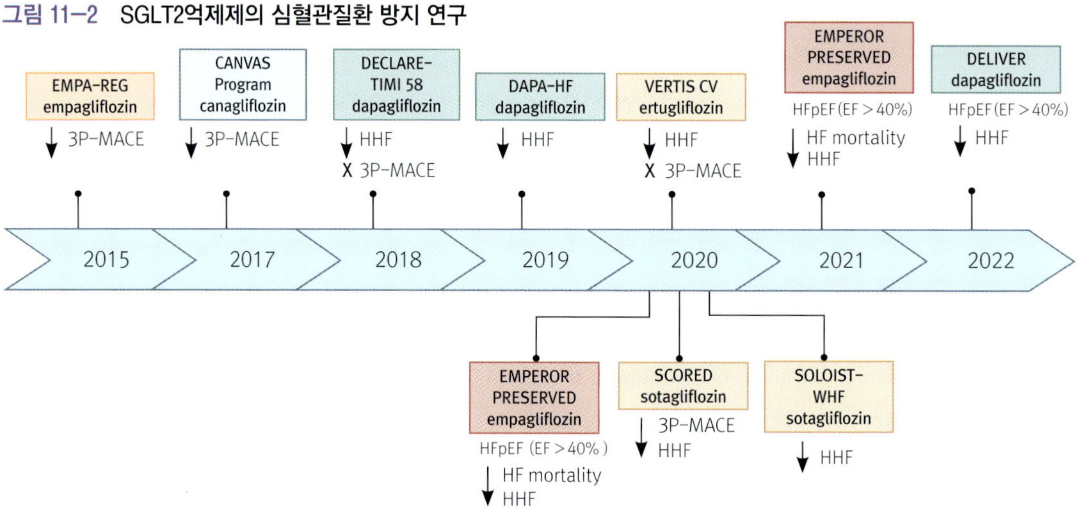

(2) SGLT2억제제의 부작용

- SGLT2억제제 투여 초기에 나트륨 이뇨나 삼투압 이뇨에 의한 탈수에 주의하여 충분한 수분 섭취에 대한 교육이 필요하다.
- 빈도가 높은 부작용으로 성기감염이 있으며 여성에서 많다.
- SGLT2억제제는 투여 초기에 체액량 감소에 의해 eGFR가 저하될 수 있어 신장기능 검사가 필요하다.
  - 신혈류량을 저하시키는 약(레닌-안지오텐신제, 이뇨제, NSAIDs 등)의 병용에서 eGFR 저하가 많아 주의한다.
- SGLT2억제제는 수술 전후의 스트레스나 금식에서 케토산증을 일으킬 위험이 있어 수술 예정이면 수술 3일 전부터 중지하고, 수술 후 충분한 식사가 가능하면 다시 시작한다.
- 아픈날 식사를 못하거나 심한 탄수화물 제한 식사에서 케톤 상승에 의한 케토산증 위험이 있다.
- 골격근 등 지방제외체중의 감소도 있어 노인에서 근감소증에 주의한다.

(3) SGLT2억제제의 다양한 작용

① 수면무호흡

- SGLT2억제제를 사용하면 밤에 자다가 소변을 보려고 깨서 불편하다는 환자가 있다.
- 수면무호흡이 있는 비만한 당뇨병에게 SGLT2억제제를 투여하여 중등도-중증 수면무호흡 개선이 알려졌다.
- 수면무호흡증후군은 잠자는 동안 상기도 막힘이 반복되어 체내 산소 결핍이나 수면장애를 악화시킨다.
  - 발생 원인의 하나로 누울 때 하반신에서 상반신으로 체액 이동에 의한 부종으로 상기도가 좁아지는 과정이 알려졌다.
- SGLT2억제제는 체내 포도당이나 나트륨의 소변 배설 촉진에 의한 이뇨 작용으로 밤 동안 하지에서 기원한 체액의 재분배가 완화되어 병태생리를 개선할 가능성이 있다.
- 폐색성 수면무호흡증후군은 지속양압요법(continuous positive airway pressure: CPAP)이 효과적 치료법이며 예후를 개선한다.
  - CPAP는 환자에게 불편하여 치료 계속이 어렵다. 때로 구개인두성형술 등의 수술치료도 시행하지만 중증 부작용이 나타날 수 있다.
- SGLT2억제제 투여에 의해 무호흡저호흡지수(apnea hypopnea index: AHI)와 낮 동안 졸음 개선이 있었다.

② 황반부종

- 당뇨병황반부종은 망막에서 시력의 중심인 황반의 미세혈관합병증이며, 망막혈관 투과성 항진에 의해 황반부종을 일으키고 시력이 저하된다.
- 당뇨병황반부종은 당뇨병망막병증의 어느 시기에나 발생할 가능성이 있지만 황반부종이 있어도 중심와에 부종이 미치지 않으면 시력 저하가 없다.
- 중심와를 포함한 황반부종에는 항VEGF치료가 망막빛응고 단독치료보다 시력을 개선하고 중심망

막 두께를 감소한다.

- 중심와 포함 당뇨병황반부종에 항VEGF치료요법이 1차 선택 치료이지만 치료비가 비싸고 효과가 1-2개월밖에 지속되지 않아 계속 재투여가 필요하다.
  - 재투여에 대한 환자의 부담이 커서 새로운 치료가 시도되고 있다.
- SGLT2억제제는 이뇨 작용에 의한 황반부종 개선을 기대하며, 안과적 국소 치료와 병용하여 예후 개신이 알려졌다.
- 치료 저항성으로 초자체 수술을 시행한 당뇨병황반부종 5예 10눈에서 SGLT2억제제 투여에 의해 3, 6, 12개월에 시력과 중심망막 두께 개선이 알려졌다.
- 2형당뇨병 환자를 대상으로 한 후향적 조사에서 SGLT2억제제 투여에서 GLP1수용체작용제 투여에 비해 당뇨병황반부종 위험이 낮았다.

③ 지방간

- SGLT2억제제는 포도당의 소변 배설을 촉진하여 포도당을 소변을 통해 체외로 배설하므로 체중 감소하며, 간에 축적된 지방 분해도 촉진하는 작용도 있다.
  - 이런 작용으로 NAFLD/NASH를 개선한다.
- 비만에 동반된 NAFLD/NASH에 효과적 약물치료가 없어 식사요법, 운동요법에 의한 체중 감량을 권고하고 있다.
- 2형당뇨병에 동반한 NAFLD/NASH에서 SGLT2억제제 두어에 의해 간지방화나 혈액 생화학검사 소견 개선이 연구되고 있다.
- 이런 보고는 비교적 단기간의 연구이며, 간 조직에 SGLT2억제제의 장기적 효과는 아직 명확하지 않다.
- 일부 NAFLD/NASH 진료지침은 2형당뇨병 동반에 SGLT2억제제 투여를 권고하고 있다.
  - SGLT2억제제는 Child-Pugh class C에는 신중히 투여한다.

3) 메트포민

(1) 작용 기전

- 메트포민의 작용 기전은 아직 완전히 밝혀지지 않았으며 새로운 작용이 알려지고 있다.
- 주된 혈당 저하 작용은 인슐린 작용 부족으로 간에서 항진되어 있는 당방출의 방지다.
  - 간을 메트포민이 작용하는 주된 장기라고 생각하는 것은 메트포민의 세포내 유입에 관여하는 organic cation transporter1(Oct1)의 간 발현이 높기 때문이다.
- 간의 당방출 방지 작용으로 ① AMPK 활성화, ② 글루카곤 억제, ③ ACC를 통한 세포내 지방대사 개선 작용, ④ glycerophosphate 억제를 통한 당신생 방지 등이 알려졌다.
- 메트포민이 미토콘드리아 호흡고리 complex 1을 부분적, 가역적으로 억제한다는 가설이 있다.
  - 미토콘드리아 호흡고리 억제에 의한 AMP/ATP 증가는 AMPK를 활성화시켜 cAMP-response element-binding protein(CREB)-regulated transcription coactivator 2(CRTC2-TORC2) 인산화에 의해 당신생을 억제한다.
  - AMPK 상류의 LKB1유전자 결손마우스에 고지방식을 주고 메트포민을 투여하면 효과가 없다

는 점에서 이 경로의 중요성이 알려졌다.

- AMPK 비의존적 경로의 중요성도 알려졌다.
  - 미토콘드리아의 glycerophosphate dehydrogenase 2(GPD2) 억제에 의해 세포내 NADH 상승, 젖산에서 피루빈산을 거치는 당신생 경로 억제가 알려졌다.
  - 세포 실험에서 밀리몰(mM) 수준의 메트포민이 아니라 μM 수준의 낮은 농도에서 GPD2가 억제되므로 인체에서 메트포민의 작용을 설명하는 단서가 될 수 있다.
- 메트포민에 의한 골격근의 인슐린저항성 개선도 알려졌다.
  - 한편 골격근의 인슐린감수성 개선이 체중 감소 등에 의한 2차적 결과일 가능성이 있다.
- 메트포민의 작용 기전으로 장에 대한 작용이 주목받고 있다.
  - 메트포민 복용 후 PET-CT에서 장관에 FDG 축적을 볼 수 있다.
  - 메트포민에 의한 혈당의 장관내 배출 작용을 생각할 수 있다.
  - 메트포민에 의한 장내세균 변화도 알려졌다.

(2) 임상적 사용

- 비구아나이드 구조의 당뇨병약은 60년 이상의 역사가 있으나 1970년대 펜포르민이 젖산산증을 일으켜 사용이 중지되었다가 1990년대 UKPDS 임상시험에서 메트포민의 효과가 확인되어 사용이 시작되었다.
- 저렴한 가격과 저혈당을 일으키지 않아 비만한 당뇨병에서 선택하고 있다.
- 메트포민을 투여하면 거의 대부분에서 위장 장애가 나타나므로 저용량으로 시작하며, 다양한 용량의 제제가 있다.
  - 보통 1,000 mg 이상 투여해야 효과가 나타난다(Sivitz Wi, Diabetes Care 2020:43:940).
  - 식후혈당 조절이 안 되면 다른 당뇨병약과 복합제를 사용한다.
- 체중을 증가시키지 않아 비만 환자가 좋은 적응이다.
  - 비만하지 않은 환자에서도 효과가 있어 부작용이 없으면 사용할 수 있다.
  - 실제 체중 감소는 6개월에 6.5%, 12개월에 7.3% 정도였다(Chukir T, Obes Res Clin Pract 2020:15:64).
- 다낭난소증후군(polycystic ovarian syndrome)에서 배란 유도 가능성이 있어 비만, 내당능이상, 인슐린저항성이 있을 때 사용한다.
- 젖산산증을 일으킬 가능성이 있는 환자에게 사용하지 않는다(표 11-3).
  - 아픈날(발열, 구토, 식사를 할 수 없을 때), 탈수, 과도한 알코올 섭취, 아이오딘 조영제 투여, 수술 등에 복용 중단을 처방할 때마다 환자에게 충분히 설명한다.

표 11-3 메트포민 사용을 피해야 할 환자

• 신장기능 장애(eGFR < 30 mL/분/1.73 m^2)	• 임신
• 간기능 장애(중증)	• 고령자
• 저산소혈증: 심 · 폐기능 장애	• 전신 상태가 나쁜 환자(경구 섭취 곤란, 와병생활 등)
• 탈수증	• 굵은 정제 복용의 어려움
• 습관적 음주	• 복용 잊기가 많은 환자
• 감염	

- 메트포민은 복용 준수도가 나쁘며 실제 조사에서 1/3이 12개월 이내에 복용을 중단하여 준수도는 50%에 미치지 못했다(Tanf Y, J Clin Trend Endocrinol 2020:20:100225).
- 메트포민 1일 500 mg을 1일 2-3회로 나누어 식사 직전 또는 식후에 투여한다.
- 유지량은 효과를 관찰하며 결정하지만 보통 1일 750-1,500 mg이다.
- 혈당에 따라 증감하며 1일 최고 투여량은 2,250 mg까지다.

(3) 주의해야 할 부작용

① 젖산산증

- 초기 증상은 위장 장애, 피로감, 근육통, 빠른호흡 등이다.
- 메트포민의 젖산산증 발생 위험은 낮다고 하지만 부적절한 처방에서 언제든지 나타날 수 있다.
- 메트포민 처방은 ① 신장기능 저하(투석 환자 포함), ② 탈수, 아픈날, 과도한 알코올 섭취, ③ 심혈관 · 폐기능 장애, 수술 전후, 간기능 장애, ④ 노인 등에서 주의한다.
- 습관성 음주가 있는 환자에서 금주 교육 없이 메트포민을 처방하지 않는다.
  - 메트포민 약제 설명서에 금기로 되어 있다.

② 위장 증상

- 빈도가 높은 부작용이다.
- 복용 시작이나 용량을 늘릴 때 설사, 구토, 오목가슴 통증이 나타날 수 있지만 복용을 계속하면 점차 좋아진다고 환자에게 알려준다.
- 가벼운 증상이면 경과를 보지만 일단 중지할 수 있다고 알려준다.
- 점차 증량하여 1,000 mg 이상이 되어야 비로소 효과가 나타난다는 것도 미리 알려두면 좋을 것이다.
- GLP1수용체작용제와 병용에서 위장 증상이 많이 나타난다.

③ 저혈당

- 메트포민 단독에서는 저혈당 위험이 낮다고 하지만 다른 당뇨병약처럼 저혈당 위험은 항상 있다.
- 다른 당뇨병약과 병용에서 저혈당 가능성을 다시 알려준다.

④ 비타민 B12 결핍

- 메트포민 장기 투여에 의한 비타민 B12 결핍이 나타난다.
- 빈혈이나 말초신경병증 발생 가능성에 주의한다.

4) 설포닐유레아

(1) 위치 설정

- 설포닐유레아는 60년 이상 사용되어 왔으나 저혈당과 체중 증가, 장기적 사용에서 효과 소실, 심혈관질환 방지 불가능, 췌장 베타세포 기능저하 촉진 등의 문제점이 있다.
- 부작용 없이 혈당 저하 효과가 좋으며 심혈관질환 발생 방지 가능성이 있는 새로운 당뇨병약이 등장하며 설포닐유레아를 우선 사용하지는 않는 경향이다.
  - 메트포민, DPP4억제제, SGLT2억제제 사용 후에 혈당이 조절되지 않지만 인슐린 도입을 거부

할 때 4차 선택제로 사용한다.

- 다른 당뇨병약에 비해 효과 지속성이 나쁜 것으로 알려져 있다.
  - 처음에는 효과가 좋던 설포닐유레아를 계속 사용하면 혈당이 다시 올라가는 2차 무효가 있다.
  - 오늘날처럼 다양한 당뇨병약을 선택할 수 없던 시대에는 혈당이 높아도 그저 설포닐유레아만을 쓸 수밖에 없었으며 당독성에 의한 내인성 인슐린분비 저하를 일으킨 상태였다.
- 아시아의 실임상 데이터에 의하면 설포닐유레아는 계속 사용되고 있다.
  - 2007-2019년에 걸쳐 우리나라를 포함한 11개국의 2형당뇨병 환자 등록 데이터[62,512명(여성/남성:46.4/53.6%), 평균 57.3세]분석에서는 59.4%의 환자가 설포닐유레아를 사용하고 있었다.
- 병용할 수 있는 약이 증가하여 보다 소량의 설포닐유레아 추가로 좋은 효과를 얻을 수 있으며, 혈당 관리가 충분하면 쉽게 중지할 수도 있다.

(2) 작용 기전

- 췌장 베타세포의 ATP 감수성 포타슘 채널(KATP 채널)을 구성하는 설포닐유레아수용체(SUR)에 결합하면 다음과 같은 반응이 일어나 인슐린을 분비한다.
  - KATP 채널을 닫아 세포막 탈분극 → 전위의존성 Ca^{2}+채널 활성화에 의한 세포 안으로 Ca^{2+} 유입 → 세포 안의 Ca^{2+} 농도 증가 → 인슐린분비 과립 방출 → 인슐린분비
- 인슐린분비는 혈당 상승과 관계없이 일어난다.
- SUR에는 설포닐유레아 골격과 벤즈아미드 골격이 결합하는 장소가 있으며, 설포닐유레아 종류에 따른 골격의 차이가 SUR에 대한 친화성을 결정한다.
  - 글리벤클라미드는 양쪽 골격을 가지고 있어 수용체에 대한 친화성이 높아 인슐린을 많이 분비하여 혈당 저하 작용이 크다.
- KATP채널은 각각 4개의 칼륨채널(Kir6.x)과 SUR로 구성된 이질성 8량체이며 장기에 따라 구성 단백질의 동족체가 다르다.
  - 췌장 베타세포의 KATP 채널은 SUR1이고, 심근세포의 KATP 채널은 SUR2A로 구성되어 있다.
  - 글리벤클라미드는 SUR1에 대한 선택성은 높지 않고, 심근의 KATP 채널을 방지하여 심근허혈에서 내인성 심근 보호 기전인 ischemic preconditioning을 방해하여 심근허혈에 대한 내성을 저하하는 것으로 알려졌다.
- 설포닐유레아의 작용에 대해 포도당반응성 인슐린분비 증폭신호를 일으키는 Epac2A 경로도 알려졌다.
  - Epac2A 결합에는 벤즈아미드 골격 구조가 필요하며, 글리벤클라미드나 글리메피리드에서 인슐린분비 작용의 일부를 담당하는 동시에 인크레틴과의 상승 작용이 나타난다.

(3) 임상 적용

- 설포닐유레아는 식후혈당을 크게 저하시키며 장기적으로 사용하면 공복혈당도 내려간다.
- 비교적 초기의 2형당뇨병에서 효과적이며 1형당뇨병이나 췌장질환 동반 당뇨병, 유병기간이 긴 2형당뇨병 등 췌장 베타세포기능이 저하된 환자에서는 효과가 없다.

- 내인성 인슐린분비의 저하, 인슐린이 필요한 대사 상태, 중증 간장애 또는 신장기능 장애, 임신부나 수유기에서는 사용하지 않는다.
- 당뇨병으로 진단된 기간이 짧고, 내인성 인슐린분비가 유지된 환자에서 최근 1차 선택제로는 사용하지 않는다.
  - 메트포민, SGLT2억제제, DPP4억제제 또는 GLP1수용체작용제 등의 병용에도 혈당 관리 목표에 도달하지 않을 때 소량의 글리클라지드 10-40 mg/일, 글리메피리드 0.25-1 mg/일을 추가하여 혈당이 내려갈 수 있다.
- 인슐린분비를 촉진하여 지방조직의 지방 축적으로 체중을 증가시키므로 비만이나 인슐린저항성이 심한 경우에는 사용하지 않는다.
- 인슐린주사와 병용하여 인슐린 사용량을 줄일 가능성이 있다.
  - 인슐린 단독 치료와 인슐린과 설포닐유레아의 병용 치료의 비교에서 단독군보다 병용군에서 혈당 변동이 작고, 인슐린 사용량도 적었다.

(4) 주의해야 할 부작용

- 가장 중요한 부작용은 저혈당이다.
  - 혈당과 관계없이 인슐린을 분비하므로 어떤 이유에서 식사를 할 수 없을 때, 특히 아픈날에 중지하도록 반복된 교육이 중요하다.
- 중증 저혈당에 대한 보고에서 대부분의 원인은 인슐린 또는 설포닐유레아 사용이다.
- 설포닐유레아 사용에 의한 저혈당은 인슐린 사용사에 비해 고령으로 신장기능 저하가 있고, 저혈당 발생 시 HbA1c가 낮았다고 알려져 있다.
- 설포닐유레아 사용에서 저혈당 발생은 2형당뇨병의 유병기간이 길고 고령에서 신장기능 저하가 있을 때 중증 저혈당이 나타나기 쉽다.
  - 설포닐유레아 사용자에서 신장기능 저하에 따라 용량 감소나 중지를 확인한다.
  - 노인 당뇨병의 혈당 조절 목표에서는 설포닐유레아를 포함한 저혈당 위험이 높은 약물 사용에서는 HbA1c 목표치를 높게 조절하도록 권고하고 있다.
- DPP4억제제에 설포닐유레아 병용에서 중증 저혈당 발생이 있었으며 설포닐유레아 중에서 Epac2A에도 작용하는 글리메피리드 병용에서 많았다.
- 설포닐유레아 사용자에서 식사요법을 지키지 못하면 체중이 증가하기 쉬워 환자에게 충분히 설명하고 체중에 대한 감시가 필요하다.

3 경구혈당강하제 병용요법

1) 병용요법 대상

- 같은 약을 증량하는 것보다도, 작용 기전이 다른 약을 병용하는 편이 유용한 때도 적지 않다.
- 메트포민과 DPP4억제제의 병용 또는 DPP4억제제와 알파-글루코시다제억제제 병용은 GLP1의 작용을 증가시키는 작용을 기대할 수 있다.
- 설포닐유레아에 DPP4억제제의 병용에서는 저혈당 위험을 감소하기 위해 설포닐유레아를 줄일 필

요가 있다.

- 메트포민으로 치료를 시작하고 2-4개월에 목표 HbA1c에 도달하지 못하면 2제병용요법을 시작한다.
  - 2제 추가에서 HbA1c 저하 효과, 저혈당 위험, 체중에 영향 등을 고려한다.
  - DPP4억제제나 SGLT2억제제는 비만 위험이 없다.
- 다제병용요법으로 복용지속률을 좋게 하고 경제적 부담을 줄일 수 있다.
  - 2제 복합제도 사용할 수 있다.
- 2제병용으로 혈당 조절 목표에 이르지 못하면 3제병용요법을 시행한다.

2) 병용요법의 효과

(1) 메트포민

- 메트포민에 DPP4억제제 병용은 저혈당 위험이 낮고, 체중 증가 없이 혈당을 조절한다.
- 메트포민은 소장에서 담즙산 재흡수 억제, GLP1분비 촉진으로 DPP4억제제와 상승효과를 나타낸다.
- 메트포민은 인슐린저항성 개선 효과가 있어, 인슐린분비 촉진 작용이 있는 설포닐유레아와 상승효과를 기대한다.
- 메트포민은 간의 인슐린저항성을 개선하며 근육의 인슐린저항성을 개선하는 싸이아졸리딘다이온과 상승효과를 기대할 수 있다.

(2) 싸이아졸리딘다이온

- DPP4억제제 병용은 저혈당 위험이 적고, 싸이아졸리딘다이온에 의한 체중 증가나 뼈대사에 대한 나쁜 영향(골절의 위험)을 방지할 가능성이 있다.

(3) 설포닐유레아

- 글리메피리드 4-6 mg/day로 혈당 조절이 잘 되지 않을 때 글리메피리드를 0.5-1 mg/day로 감량하고 DPP4억제제를 병용하면 저혈당 없이 양호한 혈당 조절이 가능하다.
- 설포닐유레아와 글리나이드는 작용 기전이 공통이므로 병용의 의미는 없다.
- 설포닐유레아에 메트포민 소량 추가하면 효과가 좋아지지만 부작용에 주의해야 하며 특히 노인, 신장기능 장애, 알코올 과음, 심장질환이 있으면 신중하게 투여한다.
- 설포닐유레아 투여에 의해 공복혈당은 130 mg/dL 이하가 되었으나 식후고혈당이 있으면 알파-글루코시다제억제제 병용으로 혈당 조절을 좋게 할 수 있다.
- 설포닐유레아에 싸이아졸리딘다이온이나 DPP4억제제 또는 GLP1수용체작용제 추가할 때 설포닐유레아를 줄이지 않으면 저혈당 위험이 있다.
  - 인슐린이나 SGLT2억제제 병용에서도 같다.

(4) DPP4억제제

- DPP4억제제와 상승효과 기대는 메트포민, 싸이아졸리딘다이온, 설포닐유레아, SGLT2억제제 등이다.

- DPP4억제제와 SGLT2억제제 병용은 비만한 2형당뇨병에서 체중 감소 효과를 기대할 수 있다.
- 인슐린과 DPP4억제제 병용은 저혈당 위험 상승 없이 유용성이 높다.

3) 당뇨병 진료지침의 병용요법 권고

- 건강보험조합은 2제 병용이 가능한 당뇨병약을 규정하고 있다(표 11-4).

표 11-4 2제 병용요법이 가능한 조합의 요약

구분		Metformin	Sulfony-lurea	Megli-tinide	α-glu-cosidase Inhibitor	Thiazoli-dinedione	DPP-4 inhibitor	SGLT2 inhibitor			
								Dapagli-flozin	Ipragli-flozin	Empagli-flozin	Ertugli-flozin
Metformin			인정	인정	인정	인정	인정	인정	인정	인정	인정
Sulfonylurea		인정		X	인정	인정	인정	인정	인정	인정	인정
Meglitinide		인정	X		인정	인정	X	X	X	X	X
α-glucosidase inhibitor		인정	인정	인정		X	X	X	X	X	X
Thiazolidinedione		인정	인정	인정	X		인정	X	X	X	X
DPP-4 inhibitor		인정	인정	X	X	인정		X	X	X	X
SGLT2 inhibitor	Dapagliflozin	인정	인정	X	X	X	X				
	Ipragliflozin	인정	인정	X	X	X	X				
	Empagliflozin	인정	인정	X	X	X	X				
	Ertugliflozin	인정	인정	X	X	X	X				

- 3제 병용요법으로는 2제 병용요법에서 인정되지 않는 약제 조합은 포함할 수 없지만, 다음 3제 병용요법은 인정한다.
  MET + DPP4억제제 + SGLT2억제제
  MET + SGLT2억제제(ertugliflozin 제외) + TZD

- SGLT2억제제를 기준으로 3제 병용이 가능한 조합의 예는 다음과 같다(표 11-5).

표 11-5 SGLT2억제제를 기준으로 3제 병용이 가능한 조합의 예

단독투여	HbA1c ≥ 7.5%	○
2제요법	MET	○
	SU	○
	DPP4-i	1종 환자 부담
	TZD	1종 환자 부담
	Insulin	○
3제요법	MET + SU	○
	MET + DPP4-i	○
	MET + TZD	○ (ertugliflozin 제외)
	Insulin + MET	○
	Insulin + SU	○

4 당뇨병약을 복용하지 않겠다는 환자

1) 복용 거부 이유를 알아본다

- 당뇨병약을 먹고 싶지 않은 이유의 이해가 필요하다.
- 약을 복용하도록 강요한다는 태도보다 도와준다는 느낌으로 접근하면 좋을 것이다.
- 당뇨병 환자에서 다음과 같은 경우에 약을 기피하는 경우가 있다.
  ① 여성보다 남성이, 젊은 사람보다 노인이 당뇨병을 받아들이지 못하여 약을 시작하는 것에 거부감을 갖는 경우가 많다.
  ② 교육 수준이 낮을 때 약의 시작을 매우 위험한 상황으로 느낀다.
  ③ 경제적으로 어려울 때 약값을 걱정한다.
  ④ 가족의 상황(약의 구입, 관리, 투약)으로 꺼리는 환자도 있다.
  ⑤ 보험 적용이 제한되는 약에 과민한 환자가 있다.
  ⑥ 우울증으로 약을 거부하거나 인지기능 저하로 약을 복용할 수 없는 경우가 있다.
  ⑦ 약의 종류(경구제나 주사제), 복용하는 약의 개수, 부작용, 형태[가루(분말), 정제 등]가 영향을 줄 수 있다.

2) 구체적 대책

- 대부분의 의사는 〈당뇨병 치료가 환자에게 이익이다〉라고 느끼며 〈치료하지 않으면 위험한데 왜 약을 먹고 싶어 하지 않는지〉 환자의 감정을 짐작하지 못한다.
  – 치료가 당연하다고 말하기 전에, 〈왜 이 환자는 약을 먹고 싶어 하지 않는지〉에 초점을 맞추어 본다.
- 약을 먹고 싶지 않다는 기분에는 〈사실은 먹지 않으면 안 된다고 생각하지만 약으로 치료하는 것에 대한 저항〉이나 〈당뇨병을 받아들이고 싶지 않다〉 등의 이유가 있다.
- 환자의 투약 거부에서 다음과 같은 대책이 필요하다.

(1) 의사-환자 관계의 강화

- 무엇보다 신중한 커뮤니케이션이 중요하다.
- 환자가 왜 그렇게 생각하는지 관심을 갖고 신뢰 관계를 만들어간다.

(2) 타협한다

- 당뇨병을 받아들이고 싶지 않은 환자가 약만 먹지 않겠다면 타협의 여지가 있다.
- 〈어떤 생각 때문에 약을 먹고 싶지 않은지〉 이유를 알 수 있으면, 어떤 조건에서는 약을 먹을 것인지 정할 수 있다.
  – 우선 식사요법을 잘하겠다 → 매우 엄격한 식사요법만으로도 혈당은 겨우 10% 정도밖에 내려가지 않는다.
  – 약은 부작용이 있다 → 사실 모든 약은 부작용이 있다. 약의 결정에서는 이익과 위험의 비교(benefit-risk ratio)에서 이익이 커서 선택한다.

- 약은 습관성이 있어 한번 시작하면 평생 먹어야 하는 것이 걱정이다. → 당뇨병약은 마약이나 정신병약처럼 습관성이 있는 것은 아니다. 지금 혈당이 너무 높아 합병증을 걱정하여 약을 시작하지만 생활습관이 좋아져서 정상 체중을 유지하고 신체활동도 활발히 하여 혈당이 좋아지면 얼마든지 약을 중단할 수 있다.

(3) 환자의 의사결정 능력과 이해력 평가

- 정중히 반복하여 설명해도 이해하지 않으면 혹시 인지기능이 저하된 것은 아닌지 알아본다.
- 이야기 도중 설명을 잘 따라오는지 살펴보며, 문해력이 떨어진 환자에게 너무 어렵게 설명하고 있는지 되돌아본다.
- 계속 설명해도 노인 환자 중에는 〈나는 모르겠고〉 보호자(배우자나 자녀)에게 말해보라고 피하는 경우도 있다.
  - 이때 보호자에게 당뇨병약 복용 필요성을 알려주지만 환자에게도 반드시 잘 복용하겠다는 다짐의 확인이 필요하다.
  - 보호자에게 미룬 환자가 집에 가서 나는 모른다고 약을 거르는 일도 많다.

(4) 큰 정제가 목에 걸려 못 먹겠다

- 큰 약을 잘라 먹는 일이 있지만 메트포민 서방정은 크기가 커도 잘라서 복용하면 예상하는 지속시간을 기대할 수 없다.
  - 진료지침에서 알약의 크기를 비교해 보거나 제약회사에서 제공한 약품 모형을 보여주며 이 정도 크기면 괜찮은지 알아본다.
- 약의 목 넘김이 좋도록 코팅이 잘 되어 있는지도 살펴본다.
- 약을 먹기 전에 물을 마셔 입안이 건조하지 않게 한다.
- 복용하는 약이 여러 종류일 때 한 번에 한 알씩만 먹게 한다.

(5) 약값이 부담이 된다

- 환자의 상태에 따라 저렴한 당뇨병약을 선택할 수 있다.
- 외국에서 들여온 약보다 국내에서 개발된 약이나 후발품이 가격면에서 유리할 수 있다.
- 당뇨병약 단일제 2종보다 한 알로 만든 복합제가 더 저렴할 수 있다.
- 약값이 부담된다고 직설적으로 말하지 못하는 환자도 많다.
  - 약을 처방해준 일수보다 늦게 병원에 와서 한동안 약을 먹지 못했다는 환자에게 효과는 같지만 조금 저렴한 약을 처방하면 정해진 날에 올 수 있는지 알아본다.
- 저렴한 약의 처방이 적극적 치료를 포기하는 것이 아니라고 강조한다.

(6) 여러 직종의 참여

- 당뇨병 진료에는 간호사, 약사, 영양사, 행정 직원 등 여러 직종이 참여하는 팀의료가 필요하다.
- 의사의 설명을 거북하게 생각하는 환자가 간호사나 약사가 알려주는 말은 잘 듣는 일이 있다.
- 팀의료를 구성한 멤버가 전문성을 가지고 똑같은 목소리를 내는 것이 중요하다.

5 복용지속률 저하

1) 순응도 대신 복용지속률이라는 말을 사용한다

- 당뇨병 환자가 약을 먹기 시작해도 약 반수는 약 복용에 대한 스트레스나 불안감으로 약을 제대로 복용하지 않는다고 알려져 있다.
- 과거에는 〈의사의 지시를 환자가 따른다〉는 생각에서 약의 복용을 순응도(compliance)로 평가했다.
  - 환자가 〈약을 제대로 복용한다〉를 〈순응도가 좋을 것이다〉고 말했다.
- 최근에는 환자의 자율성을 존중하여 복용지속률(adherence)을 사용한다.
  - 복용지속률은 〈환자가 치료 방침 결정에 참가하고, 그 결정에 따라 치료한다〉는 개념이다.
- 복용지속률은 치료 내용, 환자의 생각, 의료인의 생각, 환자와 의료인의 상호관계 등에서 순응도와 크게 차이가 있다.
- 세계보건기구(WHO)도 〈순응도가 아니라 복용지속률을 고려한 의료〉라는 방향성을 제시하였다.
- 혈당이 조절되지 않을 때 당뇨병약의 복용지속률 저하 가능성이 있다.
  - 그 원인을 찾아 해결할 수 있는 방법을 찾는다.
- 복용지속률을 좋게 하기 위해서는 환자가 실제로 시행 가능한 치료법인가, 복용을 방해하는 요인은 무엇인가, 그것을 해결하기 위한 대책 등을 환자와 의료인이 함께 생각하여 결정할 필요가 있다(표 11-6).
- 복용지속률이 좋아지면 환자의 치료에 대한 만족도가 높아진다.

표 11-6 복용지속률 저하 원인

- 부작용이 나타났거나 또는 부작용이 두려워 복용하지 않았다.
- 식전에 복용해야 한다고 해서 식전약을 자주 잊는다.
- 약값이 신경 쓰여 증상이 없는 날은 복용하지 않았다.
- 먹는 약이 너무 많아 가끔 한두 개는 빼고 먹는다.
- 기억력이 떨어져 먹었는지 안 먹었는지 모를 때가 있다.
- 약을 먹으려면 심리적으로 부담이 된다.

2) 복용지속률 파악

- 진료를 끝내면서 약을 처방하려고 할 때 남아 있는 당뇨병약이 있어 조금만 주어도 된다는 말을 자주 듣는다.
- 실제 임상 현장에서 환자가 처방대로 약을 복용하지 않는 경우가 적지 않다.
- 복약 상황을 확인하여 복용지속률을 확인한다.
- 당뇨병에서는 동반질환도 많으며 당뇨병약 이외에 다른 병원에서 처방받는 약도 적지 않다.
  - DUR을 확인하는 습관이 필요하다.

- 환자가 복용 상황을 잘 모를 때는 가족에게 남은 약은 없는지 알아본다.
- 복용지속률이 저하된 원인을 찾는다(표 11-6).
- 특히 심리적 원인의 확인이 중요하며 환자가 가진 약에 대한 오해를 알아야 한다.
- 복용지속률 저하가 있을 때 연속혈당측정(CGM)을 이용할 수 있으면 좋을 것이다.
  - 약을 제대로 복용했을 때와 그렇지 않았을 때 바로 혈당을 확인할 수 있으면 복용의 중요성을 깨닫게 된다.
  - CGM이 어려우면 빈번한 자기혈당측정(아침 기상, 매식전과 자기 전에 하루 7회)으로 혈당 변동을 보아도 좋을 것이다.

3) 복용지속률이 저하되는 심리적 요인

① 당뇨병이라는 생각을 아직 받아들일 수 없어 복용할 수 없었다.
- 약을 시작하면 당뇨병으로 인정하게 되므로 싫다.
- 그동안 식사/운동요법을 할 수 없어 약을 먹게 된 사실이 괴롭다.
- 약을 시작하여 다시는 중지할 수 없다고 생각하면 두렵다.

② 다른 사람 앞에서 약을 먹을 수 없었다. 직장이나 외식 시에 잊어버린다.
- 주위 사람에게 당뇨병이라고 알리지 않아 신경이 쓰여 복용할 수 없었다.

③ 주사 치료를 받아들일 수 없어 주사하지 않았다.
- 주사는 당뇨병이 심하다는 증거이며 나는 아직 거기까지는 아니다.
- 일단 주사를 시작하면 그만둘 수 없어 싫다.

④ 당뇨병 치료의 중요성에 의심이 들어 복용하지 않았다.
- 몸 상태에 이상이 없어 약의 필요성을 느끼지 않아 복용하지 않았다.
- 약을 먹지 않아도 몸 상태가 나쁘지 않아 복용을 계속 잊는다.

⑤ 기타
- 아침 식사를 먹지 않아 아침 복용약은 먹지 않았다.
- 위에 부담이 가서 복용하지 않았다.

4) 복용지속률 저하의 대책

- 원인에 따라 개선 대책을 찾아본다.
- 그 원인이 여러 개로 복잡하면 우선 하나씩 환자가 이해하여 납득할 수 있는 것부터 바꾸어 간다.
- 복용지속률이 조금씩 개선되면 환자와 협력해 준 가족의 노력을 칭찬해준다.

(1) 부작용이 있었다

- 당뇨병약에서 환자가 느끼는 부작용은 다양하다(표 11-7).
- 특히 위장 증상이 많지만 복용을 계속하면 서서히 익숙해져서 부작용이라고 느끼지 못하는 일이 많다.
  - 중증 부작용인 간질환이나 신질환은 증상 없이 진행할 수 있다.
  - 평소와 다른 나른함, 배의 불쾌감, 몸이 붓는 느낌 등의 자각 증상에 주의한다.

- 흔히 나타날 수 있는 부작용을 미리 설명하고 그런 증상이 나타나도 위험한 상태는 아니며 약효도 나타난다고 너무 불안해하지 않도록 알려준다(표 11-7).

표 11-7 당뇨병 치료제의 주된 부작용

- 메트포민: 위장 증상(구역, 설사, 변비)
- SGLT2억제제: 빈뇨, 음부 가려움
- DPP4억제제: 위장 증상(복부 팽만감)
- 알파-글루코시다제억제제: 위장 증상(설사, 변비, 복부 팽만감, 방귀)
- 피오글리타존: 부종, 체중 증가
- 설포닐유레아: 저혈당, 체중 증가
- GLP1수용체작용제: 주사 통증, 위장 증상(설사, 변비, 구역)
- 인슐린: 주사 통증, 저혈당

- 그런 부작용이 치료 과정에 나타나는 현상이라는 설명도 덧붙인다.
  - SGLT2억제제를 먹으면 소변이 많이 나와 불편할 수 있지만 너무 높은 혈당을 빨리 내려 소변으로 빠져나가는 과정이며, 혈당이 어느 정도 내려가서 소변으로 빠져나갈 당분이 없으면 소변량은 자연히 줄어든다.
- 부작용이 있지만 HbA1c나 체중이 변화되었다는 사실을 알려주면 복용지속률을 올릴 수 있다.
  - 효과가 바로 나오지 않는 경우도 적지 않기 때문에 부작용이 심하지 않으면 적어도 1-2개월은 경과를 보기 위해 계속 복용하자고 정중하게 설명한다.
- 효과를 실감하면 부작용이 있어도 혐오감 없이 복용을 계속하는 환자도 많다.
  - 가벼운 부작용이 있을 때마다 약을 바꾸다 보면 나중에는 바꿀 약이 없어지고, 환자가 이번에는 왜 약을 바꾸지 않는지 언짢아하면 곤란하게 된다.

(2) 복약 시간

- 알파-글루코시다제억제제는 식사 직전에 복용해야 하지만 바쁜 식사 시간에 잊는 일이 많다.
  - 식후 복용하는 다른 약이 있을 때 식전에 모두 복용하도록 통일하면 복용지속률이 좋아질 수 있다.
  - 식전에 복용하는 약을 식탁에 놓아두어 식사와 동시에 복용하게 한다.
- DPP4억제제에는 하루 2회 복용하는 것과 하루 1회 복용하는 제제가 있다.
  - 하루 2회 복용할 때 저녁에 먹는 약을 자주 잊으면 하루 1회 복용 약으로 바꾸어 준다.
- 약의 작용 시간이 길어 하루 중 아무 때나 한번 복용해도 좋은 약도 아침 식후처럼 일정한 시간을 정해주면 좋을 것이다.

(3) 여러 약 복용

- 동반질환이 있어 여러 약을 복용할 때 당뇨병약을 빠트려 복용지속률이 저하될 수 있다.
  - 다약제복용에서 중요한 정도를 생각하여 우선도가 낮은 약을 줄이거나 혈압약과 고지혈증약의 복합제로 변경하는 등으로 알약 수를 줄이도록 노력한다.

- 당뇨병약도 복합제 사용 가능성을 생각한다.

(4) 인지기능 장애

- 복약 캘린더 작성, 모든 약을 한 봉지에 넣기 등 환자가 스스로 관리할 수 있는 방법을 찾는다.
- 보다 중증이면 가족의 복용 관리 가능성을 알아본다.
  - 가족이나 방문 간호사 등에 부탁하면 좋다.
- 인지기능 장애가 있을 때 저혈당 방지가 중요하며 투여하는 약을 되도록 적게 한다.

Chapter 12

인슐린과 GLP1수용체작용제 치료

1 인슐린

1) 인슐린분비와 인슐린주사제

- 1921년 인슐린이 발견되고 오늘날까지 인슐린은 1형당뇨병의 표준 치료제다.
- 당시 인슐린은 결코 사용하기 쉬운 치료제는 아니었지만 〈환자의 생명을 구하는 기적의 약〉이었으며, 당뇨병 분야의 획기적 발전의 계기가 되었다(그림 12-1).
- 최근 인슐린주사제는 크게 발전하여 돼지나 소의 췌장에서 추출하던 시대에서 벗어나 유전자공학에 의한 사람형 인슐린을 사용하게 되었고, 인슐린유사체가 개발되어 인체의 인슐린분비와 비슷한 형태로 인슐린을 공급할 수 있게 되었다(그림 12-2).
- 인슐린의 양은 생물학적 역가(단위=unit)로 표현한다.
  - 1단위는 체중 2 kg의 금식 토끼의 혈당을 약 45 mg/dL까지 저하시켜 경련을 일으키는 양으로 정의되었다.
  - 인슐린유사체는 건조물 1 mg당 27.5 인슐린 단위 포함으로 규정되었다.
- 인슐린을 안전하고 효과적으로 사용하기 위한 주사바늘이나 주입장치, 연속혈당측정이나 인슐린펌프, 자기혈당측정기 등 인슐린치료와 관계된 치료 장치도 크게 발전하여 모든 당뇨병 환자에서 철저한 혈당 관리가 필요할 때 인슐린에 대한 접근성이 크게 좋아졌다.
- 인슐린의 피하주사에서 복벽 > 위팔 > 대퇴의 순서로 흡수 속도가 빠른 것으로 알려졌다.
- 인슐린주사제에는 작용 시간이 짧은 순서로 초속효인슐린, 속효인슐린, 중간작용인슐린, 지속작용인슐린이 있다.
  - 주사제 형태로는 프리필드 주사제와 바이알 주사제가 있다.
- 인슐린의 생리적 분비에는 공복에도 항상 일정량이 분비되는 〈기저분비〉와 식후에 급격히 분비되는 〈추가분비〉가 있으며, 이런 모습으로 인슐린을 공급하기 위해 다양한 인슐린주사제를 구분하여 사용한다.

그림 12-1 인슐린의 발견과 100년간의 역사(Ikle JM, J Endocrinol 2021:250:R23)

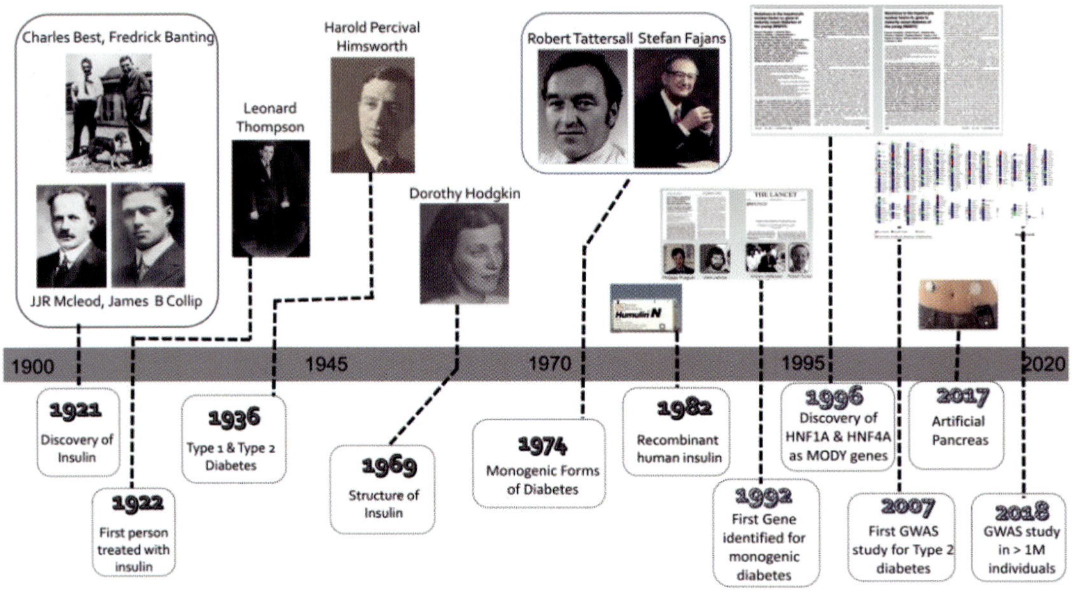

그림 12-2 인슐린과 인슐린유사체의 구조(Sims EK, Nat Med 2021:27:1154)

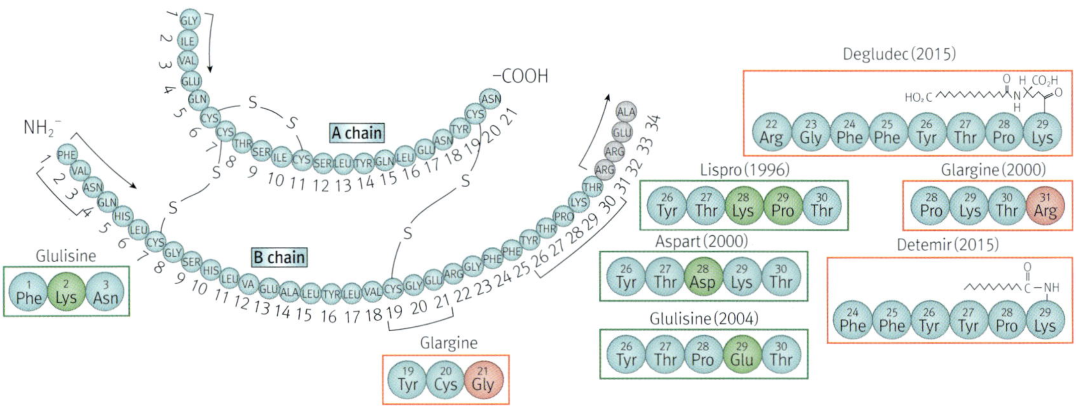

- 작용 시간이 짧은 초속효인슐린과 속효인슐린은 추가분비 보충에 사용하며(bolus insulin), 중간작용인슐린이나 지속작용인슐린은 기저분비 보충(basal insulin)에 사용한다.

- Basal insulin으로는 지속적으로 평탄한 작용을 나타내는 지속작용인슐린 유사체 주사제를, bolus insulin은 식사 직전에 주사가 가능한 초속효인슐린 유사체 주사제를 많이 사용하고 있다.
  - Basal insulin과 bolus insulin의 혼합인슐린주사제도 있다.
- 초속효인슐린을 더욱 개량하여 피하 흡수 속도가 빠른 주사제(Fiassp)도 등장하여 식사 시작 후에도 투여할 수 있다.

- 지속작용인슐린에 GLP1수용체작용제를 복합한 줄토피플렉시터치주(insulin degludec/liraglutide), 솔리쿠아(insulin glargine/lixisenatide)도 있다.
- 다양한 인슐린주사제의 사용이 가능해지며 개개 환자에게 가장 적합한 주사제 선택이 가능한 시대가 되었다.

2) 인슐린 유사체에 의한 당뇨병 치료의 발전

- 혈당이 조절되지 않는 2형당뇨병에서 경구 당뇨병약을 투여하며 지속작용인슐린을 추가하는 basal supported oral therapy(BOT)는 매우 효과적 치료법이다.
- 내인성 인슐린분비가 유지되고 있을 때 소량의 지속작용인슐린을 1일 1회 주사하여 혈당 조절이 크게 좋아지는 환자가 많다.
- 무엇보다 외래에서 바로 시작할 수 있어 환자의 승낙을 얻기 쉽다.
- 과거 인슐린주사는 〈최종 치료 수단〉이라고 인식하여 일단 입원하여 복용하는 약은 모두 중단하고 1일 2-4회 인슐린을 주사하여 혈당을 조절하는 방법이었다.
- 이제 외래에서 인슐린주사를 시작할 수 있게 된 것은 basal insulin으로 1일 1회 주사하여 기저분비를 보충하여 피크가 없이 평탄하게 작용이 나타나서 저혈당 위험이 없기 때문이다.
- 공복혈당은 하루 중 최저 혈당이며 일반적으로는 아침 식사 전 혈당을 말하지만 환자의 생활습관에 따라 다르다.
  - 공복혈당 조절을 목표로 지속작용인슐린주사량을 조절하면 저혈당 없이 하루 혈당 전체가 평탄해질 수 있으며 이를 목표 달성 치료(treat-to-target)라고 부른다.

3) BOT 방법으로 인슐린주사 치료를 시작해 보자

- 2형당뇨병에서 인슐린치료 시작의 효과를 ① 지속작용인슐린(인슐린 디터머) 1일 1-2회 주사, ② 혼합인슐린 2회 주사, ③ 초속효인슐린 3회 주사로 나누어 비교한 Treat to Target in Type 2 Diabetes(4T) study가 있다.
- 이 연구에서는 treat-to-target를 위해 혈당에 따라 인슐린을 증감했다.
- 조사 결과 혈당 관리는 거의 비슷했지만 저혈당 위험이나 체중 증가 면에서 지속작용인슐린으로 시작하는 것이 좋았고 심혈관질환 사망도 적었다.
- 이런 배경에서 미국당뇨병학회, 미국임상내분비학회, 국제당뇨병연맹 등에서 발표한 2형당뇨병 약물치료 지침은 인슐린치료는 basal insulin으로 시작하도록 권고하고 있다.

(1) BOT에서 인슐린주사량의 자가조절

- 2형당뇨병에서 자기혈당측정(SMBG)이 가능하면 환자 자신이 투여량을 조절할 수 있다.
- 지속작용인슐린을 복용약에 추가하는 형태이며 보통 6단위 주사로 시작하여 공복혈당 120 mg/dL가 될 때까지 전날 단위에 2단위씩 증량하고, 110 mg/dL가 되면 전날 단위에서 2단위를 줄이는 간단한 방법으로 시행할 수 있다.
- 이런 방법으로 공복혈당이 110-149 mg/dL 범위를 넘지 않으면 인슐린주사 단위를 자신이 조절한다.
- 공복혈당이 높은 것을 알아 적극적으로 조절한다는 개념이다.

- 외래 진료에서는 환자가 가져온 혈당 기록을 보아 밤 동안 저혈당 피하기 위해 복용약(특히 설포닐유레아 등의 인슐린분비 촉진제)을 점차 줄여간다.
- 이런 방법으로 환자는 자신이 스스로 혈당을 조절할 수 있다고 느끼며, 혈당에 대한 관심이나 치료 의욕이 높아지게 된다.
- 만약 SMBG를 시행할 수 없거나 주사 용량을 스스로 조절할 수 없으면 자주 외래를 방문하게 하여 조질할 수 있다.

(2) BOT 치료에서 지속작용인슐린의 중단

- BOT에 사용할 수 있는 지속작용 인슐린으로 인슐린글라진(란투스)과 인슐린데글루덱(트레시바), 인슐린 데글루덱/아스파르트(리조덱) 등을 생각할 수 있다.
  - 최근에는 GLP1수용체작용제와 복합제로 시작하는 경우도 증가하고 있다.
- 2형당뇨병에서 인슐린글라진이나 인슐린데글루덱으로 시작하여 6개월 경과 후 인슐린 중단이 가능했던 환자를 조사했다.
- 인슐린주사제 종류에 따라 중단에 차이가 없었으나 짧은 유병기간, 인슐린분비 촉진제 사용 없음, 높은 BMI(인슐린분비능이 남아 있을 가능성이 있는) 등에서 인슐린주사 중단이 가능했다.
- 한편 인슐린데글루덱/아스파르트를 사용하여 1년간 사용한 결과의 조사에서는 인슐린글라진보다 인슐린데글루덱/아스파르트에서 중단이 많았고, 짧은 유병기간, 인슐린분비 촉진제 복용 없음 등에서 중단이 가능했다.
- 이상 2개의 조사에서는 외래에서 인슐린주사량을 지시하는 형태였으므로 주사제 사이에 차이가 없었을 가능성이 있지만, 지속작용 인슐린을 유병기간이 짧으며 인슐린분비 촉진제가 필요하기 전에 시작하면 좋을 것으로 생각된다.

3) 인슐린주사 치료가 필요하나 환자가 거부할 때의 대책

- 오랜 세월 2형당뇨병을 혈당강하제로 조절을 계속하다가 경구제만으로는 혈당 조절이 어려워져 인슐린치료가 필요한 사람 중에는 인슐린 도입을 거부하는 사람도 있다.
- 생명에 위협이 되는 절대적 적응에서도 충분한 설명과 동의가 필요하지만, 중증 고혈당에서 경구혈당강하제 3종으로도 혈당 조절을 기대할 수 없고 이미 합병증이 진행되어 혈당 조절이 필요한 경우가 있다.
- 인슐린주사를 거부할 때 환자의 병태생리와 상황에 따라 다음과 같이 설명한다.

(1) 인슐린 필요성의 설명

- 인슐린은 혈당을 내려주는 유일한 호르몬이며, 이 호르몬분비의 부족으로 혈당이 많이 올라갔으며 췌장 기능이 약해져서 먹는 당뇨병약을 3종류를 사용해도 혈당이 내려가지 않는다.
- 인슐린이 매우 부족한 상태에서 계속 혈당이 올라가면 고혈당혼수 등 전신 상태가 나빠져서 위험하게 된다.
- 고혈당 혼수가 되지 않아도 중증 고혈당의 지속은 심장, 신장, 신경, 눈 등 중요한 장기에 부담을 주고 일단 손상된 기관은 정상으로 회복되기 어렵다.
- 감염, 수술 등으로 입원하여 인슐린주사를 경험한 환자에게는 당시 고혈당 조절에 인슐린이 매우

효과적이었음을 기억하게 하면 좋을 것이다.

(2) 인슐린주사를 시작하지 않으면 어떻게 될까?

- 인슐린의 절대적 적응에서 인슐린치료를 하지 않으면 생명에 위협이 된다고 환자와 가족에게 신중하게 설명한다.
  - 〈죽어도 인슐린은 맞지 않겠다〉는 환자도 있지만 우선 긴급 상황에 대처하기 위해 인슐린은 생존에 필수 호르몬이며, 인슐린을 보충하여 혈당을 조절하면 당뇨병이 아닌 사람처럼 살아갈 수 있음을 알려준다.
- 인슐린의 상대적 적응에서는 인슐린은 다른 어떤 약보다 혈당을 빠르고 쉽게 내려주며, 당독성이 좋아지면 인슐린치료를 중단할 수도 있기에 인슐린주사를 시작했다고 습관성이 생기거나 반드시 계속 맞아야 하는 것은 아님을 알려준다.
- 혈당이 조절되지 않아 고혈당이 지속되면 좋아하는 음식도 먹을 수 없고, 힘든 운동 후에 시원한 맥주 한잔도 즐길 수 없다면 당뇨병으로 살아가는 인생이 무미해질 것이다.
  - 혈당이 잘 조절되는 사람은 인생을 보다 다양하게 즐길 수 있을 것이다.
- 혈당이 조절되지 않으면 합병증이 진행한다고 말해줄 수 있지만 먼 훗날의 합병증은 지금 내 문제로 인식하기 어려울 수 있다.
  - 당뇨병의 유병기간이 길어 이미 합병증이 시작되었으나 증상이 없어 느끼지 못하는 환자에게는 이제 합병증 증상이 나타날 시기가 되었으며 인슐린에 의한 적극적 치료에 의해 지연시킬 가능성을 알려준다.
  - 합병증을 알려줄 때 일상생활에 어떻게 지장을 주는지 구체적으로 전한다.

(3) 인슐린을 거부하는 이유를 듣는다

- 뚜렷한 이유 없이 〈어쩐지 싫다〉고 거부하는 사람에게도 왜 그렇게 인슐린치료가 싫은지 다시 이야기를 들어보아야 한다.
- 바쁜 외래 진료 시간에 여유가 없어 느긋이 들을 시간이 없을 때 당뇨병 진료에 참여하는 간호사가 이야기를 들을 수도 있다.
  - 주사가 두려운 사람, 가족이나 아는 사람의 인슐린치료에 의한 트라우마, 비용이 많을 것이라는 경제적 걱정 등 다양한 이야기를 들을 수 있다.
- 인슐린에 대한 잘못된 지식이나 이미지 때문에 인슐린치료를 거부하는 때도 있다.
  - 오해가 풀리면 인슐린치료를 받아들이는 사람도 있다.

(4) 인슐린에 대한 오해

① 인슐린주사는 합병증을 일으킨다

- 〈인슐린을 주사하면 합병증이 나빠진다, 수명이 짧아진다〉는 오해도 많다.
  - 과거 인슐린주사가 쉽게 사용할 수 없었을 때 중증 당뇨병 환자에게 인슐린을 시작하자 여러 가지 합병증이 나타나고 결국 사망에 이른 것을 본 환자는 이렇게 생각하기 쉽다.
  - 인슐린치료를 시작하여 합병증이 악화된 것은 아니라 오랜 세월의 당뇨병 조절 불량이 합병증을 일으켰기 때문일 것이다.

② 〈주사는 아프다〉는 오해

- 인슐린주사가 전혀 아프지 않다고 하면 쉽게 믿을 수 없지만 실제로 맞기 시작한 환자가 〈생각보다 아프지 않다〉는 사람이 많다.
- 주사바늘을 실제로 보여주고, 바늘 두께를 보여주면 좋을 것이다.
  - 채혈용 바늘은 21게이지이지만 인슐린주사용 바늘은 35–36게이지로 매우 가늘다.

③ 〈인슐린을 맞기 시작하면 이제 마지막이다〉라는 오해

- 무엇이 〈마지막〉이라고 생각하는지 구체적으로 들어본다.
- 의사와 환자 사이에 충분한 신뢰 관계가 만들어져 있을 때 〈인슐린을 맞지 않으면 생명에 위협이 될 수 있다〉고 말할 수도 있을 것이다.
  - 무심코 생명에 위협이 된다고 말하여 환자에게 절망감을 느끼게 해서는 안 된다.

④ 〈미안해요, 좀 더 노력하겠으니 기다려 주세요〉

- 성실하고 노력형인 사람은 흔히 이렇게 말한다.
- 그동안의 생활습관이 나빠서 인슐린주사를 시작하는 것이 아니라고 설명한다.
- 생활습관을 개선하면 인슐린감수성이 어느 정도 좋아지지만 인슐린분비능이 크게 좋아지는 것은 아니다.
  - 〈그동안 충분히 노력하셨어요. 생활습관 개선만으로는 혈당이 조절되지 않아 인슐린치료를 권고하는 것입니다〉라고 정중히 이야기한다.
- 과거 〈식사요법과 운동요법을 지키지 않으면 인슐린주사를 맞아야 한다〉라고 위협적으로 설명한 결과 인슐린치료를 처벌로 인식하게 만들었다.
  - 당뇨병은 진행하는 병이며 인슐린분비능 저하에 따라 인슐린치료가 필요할 수 있다는 당뇨병의 자연병력을 처음부터 알려주면 좋을 것이다.

⑤ 〈인슐린치료는 비쌀 것이다〉

- 인슐린주사제가 먹는 약보다 비싼 느낌이고 또 자기혈당측정까지 하려면 비용이 드는 것은 사실이다.
- 인슐린치료를 시작하지 않아 혈당 조절 악화가 지속되어 합병증이 나타나면 정말 많은 의료 비용이 필요하다.
  - 인슐린치료를 시작하여 합병증을 방지하면 의료비가 증가하지 않으며 QOL도 높게 유지할 수 있다고 알려준다.

(5) 인슐린주사펜과 주사바늘을 보여준다

- 인슐린주사펜을 본 적이 없는 사람은 채혈용 주사기와 같은 것으로 인슐린을 주사한다고 생각하고 있다.
- 진료실에 인슐린주사펜과 주사바늘을 준비하여 주사 방법을 보여준다.
  - 〈생각보다 간단하다〉고 나도 할 수 있겠다는 환자도 많다.
- 속효인슐린 2단위 정도를 환자가 배에 주사하여 〈간단하네, 아프지 않네〉를 실제로 경험해도 좋을 것이다.

(6) 부정적 인식(stigma)의 해소

- 최근 외국에서는 당뇨병 환자에 대한 〈부정적 인식〉의 배려가 중요한 주제가 되고 있다.
- 인슐린주사 시작을 거부하는 배경에 환자의 당뇨병에 대한 수치심이나 부정적 감정을 갖고 있음을 의사가 모르는 경우가 있다.
- 인슐린주사는 주위 사람에게 당뇨병을 알리는 것이므로 부정적 인식을 크게 느껴 인슐린치료를 거부할 수도 있다.
- 당뇨병이란 단지 혈당이 조금 높은 상태라고 부정적 인식을 없애려는 도움이 인슐린치료를 받아들이는 계기가 될 수도 있다.

(7) 인슐린치료의 계속

- 인슐린치료가 필요하지만 인지기능 저하나 가족의 상황으로 인슐린주사가 어려워도 어떤 방법으로나 인슐린치료를 계속할 수 있는 방법을 찾아본다.
- 인슐린의 상대적 적응에서 어느 정도 혈당이 조절되어도 합병증 방지를 위해 인슐린주사를 계속해야 할 때가 있다.
  - 합병증 검사를 시행하고 합병증의 진행에 혈당 조절 불량이 중요한 원인이고 인슐린치료에 의해 합병증 진행을 방지할 있음을 다시 설명한다.
- 이 단계에서 환자가 다시 인슐린치료를 거부할 수 있다.
  - 끈질기게 설득할 수밖에 없지만 인슐린주사만 강조하면 환자가 통원을 중단할 위험도 있다.
- 통원 탈락, 복약 중지는 혈당 조절을 더 악화하므로 피하도록 노력한다.
  - 인슐린치료만을 거부하는지 아니면 병원에 오기 싫은 것인지 알아볼 필요가 있다.
  - 통원이나 치료를 계속할 생각이 있을 때 계속 설득하다 보면 생각치 못한 계기로 인슐린치료를 받아들이는 사람도 있다.
- 단념하지 않고 끈기 있게 인슐린치료의 필요성을 이야기하는 것이 중요하다.
  - 인슐린치료를 계속 거부하면 보다 자주 합병증을 검사하는 것도 필요하다.
- 인슐린주사에서 예상하지 못한 저혈당의 경험 등으로 인슐린이 두려운 환자에게는 인슐린주사 대신 GLP1수용체작용제를 선택할 수 있다.
- 최근의 진료 지침은 2형당뇨병에서 여러 종류의 당뇨병약으로 혈당이 조절되지 않을 때 체중을 증가시킬 수 있는 인슐린주사보다 GLP1수용체작용제를 우선 선택하도록 권고한다.
- GLP1수용체작용제 주사를 시작하여 주사 취급에 익숙해지면 인슐린치료가 필요할 때 쉽게 시작할 수 있다.
- 인슐린치료를 거부하는 2형당뇨병 환자의 대안(QR코드 10 참고)

QR코드 10

4) 인슐린주사제 사용법

(1) 초속효인슐린주사제

- 인슐린유사체로 리스프로(휴마로그), 아스파르트(노보래피드), 글루리진(애피드라) 등이 있다.
- 인슐린 분자 구조의 변경으로 6량체를 만들지 않아 피하주사 직후부터 단량체가 혈액 안으로 들어오므로 식사 직전에 주사한다.
- 작용 시작 시간은 10-20분, 작용 지속 시간은 약 3시간(2-5시간)으로 짧아 생리적 인슐린 추가분비와 가까운 약물 동태를 나타낸다.
  - 주사를 잊었을 때 식후 1시간 이내이며 평소 양을 주사해도 좋을 것이다.
  - 밤 동안의 저혈당이 드물다.
- 인슐린분비가 없는 인슐린의존 상태의 2형당뇨병 또는 1형당뇨병에서 지속작용인슐린 또는 중간작용인슐린과 조합하여 사용한다.
- 임신부 사용에서 리스프로와 아스파르트는 결정인슐린(regular insulin)과 차이가 없는 안전성이 있다.

(2) 중간작용인슐린주사제

- NPH(neutral protamine Hagedon) 인슐린이라고 부른다.
- 프로타민을 추가하여 인슐린을 결정화시켜 피하주사 후에 서서히 2량체, 단량체로 변화되어 흡수되는 제제다.
- 피하주사 후 1-2시간에 효과가 시작하고 작용 지속 시간은 10-18시간, 효과 최대가 되는 주사 후 약 10시간에 저혈당을 일으킬 수 있다.
- 일반적으로 12시간 정도 작용이 지속하여 1일 1회 투여에 의한 기저분비 보충에 적합하지는 않다.
- 작용 시간이 길어 취침 전에 투여할 수 있다.

(3) 혼합형 인슐린제

- 초속효인슐린과 중간작용인슐린 또는 지속작용인슐린을 혼합한 다양한 제제가 있다.
- 인슐린 기저분비와 식후 추가분비 양쪽은 한번의 주사로 보충할 목적으로 개발되었다.
- 2형당뇨병에서 아침 1회 또는 아침, 저녁 2회 식전 피하주사로 효과적이다.
- 인슐린 조합에 따라 발현 시간이 다르며 작용 지속 시간은 18-24시간 정도다.

(4) 지속작용인슐린제

- 아미노산 구조를 바꾼 인슐린 유사체이며 기저분비 보충에 적절하다.
- 글라진(란투스)은 피하에서 결정화되어 천천히 흡수되는 서방성 제제이며, 거의 24시간에 걸쳐 일정한 혈중 농도와 일정한 효과가 있어 1일 1회 투여로 기저분비 보충에 의해 적합하다.
- 데글루덱(트레시바)은 피하에서 6량체가 다시 다량체(mutihexamer)를 만들어 서서히 혈액 안으로 들어오며 단량체는 혈중에서 알부민과 결합하여 안정을 유지하므로 반감기 18시간, 작용 시간 약 42시간으로 1일 1회 투여에 안정된 효과를 나타낸다.

5) 인슐린치료의 실제

(1) 혈당 관리에 인슐린치료가 필요한 시점

- 정상인에서 인슐린분비는 안정적으로 일정하게 분비되는 기저분비와 식후 포도당이나 지방질에 의한 자극 또는 신경 자극에 의한 인크레틴을 통한 추가분비로 구성된다.
- 당뇨병에서 인슐린치료의 기본은 정상인의 생리적 인슐린분비 모습과 비슷하도록 인슐린을 주사하여 보충하는 것이다.
- 인슐린 효과의 과잉에 의한 저혈당은 가장 중요한 부작용이다.
  - 저혈당은 인슐린 작용 발현 시간이나 작용 지속 시간의 차이를 반영하므로 개개 인슐린제제의 특성을 올바르게 이해할 필요가 있다.
- 인슐린주사에 기본적 금기는 없지만 자동차 운전이나 높은 곳 작업 등에서 저혈당에 의한 사고에 주의가 필요하다.
- 노인, 신장기능 장애, 간기능 장애, 감염이나 수술, 외상, 임신부 등 인슐린 요구량 변동이 있을 때 저혈당에 주의한다.
- 설사나 구토 등의 위장 장애, 기아 또는 불규칙한 식사 섭취 상황, 격렬한 근육운동, 과도한 알코올 섭취, 혈당 저하 작용을 증가하는 약의 병용, 자율신경병증 등에서 신중한 인슐린치료가 필요하다.
- 저혈당 가능성이 있을 때 인슐린 투여량을 혈당이나 환자의 상태에 따라 조절한다.
- 인슐린주사에도 혈당이 올라가면 인슐린 투여량의 부적절한 변경, 주사 방법의 잘못, 병용약의 영향 등을 생각한다.
- 인슐린주사에도 혈당이 올라가는 새벽현상이나 소모지(Somogyi)효과가 있다.
  - 새벽현상은 아침에 분비되는 다양한 호르몬의 영향으로 혈당 상승이다.
  - 소모지효과는 인슐린 투여량이 너무 많거나 식사 시간이 늦어지며 저혈당이 있을 때 이에 대한 반응으로 간에서 당신생이 일어나서 고혈당이 나타나는 현상이다.
  - 지속작용인슐린의 사용으로 빈도는 저하되었지만 잘 조절되지 않으면 2형당뇨병에서도 지속피하 인슐린 주입요법(CSII)도 고려한다.
  - 기저분비 인슐린 보충이 많을 때 나타나며 인슐린을 줄인다.
- 중간작용인슐린제 사용에서 효과 발현이 피크가 되는 밤 동안 저혈당이 있으면 피크 변동이 적은 지속작용인슐린제로 바꾼다.

(2) 인슐린치료를 시작할 때 투여량의 결정

- 인슐린치료를 시작하면 혈당을 하루에 여러 번 측정하여 인슐린주사량을 미세하게 조정하며, 인슐린주사 방법의 교육, 식사와의 관계 등을 배우기 위해 입원하여 시작하면 이상적이다.
- 인슐린의 효과는 환자에 따라 다르므로 개개 환자의 인슐린감수성을 고려한다.
  - 인슐린의존 상태인 마른 1형당뇨병 환자는 1단위의 증감으로도 혈당이 크게 변화된다.
  - 인슐린저항성이 높은 비만한 인슐린비의존상태의 2형당뇨병 환자는 1단위의 증감에 거의 영향을 받지 않는다.

- 지속작용인슐린은 안정된 효과가 나타나기까지 며칠이 필요하므로 3-4일에 걸쳐 용량을 변경한다.
- 인슐린분비능이 남아 있는 2형당뇨병은 0.2-0.3 단위/kg/day 정도로 시작하여 혈당 변화를 보며 서서히 증량한다.
- 1형당뇨병이나 인슐린분비능이 없는 2형당뇨병은 0.3 단위/kg/day로 시작하며 대부분 1.0 단위/kg/day 정도가 필요하여 0.7 단위/kg/day로 시작하는 일도 적지 않다.
- 당뇨병케토산증으로 발병해 인슐린 지속주입으로 치료를 시작한 환자는 최종 인슐린 주입량을 참고하여 기저인슐린양을 정한다.
- 인슐린치료에서 책임 인슐린의 개념이 있다.
  - 혈당 변화에 가장 큰 영향을 주는 인슐린을 책임 인슐린이라고 하며, 이 인슐린에 따라 투여량을 정한다.
  - 아침 공복혈당이 목표보다 높으면 자기 전의 지속작용인슐린을 증량하며, 저녁 식후 2시간 혈당이 목표보다 높으면 저녁 식사 전 초속효형을 증량한다.

(3) 1형당뇨병의 인슐린치료

- 인슐린 다회 주사(multiple daily injection: MDI)나 CSII에 의해 기저분비와 추가분비를 보충하는 방법을 집중인슐린치료라고 한다.
- 인슐린 다회 주사는 하루 4번 주사하며 추가분비 보충을 초속효형으로 매 식전에 1회 주사하고, 기저분비 보충을 지속작용인슐린으로 자기 전에 1회 주사한다.
- CSII는 기저분비 및 추가분비를 인슐린펌프를 사용하여 초속효인슐린을 보충한다.
  - 인슐린펌프를 이용한 인슐린 주입량의 설정은 저혈당 없이 당독성의 신속한 회복을 기대할 수 있다.
- 최근 연속혈당측정(CGM)과 연동된 센서보조기능 펌프(sensor augmented pump: SAP)가 실용화되고 있다.
  - 저혈당에서 인슐린 주입이 자동적으로 정지되거나 혈당에 따라 기저분비량을 자동적으로 변경하는 기능을 갖춘 기기가 등장하고 있다.
- 탄수화물지수(carbo count)에 의한 인슐린 투여 변경:
  - 인슐린/탄수화물비는 10 g의 탄수화물에 필요한 초속효형 인슐린 단위를 의미한다.
  - 인슐린/탄수화물비가 1.5이면 4카보의 당질을 섭취했을 때 1.5 × 4 = 6(단위)의 초속효인슐린을 식사 직후에 추가 인슐린으로 주사한다.

(4) 2형당뇨병의 인슐린치료

① 1일 1회 주사법

- 인슐린비의존 상태의 2형당뇨병에서 중간작용 또는 지속작용인슐린을 1일 1회 피하주사한다.
- 이것으로 기저분비를 보충하며, GLP1유사체나 경구혈당강하제와 병용한다.
- 자가주사가 어려운 환자에서 가족이 주사하기 쉬운 시간을 설정한다.
- 혼합인슐린을 식후 혈당 상승을 방지할 목적으로 아침 식사 전에 1회 주사하는 방법도 있다.

– 하루 중 식사량이 가장 많을 때 식사 직전에 1회 주사하는 방법도 있다.

② 1일 2회 주사법

- 중간작용 또는 지속작용인슐린 1회 주사로 기저분비를 보충하지 못할 때 2회로 나누어 주사하는 방법이다.
- 혼합인슐린 사용에서 흔히 투여하는 방법이며 낮 동안 외부에서 주사할 수 없는 환자에게도 적합하다.
  – 아침과 저녁 인슐린양은 2:1 또는 3:2 정도로 한다.

③ 1일 3회 주사법

- 기저분비는 유지되어 공복혈당은 양호하지만 식후혈당이 높을 때 추가분비를 보충할 목적으로 초속효형을 식사 전에 주사한다.
- 다른 3회 주사법으로 혼합인슐린을 아침과 저녁 식전에 초속효인슐린을 점심 식사 전 주사하는 방법도 있다.
- 아침 식전에 혼합인슐린, 저녁 식전에 초속효인슐린을 주사하고 자기 전에 지속작용인슐린을 주사하는 방법은 하루 중 낮에 주사할 수 없는 환자에서 시행하기도 한다.
- 이런 방법으로도 혈당이 조절되지 않으면 1일 4회 주사법으로 바꾸어야 한다.

④ 1일 4회 주사법

- 기저분비를 자기 전 지속작용인슐린으로 추가분비를 매 식전에 1일 3회 초속효인슐린을 주사하는 방법이다.

(5) 2형당뇨병에서 인슐린치료와 GLP1수용체작용제나 경구혈당강하제 병용

- 병태생리나 복약지속률, QOL 등을 고려하여 경구혈당강하제나 GLP1수용체작용제와 인슐린주사의 조합이 가능하다.
- GLP1수용체작용제는 식사요법을 실행할 수 없는 비만한 2형당뇨병에 좋은 적응이다.
- BOT(basal supported oral therapy)는 기저분비를 보충하는 지속작용인슐린주사와 설포닐유레아의 조합이다.
- BOT는 1차진료에서 인슐린 도입 방법으로 편리하다.
  – 공복혈당을 조절하기 위해서 기저분비를 인슐린으로 보충하고 식후고혈당을 DPP4억제제로 이용하면 좋을 것이다.
- 저혈당이나 체중 증가를 고려해 기저인슐린 보충에 GLP1수용체작용제를 병용하는 BPT(basal-supported prandial GLP1 RA therapy)가 새로운 치료법으로서 등장하고 있어, 향후의 근거 축적이 기대되고 있다.

(6) 슬라이딩 스케일법

- 혈당이 매우 높고 조절이 어려운 환자의 혈당 관리, 수술 전후, 고칼로리 중심정맥 영양수액 등에서 혈당에 따라 초속효인슐린주사량을 변경하는 방법이다(표 12-1, 표 12-2, 표 12-3).
- 측정한 혈당을 뒤좇아 가는 치료이며, 노인이나 소아에서 과잉 투여에 의한 저혈당이 일어나기 쉽고, 혈당이 일반적으로 불안정하게 되는 경향이 있다.

- 되도록 단기간 시행하며, 기저분비 보충과 추가분비 보충을 시행하는 집중인슐린치료로 바꾼다.
- 식사 섭취가 가능한 환자는 기저분비를 보충하는 투여량을 고정하고 슬라이딩 스케일을 병용하기도 한다.
- 급성위염이나 역류식도염 또는 아픈날에 식욕이 없을 때 초속효인슐린을 식사 섭취량에 따라 투여량을 변경하여 식후에 주사하는 식사량 스케일을 시행하기도 한다.
- 슬라이딩 스케일에 의한 인슐린 추가 투여가 병원에서 미리 정해져 있으면 그에 따른다.

표 12-1 아침 1회의 투여량을 고정하고 슬라이딩 스케일법에 따라 인슐린주사 추가

식전/취침 전 혈당(mg/dL)	인슐린 추가량
150 이상	2단위
200 이상	4단위
250 이상	6단위
300 이상	8단위

표 12-2 고칼로리 수액 시행 시 슬라이딩 스케일법에 따른 투여 예

식전/취침 전 혈당(mg/dL)	속효인슐린주사량
200 미만	주사하지 않는다
200 이상	2단위
250 이상	4단위
300 이상	6단위
350 이상	8단위
400 이싱	10단위

표 12-3 식사량에 따른 슬라이딩 스케일법에 따른 투여 예

식사 섭취량	인슐린 투여량
70% 이상	의사의 지시 단위 수대로
30% 이상–70% 미만	의사 지시 단위의 반량
30% 미만	인슐린 투여 중지

6) 외래에서 인슐린 도입

- 당뇨병주사가 편리한 펜주입기를 이용하게 되었으며 통증이 적은 주사바늘도 개발되고 자기혈당 측정기도 편리해지면서 인슐린주사를 받아들이기 쉬워졌다.
- GLP1수용체작용제는 주 1회 주사제도 발매되어 외래에서 주사 시작이 일반적이다.
- 지속작용인슐린 1일 1회 주사를 경구 당뇨병약에 추가하는 BOT요법이 증가하고 있다.
  - 설포닐유레아 등의 경구약을 감량하고 BOT요법을 시행하면 인슐린 다회 주사보다 저혈당 위험이 낮다.
  - 당뇨병 전문의뿐만이 아니라 일반 내과의에 의한 외래에서 BOT요법이 보급되고 있다.
- 인슐린 기저분비를 보충하기 위한 지속작용인슐린을 환자가 주사하기 쉬운 시간을 정하여 1일 1회 6단위 정도로 시작하여 아침 공복혈당이 120 mg/dL 정도가 되는 것을 목표하며 외래에서 2단위씩 증량하여 수주에 걸쳐 천천히 목표에 도달한다.

- HbA1c는 변화가 늦으므로 아침 공복혈당을 목표로 한다.

- 수개월에 걸쳐 인슐린 기저분비가 충분히 보충되었다고 생각해도 목표 혈당에 도달하지 못하면 초속효인슐린을 1일 1회 추가하며 필요에 따라 1일 3회까지 증량한다.

7) 인슐린치료의 문제점

- 인슐린주사는 체중을 증가시키며, 체중 증가는 내당능 저하와 인슐린저항성을 악화한다.
- 식사요법을 제대로 시행하는 것이 인슐린치료보다 중요하다.
- 인슐린주사 시간이나 투여량의 잘못에 의한 저혈당이나 식사량 변화 또는 운동 등에 의한 저혈당 가능성도 있어 이를 방지하기 위한 환자 교육이 중요하다. (➡ p.335)
- 같은 장소에 주사 반복에 의한 피하조직의 염증이나 지방조직 비대(lipohypertrophy)에 의한 피하경결은 인슐린 흡수의 불안정으로 혈당 조절에 지장을 준다.
  - 외래 진료에서 인슐린주사 부위를 확인해야 한다.
- 인슐린이나 첨가물 프로타민 등에 대한 알레르기 반응으로 주사 부위의 발적, 종창 등이 생길 수 있다.
  - 때로 인슐린제 변경이나 스테로이드 투여가 필요한 중증도 있다.
- 인슐린주사에 의한 인슐린 항체 생산으로 인슐린 자가면역증후군(insulin autoimmune syndrome: IAS)도 드물게 있다. (➡ p.134)

8) 불안정당뇨병의 인슐린치료

- 집중인슐린치료에도 혈당이 크게 변동되어 저혈당과 고혈당이 반복되는 불안정당뇨병이 있다.
- 다양한 원인으로 나타나면 그 원인에 따라 대응한다(표 12-4).

표 12-4 불안정당뇨병이 발생하는 요인

- 인슐린분비의 고갈: 글루카곤분비도 이상이 되어 혈당이 불안정하다.
- 고결합능 · 저친화성 항체가 생산되는 인슐린 자가면역 증후군의 존재
- 당뇨병 자율신경병증에 의한 당뇨병 위마비에 의한 소화 흡수 장애
- 지방조직의 비대(lipohypertrophy), 피하경결 등에 의한 피하에서의 인슐린 흡수 장애
- 외상 · 염증 등에 의한 스트레스로 글루카곤 등 인슐린 대항 호르몬의 분비 이상이 생겼을 때
- 심신의 스트레스, 심리적 불안정, 사회적 문제에 의한 스트레스 등
- 부적절한 인슐린 투여에 의한 저혈당과 그 후의 리바운드의 반복
- 식사 시간이나 식사 내용의 혼란 등(저탄수화물 식사와의 관계는 근거가 없다)
- 인슐린 피하 주사 시간의 혼란, 주사를 잊음
- 혼합 제제의 인슐린 혼합이 불충분한 때

- 혈당 조절 상태의 관찰이 중요하여 연속혈당측정이 필요하다.
- 내인성 인슐린 고갈이 원인이면 기저분비 보충을 1회에서 2회로 바꾸거나 인슐린 종류를 변경한다.
- 새벽에 분비되는 인슐린 대항호르몬에 의한 상대적 인슐린 부족에 기저분비 보충을 증가하면 새벽

에 저혈당 발생 가능성이 있다.
  - 이를 방지하기 위해 자기 전에 치즈 등 단백질이나 지방질이 많은 식품을 먹는다.
- 혈당 조절이 어려우면 CSII를 고려한다.
- 인슐린 항체의 관여를 생각하면 인슐린제제의 변경이나 인슐린 중지를 생각한다.
- 인슐린 요구량을 늘리지 않는 생활 습관을 위한 식사요법이나 운동요법을 재검토한다.
- 인슐린저항성 개선 작용이 있는 메트포민이나 당흡수를 방지하는 SGLT2억제제 병용을 고려한다.

9) 당뇨병 주사요법에서 이탈할 수 있는 기준

- 당독성으로 췌장 베타세포의 인슐린분비능이 저하되고 이어서 인슐린생산능도 저하하며 최종적으로 베타세포가 파괴되어 수가 감소된다.
- 고혈당이 계속되는 당뇨병에서 되도록 조기에 인슐린치료에 의한 혈당의 정상화로 당독성의 해소가 필요하다.
- 혈당이 정상화되고 인슐린주사량이 점차 감소되어 인슐린을 투여하지 않고 당뇨병약만으로 혈당 조절이 가능하면 인슐린을 중지할 수 있다.
- 기저분비를 보충하는 지속작용인슐린을 1일 1회 주사하고 당뇨병약을 병용하여 혈당 조절이 가능한 경우도 적지 않다.
- 1형당뇨병처럼 인슐린이 고갈된 2형당뇨병은 인슐린치료 이탈은 불가능하다.
- 장기간 인슐린치료를 시행한 2형당뇨병에서 인슐린분비능이 어느 정도 유지되면 인슐린치료 이탈이 가능할 때는 있다.

2 GLP1수용체작용제

1) 새로운 당뇨병 치료제 등장

- 글루카곤유사 펩타이드 1(glucagon-like peptide 1: GLP1)은 소장 하부에 있는 L세포(포도당에 의한 자극이나 식사 섭취에 의한 신경 자극의 영향을 받는다)에서 분비되는 인크레틴의 하나이며, 인슐린분비 촉진, 글루카곤분비 억제, 위내용 배출 지연, 만복감 촉진과 식사 섭취량 억제 등의 작용이 있다.
- GLP1의 일부를 변화시킨 GLP1수용체작용제는 GLP1보다 분해되기 어려우며 인슐린분비 작용과 글루카곤분비 억제 작용으로 혈당 저하 작용을 나타낸다(그림 12-3).
- GLP1수용체작용제는 저혈당을 일으키지 않고 체중 증가가 없어 비만한 2형당뇨병에 좋은 적응이다.
- GLP1수용체작용제에는 단시간 작용형과 장시간 작용형이 있다.
  - 단시간 작용형은 식후혈당 저하 작용이 비교적 강하고, 소화관 운동 억제에 동반한 구역이나 구토가 많다.
  - 장시간 작용형은 공복혈당 저하 작용이 강하며, 구역이나 구토는 적고, 체중 감소 작용이 크다.

그림 12-3 GLP1수용체작용제의 작용(Andreasen CR, Endocr Connect, 2021:10:R200)

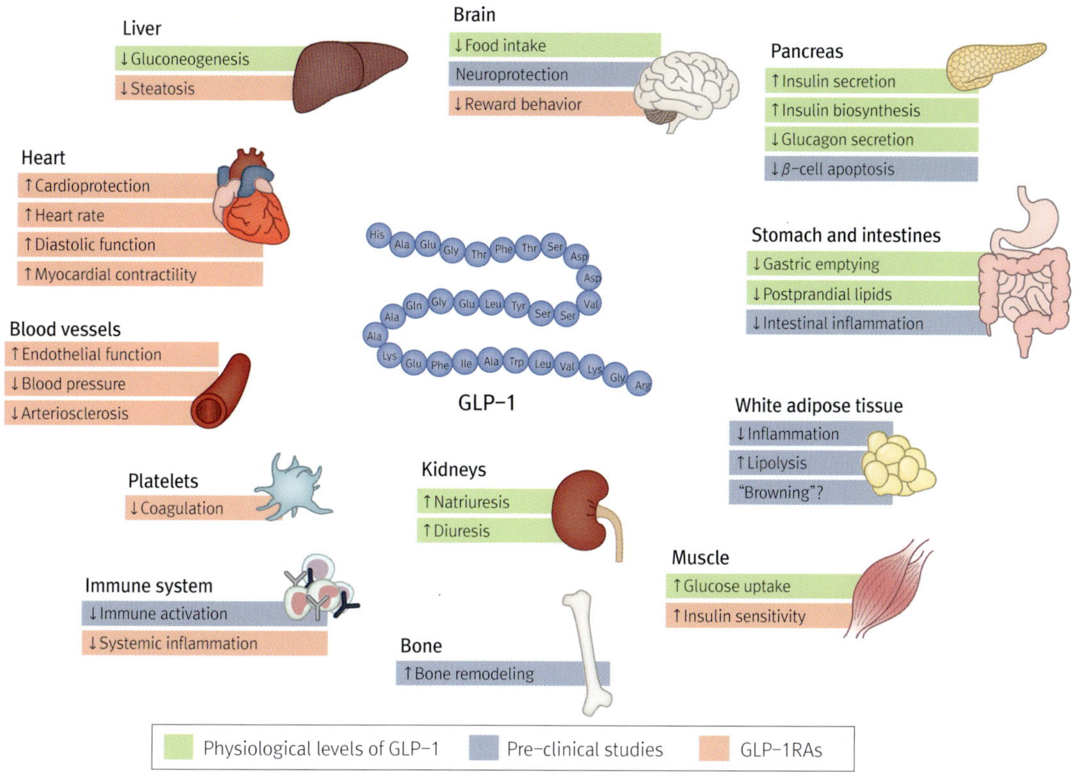

- 포도당의존성 인슐린분비 자극폴리펩타이드(GIP)는 소장 상부에 있는 K세포(포도당과 지방질의 자극을 받는다)에서 식후 30-60분에 분비된다.
- GIP도 췌장 베타세포에 나타나는 GIP 수용체를 활성화시켜 혈당 의존적으로 인슐린분비를 촉진한다.
  - 혈당이 만성적으로 지속된 상태에서는 GIP에 의한 인슐린분비 촉진이 크게 감소되는 것으로 알려졌다.
- GIP는 지방세포에 발현되는 GIP 수용체를 활성화시켜 지방조직에 에너지 축적을 촉진하므로 GIP의 비만 조장 가능성이 지적되었다.
  - 인크레틴으로 GIP보다 GLP1의 임상 응용에 대한 연구가 집중된 이유였다.
  - 그러나 생리학적 농도 이상의 GIP에서는 식욕 방지 작용과 감량 작용을 나타냈다. 또한 고혈당이 교정되면 GIP에 의한 인슐린분비 촉진 작용이 개선되는 것으로 알려져 GIP를 2형당뇨병치료제로 이용될 가능성이 있다.
- GLP1수용체와 GIP수용체를 동시에 활성화하는 펩타이드인 티제파타이드를 이미 외국에서는 사용하고 있다.

2) 작용 기전

- GLP-1은 소장 하부에서 대장에 분포하는 L세포에서 분비되어 췌장 베타세포막의 GLP-1 수용체에 결합하여 인슐린분비의 증폭 경로를 활성화하여 혈당 의존적으로 인슐린분비를 촉진시켜 혈당을 내린다.
- 인크레틴으로 생리 활성을 가진 활성형 GLP-1은 혈관내피세포, 각종 상피세포, 림프구 등에 나타나는 DPP4(dipeptidyl peptidase-4)에 의해 단시간에 분해되어 혈중 반감기는 불과 2분 정도다.
  - 따라서 GLP-1 자체를 치료제로서 임상에 이용할 수 없어 DPP4에 의해 분해되지 않는 GLP1 수용체작용제가 개발되었다.
- GLP1수용체작용제는 인슐린분비 장애를 개선할 뿐 아니라 글루카곤 분비 항진의 방지에 의해 혈당 상승을 방지한다.
  - 위내용물 배출 지연 작용에 의해서도 식후고혈당을 방지한다.
- 혈액에서 뇌로 이행하여 뇌내 GLP1수용체 활성화에 의해 식욕 방지와 체중 감량 작용도 나타낸다.
- GLP1수용체작용제의 식욕 방지 작용, 감량 작용에 대한 기초적 연구에 의하면 리라글루타이드, 세마글루타이드 등 분자량이 작은 제제는 뇌실 주위 상의세포에 나타나는 GLP-1 수용체를 통해 뇌 내에 들어가서 식욕을 제어하는 뇌부위를 활성화하는 것이 알려졌다.
  - 분자량이 큰 듀라글루타이드, 알비글루타이드는 리라글루타이드나 세마글루타이드에 비해 감량 효과가 약하여 분자량의 크기가 뇌 이행에 영향을 줄 가능성이 있다.
- 이런 차이를 고려하면 청년에서 문제가 되는 비만한 2형당뇨병에서는 세마글루타이드나 리라글루타이드 등 저분자 약제를 선택하고, 근감소증이 우려되는 고령 2형당뇨병에서는 감량 효과가 약한 듀라글루타이드 등 고분자 약제가 좋을 것이다고 생각할 수 있다.

* 그밖에 다양한 장기에 대한 작용이 알려졌다(표 12-5).

표 12-5 GLP1수용체작용제에서 기대하는 작용

- 고혈당에서 인슐린분비 촉진
- 글루카곤 과잉분비 제어
- 단독 투여에서 저혈당 가능성이 낮음
- 식후 혈당의 평탄화
- 체중을 줄인다(과도한 식욕 억제와 체중 감소에 주의).
- 다면적 작용 기대
- 췌장 베타세포 보호 작용

3) GLP1수용체작용제의 심혈관질환과 신장질환 방지

- 2008년부터 미국식품의약품국(FDA)은 새로운 당뇨병 치료제 인가를 위해 심혈관안전성 시험(cardiovascular outcome trial)을 요구했다(2022년 개정으로 불필요).

- 2005년부터 미국에서 이미 사용하고 있던 엑세나타이드를 제외한 모든 GLP1수용체작용제가 심혈관위험을 증가시키지 않다는 것을 증명하기 위해 대규모 임상시험이 시행되었다.
- 이런 임상시험은 주요 평가 항목으로 3-point MACE(major adverse cardiovascular events; 심혈관질환 사망, 비치명적 심근경색, 비치명적 뇌졸중)가 위약 대비 비열등성을 검증하도록 디자인되었다.
- GLP1수용체작용제가 3-point MACE가 증가되지 않아 심혈관질환 위험 증가가 없는 것이 대부분의 연구에서 알려졌다.
- 일부 연구에서는 위약에 비해 3-point MACE 방지가 없었으나 메타분석에 의해 같은 클래스로서 심혈관질환 과거력이나 유병기간과 관계없이 심혈관질환 발생을 방지하는 것으로 알려졌다(그림 12-4).

※ 이런 연구에 의해 GLP1수용체작용제의 심혈관질환 방지 기전이 연구되고 있다(그림 12-5).

그림 12-4 GLP1수용체작용제의 심혈관질환 방지 작용(Andreasen CR, Endocr Connect, 2021:10:R200)

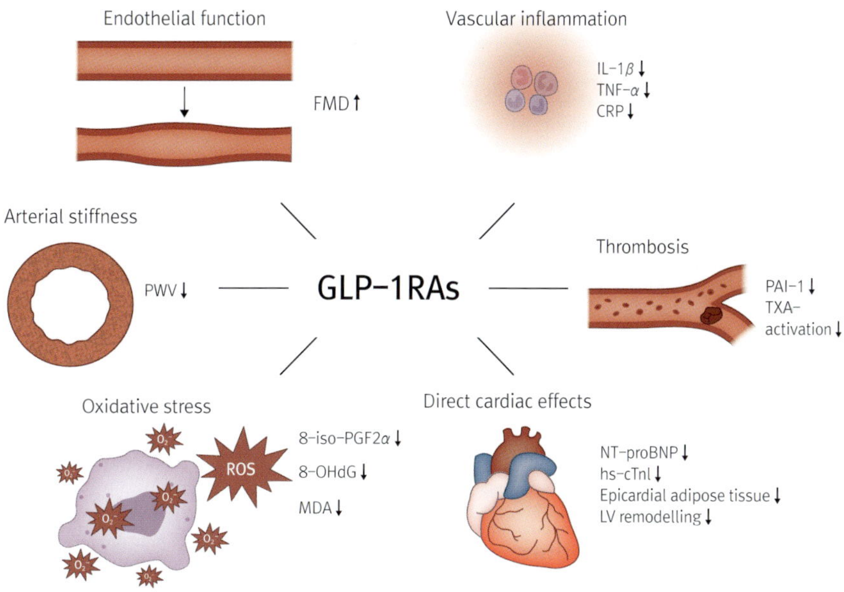

- CVOT에 더해 신장질환 관련 복합 아웃컴(지속알부민뇨 출현, 크레아티닌 2배화, 신장 대체요법, 신장질환 사망 등이며 연구에 따라 차이가 있다)을 평가하여 신장질환 발생에 대한 GLP1수용체작용제의 유용성도 검증되었다.
  - 리라글루타이드를 이용한 LEADER연구, 듀라글루타이드를 이용한 REWIND연구에서 신장질환관련 복합아웃컴 방지가 있었다.
  - 최근의 메타분석에서도 GLP1수용체작용제 클래스의 복합신장질환 발생 방지 작용이 알려졌다.

그림 12-5 GLP1수용체작용제의 심혈관질환 방지 연구

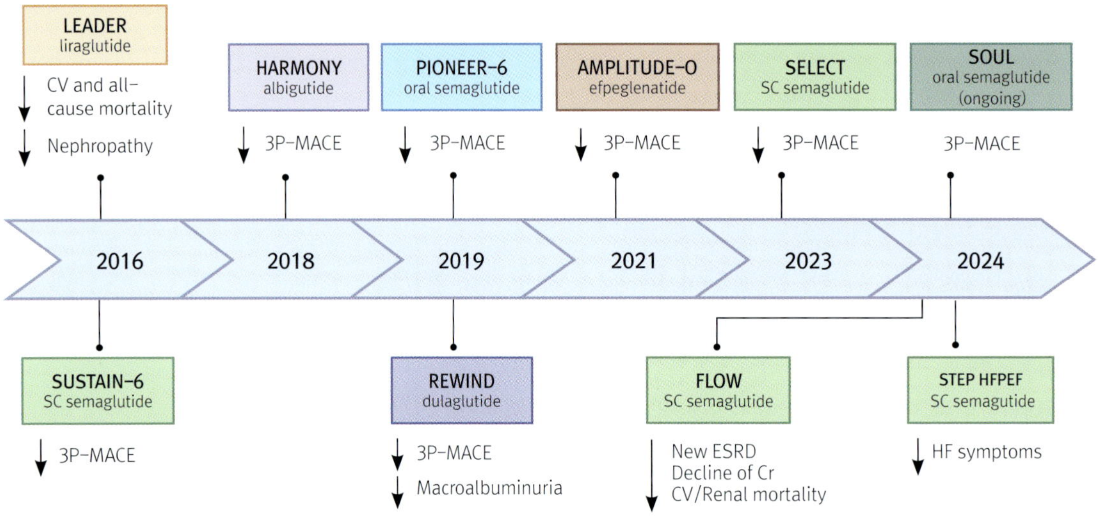

- 그러나 연구에 따라 의미 있는 효과는 지속알부민뇨 발생뿐이고 크레아티닌의 2배 증가나 신장대체요법, 신장질환 등에 대한 영향은 없었다.
- 리라글루타이드, 세마글루타이드는 eGFR 기울기 개선이 있어, 보다 장기간 관찰하면 GLP1수용체작용제의 신장기능 저하 방지 가능성을 생각할 수 있다.

4) 주의해야 할 부작용과 사용상의 주의

- GLP1수용체작용제는 대부분 주사제이지만 인슐린주사의 대체제가 아니므로 인슐린주사를 GLP1수용체작용제로 바꿀 때는 인슐린의존 상태가 아닌 것을 확인할 필요가 있다.
- GLP1수용체작용제를 처음 사용할 당시에 인슐린으로 치료하던 환자에서 GLP1수용체작용제로 바꾸어 당뇨병 케토산증이 나타난 보고가 있다.
- 혈당 의존적으로 인슐린분비를 촉진하는 작용이 있어 단독 사용이나 메트포민, SGLT2억제제 등 인슐린분비를 촉진하지 않고 혈당을 내리는 당뇨병약과 병용에서는 저혈당 가능성이 낮다.
  - 설포닐유레아나 인슐린과의 병용에서는 저혈당 위험에 주의한다.
- GLP1수용체작용제 투여를 시작하며 구역, 구토 등의 위장 증상이 자주 나타난다.
- 따라서 위장 증상을 피하기 위해 저용량으로 투여를 시작하여 점차 용량을 증가한다.
  - 대부분 투여를 시작하고 시간이 지나면 위장 증상은 감소되지만 사용 전에 충분히 설명한다.
- 췌장염, 췌장암, 갑상선수질암 등의 위험 증가에 대한 논란이 있다.
  - 현시점에서 GLP1수용체작용제의 이런 질환의 위험에 대한 명확한 근거는 없다.
- GLP1수용체작용제에는 1일 1회 또는 2회 주사제부터 주 1회 주사제, 또 기저인슐린과의 복합제, 경구제까지 다양한 제형이 있다.
  - 주사제의 선택에서 각각의 특징을 설명하여 환자와 함께 결정하면 좋을 것이다.

5) GLP1수용체작용제 사용법

- 기본적으로는 당뇨병약에 추가 병용으로 사용한다.
  - HbA1c가 반년 또는 그 이상 개선되지 않을 때나 당뇨병약을 제대로 복용하지 않을 때 좋을 것이다.
- 리라글루타이드(빅토자) 피하주사는 1일 1회 0.3 mg으로 시작하여 1주 간격으로 0.3 mg씩 증량하여 최대 1일 1.8 mg을 아침 또는 저녁에 피하주사한다.
  - 당뇨병 케토산증, 당뇨병 혼수, 중증 감염, 긴급 수술 시, 중등도 이상의 수술이나 외상에는 사용하지 않는다.
  - 비만에서 체중 감소 효과 있으며 심혈관질환 발생을 13% 감소한다.
- 듀라글루타이드(트루리시티)는 1주에 1회 0.75 mg 피하주사한다.
  - 혈당 개선 효과가 좋고 항체 출현 빈도가 낮으며 효과는 용량 의존적이다.
- 세마글루타이드(오젬픽)는 1주에 1회 0.25 mg으로 시작하여 4주 후 주 1회 0.5 mg 피하주사하고 효과가 충분하지 않으면 최대 주 11.0 mg까지 증량 가능
  - 세마글루타이드는 심혈관질환 발생을 26% 감소
  - 당뇨병망막병증 악화에 주의

3 GIP/GLP1수용체작용제

1) 더 강력한 당뇨병치료제 등장

- 당뇨병 치료를 위한 DPP4억제제, GLP1수용체작용제에 이어 더 강력한 GIP/GLP1수용체작용제가 등장했다.
- GIP는 GLP1과 같은 인크레틴이며 췌장 베타세포에서 포도당반응성 인슐린분비능을 개선하지만 지방 축적이나 글루카곤 분비 촉진 등의 작용으로 당뇨병 치료에 적합하지 않다고 하여 GLP1에 비해 임상적 응용이 쉽지 않을 것으로 생각하였다.
- 티제파타이드는 GIP와 GLP1수용체에 균형 있게 결합하여 혈당이 충분히 저하되므로 2형당뇨병 치료제로 사용하기 시작했다.
- 사람의 GIP 아미노산 서열을 기초로 인공적으로 만든 펩타이드이며, GIP에 특징적 서열과 GLP1에 특징적 서열, 양자에 공통된 서열에 더불어 N말단은 GLP1수용체작용제 exendin-4와 같은 구조를 가지고 있다.
- 배양세포를 이용한 실험에서 GIP 수용체에 사람의 GIP와 같은 결합력과 신호전달 작용이 있지만 GLP1수용체에는 사람 GLP1의 약 1/5의 결합력과 신호전달이 있어 주된 GIP 작용에 더해 GLP1의 작용이 추가되었다고 생각한다.
  - 그러나 일과성 실험 결과이며 지속적으로 생체 내에 작용하는 인크레틴의 효과는 아직 명확하지 않다.
- 평균 반감기가 약 5-6일이므로 지속형이라고 부르며, 듀라글루타이드나 세마글루타이드처럼 주 1회 피하주사한다.

- 투여 방법은 임상시험 프로토콜대로 2.5 mg/주로 시작하여 4주마다 2.5 mg/주씩 증량한다.
  - 유지 용량으로 5 mg, 10 mg, 15 mg/주의 효과와 안전성이 확인되어 환자에 따라 적합한 용량으로 치료를 계속하며 부작용 등이 있으면 감량한다.
- 투여 금기는 과민증, 당뇨병케토산증, 당뇨병 혼수, 1형당뇨병, 중증 감염이나 수술 등의 긴급 상황 등이다.
- 부작용을 피하기 위해 주사 용량을 늘릴 때 4주 치료하고 다음 용량으로 증가한다.
- 임상시험 결과에서 지금까지의 어떤 당뇨병 치료제보다 강력한 혈당 조절 작용이 있어 52주에 HbA1c 2% 저하와 HbA1c 7% 이하 도달율은 90% 이상이었다.
- 과거의 당뇨병 치료제에서 볼 수 없던 체중 감소 작용으로 5-10 kg의 체중 감소가 있었다.
- 이렇게 효과가 강력한 만큼 부작용도 클 것으로 생각했지만 부작용에 의한 중단은 듀라글루타이드 0.75 mg에서 159예 중 9예, 티제파타이드 5 mg에서 159예 중 12예, 10 mg에서 158예 중 16예, 15 mg에서 160예 중 16예 등으로 큰 차이가 없었다
- 가장 많은 부작용은 구역, 식욕 감퇴와 위장 증상이었다.

2) 혈당 저하 작용 이상의 기대

- 체중 감소 작용으로 비만한 2형당뇨병과 관련된 각종 합병증과 동반질환의 발생 및 진행을 방지할 가능성이 있다.
- GLP1수용체작용제에 의해 기초 연구로 알려진 혈관 보호 작용이나 암방지 작용도 기대한다.
- GLP1수용체작용제에 없던 GIP의 작용으로 뼈형성 촉진 작용도 기대한다.

Chapter

13

동반질환

1 동맥경화질환의 대책

1) 당뇨병은 동맥경화질환의 위험인자

- 당뇨병에서 동맥경화질환 위험 증가는 MRFIT(multiple risk factor intervention trial)를 비롯한 많은 관찰 연구에 의해 알려졌다.
- 서구의 메타분석에서 당뇨병에 의한 관상동맥질환 발생 위험은 2.0배, 뇌경색 발생은 2.3배 높다고 알려졌다.
  - 서구 당뇨병 환자의 80%는 동맥경화질환으로 사망하지만 아시아에서는 당뇨병 환자 사인으로는 악성 신생물이 가장 많고 관상동맥질환은 서구에 비해 적다.

2) 당뇨병에서 동맥경화질환의 특징

- 당뇨병에서는 고혈당과 인슐린저항성을 배경으로 산화스트레스, 당화단백, 혈관내피기능 장애, 지방단백질 이상(산화 LDL, small dense LDL, 잔류지방단백질 등의 증가) 등에 의해 동맥경화가 촉진된다.
- 혈당 조절과 관계있는 미세혈관합병증과는 달리 대혈관합병증에서는 고혈당뿐 아니라 고혈압, 이상지질혈증, 비만 등이 관여하며, 이런 위험인자는 인종이나 지역에 따라 차이가 있다.
- 당뇨병에 동반된 관상동맥질환은 ① 무통성 심근허혈이 많고, ② 다지병변, ③ 광범위한 병변, ④ 석회화 병변이 많다 등의 특징이 있다.
- 당뇨병 환자의 뇌경색에는 열공경색이나 죽상경화 혈전성 뇌경색이 많다.
  당뇨병에서는 말초동맥질환(peripheral arterial disease: PAD)의 위험이 높으며, 증상이 있는 PAD의 20%에서 당뇨병이 있다고 알려졌다.

3) 동맥경화질환과 혈당 조절

- 혈당 조절이 나쁜 당뇨병에서 동맥경화질환 위험이 증가한다.

- 서구의 메타분석에서 관상동맥질환 발생 위험은 HbA1c 1% 증가에 따라 1.13배 올라간다.
- UKPDS연구에서 혈당 조절에 의해 미세혈관합병증 발생 위험 감소가 알려졌다.
  - 엄격한 혈당 조절에 의한 동맥경화질환 발생 방지에는 논란이 있다.
- 혈당 관리에 의한 대혈관합병증 방지에 대한 ACCORD연구, ADVANCE연구가 있지만 ACCORD 연구에서는 집중치료에 의해 총사망이 증가하여 엄격한 혈당 관리의 효과에 의문이 제기되었다.
  - 심혈관합병증 방지를 위한 혈당 관리의 의의를 검증한 연구의 메타분석에서는 엄격한 혈당 관리가 비치명성 심근경색 발생을 방지하는 것으로 알려졌다.
- 엄격한 혈당 관리에 의한 단기적 심혈관질환 발생 방지는 명확하지 않지만 장기적으로는 심혈관질환 발생을 방지한다고 알려졌다.

4) 다른 동맥경화 관련인자의 개입

- UKPDS연구의 장기 추적에서는 엄격한 혈당 조절에 의해 미세혈관합병증 정도의 대혈관합병증 발생 방지가 알려졌다.
  - 또한 HbA1c 저하 이상으로 혈청 콜레스테롤 증가가 동맥경화질환의 위험인자로 알려졌다.
- 당뇨병에서 동맥경화질환 발생 방지에는 고혈당뿐 아니라 고혈압, 이상지질혈증 등의 포괄적 관리가 필요한 것을 나타내고 있다.
- 실제로 2형당뇨병 120예를 대상으로 집중치료의 효과를 조사한 Steno-2연구에서는 혈당뿐 아니라 고혈압, 고콜레스테롤혈증의 관리에 의한 심혈관질환 발생 방지 효과가 있었다.

5) 심혈관질환 발생을 방지하는 당뇨병약

- UKPDS연구에서 비만한 2형당뇨병의 심근경색 발생 방지에 메트포민이 효과적이었다.
  - 16개 연구의 메타분석에서 비만과 관계없이 심혈관질환 발생 방지에 메트포민의 효과가 있었다.
  - 메트포민의 동맥경화 방지 작용은 혈관내피세포, 혈관 평활근세포, 대식세포 등 동맥경화 구성세포에서 밝혀졌으며, 메트포민에 의한 AMP 활성화 프로틴키나제(AMP-activated protein kinase: AMPK) 활성화를 통한 기전이 알려졌다.
- 피오글리타존의 심혈관질환 위험 방지에 대한 10개 연구의 메타분석에서, 심혈관질환 발생 및 뇌졸중 발생이 각각 13%, 23% 감소했다.
- 엠파글리플로진을 이용한 무작위 비교 시험에서 심혈관질환 발생 방지에 SGLT2억제제의 효과가 알려졌다.
  - 그 후 심혈관질환 사망 방지 작용이 카나글리플로진, 다파글리플로진을 이용한 무작위 비교 시험과 메타분석 결과에 의해 알려졌다.
  - SGLT2억제제는 혈당 저하뿐 아니라 체중 감소 효과에 의한 인슐린저항성 개선이나, 지방질 개선, 지방간 개선, 혈압 저하, 이뇨 작용 등에 의한 심장 부하 감소 등의 다양한 작용을 통해 2형당뇨병에서 심장 보호 작용을 나타낸다.
  - 추가적으로 케톤체의 관여, 적혈구 용적률 상승에 의한 장기 허혈 개선 등 다른 기전의 관여도 알려져 있다.

- DPP4억제제 발매 당시 심혈관질환 위험이 높은 2형당뇨병에서 심혈관질환을 일으키지 않는 것으로 알려졌다.
  - 동물 실험에서는 항동맥경화 작용에 대한 많은 보고가 있으며 임상적으로 동맥경화질환 방지 작용이 알려지고 있다.
- GLP1수용체작용제인 리라글루타이드, 세마글루타이드, 듀라글루타이드 등을 이용한 연구의 메타 분석에서 심혈관질환 발생에 대한 효과가 알려졌다.
  - 주 1회 투여하는 GLP1수용체작용제 세마글루타이드와 듀라글루타이드의 비교에서 전자가 혈당 조절과 체중 감소 효과가 우수하여 대혈관합병증 방지를 기대하고 있다.

2 당뇨병에서 고혈압 관리

1) 당뇨병에서 고혈압의 증가

- 당뇨병과 고혈압은 서로 영향을 주는 대사증후군의 구성요소이며 양쪽의 동반은 심혈관질환, 뇌혈관질환 발생 위험을 높인다.
- 당뇨병에 고혈압의 동반은 심혈관질환 발생 위험을 높이므로 엄격한 관리가 필요하다.
- 혈압 치료와 관계없이 혈압이 조절되지 않는 환자에서 당뇨병 발생 위험이 높다.
- 수축기혈압은 비만이나 말초혈관질환의 존재와 관계없이 2형당뇨병 발생의 예측인자다.
- 2형당뇨병에서 건강인에 비해 고혈압 유병률이 3배 높다.
  - 2형당뇨병의 50–80%, 1형당뇨병의 30%에서 혈압이 높다고 알려졌다.
- 고혈압과 당뇨병의 관계에서, 내당능장애가 없는 미치료 고혈압 환자에서도 고인슐린혈증과 인슐린저항성이 나타나므로 인슐린 농도와 혈압 사이의 관계를 생각할 수 있다.
- 포도당 농도 증가는 혈장 삼투압을 올리고 순환 혈액량을 증가시키며, 고혈당에서 사구체 여과 포도당 증가는 나트륨을 재흡수하여 혈압을 올린다.
- 지방세포에서 분비되는 생리활성물질인 아디포카인은 인슐린저항성, 고혈당, 고혈압 등의 대사증후군이나 동맥경화 관련질환을 일으킨다.
  - 아디포카인 중에서 지방산결합단백 4(fatty acid–binding protein 4; FABP4)는 주로 지방세포에 발현되며 분비되면 인슐린저항성이나 동맥경화를 일으킨다.
  - FABP4의 혈중 농도가 고혈압을 포함한 대사증후군이나 동맥경화와 관련이 알렸다.
  - 안지오텐신II수용체대항제가 고혈압에서 혈중 FABP4 농도를 저하시키는 것도 알려졌다.
- 당뇨병과 고혈압은 동맥경화에 의한 대혈관질환의 위험인자이며, 당뇨병에서 고혈압의 동반은 대혈관질환 발생빈도가 증가하고 예후가 나쁘다.
  - 아시아태평양의 당뇨병 39만 명을 분석한 APCSC연구에서 수축기혈압이 10 mmHg 상승에 따라 대혈관질환 사망이 18% 증가하였다.
- 고혈압은 당뇨병신경병증, 당뇨병망막병증, 당뇨병신장질환 등 미세혈관합병증의 위험인자인 것이 1형과 2형당뇨병 모두에서 알려졌다.
  - 수축기고혈압은 연령, 당뇨병 유병기간 등으로 보정해도 신경병증의 독립된 요인이었다.

- 당뇨병에서 고혈압은 망막혈관의 내피장애를 일으켜서 망막혈관의 혈류조절 기전 장애나 내피세포장애를 진행시켜 혈관내피성장인자(vascular endothelial growth factor: VEGF) 활성 증가를 통해 망막병증을 진행시킨다.

- 1형당뇨병에서는 알부민뇨가 있으면 혈압이 올라가서 고혈압 빈도는 단백뇨가 없으면 3.9% 정도로 일반인(4.4%)과 차이가 없다.
- 2형당뇨병에서는 고혈압이 신장질환보다 먼저 나타나며 요단백이 없는 당뇨병의 58-70%에서 고혈압이 있다.

2) 당뇨병에서 혈압 관리와 조절 목표

- 당뇨병에서는 과거부터 외래 진료실에서 측정한 혈압은 정상이지만 가정혈압은 높은 이른바 〈가면고혈압〉이 많다고 알려졌다.
  - 11개국의 진료실 혈압에 대한 연구에서 9,691명의 치료하지 않는 혈압이 정상을 대상으로 가면고혈압 유병률을 조사한 결과 당뇨병 환자가 29.3%라고 했다.
  - 이것은 일반 주민의 10-15%보다 높은 수준이며, 진료실 혈압과 관계없이 적극적 가정혈압 측정이나 활동혈압측정(ambulatory blood pressure monitoring: ABPM)이 필요하다.
- 당뇨병에서는 자율신경병증에 의한 기립저혈압 빈도가 높으며, 장기적으로 생명 예후와 관계가 있다.
  - 자율신경병증이 있으면 밤 동안 혈압이 내려가지 않는 non-dipper형이나 밤에 혈압이 올라가는 riser형 등 혈압의 하루주기 변동 이상도 많아 가정혈압 측정의 중요성을 환자에게 알려준다.
- 당뇨병학회 진료지침은 정상 혈압을 120/80 mmHg 미만으로 정의하여 심혈관질환이 없으면 140/90 mmHg 미만을 심혈관질환이나 위험인자가 있으면 130/80 mmHg 미만을 조절 목표로 했다.
- 고혈압학회의 가정혈압 조절 목표는 135/85 mmHg 미만이다.

3) 당뇨병에서 고혈압 치료

- 혈압이 높은 당뇨병 환자에게 체중 감량, 정기적 운동, 염분 제한 식사 등의 생활습관 개선을 권고한다.
  - 생활습관 개선만으로 혈압이 조절되지 않으면 약물치료가 필요하다.
- 고혈압 치료를 위한 1차선택제는 안지오텐신전환효소억제제(ACEi) 또는 안지오텐신II수용체대항제(ARB)다.
- 필요에 따라 칼슘대항제(CCB) 또는 싸이아자이드 이뇨제를 추가할 수 있다.
- 1차 치료제로 혈압이 충분히 조절되지 않으면 작용 기전이 다른 2종류 이상 약제를 병용한다.
- UKPDS연구에서 2형당뇨병 환자의 엄격한 혈압조절(수축기혈압 120 mmHg 이하)에 의한 미세혈관합병증 및 대혈관합병증 발생 방지가 있었다.
  - 추적 기간 중 수축기혈압 10 mmHg 저하마다 당뇨병 관련 사망 위험은 15%, 심근경색 발생 위험은 11% 저하되었다.

- ACCORD-BP연구에서 심혈관질환 위험이 높은 당뇨병 환자를 집중적으로 혈압을 관리(수축기 혈압 120 mmHg 미만)하여 9년 추적한 결과 복합심혈관질환 사망, 비치명적 뇌졸중, 비치명적 심근경색이 25% 감소되었다.
- 최근의 메타분석에서는 110-130 mmHg 미만의 집중적 치료군(n=1,984)과 130-150 mmHg 미만의 표준적 치료군(n=2,005)으로 나누어 3.83년 추적한 결과 뇌졸중, 주요 관상동맥질환(심근경색 및 협심증), 심부전, 심혈관질환 사망의 복합종말점 위험비 0.77로 심혈관질환 감소가 있었다.
- 60세 이상 2형당뇨병을 대상으로 집중적 혈압 목표와 종래의 혈압 목표를 비교한 7건 연구의 메타분석에서는 집중치료군에서 주요심혈관질환 발생 위험 19% 감소와 37%의 뇌졸중 위험 감소가 있었으나 총사망률, 심혈관질환 사망률, 비치명적 심근경색, 말초혈관질환 등과는 관련이 없었다.
- 이런 결과는 엄격한 혈압 조절의 중요성을 보여주는 결과이지만, 60세 이상에서는 개별적으로 대처할 필요가 있다.

4) 당뇨병에서 새로운 당뇨병 치료제의 혈압에 대한 작용

- 2형당뇨병에 대한 새로운 치료제의 심혈관질환 발생이나 신장 아웃컴 개선을 위한 많은 연구가 시행되어 혈당 저하 작용에 추가한 유익한 작용이 알려지고 있다.
- 심뇌혈관질환 발생 방지를 위한 고혈압 동반 2형당뇨병에서 혈압 관리의 시점에서 새로운 치료제의 작용이 알려지고 있다.
- SGLT2억제제 및 GLP1수용체작용제는 혈당 저하에 더해 심장이나 신장 보호 작용, 체중이나 혈압 저하 등 다면적 작용을 나타낸다.
  - SGLT2억제제는 근위신세관에서 포도당과 나트륨 재흡수를 억제하여 요당 배설을 촉진하며, 삼투압 이뇨와 나트륨 이뇨 증가에 의한 순환 혈장량 감소는 혈압을 저하한다.
  - 2형당뇨병에서 엠파글리플로진의 심혈관질환 발생연구(EMPA-REG OUTCOME)는 엠파글리플로진 10 mg, 25 mg 또는 위약을 1일 1회 투여한 7,020명을 3.1년 추적하여 심혈관질환 사망 위험이 38% 감소되었다.
  - 카나글리플로진(CANVAS)연구나 다파글리플로진(DECLARE-TIMI58)연구에서도 심부전에 의한 입원 위험 감소가 있었다.
  - 이런 연구에서 수축기혈압이 2.70-4.78 mmHg 내려갔고, 혈압약 복용에서 추가 혈압 저하 작용이 있었다.
- GLP1수용체작용제는 인슐린분비 자극, 글루카곤분비 억제, 위내용 배출 지연에 의한 만복감, 체중 감소와 인슐린 감수성 개선 작용이 있으며 혈관 평활근 및 내피세포 활성화에 의해 산화질소를 방출한다.
  - GLP1 유사체의 이뇨 작용이나 나트륨 이뇨 작용이 혈압 저하에 관여한다.
  - 엑세나타이드에 의한 EXCELS연구를 제외한 LEADER, REWIND, SUSTAIN-6연구 등에서 비치명적 뇌혈관질환 발생 방지가 있었다.
  - 혈압 저하 작용은 SGLT2억제제에 비해 약하지만 수축기혈압 1.20-2.60 mmHg의 저하가 있었다.

- 비스테로이드 미네랄코티코이드 수용체대항제 피네레논은 스피로놀락톤보다 선택적으로 미네랄코티코이드 수용체 활성화를 방지하여 심장, 신장, 말초혈관계의 재구축, 섬유화, 염증을 감소시킨다.
  - 피네레논의 임상 연구로 당뇨병신질환에서 신부전 및 진행 방지에 대한 FIDELIO-DKD49는 위약 대비 심근경색, 뇌졸중, 심혈관질환 사망까지의 시간, 심부전 입원을 포함한 복합심혈관질환 아웃컴 위험 감소와 신장질환 진행의 18% 감소가 있었다.
  - 당뇨병신질환에서 심혈관사망률 및 이환율 방지에 대한 FIGARO-DKD에서는 피네레논에 의해 만성신장질환 진행이 감소되었고 심혈관질환 발생률이 13% 감소했다.
  - 이 두 연구를 통합하여 분석한 FIDELITY에서 피네레논 치료에 의해 신장질환 복합아웃컴의 23% 감소, 심장질환 복합아웃컴이 14% 감소했다.
  - 이 분석에서 피네레논의 효과는 기저 수축기혈압과는 관계가 없었으며 4개월에 수축기혈압은 평균 3.7 mmHg 저하되었다.
- 2형당뇨병에서 심장 및 신장질환 발생 방지를 위한 RAS억제제 투여에 고칼륨혈증에 주의하면 비스테로이드 미네랄코티코이드 수용체대항제도 치료 선택으로 고려된다.
- 사크비트릴/발살탄(angiotensin receptor neprilysin inhibitor: ARNI)은 ARB 발살탄과 네프릴라이신억제제 사크비트릴의 복합제이며 네프릴라이신 활성 억제에 의한 내인성 혈관 작용펩타이드가 증가하여 나트륨 이뇨 및 혈관 확장이 일어나서 섬유화나 심비대를 방지한다.
  - ARNI 치료 효과의 메타분석에서 ARB에 비해 고령 고혈압 환자에서 수축기혈압과 확장기혈압 저하가 있었다.
  - PARADIGM-HF연구는 심장 박출률이 저하된 당뇨병 및 심부전 환자의 3년 추적에서 ARNI에서 HbA1c 저하가 있었다.
  - ARNI는 인슐린감수성 개선으로 혈당을 조절할 가능성이 있다.

3 이상지질혈증

1) 당뇨병에서 이상지질혈증의 동반

- 당뇨병에서 고중성지방(TG) 혈증, 저HDL-C혈증, 고LDL-C혈증 등의 이상지질혈증 동반이 많다.
- 이상지질혈증은 동맥경화질환의 독립 위험인자이며 당뇨병에서 동맥경화질환 발생과 진행 방지에 혈당 조절보다 더 중요하다고 생각한다.
- 당뇨병에 동반되는 이상지질혈증의 특징, 지질 저하에 의한 심혈관질환 감소의 근거를 이해하여 적극적 치료가 필요하다.

2) 당뇨병에서 지단백질 이상

- 고혈당에서 혈중 중성지방 증가를 흔히 볼 수 있다.
- 중성지방은 지단백질 중에서 암죽미립, 암죽미립잔류물, VLDL, IDL에 들어 있으며, 당뇨병에서는 VLDL과 IDL이 증가한다.

- 당뇨병의 지질 대사이상에는 양적 증가뿐 아니라 소형 LDL-C인 small dense LDL(sdLDL)이라는 동맥경화를 많이 일으키는 지단백질이 증가하는 질적 이상도 있다.
- 암죽미립은 소장으로 합성되고 암죽미립잔류물로 분해되어 간으로 수송된다.
  - 암죽미립은 크기가 커서 혈관내피 사이로 들어갈 수 없어 동맥경화를 직접 일으킬 가능성이 없지만 잔류물은 혈관벽을 통과하여 동맥경화 요인이 될 수 있다.
- 당뇨병에서 VLDL과 IDL의 증가는 간에서 VLDL 생산 항진과 VLDL 및 IDL의 분해 저하에 의한다.
  - VLDL 생산이 증가하는 기전으로 ① 잔류물의 간 유입 증가, ② 인슐린 작용 저하에 의한 지방조직 분해 항진에서 유리지방산의 간 유입 증가, ③ 간에서 전사인자 SREBP-1c 활성 증가에 의한 지방산 · 중성지방 합성효소 작용으로 새로운 지방산 합성 증가 등을 생각하고 있다.
- VLDL과 IDL 분해 저하에는 인슐린 작용 저하에 의해 분해효소 LPL(지단백질 리파아제) 합성과 활성이 모두 저하되기 때문이다.
  - VLDL 증가는 sdLDL 증가와 HDL-C 저하를 일으킨다.
- 중성지방이 풍부한 대형VLDL(VLDL1) 생산 증가는 중성이 풍부한 LDL-C 및 HDL-C이 증가하며, 간성리파아제에 의한 중성지방의 가수분해가 진행되면 소형 LDL-C(sdLDL) 및 소형 HDL-C이 생성된다.
- sdLDL은 산화변성이 쉽고(산화된 LDL이 내피세포에 유입된다), 또 소형이므로 혈관내피를 지나 혈관내피 아래 대식세포에 탐식되어 동맥경화죽종 형성의 기점이 된다.
- HDL은 말초조직의 콜레스테롤을 잡아 간으로 수송하여 분해하는 작용이 있어 HDL 증가에서 동맥경화증을 방지한다고 생각한다.
  - 혈액의 지질 검사에서 LDL-C처럼 HDL-C을 측정하여 동맥경화 위험성 평가에 이용한다.
  - 소형 HDL-C는 신장에서 분해되어 감소된다.
- 고혈당에서 ABCA1 발현 저하는 신생 HDL 생산이 저하되어 저HDL-C혈증을 일으킨다.
- 당뇨병에서 HDL-C의 양적 저하가 있으며 질적으로도 기능이 저하된 HDL-C이 많다고 생각한다.
- 지단백질 대사이상의 평가에 지단백질을 구성하는 아포지단백질(Apo A, B, E)도 측정할 수 있다.
  - sdLDL이 동맥경화를 일으킨다고 알려졌지만 직접 측정이 어려워 LDL-C 입자 수와 상관성이 높은 Apo B를 측정하여 LDL/Apo B 비(1.2 미만에서 sdLDL 증가)로 추정한다.
  - Apo A 측정은 HDL 상태를 반영한다.
  - Apo E에는 E2, E3, E4 형태가 있으며 E2에서 이상지질단백혈증(dyslipoproteinemia)을 일으키고 E4에서 알츠하이머병 증가가 알려져 유전자형 검사를 시행한다.
- Non-HDL-C은 잔류물이나 LDL-C 등 동맥경화를 일으키는 모든 지단백질을 포함하므로 LDL-C보다 동맥경화질환 발생 예측능이 우수하다고 생각한다.
  - 총콜레스테롤에서 HDL-C을 빼서 쉽게 계산할 수 있다.
  - LDL-C을 계산하기 위한 중성지방 측정에는 금식이 필요하지만(콜레스테롤은 식사의 영향을 받지 않지만 중성지방은 식후에 크게 올라간다) non-HDL-C은 식사와 관계없이 측정할 수

있어 편리하다.

- 당뇨병에서는 non-HDL 150 mg/dL 미만으로 한다.

3) 이상지질혈증 관리 목표

- 2형당뇨병에서 심혈관질환 발생 방지에 지질의 관리가 혈당 관리보다 중요하다는 사실은 UKPDS 연구나 Steno-2연구에서 알려졌다.
- 2형당뇨병 2,033명을 약 8년간 전향적으로 조사한 연구에서 TG나 LDL 1mM(각각 88.6 mg과 38.7 mg) 증가에 의한 관상동맥질환 발생 위험비는 1.63, 1.61로(약 60%의 위험 증가), HbA1c 1% 증가의 위험비는 1.15보다 높은 위험인자였다.
- 당뇨병에서 동맥경화질환의 발생과 진행 방지를 위해 이상지질혈증의 대책이 중요의 과제가 되었다.

(1) 고LDL-C혈증

- 당뇨병에서 스타틴 치료에 의한 심혈관질환 아웃컴 연구는 CARDS(the Collaborative Atorvastatin Diabetes Study)에서 처음 알려졌다.
  - 심혈관질환 병력이 없는 당뇨병 2,838명에 아토바스타틴 투여로 LDL-C 118 mg/dL에서 77 mg/dL로 감소하여 위약 대비 주요심혈관질환 발생이 37% 줄었다. 이런 결과에 의해 이 연구는 예정보다 2년 빨리 종료할 수 있었다.
- 그 후에 시행된 스타틴에 의한 심혈관질환 방지 연구는 모두 비슷한 결과였으며, 이런 효과는 당뇨병과 비당뇨병, 1차예방이나 2차예방과 관계없이 나타났다.
- 가장 강력한 콜레스테롤 저하제로 등장한 PCSK9억제제를 이용한 Fourier연구는 LDL-C을 10 mg/dL 미만으로 극단적으로 낮게 관리하여 LDL-C 100 mg/dL그룹과 비교한 결과 부작용 증가 없이 심혈관질환 재발 위험을 크게 저하시켰다.
- 이런 결과에서 LDL-C 수치를 어느 정도 감소해야 좋을 것이다고 말할 수 없게 되었다.
- 성장을 위해 콜레스테롤이 필요하다고 생각하는 신생아의 탯줄혈중 LDL-C이 25-29 mg/dL이라는 사실은 LDL-C이 낮아도 나쁘지 않다고 생각한다.
- LDL-C의 〈the earlier, the lower, the better〉라는 개념이 확립되었으며 보다 신속하게 낮추면 심혈관질환 발생을 줄일 수 있다고 생각하게 되었다.
- 스타틴만으로 충분한 LDL-C 저하가 없으면 에제티미브 추가 필요성도 알려졌다.
- 최근에는 75세 이상의 노인에서도 같은 결과를 기대하고 있다.

(2) 고중성지방혈증/저HDL-C혈증

- 스타틴에 의한 심혈관질환 발생 방지 효과가 30% 정도라는 것은 그 밖에도 관리할 위험인자가 있다고 예상할 수 있다(residual effect).
- 그중에서 가장 주목받고 있는 것은 고중성지방혈증/저HDL-C혈증이다.
- 중성지방과 HDL-C는 시소 관계에 있으며 잔류물이나 sdLDL 증가가 동반된다.
- 고중성지방혈증이 동맥경화를 일으키는가에 논란이 있었으나 유전자 수준의 멘델무작위 분석에 의해 관상동맥질환의 위험인자로 확인되었다.

- 고중성지방혈증 치료제 PPARα유도체(피브레이트제)를 사용한 16건의 심혈관질환 발생 연구의 메타분석에서 13% 방지 효과가 있었다.
  - 그러나 피브레이트제의 결과는 스타틴과 같은 일관성이 없었으며, 2형당뇨병 대상의 FIELD연구, ACCORD-LIPID연구에서 주요 평가 변수에 유의성이 없었다.
  - 이런 결과에 대해 대조군에서 스타틴 사용자가 2배 많았으며, 중성지방/HDL-C 수치가 정상인 환자가 많은 등 연구 디자인의 문제점도 지적되었다.
- PPARα유도체의 심혈관질환 방지는 전례 분석 및 고중성지방혈증/저HDL-C혈증만의 세부분석에 대한 연구에서 유의한 효과가 있었다.
  - 이런 상황에서 PPARα에 대한 선택성을 높인 SPPARMα 페마피브레이트를 이용한 REMINENT연구가 발표되었다.
  - 과거의 연구 디자인 문제가 없도록 설계하여 심혈관질환 방지 효과를 조사했다.
  - 조사 결과 지방간 개선 효과는 있었으나 심혈관질환 발생에는 효과가 없었다.
- 스타틴 같은 강한 근거는 없지만 우리나라의 많은 연구에서 고중성지방혈증/저HDL-C혈증이 심혈관질환 발생 위험인자로 알려졌으며, sdLDL과 잔류물을 감소하는 피브레이트제 사용에 대한 고려가 필요하다.
  - 심혈관질환 위험이 높지만 스타틴 사용에도 LDL-C 저하가 충분하지 않을 때 고려한다.

4) 이상지질혈증 치료

(1) 고LDL-C혈증

- 이상지질혈증 치료의 1차 목표는 LDL-C 저하이며, 그 후 TG/HDL-C, non-HDL을 관리한다.
- 운동요법은 고LDL-C혈증 개선에 크게 효과가 없다.
- 이상지질혈증은 유전적 요소가 커서 식사에 의한 개선 효과도 약물치료에 비하면 작다.
  - 치료지침은 적정한 총칼로리 섭취량에서 지방질 비율의 제한, 포화지방산을 줄이고 다가불포화지방산으로 변경, 트랜스지방산 제한, 식품섬유 섭취 증가 등을 권고한다.
- 미국의 지침은 동맥경화 위험의 적은 환자를 제외하고 모든 당뇨병 환자에서 진단된 시점에서 스타틴 치료를 시작하고 그 후에는 검사도 필요 없다고 한다(Fire and Forget).
  - 식사요법을 몇 개월 시행하여 LDL-C 개선이 없으면 1차 선택제로 스타틴을 시작한다.
- 초진 시에 LDL-C 180 mg/dL 이상으로 가족성고콜레스테롤혈증(familial hypercholesterolemia: FH)을 의심하여 황색종을 찾아보고(아킬레스건 두께 검사 포함) 가족력을 들어 진단하면 좋을 것이다.
  - FH는 스타틴으로 치료를 시작하지만 최대 용량 사용해도 LDL-C 저하가 없으면 에제티미브를 병용한다.
  - 여기에도 효과가 충분하지 않으면 PCSK9억제제를 추가한다.
- FH 이외에서도 약제 사용 순서는 같으며 스타틴으로 시작 후 다음에는 상가 효과가 있는 에제티미브를 추가하고 복합제를 사용하여 알약 수를 늘리지 않는 방법이 있다.
- 스타틴불내인성 또는 양제 병용에서도 치료 효과 불충분한 관상동맥질환의 2차예방에는 PCSK9

억제제를 투여한다.

- 음이온교환수지(콜레스티라민)는 스타틴불내인성이나 임신 중에 사용할 수 있다.
  - 또는 임신의 가능성이 있는 여성에서 주로 선택한다.

(2)고중성지방혈증/저HDL-C혈증

- 고중성혈증은 식사 · 운동요법의 효과가 있어 매우 높은 경우가 아니면 생활습관 개선으로 수개월간 경과를 보기도 한다.
- 무엇보다 내장지방 비만 개선이 필요하다.
  - 밥이나 과당, 설탕을 포함한 탄수화물, 알코올 감량이 고중성지방혈증 개선에 효과적이다.
- 관리 목표에 이르지 않으면 PPARα유도체를 사용할 수 있다.

4 비만의 대책

1) 비만에는 1차비만과 2차비만이 있다

- 1차비만은 명확한 원인이 없고, 유전적 배경에 식사습관이나 운동습관 등 환경요인이 더해져 나타나는 비만이다.
  - 1차비만은 환경요인 교정이 치료에 필요하다.
- 2차비만은 내분비비만(쿠싱증후군, 갑상선저하증, 다낭난소증후군 등), 시상하부비만, 약제비만(스테로이드, 비정형 정신병약, 3환계 항우울제 등)이 있다.
- 식사요법은 비만의 방지와 치료에 반드시 필요한 치료이며, 내장지방을 줄여 비만에 동반된 문제를 개선한다.
  - 내장지방 축적은 인슐린저항성 증가에 의해 혈당을 올리고 동맥질환을 일으킨다.
  - 2형당뇨병에서 내장지방을 줄이면 인슐린감수성이 개선되어 혈당이 내려간다.
- 식사요법의 기본 개념은 적절한 칼로리를 통해 필요한 영양소를 균형 있게 섭취하며 지방을 축적시키지 않게 하거나 과잉 지방을 줄이려는 것이다.
- 비만을 방지하기 위한 칼로리 섭취량은 연령, 성별, 비만도, 신체활동량, 합병증, 순응도 등을 고려하여 정한다.
  - 원칙적 칼로리 섭취량은 25 kcal/kg × 목표체중 이하로 한다.
- 비만의 치료와 방지를 위해 식사요법과 함께 운동요법을 시행한다.
  - 운동요법에는 유산소운동과 저항운동이 있다.
  - 유산소운동으로 지방이 소비되기 쉽고, 저항운동으로 탄수화물이 소비되기 쉽다고 알려져 있다.
- 비만에서 운동으로 에너지 소비를 늘리는 것이 중요하며 진료지침은 유산소운동 중심의 운동요법을 권고한다.
- 인슐린감수성을 개선하기 위해서는 유산소운동에 저항운동의 추가를 권고한다.
- 운동요법을 시작할 때 심혈관질환이나 미세혈관합병증, 정형외과 질환 등을 검사할 필요가 있다.

- 운동의 시행 빈도에서 주 150분 미만의 운동으로는 체중이 거의 감소되지 않으며, 주 150분 이상의 운동에서 HbA1c 저하 효과가 있어 주 150분 이상의 운동이 필요하다는 것을 알 수 있다.
- 식사/운동요법과 함께 행동요법은 체중 감량과 저하된 체중의 유지에 효과가 있다.
  - 행동요법은 생활습관 개선에 의해 적정한 몸조성을 유지하려는 것이다.
  - 행동요법 시행을 위해 섭식행동 질문지, 활동일기, 체중일기 등을 이용한다.
- BMI 35 kg/m^2 이상의 고도비만에서 당뇨병, 고혈압, 이상지질혈증, 수면무호흡증후군 등이 동반되면 비만대사수술을 시행할 수 있다.

2) 비만 방지를 위한 당뇨병 약물치료

- 당뇨병의 병태생리에서 중요한 지표는 비만 동반 여부다.
  - 비만이 있으면 인슐린저항성을, 비만이 없으면 인슐린분비 저하를 예상한다.
- 비만 방지의 관점에서 인슐린저항성에 주의가 필요하며 이런 환자에게 인슐린주사나 설포닐유레아는 비만을 증가시킬 가능성이 있다.
- 인슐린저항성이 있으면 체중에 영향을 주지 않거나 체중을 줄일 가능성이 있는 약의 선택이 비만 방지를 위한 기본 치료 전략이다.

(1) Glucagon-like peptide 1(GLP1) 수용체작용제

- GLP1은 소장 L세포에서 분비되는 호르몬이며, 췌장 베타세포에서 인슐린분비를 촉진하여 혈당을 내린다.
- 내인성 GLP1은 dipeptidyl peptidase 4(DPP4)에 의해 신속히 분해되므로 DPP4에 의해 분해되지 않는 GLP1수용체작용제가 개발되어 임상에서 사용하고 있다.
- GLP1은 췌장에 대한 작용 이외에 식욕 억제 작용이나 위의 연동운동을 억제하는 작용 등 췌장 이외 작용으로 체중을 줄여 비만 치료에 이용한다.
  - GLP1수용체작용제에 의해 체중 감소 정도는 주사제의 종류, 용량, 인종 등에 따라 다르다.
  - 예를 들어 엑세나타이드 10 μg 1일 2회 투여에서는 체중이 감소되었으나 5 μg 1일 2회 투여에서는 유의한 체중 감소가 없었다.
  - 리라글루타이드 0.6 mg, 0.9 mg 24주 투여에서는 체중 감소가 없었다.
  - 듀라글루타이드 26주 투여에서도 체중 감소가 없었다.
  - 세마글루타이드 0.5 mg, 1 mg 30주 투여에서는 체중 감소가 있었다.
  - 세마글루타이드의 체중 감소 작용은 SUSTAIN 7, SUSTAIN 10연구에서 듀라글루타이드나 리라글루타이드보다 컸다.
  - 세마글루타이드의 체중 감소 작용을 보기 위해 아시아 비만을 대상으로 한 STEP6연구는 주 1회 2.4 mg을 68주 투여하여 −13.2%의 체중 감소(위약에서는 −2.1%)가 있었다.

(2) SGLT2억제제

- SGLT2억제제는 포도당 재흡수를 방지하여 소변으로 하루 약 80 g의 포도당을 배설시키는 에너지 소실에 의해 체중 감소를 기대한다.

- 임상적으로 2–3 kg 정도의 체중 감소가 있으며, 다파글리플로진 임상시험에서 52주간 단독투여에서 −2.6 kg, 다른 약의 추가에서 −2.1 kg의 체중 감소가 있었다.

(3) 티제파타이드

- 티제파타이드는 GLP1수용체와 GIP 수용체 양쪽에 작용하여 혈당 저하와 체중 감소를 일으킨다.
- 체중 감소는 52주 투여에서 5 mg은 −7.8%, 10 mg은 −11%, 15 mg은 −13.9% 정도였다.
- GLP1수용체 신호는 식욕을 억제하여 체중을 감소시키지만, GIP 수용체 신호는 지방을 축적하여 체중이 증가한다고 생각했으나 GLP1수용체와 GIP 수용체를 동시에 자극하여 체중이 감소되었다.

(4) 날트렉손과 뷰프로피온 복합제

- 날트렉손(아편유사대항제)은 약물 및 알코올 남용 관리에 사용하였으며, 뷰프로피온(노르에피네프린/도파민 재흡수억제 및 니코틴아세틸콜린 수용체대항 작용)은 우울증과 금연 치료에 사용하도록 허가되었다.
- 날트렉손 단독 치료는 체중감소가 크지 않았으나 뷰프로피온은 우울증으로 치료를 받는 환자의 일부에서 체중감소가 보고되어 비만치료제 가능성이 제기되었다.
- 날트렉손 서방형과 뷰프로피온 서방형이 포함된 고정용량 복합제가 2014년 미국에서 비만 치료제로 허가되었다.
- 뷰프로피온은 시상하부에서 프로오피오멜라노코틴(proopiomelanocortin) 신경세포를 자극하여 식욕을 감소시키고 에너지 흡수를 증가시킨다.
- 날트렉손은 멜라닌세포자극호르몬(α-melanocyte-stimulating hormone) 억제를 방지하여 뷰프로피온의 효과를 증가시켜 체중감소, 식욕조절에 관여한다.
- 이 복합제는 Contrave라는 상품명으로 판매되며, Contrave 비만연구는 당뇨병 환자와 당뇨병이 없는 비만 환자에서 위약 대비 6%의 체중감소와 당화혈색소 0.6% 감소가 있었다.
- 날트렉손/뷰프로피온 복합제의 흔한 부작용은 구역, 변비, 두통, 구토, 현기증, 불면증, 구강건조, 설사였다.

(5) 펜터민과 토피라메이트 복합제

- 펜터민은 1960년대부터 사용하였으며 36주 투여에서 위약 대비 약 7–8 kg의 체중을 감소시켰다.
- 토피라메이트는 1996년 미국에서 항경련제로 허가되었고 체중감소 효과가 알려졌다.
  - 토피라메이트는 kainate/α-amino-3-hydroxy-5-methylisoxozole-4-propionicacid glutamate receptor subtype을 차단하여 식욕을 억제하는 것으로 알려졌다.
  - 토피라메이트는 비만에서 체중감소가 있으나 단독으로는 비만 치료제로 승인되지 않았다.
- 펜터민과 토피라메이트 서방형 복합제는 식욕을 억제하고 포만감을 증가하여 전반적으로 칼로리 섭취를 줄여 체중감소 작용을 나타내는 식욕억제제다.
- 우리나라에서는 체질량지수 30 kg/m^2 이상, 또는 고혈압, 2형당뇨병 및 이상지질혈증 등의 동반 질환이 하나 이상 있으면서 27 kg/m^2 이상에서 사용한다.

- 펜터민과 토피라메이트의 복합제 7.5/46 mg 및 15/92 mg을 56주간 투여하여 체중은 각각 평균 7.8%와 9.8%씩 감소했다.

3) 비만의 수술치료

(1) 수술 적응과 방법

- 비만 치료의 기본은 체중 감량이며 BMI 35 이상의 고도비만에서 식사요법이나 운동요법은 유용하지만 충분한 감량을 얻기 어렵다.
- 고도비만에서 수술치료는 체중 감소뿐 대사질환 특히 2형당뇨병 개선을 기대하여 비만대사수술이라고 한다.
- 비만대사수술 방법으로 위소매절제술, 루Y모양위회술, 담췌도우회술/십이지장전환술 등이 있다 (그림 13-1).

그림 13-1 비만대사수술 방법 및 성적

수술방법	위소매절제술	루모양위우회술	담췌우회술/십이지장전환술
모식도	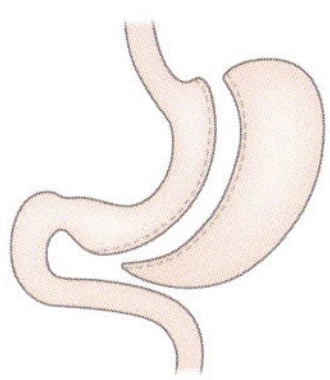	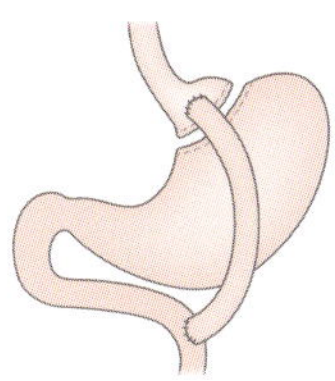	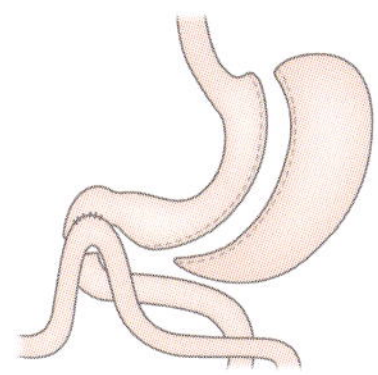
체중 감량기전	제한형	복합형	흡수억제형
초과체중감소율[1] (% excess weight loss)	60%	70%	70–80%
당뇨병 관해율[2]	79.7%	80.3%	95.1%

[1] 체질량지수 25.0 kg/m^2 기준으로 초과된 체중의 감소율.

[2] 당뇨병 관해상태는 약물 중단 후 당화혈색소 6.0% 또는 공복혈당 100 mg/dL 미만으로 유지되는 경우로 정의.

- 수술 적응은 BMI와 동반질환에 의해 결정한다(표 13-1).

표 13-1 BMI에 따른 비만대사 수술 적응

	체질량지수(kg/m^2)		
	25.0–29.9	30.0–34.9	≥ 35.0
생활습관교정[1]	◉	◉	◉
비만약물치료[2]	◎	◎	◎
비만수술[3]	–[4]	◎	◎

[1] 의학영양요법, 운동요법, 행동요법을 포함한다.

[2] 체질량지수 25.0 kg/m^2 이상이면서 생활습관교정으로 체중 감량에 실패한 경우 보조요법으로 고려할 수 있다.

[4] 체질량지수 30.0 kg/m^2 이상이면서 비수술적 치료로 체중 감량 및 혈당조절에 실패한 경우 고려할 수 있다.

[5] 체질량지수 27.5–30.0 kg/m^{2}인 2형당뇨병환자에 대해 신의료기술로 고시되어, 선별 급여의 대상이 된다.

4) 비만대사수술 시행의 주의점

- 수술 전 우선 2차비만이 아닌 것을 확인하고 적응 기준을 판단한다.
- 수술 후 2형당뇨병 관해를 예측하는 간단한 방법으로 ABCD스코아가 있다.
  - ABCD스코아는 연령(age), 체질량지수(BMI), 혈중 C-펩타이드 농도(CPR), 당뇨병 유병기간(duration of diabetes)으로 구성된다.
- 수술을 결정하면 여러 전문가가 참여하여 환자의 감량 치료에 대한 대처나 정신 상태 등을 평가한다.
- 수술 전 내과치료에 의해 어느 정도 체중 감량이 있으면 수술의 안전성을 높인다.
- 당뇨병에서 수술 전 충분한 혈당 조절도 필요하다.
- 수술 후 추적 계획도 세운다.
  - 수술 직후 섭취할 수 있는 칼로리는 400–600 kcal/일 정도로 적어지며 단백질 섭취 부족이 되기 쉽다.
  - 단백질 부족에 의한 저알부민혈증, 근력저하, 빈혈, 탈모 증상 방지를 위해 1일 60 g 정도의 단백질 섭취가 필요하다.
- 고도비만에서 우울증이나 불안장애가 동반 가능성이 있다.
  - 비만대사수술 후 우울 증상이 새로 나타날 수 있어 정신 증상 출현에 주의한다.
  - 체중이 감소된다고 안심하지 않고 심신 양면의 지원이 필요하다.
- 비만대사 수술의 장기적 관찰에서 당뇨병 관해율이 높다고 알려졌다(그림 13–2).

그림 13–2 비만대사수술의 장기적에서 당뇨병 관해(Courcoulas AP, J Am Med Asso 2024:331:654)

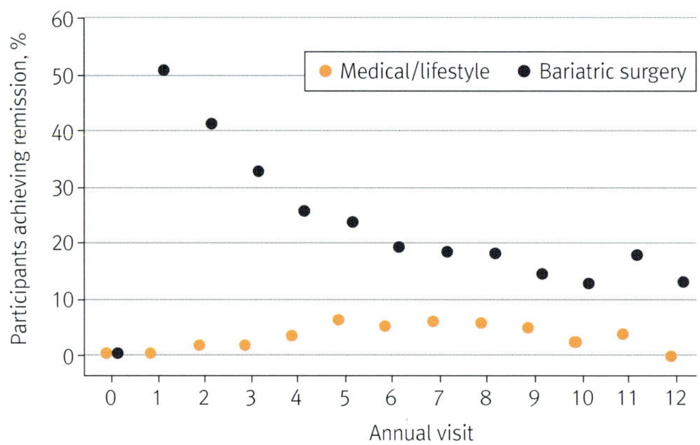

5 당뇨병에서 부정맥

- 노인 당뇨병의 증가에 따라 부정맥이 늘고 있다.
- 스마트워치에 의해 일상생활 중에 심전도기록이 가능해지며 부정맥에 대한 관심이 높아졌다.

- 두근거림 증상을 간단히 평가할 수 있는 패치형 홀터심전도 사용에 의해 부정맥 발견이 증가하고 있다.
- 고혈당 자체에 의해 부정맥을 일으키지는 않지만, 당뇨병합병증의 하나로 심장자율 신경병증(cardiac autonomic neuropathy: CAN)이 있다.
  - CAN은 말초신경병증과 같이 진행하며 부교감신경기능 장애의 대부분을 차지한다.
  - CAN에서 무통심근허혈, 당뇨병심근증, 치명적 부정맥과의 관계가 알려졌다.
- 당뇨병은 심방세동의 위험인자이며, 당뇨병이 아닌 사람보다 2배 이상 높다.
  - 심방세동은 2형당뇨병에서 생명 예후인자로 중요하다.
- 만성 심방세동에서 CHADS스코어를 이용한 혈전위험도 평가에 의해 직접작용 경구항응고제(DOAC) 사용을 고려한다(그림 13-3).

그림 13-3 심방세동에서 직접작용 경구항응고제 선택(Cir J, 2021:85:82)

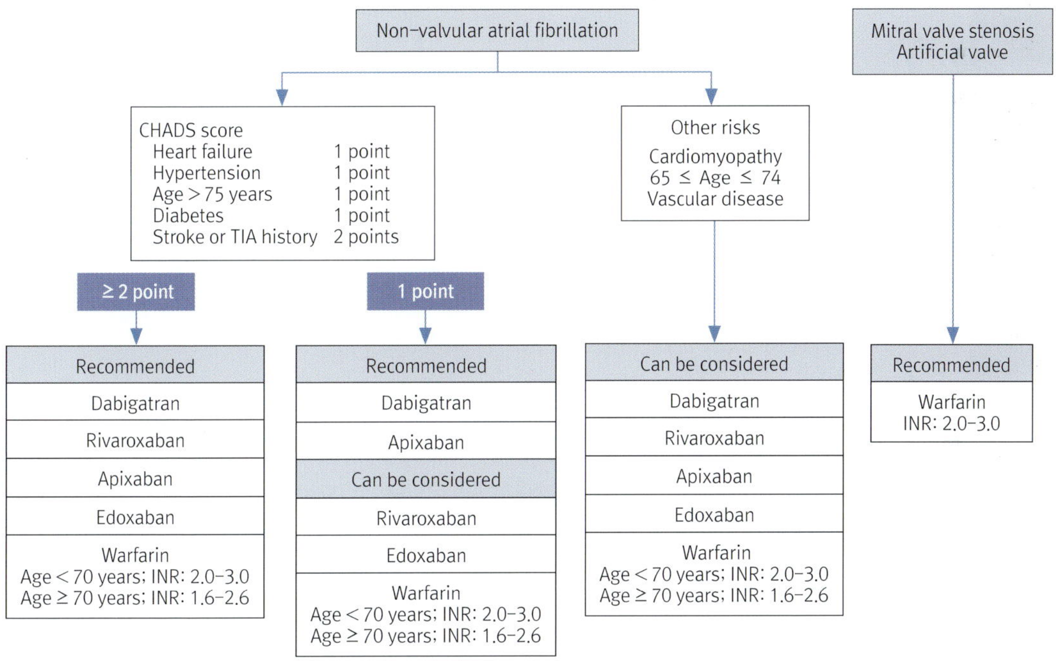

- 저혈당은 부정맥의 위험인자다.
  - 혈장 포도당 농도 70 mg/dL 이하에서 교감신경 활성화에 의한 카테콜아민 과잉분비에 의한 혈관수축, 혈소판응집, 심근 산소요구량 상승과 여기에 계속된 심근허혈, QT연장으로 심실부정맥 위험을 높인다.
- 당뇨병에서 저혈당 위험이 높거나 당뇨병신경병증이 있으면 홀터심전도 모니터링을 포함한 정기적 심전도 평가가 필요하다.

6 수면장애

1) 당뇨병에서 수면장애의 문제

(1) 당뇨병에서 수면장애는 흔하다

- 당뇨병에서 수면장애 위험 증가에는 비만의 동반이나 밤 동안 소변량 증가 등이 관여한다.

(2) 수면장애는 당대사를 악화한다

- 고혈당은 수면장애를 일으키고 다시 수면장애는 당대사 관련 지표를 악화한다(그림 13-4).

그림 13-4 수면장애가 당뇨병에 주는 영향(Schipper SBJ Diabetologia, 2021:64:2376)

Sleep problem	HbA_{1c}	Retinopathy	Nephropathy	Neuropathy	Macrovascular	Depression	Mortality	Quality of Life
Insomnia	↑	↑	?	?	?	↑	↑	↓
OSA	↑	↑	↑	↑	↑	?	↑	↓
RLS	=	↑	↑	↑	↑	↑	?	↓
CRSWDS	↑	=	=	↑	?	↑	↑	?

(3) 비만이나 스트레스는 당뇨병과 수면장애 양쪽의 위험을 증가한다

- 비만은 수면무호흡증후군(sleep apnea syndrome: SAS)의 위험이 된다.
- 스트레스는 수면장애를 일으키며 내분비계 변화를 통해 당대사를 악화한다.

(4) 수면장애 치료제가 건강 위험의 원인이 될 수 있다

- 수면제의 근이완 작용으로 인두근이 이완되면 SAS를 일으킬 수 있다.
- 특히 노인에서 인지기능, 운동기능, 삼킴기능 등에 영향을 준다.

2) 수면장애 평가

(1) 치료가 필요한 불면의 판단

- 충분한 수면 시간에 대한 논란이 있지만, 7시간이 하나의 기준이다.

- 임상에서 7시간 이상의 수면 시간을 확보하고 있어도 수면부족을 호소하는 환자가 있다.
  - 불안장애 등에 의한 깊은 수면부족은 아닌지 확인하여 충분한 수면이 이루어지고 있으며 약물 치료가 필요하지 않음을 알려준다.
  - 스마트폰 앱 〈sleep cycle〉을 이용할 수 있다.

3) 수면장애를 일으키는 원인을 찾는다

- 일상에서 흔히 볼 수 있는 수면장애 원인을 알아보는 것으로 시작한다(표 13-2).

표 13-2 **일상에서 자주 볼 수 있는 수면장애를 일으키는 요인**

1. 환경요인	
• 취침 전 블루라이트 • 취침 전 체온 상승 활동(운동, 목욕 등) • 스트레스나 과로	• 생활 리듬 붕괴 • 낮 동안 운동부족 • 교대 근무 등 체내시계를 어지럽히는 생활
2. 신체질환	
• 밤 동안 소변 마려움(고혈압, 당뇨병에서 소변량 증가, 전립선비대 등) • 수면 발작병이나 특발성과면증 등의 수면장애	• 수면무호흡 증후군에 의한 저산소나 심부전 • 하지불안증후군
3. 정신질환	
• 기분장애(우울증이나 양극성 장애) • 정신병적장애(조현병 등)	• 불안장애(공황장애 등) • 인지장애질환
4. 약이나 식품 유발 불면	
• 항우울제, 정신병약 등 • 카페인 함유 음료	• 에페드린 포함 약(한약 등)

- 원인을 발견하지 않고 약물치료를 시작하여 각종 부작용이 나타나면 치료가 어려워진다.
  - SAS에 수면제 투여는 환기량 감소에 의해 저산소증을 악화하여 숙면감이 줄어들거나 아침 기상 시에 피로감이 심해진다.
  - 고혈당에 의한 소변량 증가나 전립선질환의 잔뇨에 수면제 처방은 소변이 마려워 일어나며 넘어짐과 골절 위험이 증가한다.

4) 생활교육을 시행한다

(1) 밤낮 리듬의 확립

- 사람의 수면과 각성 리듬은 체내시계에 의해 제어되고 있다.
- 잠들기 어려움이나 기상 시의 권태감이 있으면 우선 체내시계를 바람직한 시각에 맞추는 것이 중요하다.
  - 여기에 일정한 시간에 자고 일정한 시간에 일어나는 규칙을 지키는 것이 필요하다.
  - 예를 들어 아침에는 반드시 7시에 기상하여 활동을 시작하고, 낮 동안의 적당한 운동과 밤 10

시에 잠을 자도록 습관화한다.

- 방의 밝기나 온도의 하루주기리듬 만들기에 중요하다.
  - 밤 동안 실내 온도는 낮보다 3℃ 이상 낮으면 좋고, 침실 밝기는 밤 동안은 충분히 어둡고 아침 7시경에 밝아지면 좋다.

(2) 잠을 방지하는 원인의 제거

- 취침 전 2시간은 PC나 휴대폰의 블루라이트를 피한다.
- 목욕이나 운동 등 체온을 올리는 활동을 피하는 것이 바람직하다.

5) 약물치료

- 이상의 수면장애 원인의 검토, 생활교육을 시행한 후에 필요하면 약물치료를 고려한다.
- 많은 수면제가 이튿날 아침에도 체내에 남아 잠들기 위해 복용한 수면제가 어느 정도 작용하는 시간대가 있다.
  - 이 시간대에 수면제의 유해작용에 대해 충분히 교육한다.

(1) 수면제 처방에서 주의해야 할 점

① 수면제에 의한 유해작용을 알고 처방한다

- 벤조디아제핀(BZ)은 전신의 BZ수용체를 가진 신경의 기능을 억제하므로 기억장애, 보행장애, 삼킴장애를 일으킬 수 있다.
  - 수면제를 처방한 환자에서 진료 시 이런 유해작용 유무를 항상 묻는 습관을 갖는다.
- 수면제에 의한 섬망이 노인이나 소아에서 나타날 수 있다.
  - 섬망 증상으로 환시, 환각이 많으며 이것을 치매로 오인하지 않는다.

② 작용 시간

- 수면제의 작용 시간을 반감기를 기준으로 생각하기 쉽지만 그것은 어디까지나 혈중 소실 시간이며 일단 뇌에 들어가 수용체에 결합하는 약이 더 오래 작용할 가능성을 고려해야 한다.
  - 뇌내 시냅스간격에는 수면제를 대사하는 효소가 없기 때문이다.
- 노인에서 낮 동안 수면제 작용이 남아 있지 않도록 단시간 작용형 약의 선택이 중요하다.
- 트리아졸람(할시온)은 노인에서 섬망 위험이 있어 사용하지 않는다.

③ 약의 상호작용이나 복용 시간을 생각한다

- 멜라토닌은 약물대사효소 시토크롬P450(CYP)1A2로 대사되며 이 효소를 억제하는 선택적 세로토닌재유입억제제(SSRI) 푸르복사민이나 퀴놀론계 항생제 시프로플록사신과 병용하지 않는다.
  - 경구피임약도 CYP1A2를 억제하므로 병용 시에 작용 증가를 모니터링한다.
- 많은 수면제가 CYP3A4로 대사되며 이 효소를 억제하는 마크로라이드계 항생제, 아졸계 항진균약, 항HIV제, 자몽주스와 병용하여 작용 증가에 주의한다.
- 많은 수면제는 지용성이므로 음식과 같이 섭취하면 공복 복용보다 흡수량이 증가한다.

- 수면제는 자기 전 공복을 표준으로 임상시험이 시행되었으므로 공복 복용이 안전하다.

(2) 약물치료에 불면이 개선되지 않을 때

- 수면 환경 개선 없이 수면제의 효과만을 기대한 것은 아닌지 알아본다.
- 수면제 임상시험의 기준은 수면 시간이 위약보다 불과 1시간 정도의 연장이었다.
  - 그 이상의 개선에는 생활습관 개선이 필요하다.
- 불면의 원인으로 우울증이나 불안장애 등의 정신질환이나 환경인자가 강하면 이런 원인이 개선되지 않으면 불면 개선도 어렵다.
- BZ 계속 사용에서 의존성의 문제를 생각한다.
- BZ 중단에 주의한다.
  - 중지하면 불안, 섬망, 경련 발작 등이 나타날 수 있어 경험이 없으면 전문의에게 의뢰한다.

7 당뇨병에서 우울증

1) 당뇨병에 우울증 동반 빈도가 높다

- 현대 사회에서 우울증 빈도가 높고 당뇨병 유병률도 높아 양쪽의 공존 가능성이 높다.
- 당뇨병 치료에 필요한 식사요법, 운동요법, 혈당측정, 자기주사 등의 부담이 우울증 발병 위험이 되는 만성 스트레스 요인이 된다.
- 당뇨병합병증이 시작되면서 우울증 유병률이 증가한다.
- 우울증은 당뇨병을 나쁘게 한다.
  - 우울증에서 증가하는 스트레스호르몬 분비는 인슐린저항성을 악화한다.
- 우울증 치료에 사용하는 약이 당뇨병을 악화한다.
  - 선택적 세로토닌재유입억제제(selective serotonin reuptake inhibitor: SSRI)나 세로토닌-노르아드레날린 재유입억제제(serotonin noradrenaline reuptake inhibitor: SNRI)은 식욕 항진과 당대사 악화를 일으킨다.
  - 노르아드레날린 · 세로토닌 작동성항우울제(NaSSA) 미르타자핀은 항히스타민 작용으로 식욕 항진 작용이 있다.
  - 우울증 치료에 보조적으로 이용하는 알프라졸람도 식욕 항진 작용이 있다.
- 당뇨병에서 우울증 약물치료에는 식사량 모니터링, 체중과 당대사 변화에 주의한다.

2) 우울증 평가

(1) 환자의 상황 이해

- 우울증을 일으키는 만성 피로나 심리적 부담 등의 스트레스 요인을 찾는다.
- 이런 요인을 환자가 자각하는 경우가 있으며, 공감적 대화를 통해 환자가 스스로 해결할 수 있는 실마리를 찾으면 좋을 것이다(표 13-3).

표 13-3 일상에서 흔히 보는 우울증 발병요인

1. 환경요인	
• 대인관계의 어려움	• 괴롭힘(harassment)
• 과로	• 범죄 피해
2. 신체요인	
• 내분비이상(갑상선질환, 부신피질질환 등)	• 심부전
• 수면무호흡증후군, 호흡기질환에 의한 저산소 수면장애	• 영양불량
3. 약제 유발	
• 혈압약(베타차단제, 칼슘대항제 등)	• 항암제(빈카알카로이드, 파크리탁셀)
• 스테로이드	• 항결핵제(이소니아지드, 사이크로세린 등)
• 면역조절제(인터페론등)	• 정신병약

(2) 우울증 발병요인 검토

- 우울증은 우울한 기분, 일상 활동에 흥미나 의욕의 상실, 심신의 활동성 저하 등이 나타나는 증후군이다.
- 만성 피로나 스트레스를 비롯한 여러 요인으로 발병한다.
- 우울증 개선을 위해 발병요인의 제거나 개선이 필요하다.
- 발병요인의 제거 또는 개선되지 않으면 항우울제 치료나 인지행동요법(cognitive behavior therapy: CBT)의 효과가 나타나지 않을 수 있다.
  - 예를 들어 장시간 노동의 계속에서 노동 부하의 개선으로 회복될 수 있다.

3) 치료법의 선택

- 생활 교육이 필요하며 출근이나 등교가 부담되는 우울증에서 휴양 가능성을 찾아본다.
  - 규칙적 생활 리듬이 중요하며 밤낮의 리듬 회복이 필요하다.
- 환경요인이나 신체요인을 조사하여 중등도 이상의 우울증에는 항우울제에 의한 약물치료가 필요하다.
- 발병인자가 개선되고 소량의 항우울제에 호전되지 않고 기분 침체가 심하면 전문과 진료를 의뢰하는 것이 좋다.
- 자살 시도가 우려되거나 식사를 할 수 없는 중증 우울증에는 신속한 정신건강의학과 진료가 필요하다.

4) 약물치료의 선택과 주의점

- 항우울제에는 SSRI, SNRI, NaSSA, 3환계 등이 있다.
- 편리하게 사용할 수 있는 항우울제를 정하여 용량과 반응에 익숙해두면 좋다.
- 초기 용량은 약제 설명서에 나와 있는 권장 용량 이하 최소량 처방으로 시작한다.
- 항우울제의 효과가 충분히 나타나려면 2-3주가 필요하다고 알려져 있으며, 서둘러 투여량을 늘리지 않는다.

- 3환계항우울제 아미트립틸린은 저용량으로도 효과적인 경우도 있으며 항콜린 작용에 주의한다.
- 항우울 작용과 항불안 작용으로 널리 사용되는 SSRI에 파록세틴(세로자트)이 있다.
- 대부분의 항우울제는 약물대사효소 시토크롬P450(CYP)에 대사되며 이 효소로 대사되는 다른 약의 혈중 농도를 변화시켜 예상하지 못한 부작용이 나타날 수 있어 투여 전 약제 사용 설명서를 확인하고 병용약을 점검한다.
- 항우울제를 시작하며 조상태의 유발과 활력증후군(activation syndrome)이 될 수 있다.
  - 조상태가 되면 활동성 항진으로 주위와의 충돌이 빈발해지며, 평소에 하지 않던 고액의 쇼핑을 하거나, 교우 관계의 급격한 확대 등의 증상이 나타난다.
  - 활력증후군에서 평소에 없던 초조함이나 안정되지 않는 느낌을 호소한다.
  - 이런 증상에는 긴급하게 전문과 진료를 시행한다.
- 항우울제 투여에 의한 혈압 상승, 안압 상승, 배뇨 장애 등의 빈도가 높은 부작용에 주의한다.
- 24세 이하 젊은 사람에서 항우울제 처방에서 자살 관련 행동이나 충동적 행위 위험이 높다고 알려졌으며 이 연령층 환자는 전문과 진료에 맡기는 것이 좋다.

8 지방간 방지

1) 2형당뇨병의 지방간

- 지방간은 대사증후군에서 간에 나타나는 소견이다.
- 지방간[비알코올지방간질환(non-alcoholic fatty liver disease: NAFLD)]과 당뇨병의 관련성은 잘 알려져 있다.
- 당뇨병은 NAFLD 발생의 위험인자이며 간질환을 악화시킨다.
- 2형당뇨병에서 NAFLD 유병률은 일반인의 2배 이상(55%)이며 비알코올지방간염(non-alcoholic steatohepatitis: NASH) 유병률은 37% 정도다.
- 지방간에서 당뇨병 발병 위험은 지방간 중증도와 관계가 있으며 특히 간섬유화가 중요한 역할을 한다.
- 502명의 2형당뇨병 조사에서 지방간 65%, 섬유화 진행 14%, 간경변 6%였다.
- 당뇨병에서 일반인에 비해 간암 발생 위험이 높지만 간암의 추정 연간 발생률은 0.1% 미만이다.
- 간섬유화의 비침습점수 FIB-4 index를 이용하여 >2.67(진행 간섬유화)에서 연간 발암률 0.6%, >3.5(간경변에 해당)의 연간 발암률 1.0%였다.

2) 대사질환관련 지방간[metabolic dysfunction-associated fatty liver disease(MAFLD)]

- 당뇨병을 비롯한 대사질환에서 지방간의 진행과 악화가 알려졌다.
- 2020년, 22개국의 32명 전문가로 구성된 International Expert Panel은 지방간의 새로운 개념으로 metabolic dysfunction-associated fatty liver disease(MAFLD)를 제시했다.
- MAFLD는 지방간에 과체중/비만, 2형당뇨병, 내장지방 축적, 고혈압, 이상지질혈증, 내당능이상 중에서 2개 이상의 대사이상이 있으면 진단하여 단순한 NAFLD의 명칭 변경이 아니라고 했다.

- 대사이상은 NAFLD에서 간섬유화 진행의 위험인자이므로 MAFLD는 위험성이 높은 환자 선별에 유용한 기준이라고 생각할 수 있다.
- 17편 논문(n=9,808,677)의 메타분석에서 MAFLD에서 NAFLD보다 간섬유화 위험이 높았다.
- 한국인 6,775명에서 MAFLD의 advanced fibrosis(F3 이상)의 빈도를 조사한 결과 당뇨병에서 MAFLD빈도는 9.5%였다.
- 당뇨병에 동반된 MAFLD에서 간섬유화 진행 위험이 높아 적극적 치료가 필요하다.

3) 당뇨병 치료제와 지방간의 관련

(1) 피오글리타존

- 피오글리타존은 인슐린저항성, 지방질 대사이상을 개선하여 지방간을 개선할 것으로 기대한다. NAFLD 동반 당뇨병에 피오글리타존을 투여하여 간의 병리 조직 소견을 분석한 결과 간의 지방화와 염증이 개선되었다.
- 간생검에서 NASH로 진단한 101명에 피오글리타존을 18주 투여하여 NAFLD activity score 및 조직학적 섬유화 개선이 있었다.
- 피오글리타존의 부작용에 의한 체중 증가, 심부전, 골절 위험 증가가 있다.

(2) GLP1수용체작용제

- GLP1수용체작용제는 음식의 위배출능 지연, 만복감 지속에 의한 식사량 저하, 체중 감소 효과가 있어 NAFLD/NASH 치료가 시도되고 있다.
- 26명의 당뇨병 동반 NASH에 리라글루타이드를 24주 투여하여 내장지방량 감소, 간기능 개선이 인정되었다. 또한 96주의 간생검에서 NASH의 개선이 있었다.
- 메트포민 투여 중인 2형당뇨병 동반 NAFLD 75명에 리라글루타이드/시타글립틴 또는 인슐린글라진을 추가한 연구에서 리라글루타이드/시타글립틴에 의한 간내지방량 감소가 있었다.
- GLP1수용체작용제의 간섬유화 개선 효과는 아직 명확하지는 않지만, NAFLD/NASH의 병태생리 개선에 유용할 것으로 생각한다.

(3) SGLT2억제제

- SGLT2억제제에 의한 NAFLD/NASH 치료가 시도되고 있다.
- 2형당뇨병 동반 NAFLD에서 SGLT2억제제의 지방간에 대한 효과의 메타분석에서 간기능 및 이상지질혈증 개선, 체중 감소 효과가 있었다.
- 55명의 당뇨병을 이프라글리플로진 치료군과 대조군으로 나누어 72주 치료 후 간생검으로 NAFLD/NASH 변화를 조사한 결과 이프라글리플로진 치료에 의해 간섬유화 및 NASH 개선을 보았다.

(4) 당뇨병 치료제 병용요법

- 당뇨병약 병용에 의한 지방간 치료 결과가 보고되고 있다.
- 68명의 당뇨병 동반 지방간에 피오글리타존/엑세나타이드/메트포민의 3제 병용요법과 그 이외 치료의 2군으로 나누어 간지방량 및 간경직도를 측정한 결과 3제 병용요법에서 Grade 2/3의 간지방량과 간경직도 저하가 있었다.

- 메트포민 투여 중인 당뇨병 59명에게 52주간 다파글리플로진/삭사글립틴 및 글리메피리드를 투여하여 내장지방량과 간지방량을 평가한 결과 메트포민/다파글리플로진/삭사글립틴에서 글리메피리드에 비해 30% 이상의 간지방 감소, 10% 이상의 지방조직 감소가 있었다.

4) 운동의 지방간에 대한 효과

- 당뇨병에서 시행하는 식사/운동요법은 NAFLD에도 적용된다.
- 운동요법은 NAFLD에서 간기능, 간지방화를 개선하며 간섬유화 개선 가능성도 알려졌다.
- 운동요법은 유산소운동과 저항운동으로 구분한다.
  - 유산소운동은 달리기 등의 전신 운동이며, 에너지 소비량이 크다.
  - 저항운동은 근육에 작용하는 저항을 이용하여 근육의 지구력 향상을 목적으로 시행하는 운동이다.
- NAFLD을 개선시키기 위한 유산소운동 프로토콜은 4.8 METS, 45분/세션, 3세션/주, 12주였다.
- NAFLD 개선을 위한 저항운동 프로토콜은 3.5 METS, 40분/세션, 3세션/주, 12주였다.
- 2021년 미국소화기학회는 주 150-300분의 중강도 또는 75-150분의 강도 유산소운동을 권고하였다.
- 주 3시간 이상의 걷기는 간경변 관련 사망 및 간세포암 감소와 관련이 있어 저항운동보다 유산소운동을 권고한다.

9 골다공증 방지

1) 당뇨병에서 골절 위험 증가

- 당뇨병의 35%에서 골소실 증가에 의한 골절 위험 증가가 알려졌다(Xu Y, Sci Rep 2021:11:3619).
  - 일단 골절되면 운동요법이 어려워 혈당 조절에게 주는 영향이 크다.
  - 대퇴골 경부골절에서는 보행이 어려워 QOL(quality of life)이 크게 손상된다.
- 당뇨병에서 골밀도 감소와 골회전대사 지표가 증가된 상태를 당뇨병골질환(diabetic bone disease: DBD)이라고 부른다(Saadi MSS, Int J Mole Sci 2024:25:7988).
- 골절은 치매나 뇌혈관질환과 함께 와병생활을 하게 되는 많은 원인이다.
- 당뇨병에서 골절을 방지하기 위해서는 골절 위험이 증가하는 골다공증을 관리하여 당뇨병이 없는 사람과 다르지 않은 수명과 QOL 유지를 위해 필요하다.
- 뼈는 근육과 같이 움직이므로 뼈의 관리는 근감소증의 방지나 관리를 가능하게 한다.
- 당뇨병은 2차골다공증 원인의 하나이며 골절 위험이 증가하며 뼈의 건강이 당뇨병을 좋게 할 가능성도 생각할 수 있다.
  - 뼈도 호르몬을 분비하는 내분비장기의 하나이며 뼈에서 생산되는 오스테오칼신은 췌장 베타세포에서 인슐린분비를 촉진한다.
  - 오스테오칼신은 지방세포에 작용하여 아디포넥틴 분비를 촉진하거나 체지방을 감소시키는 작용도 알려졌다.

– 뼈 건강의 유지는 뼈에서 생산되는 호르몬에 의한 혈당 조절 개선 효과를 기대할 수 있다.

2) 당뇨병에서 왜 골절 위험이 증가하는가?

- 골다공증의 정의는 골량 저하와 골조직 미세 구조의 이상으로 뼈의 취약성이 증가하여 골절 위험이 증가하는 질환이다.
- 골다공증은 질환이며 골절은 결과적으로 생기는 합병증의 하나로 생각할 수 있다.
  – 이런 생각은 당뇨병에서 합병증이 발생하는 개념과 같다.
- 골다공증에는 어떤 원인에 의해 나타나는 2차골다공증이 있다.
  – 원인으로 일차부갑상선항진증, 쿠싱증후군이 있으며 당뇨병도 2차골다공증의 중요한 원인 질환이다.
- 당뇨병을 진료하는 모든 의료인은 골다공증을 진단하고 치료할 수 있어야 한다.
- 당뇨병에서 골다공증의 발생에는 1형과 2형당뇨병에 차이가 있다.
- 1형당뇨병에서는 골량 감소가 있으며, 뼈형성 저하가 주된 요인이라고 생각한다.
  – 인슐린이 부족한 1형당뇨병에서는 초기부터 심한 골량 감소가 있으며 인슐린 치료를 시작해도 골량은 부분적으로밖에 회복되지 않는다.
  – 특히 소아에서 발생한 1형당뇨병은 골량이 피크에 도달하기 전에 골량이 감소되어 그 영향이 평생에 걸쳐 나타난다.
  – 1형당뇨병 환자의 수명이 연장되고 있어 장년기에 골다공증에 의한 골절 방지가 필요할 것으로 생각한다.
- 2형당뇨병에서는 당뇨병이 아닌 사람에 비해 골밀도가 낮지 않으며 때로 증가하는 경우도 있다.
  – 많은 임상 연구 결과 2형당뇨병에서 골절 위험이 높은 것으로 알려졌다.
  – 2형당뇨병에서 골절 위험 증가 기전으로 골질의 악화를 생각할 수 있다.
  – 뼈의 강도의 약 70%는 골밀도에 의해 결정되고 나머지 30% 정도는 골질에 의해 결정된다.
  – 골질은 뼈의 미세 구조, 골대사 회전, 미세 골절, 골조직 석회화 등 다양한 요인에 의해 결정된다.
  – 2형당뇨병에서 골질 악화 원인으로서 중요한 것은 골의 기질을 구성하는 콜라겐 가교의 이상이다.
  – 고혈당 상태의 지속에서 당화종산물(advanced glycation end products: AGEs)이 뼈에 침착된다.
  – AGEs에 의해 비생리적이며 취약한 가교의 증가는 골밀도 유지와 관계없이 골재질의 악화에 의해 뼈가 취약하게 된다.
  – 2형당뇨병에서는 골대사 회전이 저하되어 축적된 AGEs가 제거되지 않아 상태가 더 나빠진다.

3) 골다공증 검사

- 골다공증 진단에는 골밀도 측정이 중요하다.
- 골밀도 측정은 검사 장치나 측정 부위에 따라 다른 결과가 나올 수 있다.

- 표준 측정법은 X선을 이용한 이중에너지 X선흡수 측정법(dual-energy X-ray absorptiometry: DEXA)에 의한 요추와 대퇴골 근위부의 골밀도 측정이다.
  - DEXA에 의해 요추 또는 대퇴골근위부의 골밀도가 청년의 평균치와 비교한 T score −2.5 이하이면 골다공증이라고 진단한다.
- 대퇴골 근위부 또는 추체에 취약성 골절이 있으면 골다공증으로 진단한다.
  - 대퇴골근위부 골절은 문진으로 진단 가능하다.
- 추체 골절은 무통성도 많아 자신도 모르는 골절이 있다.
  - 골밀도 측정에 더해 흉요추의 X선 촬영 검사도 필요하다.
- 혈액과 소변에서 골대사 지표를 측정한다.
- 골대사 지표는 골대사 회전을 임상적으로 평가하며 이를 이용하여 골다공증 치료제를 선택할 수 있다.
  - 예를 들어 골대사 지표에서 골회전이 높은 골다공증이면 골흡수 억제제를 선택한다.
  - 반대로 골대사 지표에서 골회전이 낮은 형태이면 골형성 촉진제가 좋다.
- 골대사 지표에는 종류가 많지만 당뇨병에서는 당뇨병신장질환 동반을 고려하여 신장기능의 영향을 받지 않는 골대사 지표를 측정한다.
- 골형 알카리포스파타제(bone specific alkaline phosphatase: BAP)나 I형 프로콜라겐-N-프로펩타이드(procollagen type 1 N-terminal propeptide: P1NP) 등을 측정한다.
- 골질의 평가에 대해 아직 임상에 이용 가능한 검사는 확립되지 않았다.
  - DEXA법에 의한 요추의 골밀도 측정에서 TBS(trabecular bone score)를 구하여 골질 지표로 이용이 기대되고 있다.

4) 당뇨병 치료제와 골다공증

- 혈당 조절이 안 되거나 인슐린 결핍이 뼈에 나쁜 영향을 줄 수 있다.
- 당뇨병에서 골다공증과 골절 방지를 위해 식사/운동요법, 당뇨병약이나 인슐린을 이용한 혈당 조절이 중요하다.
- 당뇨병 치료제의 뼈에 대한 작용의 이해가 필요하다.

(1) 싸이아졸리딘다이온

- 당뇨병 치료제 중에서 뼈에 대한 부정적 작용에 대해 의견이 일치된 약이다.
- 싸이아졸리딘다이온은 중간엽줄기세포의 지방세포 분화를 촉진하는 작용이 있다.
  - 이런 작용과 동시에 중간연줄기세포의 조골세포로 분화를 방지하는 작용도 가지고 있다.
- 싸이아졸리딘다이온은 폐경 후 여성에서 골절 위험을 약 2배 증가시킨다.
  - 골절 위험이 높은 고령 여성에서는 사용하지 않는다.
  - 실제로 싸이아졸리딘다이온 중지에 의한 골절 위험 감소가 알려졌다.

(2) 메트포민

- 아데노신인산 활성화 프로틴키나제를 통한 골대사에 긍정적 작용을 생각하고 있다.

- 비타민 B12 흡수 저하에 의한 부정적 영향도 있다.

- 실제로 골절 위험 감소 보고도 있다.

(3) 인크레틴 관련제

- 포도당의존 인슐린분비 자극폴리펩타이드(GIP)의 조골세포 자극 작용이 알려졌다.
- 글루카곤유사 펩타이드 1(GLP1)은 칼시토닌 분비를 촉진하여 골대사에 좋은 영향을 줄 가능성이 있다.
- DPP4억제제나 GLP1수용체작용제가 골절 위험을 감소할 가능성이 있다.

(4) SGLT2억제제

- 소변으로 당배설 증가와 함께 소변 칼슘 배설이 촉진되며 인의 재흡수 촉진 작용도 있다.
- 단백 분해 항진에 의한 근감소증, 체중 감소에 의한 골량 감소 가능성을 생각할 수 있다.
- 골절 위험 증가 가능성이 우려되었으며 일부 임상 연구에서 SGLT2억제제에 의한 골절 위험 증가가 알려졌다.
- 2년 투여 임상연구에서 골대사 지표나 골밀도, 골절 빈도 등이 대조군과 차이가 없어 아직 일정한 견해가 없다.

(5) 인슐린, 설포닐유레아

- 인슐린이나 설포닐유레아, 글리나이드 등 인슐린분비 촉진제에 의한 골절 위험 증가가 알려졌다.
  - 인슐린의 직접 작용보다는 저혈당에 의한 넘어짐 위험 상승을 통한 간접 작용으로 생각하고 있다.
- 인슐린 사용자는 대부분 당뇨병 유병기간이 길어 골절 가능성이 있을 것으로 생각한다.

6) 당뇨병에서 골다공증의 약물치료

- 일반적으로 골밀도의 T-점수 -2.5 이하에서 골다공증 치료제를 시작한다.
- 2형당뇨병에서 주의 사항은 폐경 후 여성에서 싸이아졸리딘다이온 사용이며 저혈당 가능성이 있는 당뇨병약 사용에서 넘어짐에 주의한다.
- 당뇨병을 대상으로 골다공증 치료제의 효과를 조사한 체계적 임상 연구는 없다.
- 비스포스포네이트 주사제, 선택적에스트로겐수용체 조절제(selective estrogen receptor modulator: SERM), 부갑상선호르몬 주사제 테리파라티드, 항RANKL항체 데노스맙 등을 이용한 연구의 세부분석으로 당뇨병에서도 당뇨병이 없는 대상과 같은 효과가 알려졌다.
- 당뇨병 유무에 따라 골다공증 치료제 선택을 바꿀 필요는 없다고 생각할 수 있다.
- SERM, 테리파라티드, 활성형 비타민 D3 주사제 등은 AGEs 가교 형성을 감소시켜, 골질을 개선하는 작용이 알려졌다.
- 비스포스포네이트 주사제의 장기간 사용에 의해 골밀도 증가와 AGEs 축적에 의한 골질 저하를 방지하여 골강도를 높일 것으로 생각하고 있다.
- 골대사 회전이 항진되는 당뇨병의 골다공증에서는 골흡수 방지 근거가 있는 비스포스포네이트 주사제가 좋을 것이다.

- 골대사 회전 저하가 있으면 골질 개선을 기대할 수 있는 약제 사용을 고려한다.
- 로모소즈마브는 골형성 촉진 작용과 골흡수 억제 작용이 있어 골밀도 증가와 골질 개선을 기대할 수 있다.

7) 당뇨병의 골다공증에서 식사/운동요법

- 식사/운동요법은 당뇨병 동반 골다공증에서도 중요하다.
- 운동은 당뇨병과 골다공증에 대해 동시에 효과적이다.
- 골다공증에 대해 효과적 운동요법으로 걷기가 있다.
- 수영이나 자전거 등 중력의 영향을 받지 않는 운동보다 걷기처럼 발이 지면에 닿아 중력을 느끼는 운동의 효과가 높다고 생각한다.
- 근육 훈련은 골다공증에 효과적이며 추체 골절 방지에는 등근육 훈련, 대퇴골 골절 방지에는 하지 근육 훈련이 필요하다.
- 당뇨병 동반 골다공증에서 식사요법은 개인에 따라 다를 수 있다.
  - 이것은 골밀도가 체중과 관계가 있기 때문이다.
- 골밀도를 올리려면 체중을 어느 정도 증가시킬 필요가 있다고 생각할 수 있다.
- 과거 비만에서 골량이 증가한다고 생각했지만 최근 비만에서 골절 위험 증가가 알려져 체중을 늘린다고 해도 비만은 바람직하지 않다.
- 골다공증에서 골절 방지에 중요한 영양소로 비타민 D가 있다.
  - 비타민 D는 장관에서 칼슘 흡수를 촉진한다.
  - 비타민 D 결핍에서는 부갑상선호르몬 분비가 증가하며 골흡수가 항진된다.
  - 비타민 D 상태를 알 수 있는 혈중 25수산화비타민 D[25(OH)D]농도 측정이 골다공증에서 보험으로 인정된다.
  - 이 검사에서 20 ng/mL 미만은 결핍, 30 ng/mL 미만은 부족, 30 ng/mL 이상에서 충분하다고 판단한다.
- 비타민 D 부족인 결핍이 2형당뇨병 발생 위험을 높인다는 메타분석 결과도 있어 비타민 D가 부족되지 않는 생활습관이 당뇨병과 골다공증의 양쪽에 중요하다.
- 비타민 D의 약 70%는 피부에서 자외선의 작용으로 합성되고 약 30%는 식사에서 기원한다.
  - 정상 비타민 D 상태 유지를 위해 햇빛 노출이 필요하며 이런 관점에서 실외 걷기가 좋다고 생각한다.

10 정형외과 질환

- 당뇨병을 장기적으로 추적하며 노년기가 되면 다양한 골관절질환으로 통증을 호소하는 환자를 많이 보게 된다(표 13-4).

표 13-4 당뇨병 진료에서 흔히 보는 정형외과 질환

척추 질환	경추 질환	경추증, 1자목
	요추 질환	추간판 탈출증, 척주관협착증, 근막성 요통증
	체간 장애	늑골 골절, 늑간근 장애
상지 질환		골관절염, 견관절 주위염, 협착성 건초염
하지 질환		골관절염, 좌골 신경통, 족저 근막염

- 증상에 따라 진통제가 필요하며 적응증에 따라 적절한 시기에 정량을 지켜 사용한다.
  - 중증 질환 가능성이 있는 위험 신호(red flag sign)를 놓치지 않는다: 신경 증상 출현, 발열, 통증 악화
- 2주간 치료하여 증상 개선이 없으면 정형외과에 진료 의뢰한다.

1) 정형외과 질환의 특징을 이해한다

- 관절의 통증은 대부분 외상을 계기로 진료를 받는다.
  - 외상 병력이 없으면 어떤 계기로 진료를 받게 되었는지 알아 진단의 단서를 찾는다.
- 대부분의 환자가 통증을 주소로 진료를 받으며 진통이 치료 목적이다.
  - 적절한 치료에 의해 치유, 관해될 수 있지만, 치료 과정에 문제가 있으면 증상이 지속되거나 후유증을 남긴다.
- 정형외과 질환 진료의 기본은 아픈 부위의 촉진으로 압통, 동반통, 신경 증상, 운동장애 등의 관찰이다.
  - 또한 외상이나, 국소에 부담을 주는 장애, 생활습관을 조사하고, 통증 상태를 파악한다.
- 진찰에서 외상이 아니면 우선 RICE 처치를 시행
  - R: Rest(안정), I: Icing(냉각), C: Compression(압박), E: Elevation(거상)
- 증상이 계속되면 진통제와 진통보조제를 생각한다.
- 골관절 질환에서 통증은 경고 신호이며, 무조건 통증을 없애는 것이 아니라 일상생활에 지장이 없을 정도의 통증 억제가 필요하다.

2) 척추질환의 진료 요점

(1) 경추 질환(경추증, 1자목)

- 경추증은 해부학적 구조에 따라 저림 같은 신경 증상이 상지에 나타나는 경우와 하지에까지 미치는 경우가 있다. 상지에 나타나면 신경근증, 하지에까지 미치면 척수증으로 구별한다.
- 1자목은 근육이나 근막성 증상이며, 대부분 발단이 되는 사건이 있다. 안정피로를 동반한 독서나 스마트폰 조작이 관여한다.
- 치료는 원인이 되는 상황의 해소, 개선이며, RICE 처치를 시행하고 증상에 약물치료를 추가한다. 경추의 안정 유지가 어려우면 경추 칼라도 장착한다.

(2) 요추질환(추간판 탈출, 척주관 협착증)

- 해부학적 구조에 의해 신경 증상이 하지에 나타난다.
- 자세에 따라 증상이 변화된다. 10 kg 이상의 무거운 물건을 취급하는 작업이나 엉거주춤한 자세의 작업, 같은 자세를 2시간 이상 계속하는 작업 등은 증상 악화의 원인이 된다.
- 치료는 원인이 되는 상태의 해소이며, RICE 처치를 시행하고 증상에 대해 약물치료를 추가한다.

(3) 몸통 장애(늑골 골절, 늑간근 장애)

- 늑골 골절에는 대부분 원인(넘어짐 등)이 있지만 골다공증에서는 재채기나 기침 정도에서 발생할 수 있다. 또한 스포츠에서 몸통 돌림으로도 나타날 수 있으며, 골퍼에서 흔하다.
- 늑간근 장애는 재채기나 기침의 반복에서 나타나며 늑골 골절과 증상이 비슷하다.
- 치료는 RICE 처치 시행과 증상에 대한 약물치료다. 늑골 골절 고정대 고정을 통증이 감소할 때까지 시행한다. 낮에는 숨을 내쉰 상태로 고정하고, 밤에는 숨을 들이쉰 상태로 고정하여 밤낮 계속하는 것이 좋을 것이다.

(4) 상지 질환(골관절염, 견관절 주위염, 협착성 건초염) 진료 요점

- 상지는 해부학적으로 하지와 달라 하중을 받지 않기 때문에 나이가 들면서 조직 변성에 의해 나타나는 하지 질환과는 달리 외상 후에 발생하는 2차적 장애가 많다. 손가락, 손관절에는 과도 사용에 의한 장애(overused syndrome)가 있다.
- 상지의 골관절염은 앞의 설명처럼 2차성 변화로 발생되어 하지 관절증에 비해 진행이 느리다.
- 견관절 주위염은 견관절을 구성하는 힘줄, 인대, 관절낭의 염증에 의해 발생한다.
  - 40–50대 연령층에 많으며, 증상은 견관절 주위의 운동시 통증, 안정시 통증, 야간통이다.
  - 3개의 병기로 구분되는 경과는 ① 염증기(발병 초기에 통증이 심한 시기), ② 구축기(견관절 운동 제한 시기), ③ 회복기(견관절 운동이 회복되는 시기)다.
  - 어깨관절이 운동 범위가 최종적으로는 개선되므로 굳은어깨(frozen shoulder)라고 한다.
- 협착 건초염(용수철 손가락)은 overused syndrome이라고 생각할 수 있는 질환이다.
  - 힘줄 자체의 염증에 의한 것과 건초 염증에 의한 것, 양쪽의 염증에 의한 것이 있다.
- 치료는 RICE 처치의 시행과 증상에 대한 약물치료다. 통증에 대해 외용제를 사용할 수 있으나, 통증이 심하면 복용약을 추가한다. 견관절 주위염이나 협착 건초염에는 국소나 관절내 주사 치료도 시행한다.

(5) 하지질환(골관절염, 좌골 신경통, 족저근막염) 진료 요점

- 하지는 해부학적으로 상지와 달리 하중 관절이다. 하지 장애는 개체의 신체 특성에 의해 시간 경과에 따른 조직 변성이 나타나서 충분히 안정하지 않으면 상태와 증상이 진행한다. 또한 과도한 진통제 치료에도 상태 진행은 계속된다.
- 하지의 골관절염은 신체 특성(체중 과다나 운동 습관 부족)에 의해 상태와 증상이 진행한다.
- 무릎의 골관절염은 하중 관절이므로 초기에는 하중 시에 통증이 있으나 진행하면 안정 시에도 통증이 나타난다.
- 조심성 없는 진통제 과다 사용은 상태 진행을 가속화하는 원인이 된다. 최근 최종 치료 수단으로

인공관절 치환술이 발전되었고 적응도 확대되고 있다.

- 좌골 신경통에는 척수 신경에서 분지하는 부분의 장애에서 일어나는 근성 좌골 신경통과 분지 후 각 지배 영역에 분포하는 신경의 장애에 의한 좌골 신경통이 있다. 이에 의한 증상은 비슷하여 감별 진단에는 영상 소견이 필요하며 MRI에 의한 정밀 검사가 좋을 것이다.
- 족저근막염은 발바닥의 해부학적 특징에 의해 나타나는 overused syndrome이라고 생각할 수 있다. 발가락과 족근골은 족저근건에 의해 아치를 만들고 있다. 이 아치에는 안쪽, 바깥쪽, 옆쪽의 3개 구성이 있으며, 보행 시 하지에 걸리는 충격을 흡수하는 충격 흡수 장치 역할을 하고 있다. 장기간의 사용에 의한 자극이 축적되고 염증을 일으켜서 통증이 나타난다. 때로 족저근건의 부착부인 종골에 자극에 의한 뼈돌기를 만든다.
- 치료는 RICE 처치 시행과 증상에 대한 약물치료다. 통증에 외용제를 사용하며 통증이 심하면 복용약도 고려한다. 하지 골관절염, 특히 고관절은 하중 관절이므로 지팡이를 사용하여 부하를 줄이면 진통 효과를 얻을 수 있다. 슬관절은 해부학적 구조에 의해 안쪽 관절 틈새의 장애가 많으며, 족저 장비 장착이 통증을 감소시키고 때로 진행을 지연시킬 수 있다. 좌골 신경통에서 압통점의 차단 주사가 효과적일 수 있다.

11 근감소증, 노쇠 방지

1) 근감소증과 당뇨병

- 근감소증은 1989년 미국 노년의학자가 제창한 개념이며, 〈노인에서 연령 증가에 따라 나타나는 근육량 저하〉로 정의되었다.
- 근감소증에서는 노화에 따른 근육량 감소에 의해 근력 또는 신체기능(보행 속도 등)이 저하된다.
- 당뇨병과 근감소증의 관계는 당뇨병 모델 마우스에서 고혈당이 WWP1/KL15 경로를 통해 근육 위축을 일으키는 것이 알려졌다.
- 2014년 아시아 연구그룹(Asian Working Group for Sarcopenia: AWGS)은 근감소증 진단 알고리즘을 제시했고 그 후 2019년 개정하여 근감소증 평가에 사용하고 있다.
- 근감소증 진단 기준에 악력 저하가 있으며, 악력 저하는 입원, 심혈관질환 발생 및 사망률 증가와 관계가 있다.
- 65세 이상의 당뇨병 노인 267명(남성 159명, 여성 10명)에서 근감소증 유병률은 18.7%였다.
  - 연령 증가에 따라 근감소증 유병률이 증가하며, BMI 증가에 따라서는 근감소증 유병률이 저하한다.
- 근감소증 유병률은 체지방률이나 골격근지수(skeletal muscle mass index: SMI)와도 상관이 있어 임상에서 신체 조성 측정의 유용성을 생각할 수 있다.
- 근육량 저하는 인슐린저항성을 증가시켜 혈당 조절을 악화시키는 점에서도 근감소증과 당뇨병은 관련이 있다.

2) 노쇠와 당뇨병

- 〈노쇠〉는 frailty의 번역이며 노화에 따른 예비능 저하에 의해 스트레스에 대한 회복력이 저하되

어 요양이 필요하거나 사망하기 쉬운 상태다.

- 노쇠의 원인으로 신체적, 정신 · 심리적, 사회적 요인을 들 수 있다.
- 대부분의 노인은 노쇠라고 부르는 중간 단계를 거쳐 점차 요양이 필요한 상태가 된다고 생각할 수 있다(그림 13–5).

그림 13–5 노인 당뇨병에서 중증 저혈당에 의한 노쇠와 유병률
(Chow L, Diabetes Care 2020:43:512)

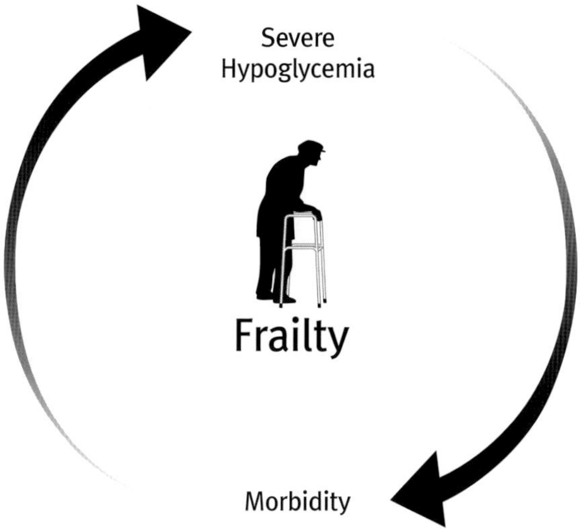

- 노쇠는 개입에 의해 심신기능 개선을 기대할 수 있는 가역적 상태라고 생각하여 빠른 단계에서 노쇠나 노쇠 전단계의 발견과 개입이 필요하다.
- 노쇠의 평가에는 K–FRAIL scale을 이용한다. (➡ p.301)
- 당뇨병에서는 신체 노쇠가 진행되어 요양의 필요나 사망 위험이 증가한다.
  - 노쇠에서 심혈관질환 병력이 있거나 내장지방 축적, 공복 혈당이나 HbA1c가 높은 경우에 많아 노쇠나 노쇠 전단계에서 당뇨병 발생 위험을 높다.
- 미국에서 65세 이상 597명을 조사한 결과 대혈관질환을 동반한 당뇨병에서 노쇠로 진행 위험이 높았다.
- 노쇠전단계에서 사망률이 높지만 노쇠에서 보다 회복을 전망할 수 있어 노쇠전단계에서부터 개입이 필요하다고 생각한다.
- 혈당 조절과 노쇠의 관계에 대한 다양한 연구가 있다.
  - 미국에서 70–79세 여성 543명의 조사에서 HbA1c가 높으면 노쇠전단계 및 노쇠가 많다고 알려져 고혈당은 노쇠의 위험이라고 생각할 수 있다.
  - 일본에서 65세 이상 2형당뇨병 132명에서 낮은 HbA1c가 노쇠 중증도로 관련이 있어 엄격한 혈당 조절에 의한 저혈당은 노쇠의 위험이 된다고 생각할 수 있다.

- 여성 2형당뇨병에서 골다공증이 노쇠의 위험인자라고 알려졌다.
- 노쇠를 방지하는 당뇨병 치료 목표로 고혈당 지속을 피할 뿐 아니라 저혈당을 일으키지 않도록 주의할 필요가 있다.

3) 당뇨병 치료와 근감소증, 노쇠

- 노인 당뇨병 치료에서는 중증 저혈당이 우려되는 치료제(인슐린주사제, 설포닐유레아, 글리나이드 등) 사용에서 HbA1c 하한치를 마련한다.
  - frailty scale과 일반적 특성에 따라 HbA1c 목표를 개별화한다.
- 일상 진료에서 노쇠, 근감소증을 고려한 치료가 중요하다.
- 노쇠를 고려한 당뇨병 약물치료는 저혈당이 노쇠의 위험이 되므로 중증 저혈당을 일으킬 수 있는 인슐린주사제, 설포닐유레아, 글리나이드 등은 가능하면 사용을 피하고 사용을 하는 경우에도 최소량 투여가 필요하다.
- 골다공증이 노쇠의 위험이 되며, 싸이아졸리딘다이온이 여성에서 골절 빈도가 증가한다고 알려졌으므로 폐경 후 여성의 처방은 신중하게 고려한다.
- 당뇨병 치료제에 의한 근감소증 방지를 고려한다.
- 인슐린은 골격근의 단백질 합성을 촉진하며 단백질 분해를 방지하여 골격근 유지에 좋은 영향을 줄 가능성이 있다.
  - 인슐린주사제는 단백 동화 작용이 기대되나 근감소증에 대한 영향은 다양하며, 근감소증이 없는 군에서 인슐린주사제 사용이 많았다고 하는 보고와 근감소증이 있는 군에서 인슐린주사제 사용이 많았다는 보고가 있다.
- 메트포민은 AMP kinase를 활성화시켜 골격근에 포도당을 유입한다.
  - 2형당뇨병 238명의 조사에서 근감소증이 있는 군의 메트포민 사용률은 19%이나 근감소증이 없는 군은 54%였다.
  - 메트포민은 인슐린저항성을 개선시켜 사용하지 않은 군에 비해 사지 골격근량 감소가 방지되었다는 보고가 있다.
- 인슐린분비를 촉진하는 설포닐유레아는 근육 위축을 일으킬 가능성이 있다.
- 저체중이 근감소증 위험이 된다고 생각하지만 체중을 감소시키는 당뇨병약이 근감소증 위험을 증가시키는지 명확하지 않다.
- GLP1수용체작용제의 작용 기전을 생각하면 식후 인슐린분비를 증가시켜 근육 단백 합성을 높일 가능성을 생각할 수 있다.
- SGLT2억제제는 요당 배설 촉진에 의해 단백 분해를 진행시킬 가능성이 있지만, 마우스 실험에서는 근육 내 지방산대사에 영향을 주어 골격근 위축을 방지했다는 보고가 있다.
- 당뇨병약이 근감소증 방지에 효과가 있을 것으로는 생각되지만 작용이 명확한 약제는 없다.
- 당뇨병 치료에서 운동요법 및 식사요법은 노쇠나 근감소증의 방지, 개선에 효과적이라고 생각할 수 있다.
  - 40세 이상 성인 대상의 메타분석에서 신체활동이 근감소증 발생을 방지한다고 알려졌다.

- 노인에서 식사 단백질 섭취를 충분히 하여 근육량 감소 방지가 보고되었다.

- 근감소증, 노쇠 방지의 치료 전략으로 환자 상태에 따라 적절한 당뇨병 치료제의 선택과 동시에 운동이나 식사에 대한 대책도 중요하다.

12 치매방지를 위한 치료 전략

1) 당뇨병에서 치매 발생 위험 증가

- 치매는 환자의 QOL을 저하시키지만 보호자의 부담도 증가한다.
- 당뇨병에서는 치매 발생 위험이 높아 조기 발견과 방지를 위한 대책이 필요하다.
- 우리나라의 2022년 평균수명은 남성 79.9세, 여성은 82.7세이지만 건강수명은 남성 71.3세, 여성 74.4세이다(통계청, 국민 삶의 질 2023).
  - 건강수명은 일상생활에 제한이 없는 기간의 평균으로 정의하며 기대수명과 건강수명의 차이가 있다.
- 당뇨병 환자의 기대수명에 대한 일본의 연구에 의하면 당뇨병이 없는 사람에 비해 남성은 8.2년, 여성은 11.2년 짧다고 한다.
  - 이런 자료에 의해 일본당뇨병학회는 당뇨병 치료 목표를 〈당뇨병이 없는 사람과 다르지 않은 수명과 QOL 확보〉로 정했다.
- 이를 위해 노화에 따라 나타나는 근감소증, 치매, 악성 종양의 방지와 관리를 통해 당뇨병 환자의 건강수명 유지에 노력하고 있다.
- 당뇨병에서는 혈관치매나 알츠하이머치매 발생 위험이 높은 것으로 알려졌다.
  - 144편의 논문을 메타분석한 결과 알츠하이머치매는 1.5배, 혈관치매는 2.0배 증가하였다.
- HbA1c 증가에 따라 알츠하이머병 발생 위험이 높아져서, HbA1c 5.7–6.4% 수준에서도 정상에 비해 1.3배 발생 위험이 높았다.
- 일부 연구에서 공복 혈당이 아니라 당부하 2시간 혈당과 치매 발생과의 관련이 있었다.
  - 식후 고혈당이 높은 내당능장애(impaired glucose tolerance) 수준에서부터 알츠하이머치매 발생 위험이 증가했다.
- 알츠하이머치매 발생에는 뇌 안에 아밀로이드 β단백 축적과 그에 따른 신경 사멸과 노인반 형성과 해마 위축이 나타난다.
  - 135예의 부검 예에서 노인반 침착은 공복 혈당과는 관계가 없었으나 당부하 2시간 혈당, 공복 인슐린, 인슐린저항성 지수(HOMA-IR)와 관련성이 있었다.
- 알츠하이머치매의 머리 MRI에서 당뇨병 유병기간이 길수록 해마 용적이 적었다.
- 혈당 변동이 크면 알츠하이머치매 발생 위험이 증가하는 것도 알려졌다.
- 저혈당과 치매의 관련이 잘 알려졌으며, 중증 저혈당과 치매 위험 증가에 대한 연구도 많다.
  - 미국의 KPNC에 등록된 55세 이상의 2형당뇨병에서 중증 저혈당이 1회라도 있으면 치매 발생 위험비가 1.26배 증가했고, 저혈당 회수가 증가에 따라 위험 상승이 있었다.
  - 미국의 ARIC 연구는 중증 저혈당 병력이 있을 때 치매 위험의 오즈비 2.34였고, MRI에서 전

뇌용적의 감소가 있었다.

- 한편 치매에서는 중증 저혈당 발생 위험이 1.61배 증가한다는 보고도 있어, 중증 저혈당은 치매와 서로 관련되는 것을 알 수 있다.
- 알츠하이머치매를 방지하기 위해 혈당 관리는 IGT 단계에서부터 대책을 마련하고 혈당 변동을 줄이는 치료가 중요하다고 생각할 수 있다.
  - 무엇보다 중증 저혈당에서 치매 발생 위험을 증가시키므로 저혈당이 나타나지 않는 당뇨병 치료제 선택이 필요하다.

2) 치매진단을 위한 검사

- 당뇨병 환자의 인지기능 장애로 기억력, 수행기능, 정보처리 능력, 주의력 등의 저하가 알려져 있다.
- 치매를 의심하는 조건으로 ① 기억 장애, ② 수단적 ADL, ③ 자기 건강 관리(약 복용, 인슐린주사) 지속률 저하, ④ 심리 상태 악화, ⑤ 근감소증과 노쇠 등을 들 수 있다.
- 치료 가능한 병태생리를 놓치지 않는 것이 중요하다(만성경막하혈종, 정상압수두증, 갑상선저하증, 비타민 B12/엽산 결핍, 약의 부작용 등).
- 우울증이나 섬망과의 감별도 필요하다.
- 인지기능 장애 검사로 Mini-Mental State Examination(MMSE) 등을 이용한다.

Mini – Mental State Examination (MMSE)

소요 시간: 6–10분

시간 인식, 장소 인식, 3단어의 즉시 재생과 지연 재생, 계산, 물건 명칭, 문장 반복, 3단계의 구두 명령, 글쓰기 명령, 문장 쓰기, 도형 모사 등 11항목으로 구성된 30점 만점의 인지기능 검사.

MMSE에서 23점 이하는 치매 의심이다(민감도 81%, 특이도 89%).

27점 이하는 경도 인지장애(mild neurocognitive disorder: MCI) 의심이다(민감도 45–60%, 특이도 65–90%).

3) 당뇨병에서 치매 발생 기전

- 당뇨병에서 치매 발생 기전은 명확하지 않으며 다양한 요인이 영향을 주는 것으로 생각한다.
- 고혈당이나 중증 저혈당의 관련 이외에 혈당 피크나 혈당 변동의 관련성도 알려졌다.
- 당뇨병의 미세혈관합병증이나 대혈관합병증이 있으면 인지기능 저하가 나타나기 쉬워 동맥경화에 의한 뇌혈관 병변과의 관련성도 생각할 수 있다.
- 고혈당에 의한 산화스트레스 증가, 인슐린저항성, 염증, 우울증과의 관련도 알려졌다.
- 알츠하이머병은 뇌 안에 아밀로이드 β 축적과 타우단백 축적에 의한 신경세포 장애가 원인으로 생각하고 있다.
- 당뇨병은 알츠하이머병의 위험이지만, 부검 소견에서 아밀로이드나 타우 축적 증가가 없다는 보고도 있다.

- 당뇨병의 뇌신경 변성에 알츠하이머병과 다른 기전이 존재할 가능성이 있다.
  - 그 기전으로 뇌내 인슐린저항성, 혈액-뇌관문의 파괴와 투과성 항진, 당화종산물 축적 등이 알려져 있다.

4) 치매 방지를 위한 당뇨병약 선택

- 고혈당, 저혈당, 혈당 변동이 치매 발생의 위험인자로 알려졌으며 인슐린저항성도 위험인자로 관여한다.
- 인슐린저항성 개선제에 의해 치매 발생 위험이 22% 감소되었다는 보고가 있다.
- 고령 2형당뇨병에서 메트포민 사용자는 비사용자에 비해 인지기능 저하 속도가 늦고 치매 발생이 적다는 보고도 있다.
- 메트포민에 의한 비타민 B12 결핍으로 인지기능에 나쁜 영향을 미칠 가능성도 있다.
- 미국에서 65세 이상의 재향군인 559,106명을 대상으로 싸이아졸리딘다이온을 사용한 결과 메트포민 사용에서보다 치매 발생이 22% 적었고, 설포닐유레아 사용에서는 메트포민보다 치매 발생이 12% 증가했다.
- 당뇨병약의 치매 발생 위험에 대한 메타분석에서는 DPP4억제제가 다른 당뇨병약에 비해 치매 발생 위험이 가장 낮았고(위험비 0.54) 그다음은 싸이아졸리딘다이온(0.70), 메트포민(0.75) 순서였다(Zou JB, J Metab 2020. 154265).
- 인슐린 사용의 치매 발생 위험은 당뇨병약을 사용하지 않는 환자에 비해 1.5배 증가하였다.
- DPP4억제제가 치매 발생 위험을 감소시키는 이유는 중추에 GLP1을 증가시켜 신경 보호 작용을 나타내는 것으로 생각한다(그림 13-6).

그림 13-6 DPP4억제제의 치매 방지 작용(Jiang X, Front Pharmacol 15:136151)

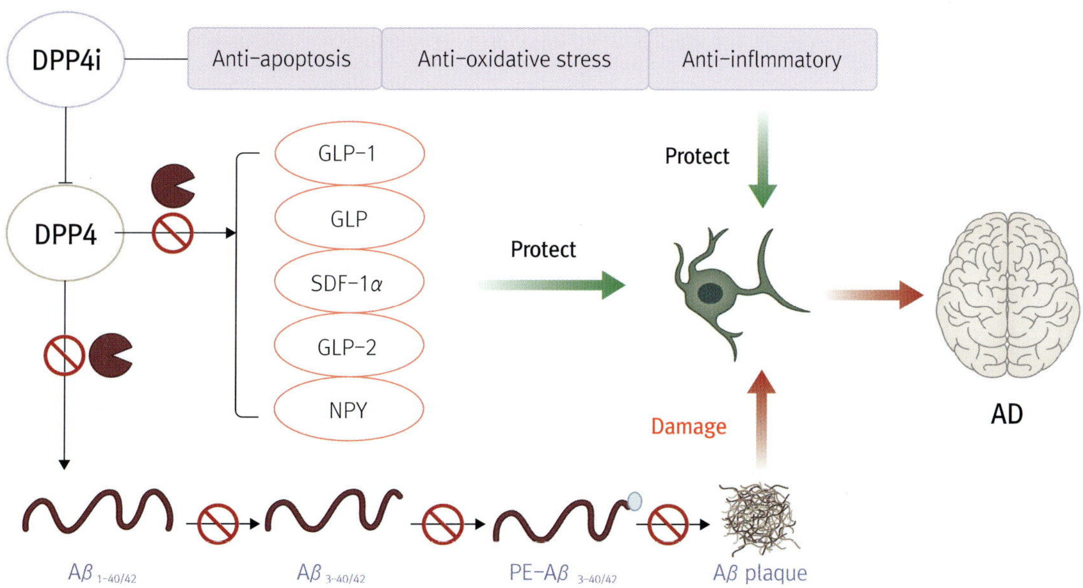

- 동물 실험에서 스트렙토조토신 유발 알츠하이머병 모델에서 DPP4억제제는 아밀로이드 β 침착, 인산타우 증가 방지가 알려졌다.

- GLP1수용체작용제의 치매 방지 가능성으로 동물 실험에서 아밀로이드 β 축적 방지, 인산타우 저하, 뇌내 인슐린저항성 개선이 알려졌다.
  - 심혈관질환 아웃컴연구(cardiovascular outcome trials)의 메타분석에서 GLP1수용체작용제는 뇌졸중 발생이 위약에 비해 적었다(상대위험 0.85). 추가 분석에서 치매 발생 위험이 적었다(위험비 0.47).
  - REWIND연구는 5.4년간의 관찰 기간에 인지기능 저하가 듀라글루타이드 투여군에서 위약보다 적었다(위험비 0.86).
  - 덴마크의 데이터베이스 분석에서 GLP1수용체작용제 사용으로 치매 발생의 연간 위험비는 0.89로 낮았다.
- 홍콩의 데이터베이스 분석은 SGLT2억제제 사용자에서 경향을 일치시킨 DPP4억제제 사용자에 비해 신규 발생하는 치매, 알츠하이머병, 파킨슨병 위험이 낮았다고 보고하였다.
  - 이 논문은 산화스트레스, 염증, 인슐린저항성 등의 병태생리적 기전에 의해 비만과 당뇨병은 치매 위험인자이며 SGLT2억제제에 의한 체중 및 HbA1c 감소가 치매 위험을 줄인다고 설명했다.
  - 동물 실험에서 SGLT2억제제는 DPP4억제제는 다른 신경보호 기전을 나타내서 치매 방지 작용이 다를 가능성이 있다.
- DPP4억제제는 아밀로이드 침착, 타우 인산화 저하시키며, GLP1 생산을 촉진하는 stromal-derived factor 1을 증가시킨다.
- SGLT2억제제는 뇌의 미토콘드리아기능, 해마의 시냅스 가역성을 개선하여 아세틸콜린에스테라제를 억제하는 기전이 있다.
- 치매를 방지할 가능성이 있는 당뇨병약으로 메트포민, 싸이아졸리딘다이온 등의 인슐린저항성 개선제와 DPP4억제제, GLP1수용체작용제 등 인크레틴 관련제, SGLT2억제제 등을 생각할 수 있다.
- 노인의 당뇨병 치료에서 싸이아졸리딘다이온은 심부전이나 골절 증가 우려가 있고 GLP1수용체작용제에서 근감소증을 조심할 필요가 있다.
- 설포닐유레아나 인슐린주사제는 중증 저혈당을 일으킬 가능성이 있어 최소한의 사용이 바람직하다고 생각한다.

5) 식사요법

- 인지기능장애와 노쇠는 공통 위험인자를 가지고 있다(노화, 고혈당, 저혈당, 혈당 변동 동맥경화 질환, 뇌백질 병변, 고립 등).
  - 이들은 서로 관련되며, 인지기능 장애가 있으면 노쇠나 ADL 저하를 일으키기 쉽고, 노쇠는 인지기능 장애의 위험인자가 된다.
- 노쇠 방지에는 적절한 식사와 운동이 중요하다.

- 고령 2형당뇨병의 섭취 칼로리는 목표체중([신장(m)]^2 × 22–25)/kg에 따라 가벼운 활동(앉아서 하는 업무 중심이며, 출근, 집안일, 가벼운 운동 포함)에 30–35 kcal로 계산한다.
- 단백질 섭취량은 목표체중 × 1.0–1.2 g을 기준으로, 영양 불량 위험이 있으면 목표체중 × 1.2–1.5 g을 권고한다.
- 65세 이상 당뇨병 노인 237명을 대상으로 6년간 추적하여 인지기능 장애와 영양 섭취의 관련을 조사한 결과 인지기능 저하는 캐로틴, 비타민 B2, 판토텐산, 칼슘, 녹황색 채소 섭취량 부족 등과 관련이 있으므로 균형 좋은 식사를 권한다.
- 치매와 식사의 관계에 대해 지중해식이 인지기능에 좋은 영향을 준다고 알려졌다.
- 지중해식은 전곡물, 과일, 채소, 콩, 올리브오일을 많이 섭취하고, 유제품과 알코올은 적당량, 고기 섭취가 적은 것이 특징이다.

6) 운동요법

- 운동 습관이 인지기능에 좋은 효과가 있다고 많은 연구에서 알려졌다.
- 최근 우리나라에서 신규 발생 당뇨병 13.4만 명의 분석에서 정기적 운동 습관이 있거나 새로 운동을 시작하면 치매 발생 위험이 저하된다고 보고했다.
- 운동의 종류, 강도, 빈도에 대해 2018년의 메타분석은 유산소운동, 저항운동, 복합운동, 태극권 등에서 인지기능이 개선된다고 했다.
  - 1회 운동을 45분 이상 시행하여 주 5회 이상이 효과적이라는 보고도 있다.

7) 포괄적 개입

- 핀란드에서 시행된 FINGER연구는 치매 위험이 높은 노인에서 식사, 운동, 인지기능 훈련, 혈관 위험인자 감시 등의 포괄적 개입 효과를 증명했다.
- 독일에서 의료비 청구 데이터연구는 2형당뇨병으로 새로 진단한 65세 이상에서 치매 위험은 당뇨병 진단 직후에는 낮았으나 5년 경과하며 증가하는 U커브 현상이 있었다.
- 당뇨병 진단이나 인슐린주사를 시작하며 인지기능을 검사한 결과 치매 발견 기회가 증가했으며, 식사나 운동 개입을 포함한 당뇨병 치료 계속이 연단위로 치매 발생을 방지할 가능성이 있다.
- 당뇨병 발생 5년 후부터 치매 위험이 서서히 증가하므로 일상 진료에서 치매를 의식한 개입이 중요하다.

13 배뇨이상과 만성변비

1) 배뇨이상

- 노인 당뇨병에서 배뇨이상은 매우 흔하며 진료 시에 호소가 없어도 이 문제를 알아보고 대처해줄 필요가 있다.
  - 빈뇨, 소변참기 어려움, 절박뇨, 요실금을 일으키는 방광과민 등은 환자와 보호자의 QOL을 악화시킨다.
- 혈당 조절이 나쁘면 배뇨이상은 더 많다.

- 당뇨병의 고혈당에서 삼투압 이뇨에 의해 다뇨, 자율신경병증에 방광과민이 있다.
- 잔뇨나 요폐는 수신증이나 신장기능 저하, 요로감염을 일으키는 요인이다.
  - 잔뇨가 있어도 감각이 저하되어 요폐나 요실금을 일으킨다.
- 고령 당뇨병에서 배뇨이상의 발생에는 인지기능이나 뇌혈관질환이 복합적으로 관여하며 생명 예후에도 영향을 준다.
- 국제전립선증상 스코어, 방광과민증상 스코어를 이용하여 요실금 감별이나 방광 활동성을 감별하여 비뇨의학과 진료를 의뢰한다.
- 빈뇨 증상이 중심이며 잔뇨가 적으면 항콜린제를 투여한다.
  - 잔뇨 증가나 요폐가 없는지 정기적으로 잔뇨 평가가 필요하다.
- 잔뇨가 많거나 배뇨 곤란 등에는 부교감신경 자극제를 사용하지만 효과는 제한적이다.
- 신경방광에 α-차단제를 사용할 때 자율신경병증에 의한 기립저혈압에 주의한다.

2) 만성변비

- 당뇨병에서 만성변비가 흔히 나타난다.
- 자율신경병증을 동반한 변비는 치료가 쉽지 않으며, 통과 지연변비가 많다.
- 변비 치료의 기본은 생활습관 개선이며 규칙적 생활 리듬 유지가 필요하다.
  - 규칙적 식사 시간, 충분한 수분과 식품섬유 섭취 확보 등의 식사교육을 시행한다.
- 신체활동이 많을수록 변비가 적다는 보고가 있으며 적극적 운동습관도 교육한다.
- 삼투압설사제로 락툴로스, 폴리에틸렌글리콜제가 많이 사용되고 있다.
- 산화마그네슘제는 신장기능 저하에서 고마그네슘혈증에 주의한다.
- 소장액을 늘리는 작용에 의해 변비를 해소하는 루비프로스톤이 있다.

14 당뇨병과 암

1) 암은 가장 많은 사망 원인

- 당뇨병에서 생존 기간이 길어지며 암이 가장 많은 사망 원인이 되었다.
- 일반인처럼 대장암, 유방암, 간암, 자궁암 등이 많이 발생한다.
- 당뇨병에서 암을 동반하는 다양한 상황을 생각할 수 있다(표 13-5).

표 13-5 당뇨병과 암이 같이 있는 상황

① 암환자에서 암치료 시작 전 선별검사에서 치료하지 않은 당뇨병의 진단
② 암환자에서 암치료 경과 중에 당뇨병 발병
③ 이미 당뇨병이 있는 환자에서 암의 발견

- 우리나라에서 새로 발병한 당뇨병에서 췌장암 위험이 높은 것도 알려졌다(Lee HS, J Endocrinonl Metab 2023:108:1338).

- 장기간에 걸쳐 치료를 받으므로 외래 진료 중에 암이 진단되는 일이 있다.
  - 암을 진단받고 당뇨병 치료가 소홀히 되거나 당뇨병을 잘 치료해도 암이 되었다고 비관하는 일도 있다.
  - 암수술의 성공(수술 후 합병증 예방)이나 화학요법을 계획대로 진행하기 위해서는(예상하지 않은 고혈당으로 항암제 투여가 연기가 되지 않도록 한다) 당뇨병 치료의 병행이 중요하며 암치료에도 도움이 된다고 알려준다.
- 암환자의 혈당 조절 평가에 HbA1c 수치 해석에 주의한다.
  - 암환자에서 흔히 빈혈(수술 후, 철제 투여, 수혈)이나 화학요법에 의한 골수 억제 등에 의해 HbA1c가 낮을 수 있다.
  - HbA1c뿐 아니라 당화 알부민, 혈당 수치, 요당 등으로 혈당 조절 상태를 판단한다.
- 암의 조기 발견이 중요하지만 당뇨병을 진료하면서 암 발생을 방지할 수 있으면 바람직하다.
  - 암의 발생과 고혈당 발생의 배후에 공통적 병태생리가 있다는 이해가 필요하다.

2) 당뇨병에서 암 발생 위험

- 2형당뇨병과 암 발생의 상관관계는 많은 연구에서 알려졌다(그림 13-7).

그림 13-7 2형당뇨병에서 암의 관련성(Yuan S, Diabetes 2020:69:1588)

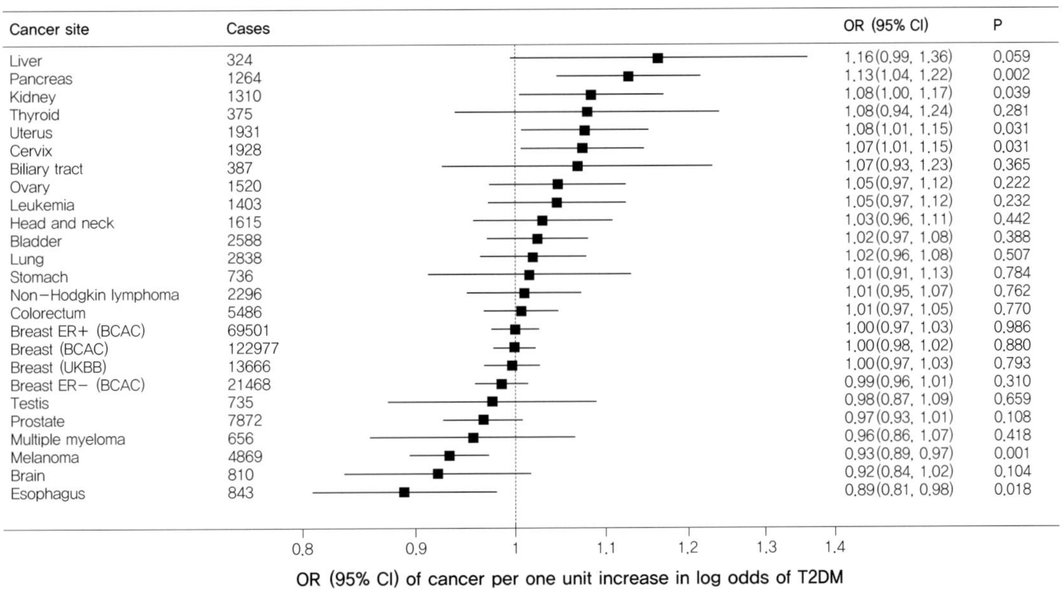

- 당뇨병에서 암의 발생에는 비만, 노화, 운동부족, 흡연, 알코올 과잉 등의 생활습관이 영향을 주므로 인과 관계를 직접 설명하기는 쉽지 않다.
- 당뇨병과 암에는 고혈당, 만성염증, 고인슐린혈증 등의 공통된 병태생리가 있으며 이들이 서로 영향을 주고 있다.

- 고혈당의 산화스트레스에 의한 DNA 손상, 혈중에 증가한 인슐린이 인슐린유사성장인자-1 (IGF-1) 수용체에 결합하여 발암과 세포의 암 증식 등을 일으키는 과정을 생각할 수 있다.

- 메타분석에서 당뇨병과 간암, 췌장암, 자궁내막암의 발생 및 췌장암에 의한 사망 증가가 알려졌다.

3) 당뇨병 치료에 의한 암 발생

- 당뇨병에서 일반적으로 경구 당뇨병약 단독요법이나 2-3종의 병용으로 치료를 시작하여 GLP1수용체작용제나 인슐린을 사용하는 방법으로 점차 치료를 강화한다.
- 암의 발생에는 비교적 장시간이 걸리며, 당뇨병은 경과에 따라 치료 방법이 바뀌므로 암 발생 위험에 특정 당뇨병 치료제가 관여한다고 판단하기는 쉽지 않다.
- 장기적으로 치료하면서 암 발생 방지 가능성에도 생각하면 좋을 것이다.
  - 혈당 조절과 암위험 관련성의 연구 결과는 일관성이 없으며 실제로 개입 연구는 없다.

4) 당뇨병약과 암 발생

- 당뇨병 치료제는 ① 암세포 대사에 직접 영향을 주며, ② 악성종양 위험인자에 간접적으로 영향을 주어 암의 위험을 조절할 수 있다.
- 암 발생에 안전한 당뇨병약 선택은 혈당 관리뿐 아니라 암 치료에 도움이 될 수 있다.
- 일부 메타분석에서 메트포민과 암 발생 방지가 있었으나 보다 광범위한 조사에서는 그렇지 않았다 (Yu OHY, Diabetes Care 2023:46:904).
- DPP4 (dipeptydil-peptidase-4)억제제, GLP1수용체작용제의 메타분석에서 암 발생을 촉진한다는 보고는 없다.
  - 암치료 중 처음으로 당뇨병이 발견된 환자에게 부작용이 적은 DPP4억제제를 선택하면 좋을 것이다.
- SGLT2억제제가 암 발생을 방지한다는 동물 실험이 있으며 임상 결과가 알려지고 있다(Hu W-S, J Diabetes its Compl 2023:37:108468).
- 암 발생 위험이 높은 배경이 있는 당뇨병에서 혈당 관리를 위한 당뇨병약으로 암방지 가능성이 있는 약을 선택할 수 있으면 좋을 것이다.

(1) 인슐린

- 인슐린글라진이 IGF-1수용체 대한 친화성이 높아 암세포를 증식한다는 실험연구가 있으며 일부 임상연구에서 암 발생 증가가 있었다.
- 인슐린글라진에 의한 혈당 저하 효과를 조사한 전향적 무작위 임상시험인 ORIGIN연구에서 인슐린 사용에서 암위험 증가는 없었다.
  - 대부분의 인슐린치료는 비교적 고령에서 유병기간이 길고 다제병용 후에 시작하므로 ORIGIN 연구가 실임상을 반영하지 않을 가능성이 지적되었다.
- 인슐린주사와 결장직장암 위험 관련성의 연구에서 인슐린 사용에 의한 암 발생률 및 암에 의한 사망 위험 증가가 알려졌다.

- 현시점에서 인슐린주사제와 암 발생 위험의 관련성에 대한 결론은 없다.

(2) 피오글리타존

- 피오글리타존의 방광암 위험 증가는 심혈관질환 방지 임상연구와 그 후의 대규모 연구에서 알려졌다.
- 방광암의 병력이나 위험성이 있을 때 사용하지 않는다.

(3) 설포닐유레아

- 내인성 인슐린 증가에 의해 이론적으로 암 위험을 증가시킬 가능성이 있다.
- 메타분석에서 설포닐유레아 사용에 의한 암 발생 위험 증가는 없었다.

(4) DPP4억제제

- DPP4는 성장인자, 케모카인, 신경펩타이드, 혈관작동펩타이드, 인크레틴(GLP1, GIP)을 포함한 다양한 기질의 분해에 관여하는 효소다.
- DPP4의 생리적 기질인 케모카인(Eotaxin, MDC, IP−10, SDF−1α 등)이 생체의 면역계에 영향을 주므로 장기 투여에 의한 암 발생에 관여할 가능성이 있다.
- DPP4억제제는 암 위험을 증가시키지 않으며 대장암을 방지할 가능성이 알려졌다(Dicembrini I, Aca Diabrtologica 2020:57:689).
- 동물 실험에서 DPP4억제가 췌장, 난소, 전립선, 피부, 폐 등 장기의 암 위험 증가가 있었다.
  - DPP4억제는 mTOR 활성화에 의해 상피중간엽전환(epithelial mesenchymal transition)을 촉진하는 CXCL12/CXCR4 유도를 통해 암 전이 위험을 높일 가능성을 생각할 수 있다.

(5) 메트포민

- 메트포민의 역학연구에서 암 발생률과 사망률 저하가 있었다.
- 메트포민 투여에서 위, 결장, 직장, 간, 유방, 자궁내막의 암 발생률이 저하되고, 결장, 직장, 폐, 유방, 자궁내막, 전립선, 췌장암에 의한 생존 기간 연장과 사망률 저하가 알려졌다.
- 메트포민에서 암 발생 방지 기전으로 AMPK 활성화를 통한 mTORc 신호 억제를 생각한다.
  - mTORc 신호 억제는 암세포에서 단백질 합성을 감소시켜 암세포 증식을 방지하며, 세포자멸사와 세포 주기신호 억제를 유도한다.
- 면역 기전을 통한 항종양 반응이 있으며, 종양 침윤 CD8+ 림프구의 보호와 M1−like 대식세포 축적을 통한 면역 반응의 촉진으로 암의 성장과 혈관신생을 감소시킨다.
- 세포 실험에 사용한 메트포민 투여량이 매우 높은 용량이므로 모든 암 발생 방지 기전을 나타내는 것은 아니다.

(6) GLP1수용체작용제

- GLP1수용체는 갑상선, 외분비 췌장, 간, 시상하부, 신장 신세관, 뼈를 포함한 많은 조직에 존재하며, GLP1수용체 활성화는 포도당 항상성과 관계가 없는 작용을 나타낼 것으로 예상된다.
- GLP1RA의 비알코올지방간질환(NAFLD)/비알코올지방간염(NASH)에 대한 작용이 알려졌다.
  - NAFLD/NASH는 간암의 위험인자이며, 당뇨병 동반 NAFLD/NASH에서 간암 발생 위험이

증가한다.
- 간암이 나타날 수 있는 NASH의 치료에 의한 간암 발생 방지 가능성이 있다.
- 동물 실험에서 GLP1수용체나 GIP수용체 자극은 인슐린분비 촉진 작용과 별도로, 세포자멸사 방지 및 증식 촉진 과정을 활성화하는 것이 알려졌다.
  - 이런 작용으로 췌장을 포함한 GLP1수용체가 있는 장기의 암 발생/증식 촉진 가능성이 우려된다.
  - 증식 신호는 cyclin-D1유전자, β-카테닌/Wnt 신호 전달 경로 활성화나, MEK1/2 및 ERK1/2의 활성화에 연결된다고 보고되었다.
  - 이들은 세포 증식과 분화를 일으키는 전사인자의 인산화를 촉매한다.
  - 세포자멸사 과정에 관여하는 효소 Caspase-3 활성도 억제한다.
  - 이상과 같이 GLP1RA 투여에 의한 암 발생 가능성의 실험적 연구가 알려지고 있다.
- GLP1수용체작용제의 메타분석에서 대조군에 비해 췌장암, 갑상선암, 전체 암 발생 위험의 증가는 없었다.

(7) SGLT2억제제

- SGLT2억제제는 소변으로 당배설 증가에 의한 혈당 저하 작용뿐 아니라 다양한 작용을 나타내는 것이 실험적으로 알려지고 있다.
- SGLT2억제제는 발매 당시 방광암 발생 위험이 우려되었으나 대규모 임상시험에 의해 암 위험 증가는 부정되었다.
- 동물 실험에서는 발암과 암증식 억제가 보고되었으나 실임상에서 SGLT2억제제와 암 위험 관련성은 명확하지 않다.
- 카나글리플로진 사용에서 위장암 위험 저하가 있었으나 다파글리플로진이나 엠파글리플로진에서는 관찰되지 않았다.
- SGLT2억제제에서 암 위험 저하 가능성에 대해 몇 가지 기전을 생각할 수 있다.
  - 포도당은 암세포의 주요 에너지원이다.
  - 포도당은 암세포에서 흔히 과잉 발현되는 포도당수송체 GLUT1을 통해 세포 안으로 들어간다.
  - 암세포에는 나트륨-포도당공수송체가 존재하며 과잉 발현도 알려졌다.
  - SGLT1와 SGLT2는 췌장, 뇌, 전립선 유래 암종양에 모두 존재한다.
  - SGLT1은 난소암, 두경부암에 존재하며, SGLT2의 폐암, 유방암, 간암 존재가 확인되었다.
  - SGLT2억제가 암세포 증식에 직접 영향을 줄 가능성이 있다.
- 세포 실험 및 동물 연구에서 SGLT2 발현이 증가된 신장세포암 세포주에서 다파글리플로진으로, 간세포암 세포주에서 카나글리플로진으로 증식 억제 작용이 있었다.
- SGLT2억제제 이프라글리플로진의 세포막 과분극 및 미토콘드리아막 불안정성을 통한 유방암 세포주 MCF-7 증식 저하가 알려졌다.
- 비만 마우스 모델에서 결장암 방지 보고나, 미토콘드리아 복합체의 호흡 억제제에 의한 폐 및 전립선 암세포 증식이 억제된 세포 실험이 있다.

– 이런 실험 결과에서 SGLT2억제제의 암방지 효과가 기대된다.

5) 암에서 당뇨병약 투여에 주의

(1) 경구혈당강하제의 재검토나 변경

- 암이나 암치료에 따라 적합하지 않은 당뇨병약의 변경이 필요하다(표 13–6).

표 13–6 암환자에서 당뇨병약 투여의 주의점

- 메트포민: 조영제 검사, 신장기능 장애 가능성(신장독성 화학요법 등)이 있으면 중지하며, 수술 전후 2일간 휴약
- SGLT2억제제: 체중 감소, 요로감염 위험이 있을 때 중지
- DPP4억제제: 암이나 화학요법에 의한 간이나 신장기능장애가 있어도 사용 가능한 제제로 변경
- α–글루코시다제억제제: 대장암, 방광종양의 회장도관 수술에서 장폐색 위험으로 중지
- 피오글리타존: 방광종양에서 중지
- 설포닐유레아:신장 요로계의 종양이나 신장기능 장애 가능성이 있는 화학요법에서 중지

- 암 발생 부위에 대한 영향이나 수술, 화학요법에 따라 복용약의 감량 또는 중지할 수 있다.
- 조기 위암이나 대장암에서 내시경 치료 또는 위장관 이외의 유방암, 전립선암 등에서는 수술 전후에 당뇨병약의 중지나 입원 중 일시적 인슐린주사로 혈당 조절이 가능할 수 있다.
- 유방암, 전립선암에서 호르몬요법에 의해 인슐린저항성 증가로 혈당이 올라갈 수 있다.
  – 식욕부진이나 신장기능 장애가 없으면 인슐린저항성을 개선하는 메트포민을 사용한다.
- 당뇨병약의 감량 또는중지에 의해 혈당 조절이 나빠지면 인슐린주사를 고려한다.
- 암의 악화 또는 항암제 치료 등이 부작용으로 식사를 할 수 없는 아픈날의 대책을 미리 알려둔다(표 13–7).

표 13–7 암환자의 아픈날 당뇨병약 투여

- 메트포민: 젖산산증 방지를 위해 중지
- SGLT2억제제: 케토산증 방지를 위해 중지
- 설포닐유레아: 저혈당 가능성으로 중지
- 인슐린: 지속작용인슐린은 계속, 추가 인슐린은 감량이나 혈당 수치에 따라 조절

– DPP4억제제는 아픈날에 복용해도 저혈당이 없고 심한 부작용도 없다.

– 메트포민이나 SGLT2억제제는 식사 섭취가 불안정하면 중지한다.

(2) 인슐린 치료 적응의 고려

① 면역관문억제제에 의한 1형당뇨병

- 인슐린 의존 상태이며 신속하게 인슐린치료를 시작한다(인슐린치료의 절대 적응).
- 갑자기 발병하여 HbA1c가 높지 않을 가능성이 있어 주의한다.
- 케톤증이나 케토산증으로 발병하는 일도 있으며 충분한 수액과 인슐린 정맥주사로 적절한 치료가 필요하다.

② 췌장암

- 췌장암은 발병 시에 인슐린분비 저하가 없어도 수술 전후에 양호한 혈당 조절이 필요하여 인슐린을 투여한다.
- 수술 대기 중에 양호한 혈당 조절이 수술 후 합병증을 방지한다.
- 수술에 의해서 췌장 용적이 감소되므로 수술 후 인슐린의존 상태가 된다.

③ 위장관이나 복강내 수술

- 금식 기간이 길어지므로 당뇨병약을 중지하고 인슐린을 투여한다.
- 수술 후 경장영양요법에 따라 인슐린치료가 필요하다.

④ 스테로이드 치료

- 고용량의 스테로이드가 포함되는 화학요법에서 당뇨병약으로 혈당 조절을 할 수 없으면 인슐린주사를 사용한다.
- 구토 억제를 위한 덱사메타손 사용에서 중증 고혈당이 계속될 수 있다.
- 신경외과나 이비인후과 수술 후에는 부종 감소를 위해 덱사메타손을 투여할 수 있다.

⑤ 아픈날의 인슐린 치료

- 화학요법에 의한 식욕부진에 당뇨병약은 중지한다.
- 입원 중뿐 아니라 퇴원 후나 외래에서 화학요법 중에 인슐린치료가 필요할 수 있어 입원 중에 인슐린주사나 자기혈당측정 교육을 시행한다.
- 수술로 암의 제거 후에 소량의 인슐린으로 혈당 조절이 가능하면 인슐린주사량을 조정한다.

6) 암환자의 종말기

- 암의 종말기에는 저혈당이나 중증 고혈당에 의한 증상이 나타나지 않을 정도로 혈당을 조절하여 편안하게 되도록 배려한다.
  - 혈당 목표를 100 mg/dL 정도로 하지만 300 mg/dL 이하도 좋을 것이다.
- 아픈날에도 사용하기 쉬운 DPP4억제제는 계속하지만 다른 복용약은 상황에 따라 중지한다.
- 인슐린을 사용하던 환자는 부담을 고려하여 주사 회수나 혈당 측정 회수를 줄인다.
- 종말기에도 혈당 조절에 의욕적 환자도 있으며 의료인이 일방적으로 당뇨병 치료를 완화하면 환자나 가족이 치료에 소홀하다는 느낌을 받을 수 있다.
  - 암은 치료할 수 없었지만 당뇨병만은 자신 노력으로 이겨낼 수 있다는 자부심으로 임종 수일 전까지 굳은 의지를 보였던 환자도 있다.

15 당뇨병 환자의 감염

1) 당뇨병에서 감염 증가

- 당뇨병에서는 면역능이 저하되어 감염 가능성이 높고 일단 감염이 되면 예후가 나쁠 수 있다.
  - 영국의 대규모 코호트에서 당뇨병이 있으면 없는 사람에 비해 감염의 이환율이 높았다(estimate incidence ratios 1.47).

- 당뇨병에서 감염은 예후에 관여하며, 당뇨병에서 감염 발생과 관련된 병태생리, 치료법에 대한 이해가 중요하다.
- 감염 중증화 방지를 위해 조기 발견이 중요하지만 동반된 합병증으로 전형적 증상이 나타나지 않으면 진단이 지연될 수 있다.
- 고혈당은 면역능에 영향을 주므로 감염에서 혈당 조절이 중요하다.
- 감염에 의한 아픈날에 메트포민, SGLT2억제제의 중지와 인슐린치료가 필요할 수 있다.
- 일단 인슐린을 시작해도 감염 치료 후에 인슐린을 중지하며 기존 당뇨병 치료가 적합했는지, 합병증은 진행되고 있는지 평가하는 기회를 가지면 좋을 것이다.

2) 당뇨병과 감염의 상호작용

(1) 고혈당에 의한 면역기능이상

- 당뇨병에서는 면역기능을 담당하는 자연면역, 세포면역, 체액면역, 피부/점막의 장벽면역 등에 모두 나쁜 영향을 미친다.
- 자연면역에서 호중구나 단구-대식세포의 유주, 접착, 탐식능이나 항원 제시능 저하가 있으며 특히 공복 혈당 200 mg/dL 이상에서 자연면역 저하 위험이 크다.
- 세포면역에서 T세포의 이종항원에 대한 반응 저하, 체액면역에서 면역글로불린의 질과 양이 저하한다.

(2) 당뇨병합병증의 감염에 대한 영향

- 당뇨병에 의한 신경병증, 망막병증, 혈관합병증에서 각종 감염 발생이 증가한다.
- 자율신경병증에 의한 신경방광은 요로감염을 일으킨다.
- 말초감각 저하, 망막병증에 의한 시력 저하에서 발의 상처를 모르고 지내다가 연조직염이나 당뇨병발 위험이 높아진다.
- 동맥경화에 의한 혈류장애는 조직허혈을 일으켜서 호중구의 기능 저하나 국소의 면역반응 저하, 말초조직에 세균 증식을 일으킨다.

(3) 감염의 혈당 조절에 대한 영향

- 감염에 의한 사이토카인 증가는 내당능을 악화시킨다.
  - 고혈당은 다시 면역기능을 저하시켜 감염의 병태생리를 더욱 악화시키는 악순환이 된다.
- 당뇨병에서 ① 감염의 조기진단과 치료, ② 고혈당에 적극적 개입으로 관리할 필요가 있다.

3) 감염 환자의 혈당 관리

(1) 혈당 조절 목표 설정

- 미국당뇨병학회와 미국 · 유럽 집중치료학회는 입원 환자의 혈당 조절 목표로 144-180 mg/dL을 권고하였다.
  - 이에 대한 근거는 인공호흡기 관리 성인 환자의 목표 혈당을 80-110 mg/dL로 하는 집중 인슐린치료가 중환자실에서 사망률을 포함한 예후를 개선했다는 보고가 있으며, 여러 연구의 메타분석에서 집중인슐린치료에서 중증 저혈당이 증가하고 사망률이 감소하지 않았다는 보고다.

(2) 아픈날의 대응

- 당뇨병에서 감염으로 몸 상태가 나쁜 아픈날에 식사 섭취 불량과 구토나 설사, 발열에 의한 탈수, 지방조직에서 케톤체 생산에 의한 구역이 나타나서 혈당이 올라간다.
- 물을 많이 마시게 하여 탈수를 방지하고 조직 분해를 막기 위해 충분한 당질 섭취가 필요하다.
- 아픈날 혈당이 올라가면 환자가 스스로 당질 섭취를 제한하는 일이 있지만 식욕이 없어도 먹기 쉽고 소화도 잘되는 죽이나 스프 등을 먹도록 평소에 알려준다.
- 아픈날에는 간의 글리코겐 분해와 당신생이 증가하며, 근육으로 당의 유입은 감소한다.
- 지방조직에서는 지방 분해가 항진되어 고혈당과 함께 케톤체가 증가한다.
- 케톤증에는 인슐린저항성 증가와 인슐린 작용 부족을 개선하여 케토산증으로 진행을 방지하기 위해 인슐린 치료가 필요하다.
- 인슐린 치료 중인 환자는 식사를 먹지 못해도 자신의 판단으로 지속작용인슐린주사를 중단하지 않으며, 발열이나 위장 증상이 심하면 반드시 병원 진료를 받도록 평소에 교육해 둔다.
- 심한 탈수, 식사 섭취 불량, 중증 고혈당, 소변 케톤체 양성 지속, 의식 저하, 노인 등은 입원 치료가 필요하다.

(3) 감염에서 당뇨병약 복용 주의점

- 메트포민은 젖산산증, SGLT2억제제는 정상혈당케토산증 위험이 있어 아픈날에는 반드시 중지한다.
- 설포닐유레아, 글리나이드는 식사를 할 수 없으면 중지한다.
- 글루코시다제억제제, GLP1수용체작용제는 식욕 부진이나 위장 증상이 있으면 중지가 필요하다.
  - GLP1수용체작용제는 담낭염, 담석증 등 급성 담관질환을 일으킬 우려가 있어 복통 등의 위장 증상이 있을 때 영상 검사 등을 고려한다.
- 약을 중지해도 혈당이 올라가면 신속한 병원 진료가 필요하다.

(4) 중증 감염에서 혈당 관리

- 중증 감염에서는 인슐린 대항호르몬이나 염증 사이토카인이 증가에 의한 인슐린저항성으로 혈당 조절이 어려우며 안전성과 확실한 치료 효과의 관점에서 인슐린으로 치료한다.
- 입원이 필요한 중증 감염에서 환자 상태에 따라 경관영양, 중심정맥영양 등의 영양 투여, 스테로이드 투여에 의한 혈당 변동에 따른 인슐린 양의 조절과 신속한 효과를 위해 지속정맥인슐린 주입요법(continuous intravenous insulin infusion)을 시행한다.
- 감염 치료가 효과적이면 인슐린저항성이 개선되어 인슐린 필요량이 급속히 줄어든다.
  - 저혈당이 되지 않도록 주의하며, 경과에 따라 감량한다.
- 수액을 줄이고 식사를 시작하며 혈당이 변동될 수 있어 연속혈당측정을 시행할 수 있으면 좋다.
- 감염증상이 좋아지면서 간과 신장기능을 포함한 장기 장애가 회복되면 내인성 인슐린분비능 평가에 의해 인슐린 계속 필요성이나 경구 당뇨병약 병용을 검토한다.

(5) 입원 시 새롭게 진단된 당뇨병의 대응

- 중증 감염으로 입원하여 진단이나 치료를 받지 않던 당뇨병이 발견되는 경우가 있다.

- COVID-19 유행 당시 입원하여 새롭게 당뇨병으로 진단된(newly-diagnosed diabetes mellitus: NDDM) 환자가 있었으며 이들은 원래 당뇨병으로 진단된 환자에 비교해 COVID-19 중증화 위험이 높고, 평균 혈당이 높아 치료가 어려웠다.
- 당뇨병의 COVID-19 감염에서 당뇨병 치료제 효과 차이가 알려졌다(그림 13-8).
  - DPP4억제제는 임상 예후를 개선했다(Rhee SY, Diabetes Metab J, 2021:45:251).

그림 13-8 COVID-19 감염에서 당뇨병 치료제의 효과(Nyland JE, Diabetes, 2021:70:2903)

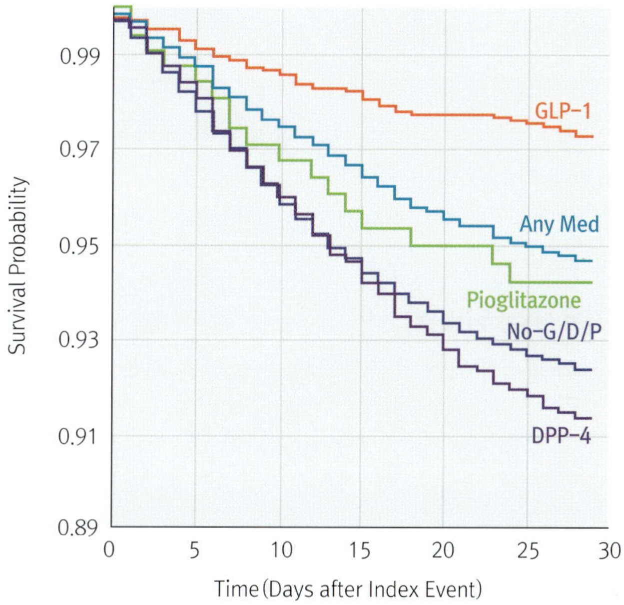

- 중증 COVID-19 환자에서 연속혈당측정이 치료에 유용하였다고 알려졌다.
- 감염 진단 시에 HbA1c를 포함한 당뇨병 선별 검사를 시행하며, 필요에 따라 췌도세포 관련자가항체나 내인성 인슐린분비능 평가 등을 통해 병형을 진단하여 치료한다.
- 이렇게 진단된 환자는 당뇨병을 관리해 줄 병원이 없는 경우가 많으므로 급성기가 지나면서 향후 치료 전망이나 방침을 알려주어 퇴원 후에 당뇨병의 계속 치료가 필요하다.

4) 당뇨병에 특징적 감염

(1) 당뇨병발감염(diabetic foot infection)

- 신경병증에 의한 감각 저하, 말초순환 부족에 의한 허혈, 고혈당에 의한 감염 증가, 망막병증에 의한 시력 장애 등의 복합 요인에 의해 발병한다.
- 국소의 종창, 경결, 홍반, 통증, 열감, 고름, 혈성분비물 등이 특징이다.
- 항생제 선택과 치료 기간 결정을 위해 원인균을 확정을 위해 감염 병소에서 검체를 채취하여 배양한다.

- 당뇨병발의 원인균으로 혼합 감염도 많아 배양 결과가 나올 때까지 광범위항생제를 사용한다. 보존적 치료로 감염을 조절할 수 없으면 하지 절단도 고려한다.
- 창상 감염이 잠복적으로 진행되어 진단 시점에서 이미 골수염에 이른 경우도 많아 골수염에 대한 평가도 필요하다.
  - 임상적으로 뼈가 보이거나 2 cm^2 이상의 궤양이며, 영상 검사로 MRI 소견이 골수염 진단에 유용하다.

(2) 괴사성근막염

- 가벼운 화상이나 외상을 계기로 근막에 세균 감염이 시작되어 괴사가 급속히 진행하는 연부조직 감염이며, 회음부에 발생하면 훌니에괴저라고 부른다.
- 증상은 이환 부위의 주변이 명확하지 않은 발적, 발적을 넘어 퍼진 부종, 통증, 발열 등이 있고 진행하면 쇼크나 다장기부전으로 치명적이므로 신속히 진단하여 치료한다.
- 영상 검사에서 피하 조직에 가스 소견이 있다.
- 그램양성 구균, 그램음성 간균, 무산소균 등에 대한 광범위항생제와 외과적으로 죽은조직 제거를 신속히 시행한다.

(3) 기종감염(방광염, 신우신염, 담낭염)

- 기종신우신염은 신장 피질이나 주위에 세균성 가스가 동반된 괴사성 병변이며 대부분 당뇨병에서 발생한다.
- 항생제 치료만으로 완치가 어려우며, 가스가 신장에만 있으면 경피적 배농을, 신근막을 넘으면 신장 적출술을 고려한다.
- 사망률은 약 20%이며, 증상은 신우신염처럼 발열, 옆구리 통증, 구역, 구토가 있다.
- CT 영상으로 신속한 진단과 치료 방침을 결정한다.
- 기종담낭염은 노인이나 남성에게서 많으며, 담낭동맥의 동맥경화에 의한 혈행 장애가 있을 때 담낭벽의 허혈의 영향을 받으며 담석이 없는 담낭염으로 발생할 수 있다.
- 장내세균이나 무산소균의 혼합 감염을 생각하여 광범위항생제에 경피적 담낭배농, 담낭적출술 등 외과치료가 필요하다.

(4) 뮤코르증

- 진균류 감염이며 당뇨병에서 부비강병변으로 비뇌뮤코르증이 나타나며 수막염이나 뇌염으로 진행할 수 있다.
- 생검에서 리본 모양의 사상균을 볼 수 있다.
- 대부분 항진균제에 효과가 없으며 외과치료가 필요하나 예후는 나쁘다.

(5) 악성외이도염

- 주로 당뇨병에서 발생하며 대부분 녹농균이 원인균이다.
- 외이도의 연조직염이며 두개골로 확산되면 수막염이나 뇌농양, 중추신경 마비가 될 수 있다.
- 증상으로 귀의 통증과 고름, 난청, 두통 등이다.
- 당뇨병에서 이런 증상이 있으면 CT나 MRI 등의 영상 검사가 필요하다.

● 심부 조직의 배양 검사에 의해 원인균을 확인한다.
● 치료는 녹농균에 대한 항생제 투여와 병변 절제를 시행한다.

5) 당뇨병에서 흔한 감염의 주의점

(1) 호흡기감염(폐렴, 결핵)

● 당뇨병에서는 시중폐렴에 의한 입원이 많으며 예후가 나쁠 수 있다.
● 특히 입원 시 고혈당은 입원 기간 장기화나 사망의 원인이 된다.
● 당뇨병의 호흡기감염에서 폐결핵에 주의한다.
  – 당뇨병의 결핵에서는 치료 시작 2개월 후에도 가래 배양에서 양성률이 높고, 사망률도 높다고 알려졌다.
  – 이 연구에서 메트포민 사용자에서 사망률이 낮아, 메트포민의 단구–대식세포의 오토파지 유도 기전을 생각했다.

(2) 요로감염

● 자율신경병증에 의한 신경방광에서 소변이 방광에 저류되어 요로감염 위험이 높아진다.
  – 요로감염의 반복으로 약제 내성균 위험 가능성이 있고 재발하면 광범위항생제를 고려한다.
● 당뇨병 여성에서 무증후성 세균뇨가 많지만 예방적 항생제가 요로감염 발생을 방지하지 못하고 내성균 위험도 높아지므로 항생제를 투여하지 않는다.
● SGLT2억제제는 소변의 당농도 증가에 의해 세균이 증식하기 쉬우며 특히 성기감염 위험이 증가한다.
  – SGLT2억제제 투여 중에 문진이나 검사에 의해 요로감염이나 성기감염의 조기 발견에 노력한다.

(3) 코로나 바이러스 감염(COVID–19)

● 당뇨병에서 COVID–19 감염으로 당뇨병의 중증화가 알려졌다.
● 입원 시 고혈당과 코로나 바이러스 감염에서 폐 병변의 중증도와 상관이 있으며 ICU 입원 환자에서, 입원 시 고혈당(250 mg/dL 이상)은 정상 혈당(140 mg/dL 미만)에 비해 사망률이 높았다(위험비 3.14).
● COVID–19로 입원 후 고혈당 발생도 있으며 췌장 베타세포에 안지오텐신 변환효소 2(angiotensin converting enzyme 2: ACE2) 수용체를 통해 침입한 바이러스가 ATP생산 억제나 사이토카인 증가, 산화스트레스 항진 등에 의한 인슐린 합성 장애, 말초조직에서 염증사이토카인 증가, 레닌알도스테론계 항진에 의한 인슐린저항성 증가, 중증에 투여한 스테로이드의 영향 등이 생각되고 있다.

(4) HIV 감염

● HIV 감염이나 항HIV제 투여와 당뇨병 발생의 관련이 알려졌다.
● HIV 감염에서 만성 염증에 의한 염증사이토카인 IL–6나 대식세포에서 TNF–α 생산 항진이 있다.

- IL-6는 인슐린수용체를 통한 인슐린 신호를 방지하고, TNF-α는 골격근이나 지방세포에서 GLUT4 발현을 저하시켜 내당능을 악화시킨다고 생각한다.
- 항HIV제 중 프로테아제억제제는 인슐린저항성을 일으키며, 기전으로 GLUT4 발현 저하를 생각하고 있다.
- HIV 환자에서 HbA1c나 혈당 등 정기적 내당능 측정이 필요하다.
- 경구 당뇨병약과 항HIV제의 상호작용으로 인테그라르억제제에 의한 메트포민의 혈중 농도 상승이 있다.

16 치주병

1) 당뇨병에서 치주병이 많다

- 치조농루나 치은염 등의 치주병은 혈당 조절 불량 당뇨병에서 많으며 중증화하기 쉽다.
- 당뇨병에서 치주병 발생에 관여하는 요인
  ① 중성구의 유주능이나 식작용 등 탐식세포 기능 저하
  ② 면역세포의 기능 저하
  ③ 혈류장애
  ④ 신경병증
  ⑤ 타액분비 감소에 의한 구강 내 자정작용 저하
  ⑥ 콜라겐 합성 장애에 의한 치주조직의 창상 치유 지연
  ⑦ 염증사이토카인이나 조직 파괴에 관여하는 효소 증가
  ⑧ 당화종산물 과잉 생산
- 치주병 치료에 의한 혈당 조절 개선도 알려져 있다.
- 노인에서는 특히 치주병 빈도가 높으며 구강 관리는 흡인폐렴이나 영양불량을 방지한다.

2) 치주병은 당뇨병을 악화시킨다

- 치주병은 그램음성 무산소균에 의해 일어나는 만성 지속성 감염이다.
- 중등도 이상 치주병에서 치주 포켓 내에 만성 염증이 일어나는 면적은 약 72 cm^2에 이른다.
  - 이것은 손바닥 크기에 해당되며, 몸 안에 손바닥 크기의 만성 염증질환을 항상 가지고 있는 상태가 된다.
- 치주병 세균의 지속적인 감염을 받으면, 마크로파지에서 과잉의 종상괴사 인자(TNF-α)를 생산한다.
  - TNF-α에 의한 인슐린 저항성은 혈당 조절을 악화시킨다.
- 치주병균은 치주 포켓에서 쉽게 혈중으로 들어간다.
  - 불과 1 g의 치태에 1,000억 개 이상의 세균이 살고 있다. 깊은 치주 포켓으로부터 많은 세균이 혈중으로 유입된다.
  - 혈중 세균은 혈관에 염증을 일으켜 심근경색이나 동맥경화 같은 당뇨병의 만성 합병증으로 알려진 증상을 일으킬 수 있다.

3) 치과 진료의뢰

- 치주병은 자각 증상이 없으므로 정기적으로 구강 검사를 받아야 한다(표 13-8).
- 잇몸이 붉게 부어 오르고, 입냄새가 나면 치주병을 의심한다.
- 이를 닦을 때 피가 난다, 이가 아프다, 이가 빠진다 등의 증상이 있으면 주의가 필요하다.
- 당뇨병을 악화시키지 않기 위해서도, 그리고 식사 요법을 잘 시행하기 위해서도 구강 건강은 중요한 요소이다.

표 13-8 치주병을 의심하는 증상

• 잇몸의 출혈	• 잇몸이 붉게 붓는다.
• 이가 흔들린다.	• 구취에 신경이 쓰인다.
• 이가 솟는 느낌	• 치석이 쌓여 있다.
• 찬 물에 이가 시림	

Chapter

14 당뇨병 합병증 방지 대책

1 당뇨병신경병증

1) 당뇨병합병증으로 가장 빈도가 높은 당뇨병신경병증

- 당뇨병신경병증은 조기에 시작하는 합병증이며 빈도가 높고 다양한 임상 증상으로 나타난다.
- 당뇨병 환자의 30-40%에서 신경병증이 있지만 약 50%는 무증후성이다.
- 1형당뇨병은 20년 후에 20%가, 2형당뇨병은 진단 시에 이미 10-15%가, 10년 후에는 50%에서 신경병증이 나타난다고 알려져 있다.
- 감각 · 운동신경병증이 나타나면 통증이나 저림에 의한 QOL이 저하되고 발병변이나 하지 절단 위험이 높아진다.
- 자율신경병증 진행에 의한 저혈당무감지증이나 중증 부정맥에 의한 돌연사 위험이 높아진다.
- 조기 진단, 조기 치료와 더불어 발생과 진행 방지가 중요하다.
- 임상에서 전신성과 국소성으로 구별하며, 전자를 당뇨병 다발신경병증(diabetic polyneuropathy: DPN)이라고 부르며 감각 · 운동신경병증과 자율신경병증으로 구분한다.
- 감각신경병증의 증상은 다리, 발바닥에서 시작하며 좌우 대칭성으로 점차 위쪽으로 진행된다. 초기에는 발끝의 저림감이나 통증이 있으며, 찌릿한 이상감각을 느끼기도 한다.
- 진행되면 신경섬유 감소에 따라 발바닥의 감각 저하가 나타나고 말기에는 감각 소실이 된다.
- 진행되면 처음에 심하던 통증은 없어지지만 감각이 없어져서 상처가 나도 통증을 느끼지 못하여 감염 위험이 증가하고, 발병변이나 발괴저를 일으킨다.
- 환자의 자각 증상은 DPN 중증도와 관계가 없다는 것에 주의한다.
- 운동신경병증은 진행될 때까지 자각 증상이 없으며 근력 저하가 초기부터 나타나지는 않는다.
- 한편 장딴지에 쥐가 나는 증상은 초기부터 나타나며 말기까지 빈도가 높다.
- 진행된 운동신경병은 근육위축, 근력저하를 일으키며, 근육위축에 의한 발의 변형은 당뇨병발병변의 원인이 된다.

- 자율신경병증도 초기부터 시작될 수 있으며 전신 장기에 기능 이상을 나타낸다.
  - 증상으로 기립저혈압, 위마비, 난치성 변비와 설사, 발기장애, 신경방광, 발한이상 등이 나타난다.

2) 당뇨병신경병증의 원인

- 당뇨병신경병증 발생에는 고혈당에 의한 ① 폴리올대사 활성항진, ② 단백키나제 C(protein kinase C: PKC) 활성이상, ③ 산화스트레스 항진, ④ AGE-RAGE계 항진 등의 대사이상과 신경세포기능 저하나 신경 영양혈관의 혈류장애 등이 복합적으로 관여한다.
- 폴리올대사는 비교적 많이 연구되었다.
  - 세포 안으로 들어온 포도당의 대부분은 해당계를 통해 이용되며 3-5% 정도가 알도스환원효소(aldose reductase: AR)를 통해 폴리올경로에 들어간다.
  - 고혈당 상태 지속으로 세포 안의 포도당이 증가하면 해당계에서 처리하지 못하고 폴리올경로 유입이 3-4배 증가한다.
  - AR의 작용으로 포도당이 소르비톨로 바뀌어 세포 안에 축적되면 삼투압이 올라가서 세포 부종을 일으킨다.
  - 소르비톨은 다시 소르비톨탈수소효소의 작용으로 과당으로 바뀌며 소르비톨, 포도당 및 대사산물이 당화반응, 산화스트레스, PKC 활성이상 등에 영향을 주어 신경병증의 발생과 진행이 일어난다.
  - 또한 AR활성 증가는 조효소 NADPH를 소비하여 산화질소 합성효소 활성을 저하시킨다. 혈관확장 물질인 산화질소 감소는 혈류이상이나 허혈을 일으킨다.
- AR은 말초신경의 형성과 유지에 관여하는 슈반세포에 발현한다.
  - 슈반세포에서 폴리올대사경로 항진이 당뇨병신경병증 발생에 관여한다고 생각한다.

3) 당뇨병신경병증 진단

- DPN은 빈도가 높은 합병증이지만 환자의 약 반수는 무증후성이므로 당뇨병 진료에서 DPN 가능성을 반드시 평가해야 한다.
- 당뇨병 이외에 말초신경병증을 일으키는 질환이 많기 때문에 당뇨병 이외의 원인 제외나 치료 가능한 신경병증을 간과하지 않는 것도 중요하다.
- 알코올 섭취나 신경독성이 있는 약제(특히 항암제) 사용력의 문진, 정형외과 질환이나 뇌신경질환, 갑상선저하증이나 신장질환, 혈관염 등에 대한 평가를 필요에 따라 시행한다.
- 일상 진료에서는 소리굽쇠를 이용한 진동각 감소, 모노필라멘트를 이용한 감각저하, 타건기를 이용한 아킬레스건 반사 저하 등으로 평가한다.
- 신경전도검사는 정량적 검사법이며 2개 이상의 신경에서 하나 이상의 측정 항목(전도속도, 진폭, 잠복시간)에 이상이 있으면 DPN으로 진단한다.
  - 숙련된 기사와 근전도 장치가 필요하여 임상에서 모든 환자에게 시행하기는 어렵다.
- 자율신경병증은 기립저혈압, 위마비, 난치성 변비나 설사, 발기장애, 신경방광 등의 증상과 병력, 신체 소견 확인으로 진단한다.

- 심혈관계 자율신경병증은 심전도의 R-R간격 변동계수를 이용하여 평가할 수 있다.
- DPN 평가는 적어도 1년에 1회 시행하며 진행된 환자는 보다 자주 평가한다.

4) 당뇨병신경병증 치료

(1) 혈당 조절

- 혈당 조절에 의한 신경병증 방지는 1형당뇨병에서 엄격한 혈당 조절과 유지에 의한 신경병증의 발생과 진행 방지 연구로 알려졌다.
- 2형당뇨병 대상 연구에서도 집중치료에 의한 신경병증의 발생 방지와 진행 방지가 알려졌다.
- 이런 결과에 따라 신경병증 발생과 진행 방지를 위해 엄격한 혈당 조절을 권고한다.
- 혈당 조절 이외의 위험인자로 고혈압, 이상지질혈증, 비만, 흡연 등이 있으며 이들의 포괄적 관리에 의해 신경병증의 발생과 진행 방지를 기대한다.
- 장기간 혈당 조절이 안 된 환자에서 급격한 조절 개선에 의해 팔다리에 심한 통증이 나타날 수 있다.
  - 이것은 치료 후 통증신경병증이라고 부르며 특히 인슐린치료로 혈당을 급속히 저하시켰을 때 나타날 수 있다.
- 혈당 조절 시작 전에 병력을 들어 유병기간이 길고 혈당 조절 불량 상태가 장기간 지속된 경우에는 완만한 혈당 조절이 좋다.
- 특정 당뇨병 치료제가 신경병증의 발생과 진행을 방지한다는 근거는 없다.
  - GLP1수용체작용제의 하나인 엑세나타이드는 마우스의 척수후근신경절 신경돌기 성장 작용이 있어 스트렙토조토신 유발 당뇨병 마우스에서 감각기능과 신경전도 속도 개선, 상피내 신경섬유밀도 증가가 나타났다.
  - 사람의 당뇨병신경병증에 대해 인슐린글라진과 엑세나타이드 치료군의 비교에서 차이가 없었다.
- DPN의 발생과 진행에 관여하는 당뇨병 치료제의 역할은 명확하지 않으며, 메트포민 치료에 인슐린글라진, 글리메피리드, 리라글루타이드, 시타글립틴 등을 추가하여 추적한 연구에서 DPN 발생빈도에 차이가 없었다.

(2) 약물치료

- DPN의 원인 치료제로 효과가 있다고 사용하는 약은 없다.
- 알도스환원효소억제제(aldose reductase inhibitor) 에팔레스타트가 DPN 진행 방지에 일부 효과가 있다고 사용하고 있다.
  - 에팔레스타트에 의해 다리 저림 등의 자각 증상이 개선되고 진동각과 신경전도속도 악화를 방지했다고 한다.
  - 이런 효과는 혈당 조절이 양호하고 망막병증이나 단백뇨가 경증인 경우에 나타났다.
  - 따라서 에팔레스타트는 초기 DPN에서 충분한 혈당 조절과 더불어 사용하도록 권고한다.

(3) 대증요법

- 증상이 가벼우면 혈당 조절과 일상생활 개선에 의해 호전되기도 하지만, 증상이 심해 일상생활에

지장을 주면 증상 완화를 위한 약물치료가 필요하다.

- DPN에 의한 통증은 환자에게 고통이 커서 통증 완화는 삶의 질 개선에 도움이 된다.
- 당뇨병학회의 진료지침은 ① Ca^{2+}채널α2δ리간드(프레가발린), ② 세로토닌–노르아드레날린 재유입억제제(SNRI, 듀록세틴), ③ 3환계 항우울제(아미트립틸린) 등을 권고한다.
  - 이들의 효과를 일부 기대할 수 있지만 부작용에 주의한다.
  - Ca^{2+}채널α2δ리간드는 졸음, 휘청거림, 부종, 체중 증가에 주의하며 신장기능 저하, 노인은 소량으로 시작한다.
  - SNRI의 주된 부작용은 졸음, 구역이며, 투여 초기에 나타나기 쉬워 소량으로 시작하여 1–2주 후에 유지량으로 증량한다.
  - 3환계 항우울제는 졸음, 주의력 저하 등의 정신 신경증상과 갈증, 안압 증가 등의 항콜린 작용에 주의한다.
- 어느 약이나 저용량으로 시작하여 효과와 부작용을 확인하여 증량한다.
- 상용량으로 효과가 충분하지 않으면 최대 용량까지 증량하거나 다른 약을 병용한다.
  - 그런데도 효과가 없으면 오피오이드 사용도 고려하지만 습관성이 나타날 가능성을 알고 있어야 한다.
- 자율신경병증은 장애가 진행되어 일상생활에 지장이 있으면 증상에 따른 대증요법이 필요하다.
  - 자율신경병증 증상을 악화하는 약을 찾아 기피하는 것도 중요하다.
- DPN 치료의 주의사항(QR코드 11 참고)

QR코드 11

(4) 발관리

- DPN은 당뇨병발병변의 위험인자이므로 발관리가 필요하다.
- 신경병증 이외에 말초동맥질환 동반, 발궤양이나 절단 병력이 있으면 발병변 위험이 높아진다.
- 발병변이 생기면 사망률이나 관상동맥질환 등을 증가시킨다.
- 발병변 방지에는 발관리 교육에 의한 자기 건강 관리가 효과적이다.
- 고위험 환자뿐 아니라 모든 당뇨병 환자에게 초기부터 발관리 교육 시행을 권고한다.
- 발의 관찰, 보습이나 발톱 관리, 양말이나 신발 선택 방법 등 자기건강관리 방법을 알려준다. (➡ p.287)

5) 당뇨병 자율신경병증

(1) 다양한 증상으로 나타나는 당뇨병자율신경병증

- 당뇨병자율신경병증은 몸 안의 여러 장기를 침범하여 매우 다양한 임상 증상을 나타낼 수 있다.
- 심혈관계, 소화기계, 비뇨생식기계, 피부, 눈동자, 부신 등의 기능에 이상을 일으킬 수 있다.

- 기립저혈압, 식사성 저혈압, 위배출 장애, 방광기능 장애, 발한 이상, 동공 이상, 저혈당무감지증 등이 임상적으로 흔하다.
- 당뇨병합병증 중에서 비교적 발생빈도가 높아 QOL을 크게 저하시키며 예후도 좋지 않다.
- 당뇨병자율신경병증은 대부분 원위대칭성 감각운동장애나 당뇨병다발신경병증과 동반된다.

(2) 선별검사와 진단

① 기립저혈압

- 심혈관 자율신경병증에서 교감신경병증을 대표하는 질환이며, 당뇨병 후기에 시작하여 점차 진행하는 합병증이다.
- 임상 증상으로 기립 직후의 어지럼, 탈진, 시력 저하, 눈앞이 캄캄함 등이 나타나고 때로 실신에 이른다.
- 심혈관 자율신경병증의 임상 경과는 신경 길이에 의존하므로 부교감신경(미주신경)장애가 먼저 나타난다.
  - 심박 변동 이상(CVR-R의 저하에 이어 안정시 빈맥 90 bpm 이상)으로 시작하여 진행되면 교감신경장애에 의한 기립저혈압이 나타난다.
  - CVR-R은 심전도에서 100 심박의 R-R 간격의 평균치와 표준편차(SD)를 계산하여 변동계수(CVR-R)=SD 평균치×100(%)를 구한다. 안정 시에 2.0% 미만이면 심장자율신경병증으로 한다.
- 기립저혈압은 QOL을 저하시키고, 심근경색, 돌연사 등 심혈관질환 사망률이 높아 예후가 불량하다.
  - 진단 기준은 기립 후 3분 이내에 수축기혈압 30 mmHg 이상 저하 또는 확장기혈압 10 mmHg 이상 저하이다.
  - 수축기혈압 저하 11-29 mmHg는 경계형으로 한다.
- 당뇨병에서 기립 직후 현기증, 탈진, 시력 저하, 눈앞이 캄캄함 등 기립저혈압 증상이 있으면 선별검사를 권고한다.
- 증상과 관계없이 50세 이상 또는 고혈압이 있는 환자에서도 기립혈압검사가 필요하다.
  - 기립혈압검사는 10분간 안정 후에 10분간 일어서게 하여 1-2분 간격으로 혈압을 측정하는 방법이다.

② 위배출 장애

- 미주신경병증으로 위내용 배출이 지연되는 상태이며 유병기간이 긴 1형당뇨병에 많다.
- 식후 바로 만복감, 식욕부진, 구역/구토, 위의 불쾌감, 복부 고창 등이 나타난다.
- 위내용물의 배출 지연이나 불규칙한 배출에 의해 혈당이 크게 변동되어 불안정하게 된다.
- 위배출능 검사법으로 동위원소 이용방법이 표준으로 되어 있다.
  - 방사성동위원소(^{99m}Tc)를 혼합한 검사식(달걀샌드위치 등)을 먹고 시간 경과에 따라 위내에 남아 있는 동위원소를 측정하여 잔존율을 계산한다.
  - 위배출능이 정상이면 4시간 이내에 위에서 모두 배출된다.

- 위내시경 검사에서 공복 시에 위 내용물이 남아있는 것을 볼 수 있다.

③ 당뇨병설사

- 하루 20회 이상의 대변을 보고, 물 모양의 대변이 된다.
- 설사는 간헐적, 발작적으로 일어나며, 정상 대변이나 변비가 반복될 수 있다.
- 설사가 있으면 우선 메트포민에 의한 원인을 제외한다.
- 지방변, 혈변 등을 검사하여 기질적 질환의 제외도 중요하다.

④ 변비

- 변비는 당뇨병에서 빈도가 높은 위장 증상이다.
- 자율신경병증이 있으면 구불결장에서 직장에 이르는 통과시간이 지연된다.
- 지배신경병증에 의한 대장 운동기능 저하를 원인으로 생각한다.
- 진단에는 다른 기능성질환, 기질적질환(대장암 등)의 제외가 중요하며, 잠혈검사, 대장내시경, 직장항문내압검사 등을 시행한다.

⑤ 배뇨장애(신경방광)

- 초기 증상은 감각장애에 의한 요의 저하다.
- 방광 용량이 증가하면 배뇨 회수가 1일 1-2회까지 저하한다.
- 진행되면 방광 수축력 저하에 의해 무력성방광이 된다.
  - 무력성방광에서 잔뇨는 요로감염, 수신증 등을 일으킬 수 있다.
- 요로감염이 자주 있는 환자에서 신경방광 검사가 필요하다.
- 정상인에서 최대 방광 용량은 400 mL 정도이며, 1회 배뇨량이 400 mL 이상이면 방광마비를 의심하여 방광초음파 검사로 배뇨 후 잔뇨를 확인한다.
- 정확한 진단에는 요류동태 검사에 의한 요류측정, 방광내압 측정이 필요하다.
  - 요류측정법으로 1회 배출량, 배출 패턴, 최대 요류율 등을 측정하며, 방광내압 측정법으로 방광감각 저하, 방광용량 증가, 방광수축력 저하 등을 평가한다.

⑥ 발기장애(erectile dysfunction: ED)

- ED는 다인자질환이며 자율신경(교감신경)을 포함한 신경병증, 혈관장애, 대사이상, 영양, 내분비이상(성 호르몬), 심리적 요인 또는 혈당강하제 등이 원인으로 생각되고 있다.
- ED는 유병율이 높아 40-49세 남성 2형당뇨병의 57%가 ED를 가지고 있었다고 알려졌다.
- ED는 전신의 동맥경화와 관련이 있어 장래 심혈관질환 발생 요인으로도 알려졌다.
  - ED 진단 후에 허혈심장질환을 비롯한 다른 동맥경질환 검사가 필요하다.
- ED의 감별에 문진이 중요하며 급성이나 만성 발생, 야간 · 이른 아침의 발기를 알아본다.
  - 급성 발생이나 이른 아침 발기가 있으면 심인성 ED 가능성이 있다.
- 복용하는 약으로 신경안정제, 항우울제, 혈압약, 소화성궤양치료제 등을 확인하여 약제성 ED를 제외한다.
- ED에서 다른 만성합병증으로 말초신경병증, 망막병증, 신장질환 동반이 많다.

- ED의 감별에는 혈중 테스토스테론, LH(황체 형성 호르몬), FSH(난포 자극 호르몬), 프로락틴 측정이 필요하다.

(3) 치료

- 당뇨병자율신경병증은 다양한 증상을 나타내며 장기마다 특이한 약물치료가 있다.
- 약은 대증요법이며 때로 증상이 악화될 수 있어 투여 후 경과 관찰이 중요하다.
- 적절한 치료는 QOL을 개선하므로 조기 치료가 필요하다.

① 기립저혈압

- 악화인자인 탈수 및 이뇨제, 3환계항우울제, 혈관확장제, SGLT2 억제제 등을 확인하여 가능하면 원인이 되는 약을 중지한다.
- 비약물치료로 충분한 수분공급, 적절한 염분 섭취, 하지의 탄력스타킹 사용 등을 권고한다.
- 기립 시 천천히 동작하는 등 갑작스러운 체위 변환을 피한다.
- 약물치료에 미도드린, 플루드로코티손 등을 사용한다.

② 위배출장애

- 위배출 지연 작용이 있는 GLP1수용체작용제에 의한 증상에서는 투약 중지를 고려한다.
- 소량으로 여러 차례 식사 섭취, 충분한 씹기, 고섬유식 또는 고지방식 제한 등을 시도한다.
- 고혈당 자체에 의한 위배출 지연에는 혈당 조절이 중요하다.
- 약물치료에 모티리톤을 투여한다.

③ 당뇨병설사

- 당뇨병 치료제 메트포민, α-글루코시다제억제제, GLP1수용체작용제 등이 설사를 일으킬 수 있다.
- 메트포민에 의한 설사 빈도가 높아 투약 중지를 고려한다.
- 약제치료로 로페라미드를 사용한다.

④ 변비

- 규칙적으로 대변을 보도록 생활습관이 필요하다.
- 운동습관 정착, 충분한 수분 및 식품섬유 섭취에 주의한다.
- 약제치료로 소르비톨, 락툴로스 등을 투여한다.

⑤ 배뇨장애(신경방광)

- 감각장애에 의한 요의 저하에 압력 배뇨나 시간 배뇨를 시행한다.
- 잔뇨가 있으면 간헐적 자가도뇨도 필요하다.
- 이완형 신경방광에는 α1-차단제 프라조신, 콜린작용제 베타네콜, 항콜린에스테라제 디스티그민 등을 시도한다.

⑥ 발기장애(ED)

- 흡연, 과도한 알코올 등의 생활습관 개선이 필요하다.

- 약제치료에 실데나필 등의 포스포디에스테라제5 억제제 투여가 중심이다.
  - PDE5억제제의 부작용으로 혈관 확장 작용에 의한 두통, 안면홍조, 혈압저하, 비강 내 충혈 등이 있다.
  - 아질산제 병용에 의한 예상하지 못한 저혈압에 주의한다.

(4) 추적관리

- 당뇨병자율신경병증은 모든 장기를 침범하여 다양한 증상을 나타내며 경과 중에 새로운 증상 출현 가능성을 염두에 둔다.
- 치료에 의한 증상이나 QOL 개선을 점검한다.
- 장기적으로 경과를 관찰하는 당뇨병에서 간편한 자율신경기능검사를 시행하여 자율신경병증을 조기에 발견하도록 노력한다.
- 자율신경병증 치료에서는 비약제치료가 중요하고, 또 복용하는 약에 의한 악화인자의 제거도 필요하다.
- 자율신경병증의 약제치료는 모두 대증요법이며 효과가 뛰어난 약은 적다.
  - 환자의 요구대로 산만하게 투약을 거듭하면 다약제치료가 되기 쉽다.
  - 효과가 명확하지 않은 약은 신속하게 중지하며 다른 계통의 약으로 변경한다.

2 당뇨병신장질환

1) 당뇨병신장질환의 증가

- 부작용이 적고 효과가 좋은 당뇨병약을 널리 사용하게 되면서 당뇨병합병증 발생 양상이 변화되어 심혈관질환이 줄어들고 있으나 당뇨병신장병증은 계속 증가하고 있다.
- 당뇨병신장병증에 만성신장질환(chronic kidney disease: CKD)의 개념을 도입하여 당뇨병신장질환(diabetic kidney disese: DKD)이라고 부르게 되었다.
- 우리나라에서 투석 환자 수가 줄지 않고 있으며 당뇨병 치료의 발전에도 불구하고 투석 도입의 가장 많은 원인은 당뇨병신장질환이다.
- 신장기능 저하가 진행된 당뇨병에서 효과적인 당뇨병 치료제는 없었지만 이제 SGLT2억제제를 비롯한 신장 보호를 기대할 수 있는 치료제가 등장하고 있다.

2) 당뇨병신장질환 발생

- DKD는 망막병증, 신경병증처럼 미세혈관합병증의 하나다.
- 고혈당 지속은 병리조직학적으로 사구체 비대, 광범위병변, 삼출병변, 결절병변이 나타나는 동시에 사이질과 신세관병변도 진행되며 최종적으로 신장기능이 소실되는 경과를 취한다.
- DKD의 병태생리에서 사구체 과잉 여과가 중요한 역할을 한다.
  - 사구체 내압은 수입미세동맥과 수출미세동맥의 혈관 저항으로 조절되며, 전신 혈압의 영향을 받지 않고 일정하게 유지되는 자동 조절능이 있다.
- 당뇨병에서는 이 조절기능의 이상으로 사구체 내압이 올라가서 과잉 여과를 일으키며 사구체경화

가 일어난다고 생각한다.

- 사구체 내압이 올라가는 기전으로, 수출미세동맥의 수축 또는 수입미세동맥의 확장을 생각할 수 있다.
- 수출미세동맥의 수축에는 레닌-안지오텐신(renin-angiotensin: RA)계가 관여한다.
- 고혈당이나 인슐린저항성에서는 RA계가 활성화되어 신장 국소에 안지오텐신II가 증가하며 수출미세동맥을 수축시켜 사구체 내압이 올라간다.

● 수입미세동맥의 혈관 저항은 신세관-사구체 피드백(tubuloglomerular feedback: TGF)에 의해 조절된다.

- TGF는 신세관 안의 전해질 정보가 수입미세동맥에 전달되어 사구체 여과량(glomerular filtration rate: GFR)을 조절하는 것이다.
- 이 역할을 방사구체에 있는 치밀반(macula densa)이 담당한다.
- 치밀반은 소변의 전해질 Na/Cl/K 농도를 감지하며, 전해질이 줄어들면 수입미세동맥 확장에 의해 GFR을 증가시키며, 전해질 농도가 증가하면 수입미세동맥의 수축으로 GFR을 저하시킨다.

● 당뇨병에서는 근위신세관의 포도당 재흡수의 항진으로 같이 수송되는 Na 재흡수도 항진되어 아래쪽 치밀반에 도달하는 Na가 감소되면 TGF를 통해 수입미세동맥의 확장과 사구체 과잉 여과가 일어난다.

● 당뇨병에서 수축된 수출미세동맥이나 확장된 수입미세동맥의 균형을 바로잡아 사구체 과잉 여과의 개선으로 신장을 보호하는 작용이 RA계억제제, SGLT2억제제의 작용 기전이다.

● 당뇨병에서는 이런 혈행동태의 이상에 더해 고혈당, 인슐린저항성에 의한 산화스트레스, 염증 유도에 의해 신장 손상이 시작되고 또 진행된다고 생각한다.

● 신장의 구성 세포인 사구체 내피세포, 메산기움세포, 사구체 상피세포, 신세관세포 등의 세포가 세포 밖 매트릭스, 혈관, 염증세포 등과 상호작용하여 병변 진행에 관여한다.

● 신장 병변의 진행 경로를 몇 개로 나누어 볼 수 있다.

① 고혈당에서 포도당이 단백질과 비효소적으로 반응하여 AGEs(advanced glycation end products)가 생기며 AGEs는 AGE 수용체(receptor for AGEs: RAGE)에 결합하여 병적 작용을 나타낸다.

② 세포 안의 포도당 농도 상승은 DAG(diacylglycerol)를 생산하며, 축적된 DAG는 protein kinase C(PKC)를 활성화한다.

③ 세포 안에서 포도당의 주요 대사경로는 해당계이지만, 과잉의 포도당으로 해당계가 포화되면 폴리올경로, 헥소사민경로 등 곁가지경로에 포도당 유입이 증가한다.

④ 당뇨병에서는 소포체스트레스 항진, 오토파지기능 이상, 세린-트레오닌키나제, Rho-kinase 활성화 등이 병태생리에 관여하는 것도 알려졌다.

● 이상 여러 경로는 복잡한 소통으로 서로 작용하여 산화스트레스, 염증을 일으켜서 신장 손상이 시작되어 진행한다.

● 신장을 보호하기 위해 고혈당에 대한 혈당 조절과 인슐린저항성을 개선하는 치료, 혈행 동태 개선

을 통한 치료 등을 생각할 수 있다.

- 당뇨병에서 혈당 조절 이외에 혈류 동태를 개선하기 위한 RA계억제제, SGLT2억제제의 효과를 기대한다.

3) 당뇨병신장질환의 병기

- 당뇨병신장질환의 병기는 혈청 크레아티닌(Cr)으로 계산한 추정 GFR(estimated GFR: eGFR)과 알부민뇨(단백뇨)로 평가한다.
  - 혈청 Cr은 근육량의 영향을 받아 근육량이 저하된 노인에서 과소 평가될 수 있다.
  - 이때는 혈청 시스타틴 C로 eGFR을 계산하면 좋다.
- 전형적 당뇨병신장질환에서 처음 나타나는 이상은 미량알부민뇨 출현이다(제2기).
  - 미량알부민뇨가 나타나면 당뇨병의 영향이 신장에 나오기 시작하는 것을 의미한다고 환자에게 명확하게 알려준다.
  - 적절한 관리에 의한 개선이 가능하다고 설명한다.
  - 혈당 이외의 위험인자 조절 상태의 재검토가 필요하다.
  - 당뇨병 전문의에게 의뢰 필요성을 생각한다.
- 알부민뇨는 증감이 반복되며 제대로 치료하지 않으면 진행되어 지속알부민뇨(지속단백뇨) 상태가 된다(제3기).
- 다른 신장질환 가능성을 생각하면(아래 신장생검 시행 조건) 신장전문의에게 의뢰한다(표 14-1).

표 14-1 DKD단계에 따른 전문의 진료 의뢰

단계	의뢰 사항	
	신장 전문의	당뇨병 전문가
당뇨병 발견		• 초기 교육(통원 중단 방지) • 혈당, 다른 위험인자 관리 방침 결정
미량알부민뇨 출현		• 환자에게 합병증 시작 교육 • 혈당, 혈압, 이상지질혈증 치료 목표 수정
다량알부민뇨 출현 eGFR < 60 mL/분/1.73m^2	• 식사/운동요법 조정 • 신장 보호 약제 선택 • 처방약 조정(신기능 저하에 따라 금기 또는 용량 감소 약제)	
	• 다른 신장질환 감별 • 신부전 합병증 관리 • eGFR < 30 mL/분/1.73m^{2}에서 신대체요법 준비	
신기능, 단백뇨의 급격한 변화	• 다른 신장질환 동반 조사	• 감염, 암 등 다른 질환 발견 • 혈당 조절 확인

- DKD 진단에 신장생검이 필수는 아니지만 다음 경우에 시행할 수 있다.

① 당뇨병의 유병기간 5년 이하, ② 망막병증이 없다, ③ 요잠혈이 많다, ④ 갑작스러운 요단백 출현, ⑤ 매우 높은 요단백, ⑥ 급속한 신장기능 저하, ⑦ 염증 반응, 보체 이상 동반

- 더욱 진행되어 eGFR 30(mL/분/1.73m^2) 미만이면 신장기능이 저하되고(제4기), 혈액투석을 포함한 신장대체요법이 시작된다(제5기).
- 최근 정상 알부민뇨에서도 신장기능이 저하된 환자가 증가하고 있다.
- eGFR 60 미만 2형당뇨병의 신장 병리소견 조사에서 알부민뇨가 있으면 당뇨병신장질환의 전형적 사구체병변이 있었다.
  - 그러나 알부민뇨가 없어도 전형적 당뇨병신장질환 소견을 나타내는 환자, 병리적으로 거의 정상인 환자, 사이질, 신세관, 혈관장애가 있지만 사구체는 거의 정상인 환자 등으로 매우 다양한 소견을 볼 수 있었다.
- 이런 결과에서 알부민뇨 없이 eGFR이 저하된 당뇨병은 미세혈관합병증에 의한 신부전 진행보다는 고령이나 고혈압에 의한 동맥경화병변으로 신장기능 저하를 생각할 수 있다.
- 이렇게 알부민뇨 없이 신장기능 저하 환자가 증가하고 있으며, 이런 환자를 당뇨병신장병증으로 부르기 어렵기 때문에 DKD라는 용어를 사용하게 되었다.
- DKD가 증가하는 이유는 명확하지 않지만 고령화에 따른 신장경화증 증가, RA계억제제나 스타틴 치료의 발전에 의해 알부민뇨 없이 신장기능 저하가 증가하는 것으로 생각하고 있다.

4) 당뇨병신장질환의 중증화 방지

(1) 식사, 운동요법

- 당뇨병 치료의 기본은 식사, 운동요법이며 이것은 당뇨병신장병증이나 DKD 대책에도 같으며 생활습관 개선 없이 다른 치료의 효과를 기대하기 어렵다.
- 식사, 운동요법의 개념이 시대에 따라 조금씩 바뀌고 있다.
- 당뇨병 식사요법에서 총칼로리 섭취량을 BMI 21-22를 기준으로 한 이상체중으로 결정했지만 DKD에서는 연령, 현재 체중, 식사 상황, 노쇠 등에 따른 목표 체중으로 개별화가 필요하다.
- 과거 당뇨병신병증에서 저단백질식 시행이 강조되었다. 실제로 저단백질식은 신부전 식사요법의 기본이며, 젊은 전형적 당뇨병신병증에서 충분히 교육할 필요가 있다.
- 그러나 근감소증이 있는 고령 당뇨병이 증가하면서 저단백질식을 권고할 수 없는 환자가 적지 않다.
  - 신장질환 예후보다는 생명 예후를 고려하여 저단백질식 또는 칼로리 제한을 시행하지 않는 선택사항도 있다.
- 운동요법에서도 혈당 조절 개선을 위한 유산소운동과 함께 근육량, 근력을 유지하기 위한 저항운동의 중요성이 알려지고 있다.
- 신질환 병기에 따라 연령이나 병태생리를 고려하여 개개인에 적합한 식사/운동요법의 교육과 실천이 필요한 시대가 되었다.

(2) 약물치료

- 혈당 조절은 당뇨병 치료의 기본이며, 다양한 연구에서 엄격한 혈당 조절은 미량알부민뇨, 지속알

부민뇨를 방지하여 당뇨병신장질환의 중증화를 방지한다고 알려졌다.

- 그러나 혈청 Cr의 2배화, 말기신부전, 신장질환 사망 등 신장질환의 종말점은 엄격한 혈당 조절에 의해 감소되지 않았다.
- 혈당 조절은 당뇨병신장질환 조기에는 효과적이지만, 진행된 신부전은 혈당 조절만으로는 중증화 방지에 제한이 있었다.
- 이런 상황에서 SGLT2억제제, GLP1수용체작용제의 대규모 임상시험 결과가 발표되었다.

① SGLT2억제제

- 신장 근위신세관의 SGLT2를 억제하여 소변으로 당배설을 촉진하여 혈당을 내리고 칼로리 소실에 의한 체중 감소를 기대하여 개발 초기에는 비만 치료에 좋을 것으로 생각했다.
- EMPA-REG OUTCOME연구에서 주요 평가 항목인 심혈관복합이벤트(심혈관질환 사망, 비치명성 심근경색, 비치명성 뇌졸중)를 엠파글리플로진이 위약에 비해 방지하였으며 2차 평가 항목인 신장복합종말점(지속알부민뇨로 진행, Cr 2배 증가, 신장대체요법 시작, 신장관련 사망)도 같은 결과가 보고되어 상황이 바뀌었다.
- 그 후 신장복합종말점을 주요 평가 항목으로 한 Credence연구에서 카나글리플로진의 위험 감소 효과가 알려져서 당뇨병에서 SGLT2억제제의 신장 보호 효과가 명확하게 되었다.
- 이런 연구를 포함한 메타분석으로 당뇨병에서 SGLT2억제제는 신장질환 진행 위험을 위약 대비 38% 감소시키는 것이 알려졌다.
- 이런 신장 보호 효과가 당뇨병이 아닌 만성신장질환에도 있는지 의문이 들었다.
  - DAPA-CKD연구는 당뇨병이 아닌 CKD가 포함되어 다파글리플로진은 위약에 비해 주요 평가 항목인 신장복합종말점을 방지하는 것을 알 수 있었다.
  - 당뇨병이 아닌 EMPA-KIDNEY연구를 포함한 메타분석에서 SGLT2억제제는 위약에 비해 신장질환 진행 위험을 31% 감소시켜 당뇨병과 관계없이 신장 보호 효과가 있었다.
- 이런 연구는 모두 무작위 비교시험 결과이므로 알 수 없는 교란인자도 무작위로 배당되어 근거 수준이 높은 연구이지만, 대상이 제한된 임상 시험 조건에서 시행된 것이다.
- 실제 임상현장의 환자는 연령, 동반질환, 치료 방법 등이 매우 다양하여 임상 시험 결과가 그대로 효과를 나타낼지 알 수 없었다.
- 진료기록 등의 데이터베이스를 이용하여 진료에서 유용성을 검증한 리얼월드 연구가 시행되었다.
  - 이런 연구는 편향이 들어갈 수 있지만 외적 타당성과 일반화는 뛰어나다.
  - 연령, 성별, HbA1c, eGFR, 단백뇨 등의 배경 경향점수를 일치시켜 대조약과 비교한다.
  - 이런 연구를 통해 SGLT2억제제 투여군은 비투여군에 비해 주요 평가 항목인 eGFR 저하가 방지되고 2차 평가 항목인 신장복합이벤트 위험도 감소시키는 것을 알게 되었다.
  - 단백뇨 유무, rapid decline(eGFR의 연간 3 이상 저하) 유무, 연령(65세 이상과 미만), eGFR(60 이상과 미만), RA계억제제 사용 유무 등의 계층분석에서도 SGLT2억제제 투여군에서 신장복합이벤트를 방지하였다.
- SGLT2억제제의 신장 보호 기선은 TGF를 통한 신장 혈행 동태 개선, 케톤체 상승, 신장 산소화 개선을 예상하며, 심장 보호도 확실하므로 심-신연관을 통한 기전도 기대되고 있다.

② GLP1수용체작용제

- GLP1수용체작용제도 SGLT2억제제 정도의 신장 보호 효과가 기대되고 있다.
- 리라글루타이드의 LEADER연구에서 주요 평가 항목인 심혈관질환 복합이벤트를 방지했다.
  - 동시에 2차 평가 항목인 신장질환 이벤트의 발생 또는 악화(지속알부민뇨로 진행, 혈청 Cr 2배화, 신장대체요법 시작, 신장질환관련 사망)도 방지했다.
- 그 후의 메타분석은 GLP1수용체작용제의 지속알부민뇨 진행을 포함한 신장복합이벤트의 위약 대비 위험비 0.79로 21%의 위험 감소 효과가 있었다.
  - 초기에는 신장복합이벤트에 대한 효과가 알려졌다.
- GLP1수용체작용제의 장기 보호 작용 기전은 명확하지 않다.
  - GLP1수용체작용제는 혈관내피세포, 단구-대식세포, 혈관 평활근세포에 작용하여 산화스트레스나 염증을 감소하는 것으로 알려졌다.
  - 신장에 대한 작용 기전은 명확하지는 않지만 GLP1수용체가 래트의 사구체 내피세포나 침윤된 대식세포, 또는 마우스의 사구체나 혈관벽에 발현되어 SGLT2억제제의 작용과 다를 가능성이 있다.
- GLP1수용체작용제가 근위신세관에 작용하여 sodium hydrogen exchanger 3(NHE3) 활성화 방지에 의한 나트륨 이뇨 촉진으로 신장 보호 작용을 나타내는 것을 생각하고 있다.
  - 당뇨병 래트, 마우스의 실험 연구에서 GLP1수용체를 통한 산화스트레스 감소, 단백뇨 감소 작용이 알려져서 신장 보호 직용 기전의 하나로 생각한다.

③ 미네랄코티코이드 수용체대항제

- 2형당뇨병의 CKD(DKD)에서 미네랄코티코이드 수용체대항제(mineralocorticoid receptor antagonist: MRA) 피네레논의 심혈관질환 복합이벤트(FIGARO-DKD)와 신장질환 복합이벤트(FIDELIO-DKD) 임상시험 결과가 보고되었다.
- 피네레논은 심혈관질환 복합종말점 위험을 위약 대비 13%, 신장질환 복합종말점 위험을 18% 저하시켰다.
- 미네랄코티코이드 수용체 활성화에는 알도스테론 의존경로와 비의존경로가 있으며, 과잉 활성화 방지에 의한 장기 보호 작용은 종래의 예상 이상으로 복잡한 기전이 관여할 가능성이 있다.

(3) 심장-신장 연관의 대책

- DKD는 신장 단독의 문제가 아니며 다른 장기와 상호 연관되어 진행하는 것으로 생각하고 있다.
- 미세혈관합병증으로 혈당 조절의 중요성은 필수적이지만 많은 대규모 임상시험 결과는 혈당 비의존적 심장-신장 연관의 중요성을 시사한다.
- 이런 연관은 심부전 또는 신장질환을 기점으로 한 신경 체액성 및 혈행 동태의 조절 장애에 의한 cardiorenal syndrome(CRS), 그리고 빈혈을 더해 cardiorenal anemia syndrome(CRAS)으로 알려졌다.
- 심부전에 의한 교감신경계 활성화, 신장질환에서 RA계 활성화는 전신에 산화스트레스, 만성 염증을 일으키고 최종적으로 장기의 섬유화를 일으킨다.

- 교감신경계, RA계의 활성화에 대항하는 시스템으로 나트륨이뇨 펩타이드가 있다.
- 지금까지 심부전에 강심제, 신부전에 이뇨제, 교감신경계 활성에 β-차단제, RA계 활성에 RA계 억제제, 신성 빈혈에 ESA(erythropoiesis stimulating agent) 등을 사용했다.
- 당뇨병에서 나타나는 다양한 병태생리 이상에 SGLT2억제제, GLP1수용체작용제, MRA는 혈당 조절 비의존적 장기 보호 작용을 나타내는 것으로 생각한다.
- 나트륨이뇨 펩타이드계에 작용하는 ARNI(angiotensin receptor neprilysin inhibitor)는 심부전에 효과적이며, 신성 빈혈에 경구제 HIF-PH(hypoxia-inducible factor-prolyl hydroxylase)억제제가 등장했다. 다양한 요인과 장기 연관을 고려하여 병태생리에 따른 포괄적 치료는 상가-상승적으로 작용하여 예후를 개선할 것으로 기대한다.

5) 당뇨병신장질환과 투석

- 투석을 시작하는 가장 많은 원인질환이 당뇨병이라고 알려졌다.
- 신부전이 진행되면 인슐린치료가 혈당 관리 방법으로 권고된다.
  - 일부에서 DPP4억제제나 GLP1수용체작용제로 치료하지만 인슐린을 혈당 조절이 어려운 경우에 사용한다.
  - 인슐린치료는 투석 중 생명 유지나 QOL 확보를 위해 필요하다.
- 투석 중 혈당 관리에는 HbA1c보다 당화알부민, 수시 혈당, 자기혈당측정 등을 이용하여 평가하며 연속혈당측정을 이용하여 혈당 변동 추이를 알아볼 필요도 있다.
- 투석 중인 환자에서 투석 후반에는 혈당이 내려가고 종료 후에 재상승하는 일이 많다.
  - 포도당과 인슐린이 투석에 의해 혈중에서 제거되며 혈당이 급속히 저하되며 이런 저하에 대한 반동으로 고혈당이 나타나며 투석기 고혈당이라고 한다.
  - 투석 후 식사 섭취 시간 간격이 짧으면 나타나기 쉽다.
  - 이런 경향이 자주 있으면 DPP4억제제, 식전 속효인슐린 투여가 필요하며 식후 운동으로 개선될 수 있다.
- 당뇨병신장질환으로 투석 중인 환자에서 주의할 점
  ① 동맥경화증, 미세혈관합병증, 신경병증, 당뇨병발 등의 동반이 많아 투석 시 트러블이 많을 수 있다.
  ② 약물대사가 지연되므로 중증 저혈당을 일으킬 수 있는 설포닐유레아는 중지한다.
  ③ 저혈당이 되어도 자율신경병증이 있으면 두근거림, 발한 등의 교감신경 증상이 나타나지 않는다.
  ④ 신장의 인슐린대사 지연으로 인슐린 작용 시간이 길어져서 인슐린 요구량이 감소된다.
  ⑤ 적혈구 수명 단축과 조혈 치료에 의한 신생 적혈구의 증가에 의해 HbA1c는 저하되는 경향과 요독증에서 카바밀화혈색소 증가에 의해 증가되는 때가 있다.
  ⑥ 당화알부민은 소변으로 배설되며 투석으로도 제거되어 낮은 수치를 나타낼 수 있어 평가에 주의한다.

3 당뇨병망막병증

1) 당뇨병망막병증의 진단

- 당뇨병미세혈관합병증의 하나인 당뇨병망막병증은 병변을 일으키는 혈관을 직접 관찰할 수 있으며, 질환 특이성이 높아 당뇨병 진단에 이용하게 되었다.
- 안과에서 망막병증 소견을 발견하여 당뇨병 진료를 위해 내과에 오는 경우가 있다.
- 과거 당뇨병망막병증은 성인이 되어 실명하는 가장 많은 원인이었으나 최근에는 줄어가고 있다.
  - 당뇨병 환자 수가 줄지 않고 있으므로 당뇨병망막병증의 조기 발견과 조기 치료, 그리고 발생 후 치료 기술이 발전된 결과라고 생각한다.
  - 망막빛응고술의 적극적 시행, 진행 병변에 초자체 수술, 초자체 주사 등 안과 치료의 발전이나 저혈당을 일으키지 않는 당뇨병 치료제 사용이나 혈압, 고지혈증 조절 등의 결과다.
- 당뇨병 치료 목표가 합병증의 방지와 QOL 유지로 바뀌었으며 시력 장애를 방지하기 위해 망막병변을 조기에 발견하여 안과 치료 시기를 놓치지 않도록 정기적 안과 진료가 필요하다.

2) 당뇨병망막병증의 의심

- 당뇨병망막병증을 언제 의심해야 하는가? 라는 질문에 대한 대답은 모든 당뇨병 환자에서 당뇨병망막병증을 의심해야 한다는 것이다(표 14–2).

표 14–2 당뇨병망막병증을 의심하는 경우

- 당뇨병망막병증을 의심할 수 있는 사람
- 당뇨병이 있는 모든 사람
- 당뇨병 유병기간이 긴 경우
- 혈당 조절이 좋지 않은 경우
- 다른 당뇨병 혈관합병증 진단(신경병증, 신장질환)
- 고혈압 동반
- 임신 희망 또는 임신 중 당대사이상 발견

- 자각 증상은 도움이 안 되며, 있다고 해도 아닐 수 있다.
- 당뇨병의 다른 합병증에도 해당되지만 자각 증상이 나타나기 전에 합병증이 시작하며 증상이 나타나면 합병증은 매우 진행된 상태다.
- 일단 진행된 합병증이 다시 정상 상태로 되돌아가기 매우 어려운 것은 망막병증을 비롯한 모든 당뇨병합병증에서 공통이다.
- 환자에게 안과 진료를 권하면 대부분은 〈자각 증상이 없기 때문에 괜찮다〉며 진료를 받지 않지만 자각 증상이 없다고 진료받지 않는 이유가 되지 않는 것을 다시 설명해야 한다.

3) 자각 증상으로 나타나는 시력 변화

- 눈이 잘 보이지 않아 안경원에서 안경을 맞추었을 때 혈당 검사를 권고받아 고혈당이 발견되어 놀

라는 환자가 많다.

- 고혈당에서 삼투압의 작용으로 수정체가 두꺼워져서 조절 장애가 나타난 것이고 이때 망막병증은 없을 것이다.

- 이렇게 당뇨병으로 진단되어 혈당 조절을 시작하면 시력이 다시 좋아지고 이미 만든 안경이 필요 없게 된다.
- 당뇨병으로 진단된 후 정기적 안과 진료를 권하면 나빠졌던 시력이 좋아졌던 경험이 있는 환자는 아무 증상이 없는데 왜 안과에 가라고 하는지 이해하지 못한다.
- 자각 증상이 도움 되지 않는다면 어떤 경우에 망막병증을 의심해야 할까?
  - 당뇨병망막병증 유병률의 증가 조건으로 유병기간과 혈당 조절 불량이 잘 알려져 있다.
  - 2형당뇨병 추적 조사에서 망막병증 발생률은 연 4% 정도이며 유병률은 15년 이상에서 약 반수에서 나타난다고 한다.
  - 2형당뇨병은 대부분 발생 시기가 명확하지 않아 초진 시에 이미 망막병증이 있는 환자도 있다.
- 이것이 모든 당뇨병에서 망막병증을 의심해야 한다는 이유의 하나이다.
- 당뇨병에서 다른 합병증이 있으면 반드시 망막병증을 의심한다.
- 고혈압은 망막병증의 발생과 진행의 위험인자이므로 혈압이 높은 당뇨병에서 망막병증을 생각한다.
- 임신 중에 망막병증 진행이 알려져 있으며, 임신하고 처음 내당능장애가 발견되었다고 해도 이전부터 있던 당뇨병을 놓치고 있을 가능성이 있어 임신 중에 한 번은 안과 진료를 받는다.
  - 당뇨병이 있을 때 임신을 희망하면 정기적으로 안과 진료를 받으며, 망막병증이 불안정하면 안정화될 때까지 피임을 권한다.

4) 망막병증의 병태생리 생리

- 망막병증에 의한 모세혈관의 초기병변은 혈관주위세포(pericyte) 소실, 기저막비후, 혈관내피세포 이상이다.
  - 혈관주위세포 소실은 혈관벽을 약하게 하여 모세혈관류를 만들어 안저 소견에서 초기병변으로 관찰된다.
- 이어서 혈관 투과성 항진으로 혈관에서 누출된 지방질이 침착되어 경성백반을 만들고, 적혈구 성분 누출은 점출혈이나 반점출혈을 일으킨다.
- 이런 소견은 당뇨병신병증의 초기병변에서 나타나는 사구체의 발세포 이상, 기저막비후, 혈관내피세포 이상과 비슷하며, 당뇨병 장기의 혈관에서 일어나는 초기 변화는 공통적이다.
- 망막병증이 더욱 진행하면 혈관폐색이 일어난다.
  - 망막의 작은 경색은 연성백반 소견으로 나타난다.
- 허혈 망막에서는 혈관내피성장인자(vascular endothelial growth factor: VEGF)가 발현한다.
  - VEGF는 혈관 신생을 촉진하며 혈관 투과성을 항진하는 작용이 있다.
- 망막에 신생혈관이 생기면 망막병증은 가장 진행된 상태다.
  - 증식혈관은 섬유성 결합조직을 동반하며 이 섬유가 망막을 끌어당기면 망막박리를 일으키거나

취약한 신생혈관에서 출혈을 일으켜 시력이 손상된다.

- VFGF는 또한 눈앞부분으로 흘러가서 방수 유출경로인 전방각이나 홍채에 신생혈관을 만들어 혈관신생 녹내장을 일으킨다.
  - 혈관신생 녹내장은 치료가 어려우며 실명 위험이 높다.
- 병태생리는 혈관 투과성 항진에 의한 부종이며 여기에 VEGF가 관여한다.
- VEGF 발현은 망막 허혈과 관계가 있다.
  - 허혈에서 산소가 부족한 세포는 전사인자 hypoxia inducible factor(HIF)-1을 활성화한다.
  - HIFT 활성은 세밀하게 조절되고 있다.
  - HIF1의 산소 감수성 소단위인 HIF1α는 세포 안에서 계속 생산되지만, 산소 농도가 정상이면 프롤린수산화 효소(prolyl hydroxylase domain enzyme: PHD)에 의해 수산화되어 분해되므로 HIF1 농도는 증가하지 않는다.
  - 저산소 상태에서는 PHD 활성이 저하되어 HIF1α가 분해되지 않고 농도가 올라가서 HIF1전사 활성이 일어난다.
  - HIF1는 조혈인자 erythropoietin, 혈관신생인자 VEGF나 angiopoietin-2 등의 유전자 발현을 유도한다.
- 망막병증에서 망막 허혈은 이상의 기전으로 VEGF 과잉생산을 일으킨다.
- VEGF 이외의 기전도 관여한다.
  - 고혈당의 지속에 의한 세포기능 장애는 오래전부터 알려졌으며 폴리올경로 항진에 의한 세포 안 소르비톨 축적, 헥소사민 경로 항진, 프로틴키나제 C(protein kinase C) 활성화, 당화종산물(advanced glycation end products: AGEs) 축적, 산화스트레스 항진 등이 관여한다.
- 이렇게 다양한 기전이 존재하므로 어느 한 경로의 억제제에 의해 치료 효과를 기대할 수 없었다.
  - 예를 들어 망막병증 치료를 위해 개발된 PKCβ억제제의 효과가 기대되었으나 실용화는 되지 못했다.
- 결국 DCCT, UKPDS연구 결과에 따라 모든 경로의 상류에 있는 고혈당의 교정으로 망막병증의 발생과 진행을 방지하려는 노력이 계속되었다.

5) 당뇨병망막병증이 발생하면

- 일단 망막병증이 시작하면 어떤 주의가 필요할까?
- DCCT나 UKPDS연구에서 알려진 대로 발생 초기부터 양호한 혈당 조절은 망막병증의 진행을 방지하며, 비증식망막병증 초기에는 상태 개선도 기대할 수 있다.
- 초기 치료에 의한 망막병증의 진행 방지 효과는 장기간에 걸쳐 지속되므로 대사기억효과 또는 유산효과라고도 말한다.
- 중증 고혈당에서 급격한 혈당 조절과 그에 따른 저혈당에서는 이미 발생된 망막병증이 악화되는 일도 알려져 있다.
- 초진 시에 반드시 안과 진료를 받아 이미 망막병증이 있으면 혈당을 급격히 조절하지 않도록 주의한다.

- 이것도 초진 시에 망막병증 평가가 필요한 이유이며 모든 당뇨병 환자에서 망막병증을 의심해야 한다고 말하는 이유의 하나이다.
- 이것은 최근 강조되고 있는 〈치료 방침의 개별화〉에도 해당되는 개념이라고 할 수 있다.
- 병태생리에 따라 망막병증의 임상적 진행도를 분류한다.
- 당뇨병황반증은 망막병증의 어느 시기에도 나타날 수 있다.
  - 망막에서 광학 중심인 황반부에 부종이 나타나서 시력이 저하되며, 시력 소실 방지를 위해 적극적 치료가 필요하므로 별도의 명칭으로 부른다.
- 과거 당뇨병에서 신기능 이상이 나타나면 당뇨병신장병증이라고 불렀으나 단백뇨 없이 GFR이 저하되는 상태가 알려지면서 이제 당뇨병신장질환이라고 부르게 되었다.
- 당뇨병 환자의 눈에 발생하는 합병증도 전형적 망막병증뿐 아니라 녹내장, 백내장, 시신경위축, 안구건조증 등이 나타나므로 이들을 모두 〈당뇨병눈질환〉으로 부르면 좋을 것이다.
- 이렇게 당뇨병의 눈 합병증에 대한 개념의 확장으로 당뇨병에 의한 시각 장애에 대한 인식이 개선되기를 기대한다.

6) 치료

- 망막병증 진행에 VEGF의 영향이 알려졌다.
  - VEGF가 망막병증에서 혈관 투과성 항진, 혈관 신생을 촉진한다고 생각하게 되었다.
- 이런 VEGF 이론을 기초로 항VEGF항체 치료제가 개발되어 망막병증 치료에 성과를 올리고 있다.
- 과거 안과에서 시행하던 망막빛응고술은 허혈 상태의 망막 조직을 레이저로 파괴하여 산소 요구를 저하시켜 맥락막에 산소 공급을 증가시키려는 치료다.
  - 망막세포를 솎아내서 망막의 산소 공급 균형을 개선한다는 생각이다.
  - 그런데 이것이 VEGF 생산을 방지하는 효과가 있다.
  - 망막빛응고술도 항VEGF치료의 하나라고 말할 수 있다.
- 항VEGF제의 초자체 주사는 안구 안에서 VEGF를 직접 억제하려는 치료다.
- 당뇨병황반증, 증식당뇨병망막병증 등에 적응되어 성과를 올리고 있다.
- HIF1에 의해 발현이 제어되는 또 하나의 혈관신생인자 angiopoietin-2를 VEGF와 함께 차단하는 치료제가 개발되어 치료 효과를 기대하고 있다.
- 최근 SGLT2억제제에 의한 황반부종 개선이 알려졌다. (➡ p.171)
- 내과적 치료는 위험인자에 대한 대책이 기본적 접근이다.

(1) 고혈당 조절

- 미국당뇨병학회는 망막병증 등의 합병증 발생과 진행 방지를 위해 HbA1c 7.0% 미만을 제시했다.
  - 그러나 모든 환자에게 동일한 치료 방침을 적응하는 것은 아니며 전인적인 개별적 목표치 설정이 필요하다.
- 이를 위해 다음 7항목을 고려하면 좋다.

조절하기 어려운 요인	조절 가능한 요인
① 저혈당이나 약의 부작용 위험	⑥ 치료에 대한 의욕이나 태도
② 당뇨병 유병기간	⑦ 가용한 자원이나 지원 체제
③ 추정 여생	
④ 중요한 동반질환	
⑤ 기존 혈관 합병증의 정도	

이상의 항목을 제시한 근거는 다음과 같다.

① **치료에 의한 저혈당은 망막병증을 악화시킬 뿐 아니라, 치매 악화, 심혈관질환 발생 증가, 사망률 상승 등을 일으키므로 피하도록 노력한다.**

- 엄격한 혈당 조절에 의해 저혈당이 나타나기 쉬운 환자는 비교적 고령이며, 이미 혈관합병증이 동반되어 있으므로 당뇨병약 선택에 주의한다.

② **HbA1c 개선으로 심혈관질환 발생 방지나 생명 예후 개선 효과가 나타나기까지는 10년 정도의 긴 세월이 필요하다.**

- 예를 들어 노인에서 다른 병이 있고, 추정 여생이 길지 않으면 당뇨병 합병증 방지를 목적으로 HbA1c를 엄격하게 조절할 의미는 없다.

③ **저혈당 발생 가능성은 사람에 따라 다르다. 내인성 인슐린분비가 없으면 인슐린 치료가 필요하지만 이런 환자는 글루카곤 분비도 장애되어 저혈당이 나타나기 쉽다.**

- 이런 문제를 생각하지 않고 HbA1c만 보고 치료하면 저혈당 위험이 올라간다.
- 이상과 같은 점을 평가하여 치료 방침을 개별적으로 생각하면 좋다.
  - 예를 들어 젊고 당뇨병 발생이 얼마 되지 않은 경우에는 합병증 발생 방지를 위해 HbA1c 6.5% 이하를 목표로 하여 처음부터 엄격한 조절하게 한다.
- 노인에서 이미 합병증이 발생되어 있으면 저혈당 방지를 위한 대책도 필요하다.
  - 약물치료에서 저혈당에 주의가 필요한 것은 인슐린과 설포닐유레아다.

(2) 고혈압

- 고혈압은 망막병증의 발생과 진행의 위험인자이며, 혈압 조절은 발생과 진행 방지에 효과적이다.
  - 혈압약 중에서 레닌-안지오텐신계억제제가 효과적이라는 보고가 있다.
  - 당뇨병에서 고혈압은 140/90 mmHg 미만을 목표로 치료하지만 심혈관질환이 있으면 130/80 mmHg 미만을 권고한다.

(3) 혈청 지질

- 혈청 지질과 망막병증의 관계는 혈압처럼 명확하지는 않지만, 망막병증이 있으면 심혈관질환 발생 위험이 높아 혈당, 혈압과 함께 이상지질혈증의 치료가 필요하다.
- 망막병증이 있는 당뇨병은 스타틴 등으로 LDL-콜레스테롤을 100 mg/dL 미만을 목표로 관리한다.

- 심혈관질환 위험 감소를 위한 생활습관(식사, 운동, 금연)의 개선이 망막병증의 진행 방지와 심혈관합병증 방지에 효과가 있다.
- 고중성지방혈증 치료제 페노피브레이트에 의한 망막병증 진행 방지 보고가 있다.

(4) 투여에 주의가 필요한 약

- 당뇨병 치료제 선택에서는 저혈당을 일으키기 쉬운 주의한다.
- 망막병증에서 피오글리타존은 혈관 투과성을 항진시켜 황반부종을 악화시킨다.
- GLP1수용체작용제 세마글루타이드에 의한 망막병증 악화 보고가 있다.

(5) 초진 후 정기적 안과 진료

- 당뇨병망막병증 관리에 조기 발견과 조기 치료가 중요하다.
- 상태가 진행될 때까지 증상이 없어 환자가 자각할 수 없다는 특징이 있으므로 정기적 안과 진료가 중요하다(표 14-3).

표 14-3 권고되는 안과 진료 간격

		ICO	ADA
당뇨병망막병증	없음	1-2년	1-2년
	경증 비증식	6-12개월	1년
	중등도 비증식	3-6개월	6-9개월
	중증 비증식	3개월 이내	3-6개월
	증식	1개월 이내	3개월
황반부종	없음	1-2년	1-2년
	중심부 침범 없는 황반부종	3개월	6개월
	중심부 침범 황반부종	1개월	3-4개월

ICO, International Council of Ophthalmology, ADA, American Diabetes Association.

(Vujosevic S, 2020)

4 허혈심장질환

1) 당뇨병에서 허혈심장질환의 특징

(1) 무증상 심근허혈과 심근경색

- 전형적 협심증 증상(운동 시 흉부 압박감)이 없이 관상동맥협착이 진행하여 자각 증상이 있으면 심근경색을 일으킨 상태다.
- 협심증은 일반적으로 관상동맥에 75% 이상 협착이 있으면 일정한 운동으로 흉부 압박감이 나타나지만 당뇨병에서 자율신경증 동반 등으로 증상이 없다.

(2) 다른 동맥경화질환 동반

- 경동맥, 하지동맥 등의 병변 동반이 많다.

– 허혈심장질환 선별 검사를 위한 경동맥초음파에서 내중막두께 측정이 유용하다.
– 하지동맥경화에 당뇨병말초신경병증의 동반은 중증하지허혈(critical limb ischemia)을 일으켜 하지절단 위험이 높아진다.

(3) 광범위 석회화병변

- 관상동맥 스텐트의 재협착률은 약제용출 스텐트의 적용으로 과거보다 개선되고 있으나 당뇨병에는 재협착률이 높다.
- 이것은 광범위 동맥경화가 많아 스텐트 길이가 길고, 석회화병변의 확장 불량으로 스텐트가 펴지지 않기 때문이라고 생각한다.

(4) 관상동맥 혈행 재건술

- 피부경유혈관경유관상동맥성형(percutaneous transluminal coronary angiplasty: PTCA)과 관상동맥우회술(coronary artery bypass grafting: CABG)을 환자에 따라 선택한다.

2) 선별검사

- 증상이 없는 상태에서 선별검사의 필요성과 어떤 검사가 좋은지 논란이다.
  – KDA는 선별검사에 대한 지침이 없다.
  – ADA는 비특이적 임상 증상(경동맥 잡음, 일과성 뇌허혈발작, 뇌졸중, 간헐절뚝거림, 말초동맥질환, 심전도 이상, 운동 시 호흡곤란, 흉통, 하지허혈)이 있으면 선별검사를 권고한다.
- 일본당뇨병학회의 권고는 임상적으로 실용성이 있다(그림 14-1).

그림 14-1 허혈심장질환 선별검사 알고리즘

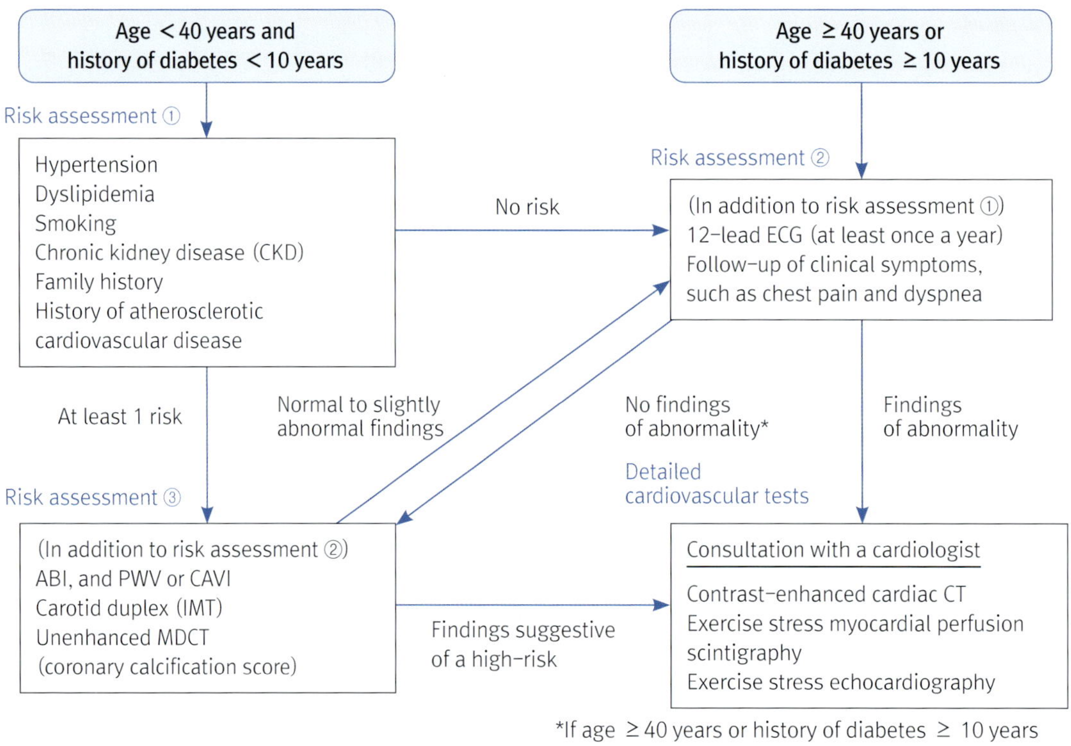

- 하지 폐색성 동맥경화증의 선별검사로 이용하는 발목위팔지수(ankle-brachial index: ABI) 저하가 있으면 관상동맥의 정밀검사가 필요하다.
  - 당뇨병에서 혈관의 중막석회화에 의해 ABI저하가 없을 수 있다.
- 관상동맥질환 선별을 위해 운동 부하검사, 심근신티그래피, 심장 CT검사 등을 시행할 수 있다.
  - 운동 부하는 간편한 검사이지만 부하가 불충분하면 평가가 어렵고, 검사 중 심근경색이 나타날 위험이 있다.
  - 심근신티그래피는 최대 충혈 기준이 명확하지 않으며 3지병변에서 가짜 음성의 문제가 있다.
  - 심장 CT검사는 당뇨병에서 관상동맥 석회화가 많아 협착 판별이 어려울 수 있지만 비침습검사로 이용한다.
  - 비교적 쉽게 측정할 수 있는 칼슘스코아가 관상동맥질환 평가에 유용하다고 알려졌다.
- 비침습검사에서 관상동맥질환 가능성이 있으면 관상동맥조영술을 시행한다.

3) 치료

(1) 약물치료

- 동맥경화 예방과 협심증에 대해 치료한다.
- 동맥경화 예방을 위해 혈당 조절은 필수이며, 고혈압, 이상지질혈증의 관리도 중요하다.
- 미국심장병학회는 45-75세 2형당뇨병에 스타틴 사용을 1차 예방으로 권고한다.
- 특히 2차 예방을 위해서 LDL-콜레스테롤 70 mg/dL 이하를 목표로 한다.
- 고혈압 조절 목표는 진료실혈압 130/80 mmHg 미만, 가정혈압 135/85 mmHg 미만이다.
- 협심증 치료는 심근의 산소 요구 저하를 위한 베타-차단제와 산소 공급 증가를 목표로 칼슘수용체차단제를 사용한다.
- 관상동맥질환이 있는 당뇨병에서 심혈관질환 1차 예방을 위한 아스피린 사용은 출혈 위험을 평가하여 고려한다.

(2) 혈관 재건술

- 증상이 있거나 심근신티그래피에서 허혈 심근량이 10%를 넘는 관상동맥 병변에서 시행한다.
- PTCA는 신체 부담이 적어 치료 후 수일 만에 퇴원 가능하고 지혈에 문제없으면 일상생활이 가능하다.
  - 항혈소판제 2제 복용이 필요하며 재협착 가능성을 추적한다.
- CABG는 신체 부담이 있지만 복잡한 관상동맥 병변에서 심혈관질환 재발이 적다.
- 치료법의 선택에는 사망률이나 합병증 위험 지표인 Euro score II 등으로 판단한다.

4) 추적 관리

- 혈당뿐만 아니라 동맥경화 위험인자 관리가 중요하다.
- 관상동맥병변 진행 유무를 증상만으로 추적하기 어려워 다양한 방법의 허혈평가가 필요하다.

5 당뇨병에서 심부전 대책

1) 심부전 방지를 의식한 당뇨병 치료

- 당뇨병 유병기간이 길어지고 노인 인구의 증가에 따라 심부전 발생이 늘고 있다.
  - 심부전 환자의 30%에서 당뇨병이 있다고 알려졌다.
  - 당뇨병에서는 심부전이 자주 동반되며, 당뇨병은 심부전 발생의 독립적 위험인자다.
- 당뇨병의 약 50%에 좌심실 확장기능장애(left ventricular diastolic dysfunction)가 있으며 심혈관 예후를 악화한다.
- 당뇨병이 충분히 관리되지 않으면서 나타나는 급성심근경색, 불안정협심증 등에서도 심부전이 나타나서 예후가 나빠진다.
- 심부전 발생과 진행 방지를 위해서는 당뇨병 관리가 중요하다.

2) 심부전 방지를 위한 검사

- 당뇨병 진료에서 항상 심부전 가능성을 의식해야 한다.
- 가장 중요한 것은 일상생활에서 운동 능력에 대한 문진이다.
  - 일상 행동에서 지금까지 쉬지 않고 가능했던 행동을 할 수 없게 되었다면 주의가 필요하다.
- 당뇨병에서는 무증후 심근허혈이 많으며 증상이 없다고 하지만 이때도 전신 피로감이나 허약감은 나타나므로 주의한다.
- 구두나 양말을 신으려고 몸을 굽혔을 때 가슴의 답답함을 느끼면 심부전을 생각해야 한다.
- 반복된 외래 진료에서 환자의 불편함을 무심히 넘어갈 수 있지만 지난번 진료와 다른 점을 물어 심부전 가능성을 알아내면 좋을 것이다.
- 심부전 고위험군은 검사소견으로 BNPN 100 pg/mL 또는 NT-proBNP 2,400 pg/mL, 병력에서 심근경색 병력, 만성신장질환 등이다.

3) 당뇨병에서 심부전 치료

- 심부전 스테이지 분류에서 당뇨병은 스테이지 A(기질적 심질환이나 심부전 증상 없다)로 되어있다.
- 좌심실수축능이 저하된 만성심부전(heart failure with reduced ejection fraction: HFrEF) 치료에는 ACE억제제, 안지오텐신II수용체대항제, β-차단제, 미네랄코티코이드 수용체대항제 등은 당뇨병 유무와 관계없이 효과가 있다.
  - β-차단제는 당대사에 대한 영향이나 저혈당 증상을 가릴(mask) 가능성이 있지만 HFrEF에서 이익이 크다고 생각하고 있다.

4) 심부전이 있는 당뇨병 치료

- 심부전이 있는 당뇨병에서 엄격한 혈당 관리에 의한 저혈당은 교감신경 활성화나 염증 유도 등을 통해 심혈관계에 나쁜 영향을 줄 수 있다.
- 저혈당 발생을 피하는 HbA1c 조절 목표를 정하여 전반적 생활습관 개선과 당뇨병 치료제를 이용

한 포괄적 접근이 중요하다(표 14-4).

표 14-4 당뇨병 치료와 심부전 발생 진행 방지

- 포괄적 당뇨병 치료는 무증상-유증상(심부전 스테이지 분류 A or B-C) 심부전으로 진행을 방지한다.
- 증상이 있는 심부전에서 좌심실박출률과 관계없이 SGLT2억제제(엠파글리플로진, 다파글리플로진)가 심혈관질환 사망 및 심부전 입원을 줄인다.
- 당뇨병 환자의 심부전에서 SGLT2억제제를 중심으로 하는 당뇨병 치료를 시행한다.
- 순환기의사와 당뇨병 담당의사의 팀의료가 필요하다.

- 당뇨병 치료제 GLP1수용체작용제, SGLT2억제제에 의한 심혈관질환 사망 및 심부전에 의한 입원 등 주요 복합 종말점으로 한 대규모 임상시험 결과가 보고되었다.
- 당뇨병 치료제로 중요한 메트포민은 심부전 동반 당뇨병에서 심부전 입원이나 사망을 저하시킨다고 알려져 있지만 투여에 주의한다.
- SGLT2억제제에서 엠파글리플로진을 이용한 EMPA-REG OUTOME, 카나글리플로진을 이용한 CANVAS연구, 다파글리플로진을 이용한 DECLARE-TIMI58연구 등에서 심혈관질환 고위험 2형당뇨병에서 심부전 입원 저하가 있었다.
- 당뇨병 유무와 관계없이 HFrEF를 대상으로 다파글리플로진을 이용한 DAPA-HF연구와 엠파글리플로진을 이용한 EMPEROR-Reduced연구에서 심부전 입원 및 심혈관질환 사망 저하가 있었다.
- HFrEF보다 수축능이 유지된 heart failure with mildly reduced ejection fraction(HFmrEF)이나 heart failure with preserved ejection fraction(HFpEF)에서도 다파글리플로진을 이용한 DELIVER연구와 엠파글리플로진을 이용한 EMPEROR-Preserved연구에서 심부전 입원 및 심혈관질환 사망 저하가 있었다.
- 인크레틴 관련제를 이용한 심혈관질환 아웃컴 연구에서 심부전 입원은 위약 대비 비열등성이었다.
  - 그러나 SAVOR-TIMI53연구에서 삭사글립틴에 의한 심부전 입원 증가가 있었다.

6 뇌혈관질환

1) 당뇨병에서 뇌혈관질환 증가

(1) 뇌혈관질환의 분류

- 뇌혈관질환은 혈관 이상에 의한 뇌장애의 총칭이며, 무증후성과 국소뇌기능장애로 나눌 수 있다.
- 국소뇌기능장애에는 일과성 뇌허혈발작과 뇌졸중이 있으며, 뇌혈관질환 전체를 뇌졸중으로 부르기도 한다.
- 뇌졸중은 출혈뇌졸중인 뇌출혈과 허혈뇌졸중인 뇌경색으로 구분된다.

- 뇌출혈에는 뇌실질내출혈과 지주막하출혈이, 뇌경색에는 열공경색, 죽상경화혈전뇌경색, 심장성 뇌색전증으로 구분된다.
- 신경 증상이 없는 무증상 뇌혈관질환(무증상뇌경색, 뇌미세출혈, 무증상 경동맥협착)은 뇌경색의 위험인자다.

(2) 당뇨병 환자의 뇌졸중 특징

- 당뇨병은 뇌졸중 발생 위험을 높이는 중요한 위험인자이며, 뇌경색은 약 2배, 뇌출혈은 약 1.5배 증가한다.
- 당뇨병에서 무증상 뇌혈관질환 자주 동반하여 관통동맥 폐색에 의한 열공경색이 많으며 병변이 다발하는 경향이 있다.
  - 당뇨병에서 뇌미세출혈의 빈도가 높다.
- 당뇨병에서 인슐린저항성은 열공경색, 죽상경화혈전성 뇌경색, 두개내 큰동맥 또는 내경동맥 협착률 50% 이상의 동맥경화 병변 위험인자가 된다.
- 경동맥의 내막중막복합체(intima-media complex thickness: IMT) 두께 증가에서 뇌혈관질환이 증가한다.

2) 선별검사

- 머리 CT, 머리 MRI, 뇌혈관 MRA 등으로 뇌졸중 병변을 진단한다.

(1) 영상진단

① 뇌경색

- MRI 검사는 뇌경색 병소 검출에 유용하다.
- 뇌경색은 T2강조영상과 FLAIR영상에서 고신호 영역을 나타내며, 급성기병변은 확산강조영상(DWI)에서 고신호영역으로 검출된다.
- 무증상 뇌경색은 열공경색 모양의 작은 경색이 대뇌백질이나 기저핵에 다발하거나 융합되어 보인다.
- 두개내 동맥병변의 선별검시에 MRA가 유용하며, 두개내 큰동맥의 동맥경화 변화, 협착병변, 폐색병변 등을 평가할 수 있다.

② 뇌출혈

- CT검사에서 뇌출혈은 고흡수 영역으로 묘사된다.
- 뇌미세출혈은 CT검사에서 판정이 어려우며 머리 MRI의 T2강조영상에서 저신호영역으로 묘사된다.

③ 경동맥병변

- 당뇨병에서 경동맥병변은 대혈관합병증에서 조기 동맥경화의 지표로 중요하다.
- 경동맥의 조기 동맥경화 변화 검색에는 경동맥초음파 검사에 의해 IMT를 측정한다.

(2) 뇌경색에서 당대사이상 진단

- 당뇨병으로 진단되지 않은 뇌경색에서 포도당내성검사(OGTT)를 시행하면 당대사이상 발견율이

높다.

  - 뇌경색에서 잠복된 당대사이상 진단에 OGTT가 유용하다.

- 특히 뇌경색의 병형으로 죽상경화 혈전성 뇌경색에서 대사이상 동반이 많다.

3) 치료

- 당뇨병에서 뇌졸중 관리는 발생 예방(1차 예방), 급성기 관리, 재발 예방(2차 예방), 동맥경화(경동맥병변) 등 각 단계의 대책이 필요하다.

(1) 뇌졸중 발생 예방을 위한 혈당 관리

- 당뇨병에서 혈당 조절이 중요하지만 뇌졸중 예방에 대해 충분한 근거가 없다.
- 뇌졸중 발생 예방을 위해 혈당 조절에 더불어 엄격한 혈압 관리나 스타틴에 의해 지질 관리가 중요하다.
  - 당뇨병에서 혈당 관리에 아울러 혈압 및 지질을 통합적으로 엄격하게 조절하여 뇌혈관질환 발생이 방지되었다.
- 당뇨병 치료제에 의해 뇌졸중 발생 방지는 DPP4억제제 에보글립틴에서 알려졌다.

(2) 뇌졸중 급성기의 혈당 관리

- 급성기에 60 mg/dL 이하의 저혈당은 신속하게 교정하며, 고혈당에서는 저혈당을 예방하며 140–180 mg/dL 범위의 혈당 유지가 좋다고 알려졌다.

(3) 뇌졸중 재발 방지를 위한 혈당 관리

- 뇌경색 재발 방지를 위한 혈당 조절의 효과에 대한 근거가 없다.
- 뇌졸중 병력이 있는 당뇨병에서 피오글리타존에 의한 재발 방지가 보고되었으나 논란이 있다.

(4) 당뇨병에서 항혈전요법

- 당뇨병에서 비심장성 뇌경색(죽상경화 혈전뇌경색과 열공경색) 재발률이 높다.
- 비심장성 뇌경색의 재발 방지에 항혈소판제를 권고하여 실로스타졸, 클로피도그렐, 아스피린 등을 사용한다.

(5) 경동맥병변 진행 억제

- 경동맥병변의 진행에서 뇌경색 발생 위험이 높아진다.
- 항혈소판제 실로스타졸은 당뇨병에서 IMT 두께 진행을 의미있게 억제하였다.

4) 추적 관리

- 뇌졸중 환자는 고령자가 대부분이며 인지기능 저하를 일으킬 수 있다.
- 엄격한 혈당 조절에 의한 저혈당과 치매 발생 관여가 알려졌으며 인지기능이나 ADL에 맞춘 혈당 관리 목표의 치료 계속이 중요하다.
- 정기적으로 머리 MRI, MRA 및 경동맥초음파 검사로 뇌혈관병변이나 동맥경화 변화를 추적하여 뇌졸중 발생이나 재발 위험의 평가가 필요하다.

7 하지 말초동맥질환

1) 하지 말초동맥질환(peripheral arterial disease: PAD)

- 하지의 말초동맥의 동맥경화에 의한 좁아짐이나 폐색으로 하지의 혈류가 저하되어 간헐쩔뚝거림, 안정시 통증, 발궤양/괴저 등이 나타나는 질환이다.
- 당뇨병에서 PAD의 발생 위험이 높으며 50세 이상 환자의 약 30%에 PAD가 있다.
- 1형과 2형과 관계없이 당뇨병에서 HbA1c 1%의 증가마다 PAD 위험이 26% 증가한다.
- PAD에서는 뇌 및 관상동맥의 동맥경화 동반 비율이 높아 심근경색, 뇌졸중과 발생 위험이 약 2배 높다.
- PAD가 있는 당뇨병에서는 발절단 및 심혈관질환 사망 위험이 높다.

2) 선별검사

(1) 증상

- Fontaine 분류에 의한 문진이 중요하다(표 14-5).

표 14-5 Fontaine 분류(병기 진단)

분류		증상
I	경도허혈	무증상 또는 냉감, 저림
II	중등도허혈	간헐쩔뚝거림
III	고도허혈	안정시 통증
IV	중증허혈	궤양, 괴저

- PAD의 전형적 증상은 간헐쩔뚝거림이며, 운동 시(보행 시)에 나타나고 안정 시에 없어지는 재현성이 있는 하지통(특히 배복근)이다.
- PAD가 진행되면 안정 시 통증, 발궤양, 발괴사가 나타난다.
- 당뇨병에서 말초신경병증이 있으며 감각 저하에 의해 간헐쩔뚝거림이 나타나지 않을 수 있다.
- 요추 척주관협착증에서도 간헐쩔뚝거림이 나타나므로 운동 부하나 체위에 의한 증상 변화에 따라 구별한다.
  - PAD는 걷다가 멈춰 서면 잠시 후 하지통이 좋아지지만 요추 척주관협착증에서는 멈추는 것만으로 좋아지지 않고 몸을 앞으로 구부리는 등 체위 변화가 필요하다.
- 맥박 촉진
  - 병변 국소 진단을 위해 대퇴동맥, 슬와동맥, 후경골동맥, 족배동맥 등을 좌우에서 동시에 촉진한다.
  - 족배동맥 및 후경골동맥의 박동이 양쪽 모두에서 만져지지 않으면 PAD 가능성이 높다.
- 정상인의 10-20%에서는 족배동맥이 만져지지 않으며 주행 경로가 다양하여 족배동맥이 만져지지 않을 때 PAD라고 속단하지 않는다.

(2) 말초동맥질환 진단

- 발목위팔지수(ankle-brachial index: ABI): 비침습성이며 도플러장치가 있으면 쉽게 측정할 수 있다.
- ABI는 발목의 수축기혈압을 위팔동맥 수축기혈압(좌우의 차이가 있으면 높은 쪽)으로 나눈 값이 된다.
- 측정치 0.9 이하에서 PAD 가능성이 있으며 ABI가 낮을수록 PAD 중증도가 높다.
- 간헐쩔뚝거림이 없어도 심혈관질환 위험인자(특히 당뇨병, 흡연)가 있는 50세 이상에서 ABI 측정을 권고한다.
- 당뇨병, 혈액투석 등에서는 동맥벽(중막)의 석회화에 의한 혈관벽의 경화로 혈압측정띠에 의해 혈관이 압박되지 않아 ABI가 높게 나올 수 있다.
  - ABI 1.40 이상에서 석회화의 영향이 적은 발가락 혈압으로 구하는 발가락-위팔혈압비지수(toe-brachial pressure index: TBI)를 측정하여 0.6 이하이면 PAD를 의심한다.
- 간헐쩔뚝거림 증상이 있으며 ABI가 0.9-1.4이면 운동 부하(트레드밀) ABI를 검사한다.
  - 운동(3.5 km/시, 경사각 12%의 트레드밀 보행) 후 ABI가 안정 시보다 20% 이상 저하하면 PAD로 진단한다.
- 맥박파전도속도(PWV)는 간편한 동맥경화 선별법으로써 사용되고 있다.

(3) 국소진단

- PAD 국소진단은 CT, MRI 등의 영상검사로 시행한다.
- 혈행 재건술을 고려하면 혈관조영을 시행한다.
- CTA 검사(computed tomography angiography)는 방사선 노출, 조영제에 의한 신장기능 장애 등의 문제는 있지만 비침습 검사로 유용하다.
- MRA 검사(magnetic resonance angiography): 조영 MRA와 비조영 MRA가 있다.
  - 가돌리늄 조영제에 의한 MRA는 혈류 속도나 방향, 와류의 영향을 받지 않으며 비교적 단시간에 광범위의 촬영이 가능하다.
  - CT에 비해 ① 방사선 노출이 없고, ② 비조영검사가 가능하며, ③ 고도의 석회화병변에서도 내강평가가 가능하다.
  - 단점으로는 ① 공간분해능이 떨어지며, ② 석회화 정보를 얻을 수 없고, ③ 스텐트 재질에 따라 내강정보를 얻을 수 없으며, ④ 검사 소요 시간이 길고 응급 대응이 어렵다 등이다.
- 피부조직 관류압검사(skin perfusion pressure: SPP): 중증 하지허혈에서 국소 허혈평가에 이용한다.
  - 혈압측정띠를 발에 감아 혈류를 차단 후 완화하며 피부의 혈류량이 증가할 때의 압을 측정한다.
  - 측정치는 혈관의 석회화나 부종의 영향을 받지 않고, 난치성 궤양의 치유 예측, 사지 절단 수준 판정, 당뇨병발병변의 중증도 평가 등에 유용하다.
  - SPP 30 mmHg에서 약 80%, 45 mmHg 이상에서는 100%의 창상(궤양)이 치유된다.
- 혈관조영: 우회수술 치료 전에 시행하며, 협착부의 압교차 측정, 말초병변이나 측부혈행로 등의 평가에 유용하다.

- PAD의 50%에서 허혈심장질환, 30%에서 뇌혈관질환이 동반되므로 다른 동맥경화질환도 조사한다.
  - 신장동맥의 경화나 협착에 의한 신장기능 장애 위험도 높다.

3) 치료법

(1) 포괄적 치료

- 다른 동맥경화질환처럼 고혈당, 고혈압, 이상지질혈증, 흡연 등의 위험인자에 대한 포괄적 관리가 중요하다.
- 금연: 가장 중요한 대책이다.
- 혈당 조절: HbA1c 7.0% 미만을 목표로 한다.
- 혈압: 140/90 mmHg 미만을 목표로 한다. 혈압약으로 안지오텐신전환효소억제제, 안지오텐신II 수용체대항제를 이용한다.
- 지질: LDL-C 100 mg/dL 미만을 목표로 한다. 생활습관 개선과 스타틴을 투여한다.

(2) 간헐쩔뚝거림

- PAD의 주된 임상 증상에 대해 치료한다.
- 운동요법: 30분 걷기를 1일에 2회 시행하여 측부혈행로를 발달시킨다.
- 항혈소판제: 실로스타졸의 효과가 알려졌다.
  - 간헐쩔뚝거림에서 보행 거리를 40-60% 증가를 기대할 수 있다.
- 혈관내치료: 풍선확장술, 스텐트유치, 혈전 흡인술
- 우회 수술: 대동맥 폐색에 인공혈관이식술, 장골동맥 폐색에 교차 우회술, 천대퇴동맥폐색에 대퇴-슬와동맥 우회술 등을 시행

4) 추적관리

- PAD에서 주된 사망원인은 관상동맥질환이며, QOL 저하는 하지 소실이다.
- PAD 관리의 요점은 ① 동맥경화질환 위험인자의 포괄적 개입, ② 하지 절단 요인이 되는 발궤양 방지다.
- PAD 치료에는 혈관외과, 성형외과, 정형외과 등의 유기적 연락이 중요하다.
  - 여러 직종이 참여하는 팀의료에 의한 환자 지원이 필요하다.

8 당뇨병발

1) 당뇨병발병변 발생요인의 평가

- 당뇨병발병변은 환자에 따라 다른 요인에 의해 발생한다.
- 발생요인을 〈생활 상황〉, 〈전신 상태〉, 〈건강 관리 상태〉 등으로 구분하여 알아보면 좋다.
  - 이런 요인이 복합적으로 서로 밀접하게 관여할 수도 있다.

(1) 발병변 발생 과정의 조사

- 어떤 경과로 발병변이 나타났는지 알아본다.
  - 어떤 상황에서 어떤 원인으로 상처가 만들어졌는지 자세한 정보가 필요하다.
  - 이런 정보는 원인을 알아 대책을 마련하고 다음의 재발 방지 계획에도 도움이 된다.
- 그동안의 당뇨병 치료, 당뇨병합병증, 동반질환, 전신상태를 평가한다.
- 지속된 고혈당에서 중성구의 탐식작용을 저하에 의한 감염 상태인지 확인한다.
- 발의 상태에서 발의 변형, 부종, 진균감염을 조사한다.
- 생활 상황에서 발병변을 일으키기 쉬운 환경, 업무에 의한 발의 부담, 보행 습관 등도 알아본다.
- 환자의 정보는 항상 바뀐다.
  - 발병변의 진료와 치료는 장기간에 걸치는 일이 많으며 진료 시마다 전과 달라진 정보의 추가 수집이 필요하다.

(2) 당뇨병합병증

① 당뇨병신경병증

- 당뇨병 환자의 발에 문제가 생기면 우선 당뇨병신경병증을 생각한다.
- 당뇨병신경병증은 비교적 조기에 시작하는 합병증이며 발병 초기에는 증상이 거의 없어 모르고 지낼 수 있다.
- 증상으로 발끝의 저림이나 통증이 있는지 묻고 아킬레스건 반사나 진동각 검사를 시행하여 판정한다.
- 당뇨병신경병증이 진행되면 감각신경 장애에 의해 저림이나 아픔 등의 증상이 나타나지만 더욱 진행하면 통각이나 온도각 등의 감각이 둔해지며 피부 손상(압박, 외상, 화상 등)이 나타난다.
  - 발에 상처가 생겨도 통증을 느끼지 못해 치료가 늦어진다.
- 발 상태에서 감각 이상의 확인이 중요하다.

② 말초혈관장애

- 당뇨병 유병기간이 길고 혈당 조절 불량 기간이 길면 혈관장애가 일어난다.
  - 특히 사지 말초의 가는 혈관에 장애를 일으킨다.
- 동맥경화가 관여하며 고혈압, 당뇨병, 이상지질혈증 등의 질환이나 흡연, 노화 등의 환경요인이 발병과 진행에 관여한다.

(3) 전신상태 평가

- 장기간에 걸친 혈당 조절 불량에서 감염에 대한 저항성이 저하되어 각종 감염이 나타난다(표 14-6).

표 14-6 당뇨병발에서 전신 상태 관찰 요점

1. 피부 손상의 원인이 되는 신체 상황
① 체형, ② 자세, ③ 걷는 방법
2. 신체 방어기능 저하를 일으키는 신체 상황
① 고혈당, ② 영양불량, ③ 말초혈류장애 질환, ④ 면역기능 저하, ⑤ 피부 이상
3. 건강 관리에 영향을 주는 신체 상황
① 운동기능 장애, ② 시력 장애, ③ 인지 장애

- 신경병증의 진행에 의해 발한이상이나 감각 저하에서 피부의 장벽기능도 저하된다.
- 발에 상처가 생기기 쉽고, 상처가 생겨도 깨닫기 어려운 상황에 있다.
- 당뇨병발병변이 시작과 진행에 관여하는 요인:
  ① 신경병증의 진행으로 감각 저하
  ② 혈관 장애에 의해 말초의 혈류 차단
  ③ 장기에 걸친 고혈당에 의한 감염 증가
- 이 중 어느 하나도 치료가 쉽지 않지만 당뇨병에서 모든 원인이 중복되어 치료는 더욱 어렵다.

(4) 발상태의 평가

- 피부 건조(건성 피부)는 피부의 장벽기능을 저하시키고, 피부 표면에 미세한 상처를 만든다.
- 피부의 얇아짐으로 상처가 생기기 쉬워지고, 부종으로 피부 표면의 긴장에 의해 취약 상태가 된다.
- 이런 상태에 감염이 일어나기 쉽다.
- 발에 나타나는 여러 가지 변형을 조사한다.
- 구두나 양말이 맞지 않으면 변형된 발에 부담을 준다.
  - 구두를 벗었을 때 부분적으로 발적이 있으면 구두 크기가 맞지 않을 가능성이 있다.
  - 발적은 압박이나 쓸림에 의해 일어나며 궤양 등의 피부 장애를 일으킬 수 있다.
- 발의 보행이나 자세에 영향을 주어 전신 부담으로 이어진다.
- 당뇨병에서는 발의 피부와 발톱에는 진균 감염이 많다.
  - 무좀균의 피부 침윤으로 상처가 생겨 전신 감염에 이르기도 한다.
- 진료실에 들어올 때 어떻게 걷고 있는지 환자의 걷기에 주의한다.
  - 보폭이 좁거나 다리를 끌며, 발에 부담을 준다.
  - 앞쪽으로 기울어지면 발끝에 부하가 걸려 발변형을 일으킨다.
- 고혈당에서 감염이 증가하며, 영양불량은 부종이나 상처 치유 지장으로 이어진다.
- 운동기능 장애나 시력 저하는 발관리에 지장을 준다.
- 평소에 사용하는 신발의 영향을 알아본다.
  - 업무에 따라 신는 신발이 다르고 신고 있는 시간도 다르다.
- 발을 관찰하며 신발 상태도 알아본다.

2) 진료의 요점

- 발병변이 생기 전에 발관리의 중요함을 인식하여 평소에 조심하면 좋다.
  - 〈발에 아무 일도 없다〉고 생각하는 환자에게 발병변 위험을 의식하여 생활하도록 알려주기는 쉽지 않다.
- 일상진료에서 발병변을 의식하도록 지원하는 체계를 만들면 좋을 것이다.
  - 진료 시마다 〈발상태는 어떻습니까?〉를 물어 환자에게 생각할 계기가 되게 한다.
- 바쁜 외래진료에서 발에 대한 질문을 하지 않고 넘어갈 수 있지만 진료 전이나 후에 담당간호사가 발상태를 물을 수 있는 환경도 좋을 것이다.

- 당뇨병 특화진료를 더욱 발전시켜 〈발관리 외래〉까지 시행할 수 있으면 바람직하다.
- 무엇보다 〈발은 어떻게 관찰하고 있습니까?〉, 〈발에 상처는 없습니까?〉를 정기적으로 물어 환자가 기억하고 확인하면 좋을 것이다.

(1) 매일의 발 관찰

- 매일의 발 관찰에서 이상 소견을 조기에 발견하면 좋다(표 14-7).

표 14-7 매일 발 관찰의 요점

- 발가락 사이가 더러워지지 않았는가
- 피부의 건조나 균열은 없는가
- 피부색에 변화가 있는가, 좌우에 차이가 있는가
- 발이 차갑지 않은지, 좌우에 차이가 있는가
- 발톱에 이상이 있는가, 발톱의 색깔 변화나 부서짐이 있는가
- 발에 이상이 있는가, 굳은살, 티눈, 사마귀

(2) 발의 청결 유지

- 손바닥이나 발바닥은 몸의 다른 부분보다 땀샘이 많고 더러워지기 쉽다.
- 하루에 여러 번 손을 씻는 것처럼 발도 하루에 한 번은 반드시 씻도록 알려준다(표 14-8).
  - 환자에 따라 매일 씻기가 어려울 때 젖은 수건으로 발을 닦고 잘 말려도 청결을 유지할 수 있다.

표 14-8 발을 씻는 방법을 알려준다

① 따뜻한 물에 담근다(뜨거운 물이 아니다, 오래 담그지 않는다).
② 비누 거품을 만들어 손으로 씻는다(상처가 있는지 살펴본다).
③ 발가락 사이, 발바닥, 복사뼈까지 손으로 비비어 씻는다.
④ 따뜻한 물로 충분히 헹군다.
⑤ 부드러운 수건으로 발가락 사이까지 잘 닦는다.
⑥ 보습제를 바른다(발가락 사이에는 바르지 않는다).

(3) 보습한다

- 따뜻한 물과 비누를 이용하여 발을 씻으면 더러움뿐 아니라 피부 표면의 피지도 제거된다.
- 적당한 피지는 피부 장벽기능 역할이 있으며, 발을 씻은 후 피부는 취약한 상태가 될 수 있다.
- 발을 씻은 후 피부 보호에 보습이 필요하다.
- 보습제를 바를 때 피부를 심하게 비비지 않는다.
- 보습 크림을 조금만 발라도 건성피부는 개선된다.
- 보습제에는 종류가 많으며 흔히 사용하는 바셀린은 잘못 사용하면 문제를 일으킬 수 있다.

- 바셀린을 발가락에 너무 많이 바르고 오염되면 발톱주위염이 될 수 있다.
- 바셀린은 기름이며 발을 씻어도 제거되지 않으며 특히 발가락에 남아 오염물이 들러붙을 수 있다.
- 바셀린이 건조되면 발가락 피부가 벗겨진 것처럼 보인다.
- 바셀린은 보습보다 피복 효과(피부 표면을 덮어 수분 증발 방지)가 크므로 선택에 주의한다.

● 노인의 발관리에는 보습제 권고가 포함되어야 한다.

(4) 긴급 시의 대응

● 평소에 조심해도 상처는 언제나 생길 수 있다.

● 크지 않은 상처는 발을 잘 씻고 상처를 보호하면 자연히 좋아질 수 있다.

● 큰 상처, 항응고제/항혈소판제 복용에서 출혈, 치유 지연, 상처나 주위의 변색, 나쁜 냄새 등이 있으면 긴급한 진료가 필요하다.

● 병원 진료가 필요한지 판단이 어려울 때 우선 스마트폰으로 발 사진을 찍어 병원에 연락하도록 알려준다.

3) 하지절단 후 추적

● 발병변 치료가 어려워 결국 발절단에 이른 안타까운 상황에 환자에 대한 세밀한 지원이 필요하다.

● 하지절단은 자신의 체형이미지를 변화시키며, 생활에 큰 부담을 준다.

● 발가락 하나 절난에서 걷기에 문제가 없다고 생각하지만 보행 상태가 바뀌어 넘어지기 쉽거나 발의 하중 변화로 다리 관절에 부담을 줄 수 있다.

- 보행 상태 변화는 다시 발병변 발병 가능성을 높인다.

● 하지절단 환자 중에는 지금까지 절단을 피하도록 노력해 온 경우가 많다.

- 주의하고 있었지만 결국 절단되었다고 우울하게 되거나 발소실에 대한 공포, 앞으로의 생활에 대한 불안 등이 나타난다.
- 이런 문제에 대해 수용적 태도로 격려하여 극복하는 힘을 갖도록 지원한다.

● 퇴원 후 생활 환경에 대해 구체적으로 〈이것이라면 가능할 것이다〉라는 상상을 할 수 있으면 좋다.

● 불안에서 회복하기까지의 시간은 사람에 따라 다르며 계속 지원한다는 메시지가 필요하다.

Chapter

15 당뇨병의 응급상황

1 응급진료 상황

- 당뇨병에서 중증 고혈당에 의해 의식 장애를 일으키는 응급상황으로 고혈당고삼투질증후군(hyperosmolar hyperglycemic syndrome: HHS)과 당뇨병케토산증(diabetic ketoacidosis: DKA)이 있다.
- DKA는 1형당뇨병에서 인슐린치료가 제대로 되지 않아 나타나며 매우 위험한 상태다.
  - 모든 1형당뇨병에서 DKA의 방지와 출현 시 신속한 치료 필요성을 충분히 교육해두어야 한다.
- HHS는 2형당뇨병에서 드물지 않으며 탈수에 의한 삼투압 증가와 400-1,000 mg/dL의 고혈당에서 의식장애가 있으면 반드시 생각한다.
  - 노인 당뇨병에서 의식장애가 있으면 뇌혈관질환을 먼저 생각하기 쉽지만 중증 고혈당에서 HHS를 조기에 진단하면 회복이 가능하다.

2 고혈당고삼투질증후군

- 인슐린비의존 상태가 많으며 중증 고혈당과 탈수에 의한 삼투압 증가에 의해 순환부전을 일으킨 상태다.
- 당독성이 높아진 상태이며 혈당 정상화에 집중 인슐린치료가 필요하며, 속효인슐린의 지속 정주에 의해 당독성을 신속히 해소하는 동시에 탈수와 전해질 이상의 교정이 치료의 기본이 된다.
- 2형당뇨병에서 중증 감염에 걸리거나 수술이나 고도 외상의 스트레스, 고칼로리 수액요법, 스테로이드 투여에서 발생되기 쉽다.
- 아픈날의 대책이 HHS 예방법이다.
- 경도의 케토산증을 동반할 수 있으며 소변 케톤체는 음성 또는 (+)가 된다.
- 일반적 진단 기준:

– 혈당 600 mg/dL 이상, 동맥혈가스분석 pH < 7.3, 혈청 HCO_3^- 18 mEq/L 이상, 혈청 삼투압 320 mosm/L 이상이고 고도의 산증은 동반하지 않는다.

3 당뇨병케토산증

- 1형당뇨병 발병이나 1형 및 인슐린의존 상태가 심한 2형당뇨병 환자에서 인슐린주사 중지 등에서 일어나기 쉽다.
- 인슐린 결핍과 인슐린 대항호르몬(카테콜아민, 코티솔, 글루카곤 등) 증가에 의해 고혈당, 고케톤혈증, 산증을 일으킨 상태다.
- 전구 증상으로서 심한 목마름, 권태감, 다음, 다뇨, 체중 감소 등의 증상이 있어 증상 없이 시작하는 HHS와 차이가 있다.
- DKA는 HHS보다 젊은 환자에서 많다.
- 교과서에 전형적 증상으로 호흡에서 아세톤 냄새나 깊고 빠른 호흡(쿠스마울호흡)이 기록되어 있지만 이런 소견만 생각하고 다른 증상을 간과하면 DKA를 놓칠 수 있다.
- 복통, 구역/구토를 호소하는 증례도 적지 않다.
- 일반적 진단 기준:
  – 혈당 300 mg/dL 이상, 동맥혈액가스 분석에서 pH 7.3 미만, HCO_3^- 18 mEq/L 미만, 케톤혈증, 케톤뇨증 등이다.

4 응급상황의 대책

- 치료 원칙:
  ① HHS와 DKA의 초기 대응은 같다.
  ② 인슐린 초기 투여량보다 경과에 따른 조절이 중요하다.
  ③ 검사 소견보다 전신 상태가 예후를 반영한다.
- HHS와 DKA 치료는 탈수 교정, 적절한 인슐린 투여, 전해질 이상 교정, 케토산증 원인 질환의 검색과 치료다.
- HHS와 DKA의 감별은 쉽지 않을 수 있으며 치료 방침은 같다.
- 혼수, 쇼크 등에 대한 일반 처치, 기도 확보, 혈관 확보가 중요하다.
- 심부전이나 신장부전이 있으면 중심정맥압 측정도 필요하다.
- 탈수가 심하므로 당질이 없는 생리식염수와 같은 등장용액 주사 1,000–1,500 mL/h를 기준으로 처음 1–2시간 주입하며 인슐린을 투여한다.
- 일반적으로는 속효인슐린 0.1단위/kg/h를 투여하여 1시간당 50–70 mg/dL 정도의 혈당 저하가 있을 때까지 증량하지만 더 이상의 급속도로 혈당을 저하하면 삼투압의 급속한 저하로 뇌부종을 일으킬 위험이 있다.
- 전해질의 급속한 저하도 피한다.

- 충분한 수액 공급으로 혈청 Na가 저하되는 경향이면 생리식염수를 계속 투여하며, 혈청 Na 수치가 정상보다 높으면 NaCl 농도가 0.45% 정도인 half saline으로 변경한다.

- 당질이 포함된 수액 사용에서는 혈당 변화에 주의한다.
- 혈청 K 수치가 5 mEq/L 이상이면 K 추가는 필요 없지만, 5 mEq/L 미만이면 수액에 KCl 20-30 mEq를 첨가하여 혈청 K를 천천히 교정한다.
  - 혈청 K 수치의 목표를 4-5 mEq/L로 한다.
- 인슐린치료의 영향으로 혈청 K나 혈청 P가 저하되며, 신장기능 장애가 있으면 고칼륨혈증에 주의한다.
- 혈당은 200-300 mg/dL로 저하할 때까지 2시간마다 측정하고, 이 범위까지 혈당이 내려가면 전해질 상황에 따라 5% 포도당 수액으로 변경한다.
  - 수액 변경 후에도 인슐린의 지속 투여를 계속하며 인슐린 투여량은 0.02-0.05단위/kg/h로 한다.
- 생리식염수 49.5 mL에 속효인슐린 휴물린R 0.5 mL(50단위)를 혼합하여 50 mL 시린지에 넣어 지속주입펌프를 사용하여 정주하면 투여량 조절 시행이 쉽다.
- 성인이나 노인의 대부분에서 산증 교정을 시행할 필요는 없다.
  - 소아에서 당뇨병케토산증 초기에 혈청 BUN가 높고, 저이산화탄소혈증에서 뇌부종을 일으킬 위험이 높으며, 중탄산 치료는 뇌부종의 위험을 높여 권고하지 않는다.
  - 인공호흡에 의한 과환기도 뇌부종의 위험이 된다고 알려져 있다.
- 의식 수준이 안정되고 경구 섭취가 가능하며 혈당이 200 mg/dL 전후가 되면 인슐린 정주를 피하주사로 변경한다.
- HHS에서는 혈청 삼투압과 의식 수준 정상화가 치료 기준이며, DKA에서는 혈당 200 mg/dL 미만과 동맥혈액가스 분석 결과의 정상화가 치료 기준이 된다.
- 인슐린 피하주사를 시작해도 케토산증 재발을 방지하기 위해 1-2시간 지속정주를 계속한다.

5 젖산산증

- 혈중 젖산이 4 mEq/L 이상 증가한 젖산산증은 대사산증의 하나이며, 당뇨병에서 의식장애 원인의 하나다.
- 젖산산증의 원인으로, 말초순환부전, 저산소증, 비타민 B1결핍증, 탈수 등이며, 메트포민을 투여하는 환자에서 탈수에 의해 젖산산증이 나타날 수 있다.
- 치료는 원인 질환과 병태생리 개선이다.

Chapter 16

당뇨병과 임신

1 임신 희망 여성의 당뇨병

1) 계획 임신

- 당뇨병 관리 중 임신을 희망하면 임신 전에 전문의의 평가가 필요하다.
  - 대상은 1형 또는 2형당뇨병이지만 과거 임신당뇨병(gestational diabetes mellitus: GDM)으로 진단된 여성이 포함된다.
- 고혈당에 의한 선천 이상이나 유산을 방지하고, 태아의 건강한 발육과 모체의 당뇨병합병증을 포함한 장기 예후 개선을 위해 임신 전에 관리하는 계획 임신을 지원한다.
  - 계획 임신이란 임신 전에 당뇨병과 임신에 관한 기본적 지식과 정상 임신 유지에 필요한 당뇨병 관리 상황을 만드는 것이다.
  - 임신에 적합한 상태가 될 때까지 피임을 교육한다.
- 금연, 적정 체중 유지, 엽산 섭취 등 일반적 관리를 포함한다.
- 당대사이상에서는 불임 빈도가 높다고 알려져 있다.
  - 그 원인으로 인슐린분비 부족이나 인슐린저항성에 의한 배란 장애를 생각하고 있다.

2) 임신 전 혈당 관리 목표

- 당뇨병 환자의 임신에서 모체와 태아 양쪽에 위험이 있다.
- 수태나 태아의 기관 형성기의 혈당 조절 불량에서 유산이나 태아의 선천 이상 위험이 증가된다.
- 태아의 형태 이상은 배란 후 7주 이내의 임신 조기에 일어나므로 임신 전부터 모체의 혈당 관리가 중요하다(표 16-1).

표 16-1 임신 전 관리 목표

- 당대사 목표치: HbA1c＜6.5%, 허가 조건: HbA1c＜7.0%
- 합병증 망막병증: 비증식망막병증, 증식망막병증은 안정화되고 나서 신부전 2기까지가 바람직하다.
- 체중: 비만에서 BMI＜25를 목표로 체중 감량
- 혈압: 정기적 혈압 측정, 130/80 mmHg 이하 목표
- 지질: 스타틴 중단

- 임신 전 혈당 조절에는 중증 저혈당을 피하여 되도록 정상 혈당 조절에 접근하도록 HbA1c 6.5% 미만이 목표가 된다.
  - 일반적으로 신생아의 선천 이상 비율은 약 2%이지만 임신 당뇨병에서 3-10배 높다고 알려져 있다.
  - 혈당 조절 목표를 임신 전에 도달하면 선천 이상 위험이 약 70% 감소된다.

3) 당뇨병합병증 평가

- 당뇨병 여성에서 임신 전 합병증의 평가와 관리가 필요하다.
- 임신 전에 당뇨병망막병증이 있으면 임신 경과 중에 망막병증이 악화될 가능성이 있다.
  - 진행된 망막병증이 있으면 혈당을 충분히 조절하여 망막병증이 안정된 후 임신을 허가하는 것이 바람직하다.
- 신장질환 2기 이후에서는 임신고혈압증후군, 조산, 신장기능 악화, 태아의 발육 부전 등의 위험이 높아진다.
- 비만 여성에서는 난소기능 부전 등으로 임신 가능성이 저하된다.
  - 임신 전 체중 감량은 수태능의 개선과 비만에 동반한 임신 위험을 줄일 수 있다.
- 1형당뇨병은 자가면역 갑상선질환 동반 가능성이 있어 임신 전 갑상선기능을 검사한다.

4) 당뇨병약 변경

- 임신에서 혈당강하제는 기형을 포함하여 태아에게 안전성이 확립되지 않아 임신 희망에서 당뇨병약 변경을 고려한다.
- 식사 및 운동요법으로 혈당이 조절되지 않으면 인슐린치료를 시행한다.
- 경구혈당강하제 복용이나 GLP1수용체작용제 사용 중에 임신을 예정하면 미리 인슐린치료로 바꾼다.
- 문헌에는 메트포민의 GDM에 대한 유용성의 보고가 있으나 태아에 대한 안전성 정보가 충분하지 않아 인슐린치료로 변경하는 것이 좋다.
- 인슐린치료 시작에서 각 인슐린제제의 장점과 단점을 평가하여 임신부와 가족에게 충분한 설명 후에 치료 방침을 결정한다.
- 고혈압, 이상지질혈증이 동반되어 있으면 임신 경과 중에 악화될 가능성이 있어 임신 전부터 관리가 필요하다.
  - 당뇨병신장질환이나 고혈압에서 안지오텐신전환효소(ACE)억제제나 안지오텐신II수용체대항

제(ARB)를 사용하지만, 임신 중에는 태아의 신장기능 장애, 태아 발육 지연, 양수 감소 등의 태아 독성이 있어 사용하지 않는다.
  - 임신 희망 시점에서 ACE억제제나 ARB는 임신 중 사용 가능한 혈압약(히드라라진, 라베타롤, 칼슘채널차단제)으로 변경한다.
- 이상지질혈증에 대한 HMG-CoA환원효소억제제나 피브레이트제도 태아의 선천 이상이나 발달에 영향을 주어 임신 중에 사용하지 않는다.

5) 실제 진료의 권고

(1) GDM 병력이 있을 때

- GDM으로 진단되었을 때는 2형당뇨병 발병 고위험군으로 생각하여 출산 6-12주에 75g 경구포도당내성검사(OGTT)를 시행하여 내당능을 재평가하도록 권고되고 있다.
- 75g OGTT를 시행할 수 없으면 정기적으로 혈당, HbA1c를 검사한다.
- 다음번 임신에서 고혈당이나 선천 이상 방지를 위한 정기 진료가 필요하다.

(2) 계획 임신에 대한 불안이 있을 때

- 임신을 희망하는 여성과 배우자에게 산부인과를 만나 구체적 정보를 듣게 한다.
- 임신 중의 생활에 관한 정보를 자세하게 알려준다.

(3) 경구혈당강하제를 인슐린치료로 변경이 어려울 때

- 임신 초기의 혈당 조절이 중요하며 인슐린 이외에는 태아에세 안전성이 확립되어 있지 않은 것을 설명하여 인슐린치료로 바꾼다.
- 임신 중 혈당 관리에 필수적인 자기혈당측정을 시작하여 혈당 조절 상황을 알게 한다.
- 혈당 조절을 보며 1일 1회 인슐린주사를 시작한다.

2 당뇨병 동반 임신과 임신당뇨병

1) 임신 중 당대사 변화

- 임신 시에 모체의 내분비대사는 태아의 발육을 위해 변화된다.
- 태아는 태반을 통해 모체로부터 에너지원을 받아 성장하며 태아의 주된 에너지원은 포도당이다.
- 임신 상반기에는 태아의 포도당 수요는 적고, 모체는 동화가 우세하여 지방이 축적된다.
- 임신 후반기에는 태아에 포도당 공급이 증가하고, 모체는 인슐린저항성 상태가 되어 포도당 이용을 억제하지만 지질대사는 항진되어 케톤증이 될 수 있다.
  - 임신 후반기의 인슐린저항성 증가에는 태반에서 생산되는 인슐린 대항작용이 있는 사람태반락토겐(human placental lactogen: hPL), 프로게스테론(progesterone)이나 종양괴사인자(tumor necrosis factor: TNF-α) 등이 관여한다.
  - 태반에서 인슐린 분해 촉진도 인슐린저항성에 관여한다.
- 정상 임신부는 생리적 인슐린저항성에 대해 모체에서 베타세포 비대와 과형성이 일어나서 인슐린 분비가 증가하여 혈당을 조절한다.

- 이런 보상성 인슐린분비가 부족하면 고혈당이 되어 임신당뇨병이 된다.

- 당뇨병 동반 임신에서 인슐린 요구량이 증가한다.

2) 모체와 태아의 합병증

- 모체의 혈당이 높으면 모체와 태아에 합병증이 나타난다(표 16-2).

표 16-2 당대사이상 동반 임신에서 모체와 태아의 합병증

1. 모체
① 당뇨병합병증: 당뇨병망막병증 악화, 당뇨병신장질환 악화, 당뇨병케토산증, 저혈당(인슐린 사용 시) ② 산과적 합병증으로 유산, 조산, 임신고혈압증후군, 양수과다증, 거대아에 의한 난산
2. 태아
① 태아, 신생아 합병증: 선천 이상, 거대아, 난산에 의한 분만 시 외상, 태아 발육 부전, 태아 기능 부전, 태아 사망, 신생아 저혈당, 신생아 고빌리루빈혈증, 신생아 저칼슘혈증, 신생아 호흡곤란증후군, 신생아 다혈증, 신생아 심근증 ② 장래의 당뇨병, 비만, 대사증후군

(1) 태아 합병증

- 임신 전부터 당뇨병이 있고 기관 형성기인 임신 초기에 혈당 조절이 불량하면 태아의 선천 이상 발생 가능성이 높다.
- 당뇨병 동반 임신이나 임신당뇨병에서 임신 중기나 후기에 모체 혈당이 높으면 태아의 베타세포 과형성, 고인슐린혈증에 의해 거대아, 신생아 저혈당이 나타난다.
- 장기 미숙성으로 고빌리루빈혈증, 저칼슘혈증, 호흡곤란증후군, 다혈증 등도 발생된다.
- 모체 고혈당이라는 자궁 환경에서 태어난 아이가 장래 비만이나 당대사이상에도 영향을 준다고 알려졌다.

(2) 모체 합병증

- 임신 초기의 혈당 조절이 불량에서 유산 위험이 높아진다.
- 임신 중에는 인슐린저항성 증가, 지방성분해 항진에 의해 임신 전에 비해 케톤증, 케토산증을 일으키기 쉽다.
- 당뇨병망막병증, 당뇨병신장질환이 나쁘게 된다.
  - 임신 중 망막병증의 진행에는 당뇨병 유병기간, 고혈압이나 신장질환 동반, 임신 후 급격한 혈당 조절 개선 등이 관여한다.
  - 임신 자체에 의한 순환혈액량이나 심박출량 증가, 혈액응고 항진, 등의 혈행 동태 변화나 프로게스테론, hPL, 인슐린유사성장인자-1 증가 등의 호르몬 변화도 망막병증 악화에 관여한다.
- 당뇨병신장질환이 있으면 자궁내 태아 발육 부전, 임신고혈압증후군, 조산 등의 가능성이 높다.

3) 혈당 조절

(1) 인슐린주사

- 임신 초기의 혈당 조절과 유산, 태아의 선천 이상의 관련이 있으나 이를 방지하기 위한 최적 혈당 수준은 명확하지 않다.
  - 저혈당을 방지하면서 되도록 정상 혈당에 가깝게 유지한다.
- 경구혈당강하제나 GLP1수용체작용제의 안전성은 확립되지 않아 인슐린으로 치료한다.
  - 인슐린은 태반 통과성이 낮고, 태반의 인슐린분해효소에 의해 비활성화되므로 모체에 투여한 인슐린은 태아로 거의 이행하지 않는다.
- 인슐린유사체의 임신 중 사용 안전성으로 인슐린리스프로(휴마로그), 인슐린린아스파르트(노보래피드), 지속작용 인슐린 디터머(레버미어)가 미국 FDA의 태아위험도 카테고리 B이다.
- 인슐린글라진(란투스)은 IGF-1수용체 친화성이나 세포 분열 촉진능이 높아 임신부 사용에 신중하여 FDA의 분류는 카테고리 C이다.
  - 이런 분류는 2015년 6월부터 폐지되어 환자의 치료 상황이나 약제의 안전성을 상의하여 주사제를 선택한다.
- 임신 시기에 따라 인슐린주사량이 변화될 수 있다.
  - 임신 초기는 입덧으로 식사 섭취량이 감소하거나 모체에서 태아로 포도당 수송이 시작되어 저혈당이 나타나서 인슐린 필요량이 감소할 수 있다.
  - 임신 중기 이후에는 인슐린저항성 증가에 의해 인슐린 필요량도 증가한다.
  - 임신 말기에 최대 인슐린 필요량은 1형당뇨병에서 비임신 시의 1.5배, 2형당뇨병에서 2배 정도가 된다.
- 1일 3-7회의 SMBG나 CGM의 결과를 참고하여 인슐린주사량을 조절한다.

(2) 식사요법

- 임신 중의 식사요법은 충분한 영양을 섭취하여 태아의 건강한 발육과 모체의 혈당 조절, 적정한 체중 증가를 목표로 한다.
- 임신 중 표준체중 [키$(m)^2 \times 22$]$\times$30 kcal에 해당하는 칼로리에 태아 성장에 따른 추가 칼로리를 더한다.
  - 일반적으로 임신 중 200 kcal 정도를 추가하나, 모체의 체중 증가, 태아의 발육, 혈당 조절, 케톤체 유무 등에 따라 조절한다.
- 비만한 임신부는 칼로리를 추가하지 않지만, 체중 감소나 케톤체 상승을 일으키는 식사제한은 시행하지 않는다.
- 임신 중 혈당 변동의 특징인 식후고혈당, 식전저혈당을 방지하기 위해 6회로 나눈 식사를 할 수 있으며, 밤 동안 저혈당이나 식전 기아에 의한 케톤증 방지를 위해 자기 전 유제품을 간식으로 섭취할 수 있다.
- 임신 중 체중의 과도한 증가는 임신고혈압증후군, 거대아, 분만 지체, 제왕절개 등의 위험이 있으며 체중 증가가 너무 적으면 저체중 출생아, 신경관 폐쇄부전 등의 위험이 늘어난다.

(3) 분만 시 치료

- 분만은 경질분만이 기본이지만, 산과적 적응이나 활동성 망막병증에서 제왕절개를 고려한다.

- 분만 중 식사 섭취 불가능할 때 2-3시간마다 혈당을 측정하여 혈당 70-120 mg/dL을 유지하도록 속효인슐린을 추가 투여한다.
- 금식 시간이 길어져 포도당을 포함한 수액 시행에서는 정맥으로 인슐린 지속 투여도 검토한다.

(4) 분만 후 치료

- 분만 후 인슐린 요구량이 급격히 저하하므로 신속하게 임신 전 인슐린 투여량으로 되돌린다.
- 수유기에 혈당 조절에도 인슐린치료를 계속한다.
- 수유 분의 칼로리를 식사에 추가하며 수유에 의해 저혈당을 일으키면 수유 전의 간식이나 인슐린 감량을 교육한다.
- 임신당뇨병에서 출산 6-12주에 75 g OGTT를 시행하여 내당능 재평가를 시행한다.
  - 생활습관 개선에 의해 2형당뇨병 발생 저하를 기대하며 정기적 추적을 권고한다.

Chapter 17

노인 당뇨병

1 노인의 특수성

- 노인에서 당뇨병 증상이 없이 다른 질환 때문에 시행한 혈액검사에서 당뇨병을 진단하는 경우가 있다.
- 노인은 정기적 건강 진단을 받지 않는 일이 많다.
- 병원에서 노인을 진료하면 1년에 한 번은 당뇨병 선별 검사를 시행하여 당뇨병을 발견하면 좋을 것이다.
- 스테로이드, 쿠에티아핀 등의 정신병약 사용에서 혈당 상승에 주의하고, 중심정맥영양 시행 전후에도 혈당을 검사한다.
- 노인 당뇨병에서는 인슐린분비량 감소, 비만 동반과 근육량의 감소로 신체활동 저하가 있으면 혈당이 조절되지 않으며 노쇠로 진행될 수 있다.
- 골다공증이 동반되면 넘어짐에 의한 골절이 증가하므로 비타민이나 미네랄 보충을 생각한다.
- 노인의 당뇨병 진단은 일반 성인과 기본적으로는 같지만 노인에서는 식후혈당이 높아지는 경향이 있다.
  - 공복혈당이 정상적이어도 당뇨병을 부정할 수 없으며 HbA1c가 정상의 상한선에 있으면 3-4개월마다 검사를 반복하거나 75 g OGTT를 시행한다.
- 노인에서 LADA형 1형당뇨병이나 전격 1형당뇨병도 있다.
- 췌장암에 동반한 당뇨병의 부정도 필요하다.
- 2형당뇨병으로 진단해도 인슐린분비능을 확인해야 한다.
  - 내인성 인슐린이 어느 정도 유지되고 있어도 감염이나 수술에 의한 침습, 스테로이드 투여 등에서 인슐린치료가 필요할 수 있다.
- 근감소증이나 노쇠가 진행되면 자립 생활(ADL) 유지가 어려우며 당뇨병 치료에서 저혈당 발생 위험이 높아진다.

- 저혈당은 인지기능 저하를 일으키며 골절, 우울 등을 일으킨다.

- 노인의 당뇨병 치료에서는 혈관합병증 방지뿐 아니라 인지기능이나 ADL 저하, 노쇠 방지, QOL을 유지한 건강수명 연장을 목표로 한 치료 목표의 설정이 필요하다.

2 노인 당뇨병 치료의 일반적 대책

1) 치료 부작용에 주의

- 노인에서 약물치료의 주의점은 신장기능이나 간기능의 저하에 의한 약의 배설 지연으로 유해 작용 증가와 저혈당이다.
- 인지기능 저하에서 식사 섭취량이나 수분 섭취량 감소 또는 알코올 섭취에 의한 탈수 경향이나 식사 섭취량의 감소 등 저혈당 위험인자가 많아지기 쉽다.
- 노인에게 많은 치주병도 이런 상황을 악화하는 인자가 된다.
- 심부전 유무나 골절이나 장폐색, 요로감염, 성기감염의 병력도 확인한다.
- 혈당 조절 목표를 환자의 상태에 따라서 개별적으로 정한다.
- 노인에서도 금기가 없으면 메트포민을 사용할 수 있다.
- 노인에서 저혈당 위험이 있는 설포닐유레아는 되도록 사용하지 않는다.
- 중증 저혈당 위험이 있는 인슐린이나 설포닐유레아 사용에서 혈당 조절 목표치 이하가 되지 않도록 주의한다.
- 노인에서 나이에 따른 신장기능 저하를 평가하여 저혈당에 주의한다.
- 신장기능 저하가 있으면 신장기능에 영향을 받지 않는 DPP4억제제를 선택한다.
- 혈당 조절이 어려워 인슐린이 필요한 때는 지속작용인슐린 1회 주사와 당뇨병약 병용을 목표로 한다.
- 주 1회 주사하는 GLP1수용체작용제는 저혈당 위험이 적어 노인에서도 사용할 수 있다.

2) 노인의 저혈당

- 저혈당 증상으로 몸의 떨림, 어지러움, 탈진감 등이 많다.
- 말이 안 된다. 어색한 동작, 반신마비 등의 신경 증상이 나타날 수 있다.
- 집중력 곤란이나 업무 효율 저하 등의 인지기능 장애, 섬망이나 의욕 저하 등의 정신 증상 이외에 저혈당무감지증도 있다.
- 80세 이상 노인에서 저혈당이 일어나기 쉽다고 알고 있어야 한다(표 17-1).

표 17-1 노인에서 중증 저혈당을 일으킬 위험 증가

• 치매 또는 경도 인지 장애가 있다.	• 신장기능 장애
• ADL 저하 또는 노쇠가 있다.	• 다제병용
• 우울증 또는 우울 경향이 있다.	• 사회적 지원이 부족한 환자
• BMI가 낮은 마른 환자	• 저혈당무감지증 병력

- 노인 당뇨병 치료에서는 중증 저혈당을 일으키기 쉬운 위험 인자를 발견하여 저혈당에 관한 교육을 환자와 가족에게 시행하는 것이 중요하다.
- 저혈당 교육에서 중요한 요점은 아픈날 대책이다.
  - 식사를 할 수 없거나 설사, 구토 등에서 설포닐유레아의 중지와 인슐린 감소에 대해 알고 있어야 한다.

3) 노인 당뇨병의 치료 전략

- 노인의 약물치료에서 저혈당, 넘어짐, 체중 감소 등의 부작용, 복약순응도 저하, 다제병용 등에 주의한다(표 17-2).

표 17-2 노인 당뇨병에서 완만한 혈당 조절이 필요한 이유

- 신장기능 저하나 장기 예비능 저하에 의한 약의 부작용이 나타나기 쉽다.
- 자각 증상 호소가 없고, 증상이 비전형적이다.
- 인슐린 표적세포의 변화, 신체활동 감소, 근육량 감소, 상대적 체지방 축적에 의해 인슐린저항성이 증가한다.
- 노쇠에 따라 뇌세포 변화에 의한 뇌기능 저하, 알츠하이머병, 뇌혈관질환에 의한 인지기능 장애 또는 동맥경화질환이나 악성종양이 잠재하기 쉽다.
- 골절이 증가하며, 치주병이나 배뇨이상도 많다.
- 사회적 입장의 변화에 의한 치료 의욕 감소, 생활 목표 상실, 생활 리듬 이상 등에 의해 건강 관리 행동이 어렵다.

- 섭취 칼로리를 표준체중 kg당 25-30 kcal로 많은 편이 바람직하다.
- 저혈당 위험이 있으면 식사요법에서 저탄수화물 식사를 권고하지 않는다.
- 노인에서 영양불량이 되기 쉽고 근감소증이나 노쇠를 방지하기 위해 비타민이나 미네랄과 함께 체중 kg당 1.2-1.5 g의 단백질 섭취가 필요하다.
- 노인에게 적절한 운동요법은 당대사의 교정, 생명 예후나 ADL 개선 또는 인지기능 저하 방지에 유용하다.
  - 저항운동은 혈당 개선, 근력과 근육 증량에 의한 근감소증 방지에 유용하다.
- 노인에서 혈당이 조절되지 않으면 중증고혈당에 의한 고혈당고삼투질 상태에 의한 혼수나 중증 감염에 의한 생명 위기가 일어날 수 있다.

4) 노인에서 혈당 조절 목표

- 환자의 특징이나 건강 상태(연령, 인지기능, 신체기능, 동반질환, 중증 저혈당 위험, 여생)를 평가하여 치료 목표를 유연하게 정한다.
- KDA는 노쇠 평가와 치료 상황에 따른 조절 목표를 제시했다(표 17-3, 표 17-4).

표 17-3 혈당 조절 목표 결정을 위한 K-FRAIL scale(당뇨병 진료지침 2023)

질문	문항	점수
1. Fatigue(피로) 지난 한 달 동안 피곤하다고 느낀 적이 있습니까?	항상 그렇다	1점
	거의 대부분 그렇다	1점
	종종 그렇다	0점
	가끔씩 그렇다	0점
	전혀 그렇지 않다	0점
2. Resistance(저항) 도움이 없이 혼자서 쉬지 않고 10개의 계단을 오르는데 힘이 듭니까?	예	1점
	아니오	0점
3. Ambulation(이동) 도움이 없이 300 미터를 혼자서 이동하는데 힘이 듭니까?	예	1점
	아니오	0점
4. Illness(지병) 의사에게 다음 질병이 있다고 들은 적이 있습니까? (고혈압, 당뇨병, 암, 만성 폐질환, 심근경색, 심부전, 협심증, 천식, 관절염, 뇌경색, 신장질환)	0-4개	0점
	5-11개	1점
5. Loss of weight(체중감소) 현재와 1년 전의 체중은 몇 kg이었습니까?	1년간 5% 이상 감소한 경우	1점
	1년간 5% 미만 감소한 경우	0점
총점 판정	**3점 이상 = 노쇠** **1-2점 = 노쇠 전단계** **0점 = 정상**	

표 17-4 노인의 혈당 조절 목표(당화혈색소)의 개별화(예시)(J Korean Med Assoc 2017 April; 60(4):314-320)

범주		I	II	III
환자 특성 평가 방법	K-FRAIL	정상	노쇠 전단계	노쇠
	Clinical Frailty Scale	1-3	4-6	7-9
	일반적인 특성	인지기능이 정상이고 독립적 일상생활 가능	경도인지장애를 가지고 있거나 일상생활에 도움이 필요	중등도치매, 일상생활 기능장애, 중증 기저질환 또는 요양시설 거주
저혈당 위험이 높은 약물 사용	아니요	<7.0%	<7.5%	<8.0%
	예	7.0-8.0%	7.0-8.0%	7.5-8.5%

3 노인에서 당뇨병약 선택

- 과거 설포닐유레아를 널리 사용하여 당뇨병 유병기간이 긴 노인에서 계속 사용하는 경우가 있다.
- 노인에서 식욕 저하나 동반질환으로 식사가 불규칙해지며 저혈당이 자주 나타난다.
  - 설포닐유레아에 의해 중증 저혈당과 사망 위험이 증가한다(Ling S, Diabetes Care 2021:44:915).
- 노인에서는 ① 설포닐유레아는 되도록 사용하지 않으며, ② 다른 당뇨병약으로 혈당 조절이 어려워 사용이 필요한 경우에는 최소량을, ③ 다른 당뇨병약과 병용하여, ④ 되도록 마지막에 사용하

는 것을 권한다.

- 저혈당 위험과 신장기능 저하가 당뇨병약의 선택에 중요한 요점이다.

1) 메트포민

- 노인에서도 금기가 아니면 메트포민을 사용할 수 있으며 심혈관질환을 줄인다는 근거가 있다.
  - 그런 근거는 서구의 연구이며 고도비만이 아닌 우리나라 노인에서 반드시 필요한 것은 아니지만 최근 아시아인 대상 연구가 알려지고 있다.
- 메트포민은 체중을 늘리지 않으며, 단독으로는 저혈당 위험이 없고, 식욕 억제 작용이 있는 것, 중성지방이나 LDL-콜레스테롤을 내리고, 다른 당뇨병약에 비해 염가라는 등의 이점을 생각하여 선택할 수 있다.
- 신장기능이 저하되어 CKG3b가 되면 1,000 mg/일 이하를 사용하고, 새로 시작하지 않으며, CKD 4에서부터는 금기이다.
- 간경변, 호흡부전, 심부전, 전신감염, 수술 전후, 알코올의존 등에서도 사용하지 않는다.
- 비교적 많은 부작용으로 위장 증상(구역/구토, 식욕부진, 설사, 복부 팽만 등)이 있다.
  - 소량(1일 500 mg)으로 사용을 시작하여 서서히 증량해 간다.

2) DPP4억제제

- 메트포민을 사용할 수 없는 환자에서 DPP4억제제를 선택한다.
- 단독 투여에서 저혈당 위험이 없고, 1일 1회 복용하여 복용 순응도가 좋으며, 체중 증가를 일으키지 않고, 심혈관질환을 방지하는 효과도 알려지고 있다.

3) SGLT2억제제

- 심장과 신장 보호 작용이 알려져 노인에서도 사용할 수 있다.
- 탈수, 요로감염, 근감소증 등에 대한 대책이 필요하다.

4) 설포닐유레아

- 지연 저혈당을 일으킬 위험이 있으며, 체중을 증가시키고, 심혈관질환을 방지한다는 근거가 없어 되도록 마지막에 최소량을 다른 당뇨병약과 병용하여 사용한다.
- 설포닐유레아에 의한 저혈당혼수는 매우 위험하며 사망 예도 보고되었다.
- 설포닐유레아에 의한 저혈당혼수의 특징을 알고 있어야 한다(표 17-5).

표 17-5 노인의 설포닐유레아에 의한 저혈당혼수의 특징

• 노인에 많다. • 신장기능 경도 저하(혈청 크레아티닌 정상 또는 경도 상승) • 글리메피리드 고용량 복용 • 양호한 혈당 조절(HbA1c 7.0% 미만) • 환자의 이해력 저하(치매 포함) • 아픈날의 대처에 대한 설명을 듣지 못했다. • 다제병용

- 설포닐유레아는 최소량을 다른 당뇨병약과 병용하여 사용하며 식사할 수 없으면 복용하지 않도록 가족에게도 설명하며, 한 번에 먹는 약포장에 넣지 않는다.
- 노인에서 설포닐유레아 처방은 글리메피리드(아마릴)의 1일 0.25 mg으로 시작하여 최대 1일 1 mg까지로 한다.
- eGFR 30 mL/분 미만의 신부전에서는 설포닐유레아를 사용하지 않는다.

5) 싸이아졸리딘다이온

- 심혈관질환 방지 근거가 없고, 체중을 증가시키며, 부작용(부종, 골절 증가)과 방광암 위험이 있어 되도록 사용하지 않는다.

6) 인슐린

- 인슐린분비능 저하, 감염 동반, 스테로이드 사용 등에서 인슐린치료가 필요하다.

(1) 지속작용인슐린

- 급성기에 basal-bolus주사법(1일 4회 주사)을 시행하며 혈당 조절이 안정되면 지속작용인슐린 1일 1회 주사한다.
- 인슐린 자기주사가 어려워도 1일 1회이면 가족이 주사할 수 있다.

(2) 혼합인슐린

- 인슐린데글루덱/인슐린아스파르트(라이조덱)는 초속효인슐린 인슐린아스파르트 30%와 지속작용인슐린 인슐린데글루덱 70%가 혼합된 주사제다.
- 과거 혼합인슐린으로 사용한 중간작용인슐린이 아니라 지속작용인슐린을 혼합하여 1일 1회 주된 식사 직전, 또는 1일 2회 아침, 저녁으로 식사 직전에 주사한다.
- 과거의 혼합인슐린과 비교하여 혈당 조절 정도는 비슷하고 저혈당, 특히 야간저혈당 빈도가 적어 유용하다.

7) GLP1수용체작용제

- 저혈당 위험이 없고, 체중을 줄이며, 1주 1회 주사하는 등의 이점으로 노인에서 사용이 늘고 있다.
- 듀라글루타이드 1주 1회 투여는 리라글루타이드 매일 투여와 비슷한 혈당 저하가 있으며 디바이스 조작도 간단하다.
  - 주사바늘이 주입기에 설치되어 있으며 환자가 배에 대고 주입 버튼을 누르면 주사바늘이 피하에 들어가 1회분을 주사한다.
  - 주사량 결정, 주사바늘 부착 등의 단계가 없으며 주사 후 주사바늘이 자동적으로 주입기 안으로 들어가서 환자가 주사바늘을 보지 않고 주사할 수 있다.
- 듀라글루타이드는 단독 투여에 더해 다른 당뇨병약과 병용 가능하다.
- 부작용으로 구역/구토, 설사 등의 위장 증상에 주의한다.
- GLP1수용체작용제는 인슐린주사를 대신하는 것이 아니다.
  - 인슐린주사 대신 사용하여 당뇨병케토산증을 일으킨 보고가 있어 인슐린의존 상태에서는 사용하지 않는다.

– 혈중 C-펩타이드를 측정하여 인슐린의존 상태가 아닌 것을 확인하여 사용하면 좋을 것이다.

8) 지속작용인슐린과 GLP1수용체작용제의 복합제

- 1회 주사로 지속작용인슐린과 GLP1수용체작용제를 동시에 투여할 수 있어 노인에서도 유용하다.
- 인슐린글라진/릭시세나티드 복합제(솔리쿠아)와 인슐린데글루덱/리라글루타이드 복합제(줄토피)가 있다.

4 노인 당뇨병의 운동요법

1) 신체활동 증가 대책

- 사람의 근육량은 30-40세에 피크이며 65세 이후에 급속히 감소되어 80세에는 피크 시의 30-40%로 저하한다.
- 빠른 걸음 등 의식적 몸의 움직임을 〈운동〉, 육체노동이나 직장까지 걸어가는 일상생활의 움직임을 〈생활활동〉이라고 하며, 양자를 합쳐 〈신체활동〉이라고 알려준다.
- 신체활동 부족은 당을 가장 많이 이용하는 조직인 근육을 감소시켜 인슐린 작용이 저하되므로 당대사를 악화한다.
- 당뇨병에서는 대사장애에 의한 신경 · 근육 · 뼈관절의 장애를 일으키며, 노인에서 근력 저하, 운동 능력, 유연성, 평형성 저하에 의해 와병생활, 넘어짐, 골절 위험이 증가한다.
- 신체활동은 대사 개선이나 합병증 예방뿐 아니라, ADL을 유지하고 인지기능 저하를 막아 와병 상태를 방지하여 건강수명 연장에 도움이 된다.

2) 운동요법의 진행

(1) 운동 시작 전 검사

- 노인 당뇨병에서 합병증이 있거나 다른질환이 동반될 가능성이 있다.
- 검사 항목은 뇌, 심장, 신장, 폐의 질환, 망막병증, 신경병증, 발병변, 정형외과 질환 등이다.
- 안정시 심전도나 흉부 방사선사진에 이상이 있거나 자각 증상이 있으면 정밀 검사가 필요하다.
- 근육량 감소나 관절 장애가 있으면 안전하고 효과적으로 운동하기 위해 근육량이나 체력을 평가하면 좋을 것이다.

(2) 운동처방

운동처방 원칙인 FITT(frequency: 빈도, intensity: 강도, time: 횟수 또는 시간, type: 종류)를 이용한다.

① 운동종류

- 노인에서 유산소운동 시행은 산소 섭취량 증가에 의해 체지방량을 줄여 인슐린감수성 개선을 기대한다.
- 보행, 수중 워킹, 가벼운 수영 등이 좋을 것이다.
- 저항운동은 근력을 증가시켜 기초대사를 높이며, 무리하지 않게 반복하면 인슐린저항성도 개선된다.

- 노인에서는 자신의 체중을 이용한 저항운동이 간편하며 근감소증 대책에 유용하다.
- 유연운동은 관절의 움직임을 좋게 하여 상처를 방지한다.
- 균형운동은 자세 유지에 필요한 신경이나 근육을 활성화시켜 넘어짐 위험을 줄인다.
- 망막병증 진행이 있으면 호흡을 멈추어 시행하는 운동이나 물구나무서기 등 심장보다 머리를 낮추는 운동을 피한다.
- 신경병증이나 다리질환에서는 발에 부담되지 않는 운동을 선택한다.
- 근력 저하는 치매의 위험인자이며 운동요법은 치매 예방에 유용하다.
  - 2개 과제를 동시에 시행하는 훈련으로 걸으면서 말잇기나 암산, 볼 던지기 등을 동시에 하면 좋을 것이다.

② 운동강도

- 운동 강도는 심박수를 기준으로 하거나 자각적 운동 강도(운동 중에 어느 정도 말할 수 있을까) 등으로 판단한다.
- 노인에서 산책 정도의 무리가 없는 운동도 습관화하면 체력 저하 방지나 평형감각 유지에 도움이 된다.

③ 지속시간

- 장시간의 운동은 피로가 쌓이거나 상처를 일으켜 운동을 쉬게 만들 수도 있다.
- 무리하지 않는 단시간의 운동을 꾸준히 시행하는 것이 중요하다.
- 심폐에 문제가 있거나 진행된 신장질환이 있으면 1회 운동 강도, 시간, 양을 줄인다.
  - 장기 장애가 있어도 운동에 의한 기능 회복이나 기능 유지를 기대할 수 있다.

④ 빈도

- 노인에서 사회적 활동 감소로 신체활동이 줄어든다.
- 신체 비활동 시간을 줄이도록 가족이 도와주면 좋을 것이다.

⑤ 시간대

- 식후혈당 개선에는 식후(식사 시작 시간부터 계산하여) 1시간에 운동하면 좋을 것이다.
- 가족 돌봄 형편이나 본인의 희망을 우선하여 일상생활에서 시행 가능한 시간대에 운동한다.
- 인슐린이나 설포닐유레아 치료 중에는 저혈당이 나타나기 쉬운 시간의 신체활동은 피하도록 알려준다.

3) 노인 당뇨병에서 운동 시행의 주의 사항

(1) 워밍업과 쿨링다운

- 본격적 움직임 전후에 유연운동이나 가벼운 운동을 시행한다.
- 일반 보행뿐 아니라 조금이라도 길거나 강한 신체활동에서도 준비 운동이 중요하다.
- 노인은 운동 후 회복 시간이 필요하며 쿨링다운을 충분히 시행한다.

(2) 탈수 방지

- 노인은 갈증 감각이 둔하므로 의식적으로 수분을 공급하여 탈수나 열사병을 방지한다.

(3) 운동 환경

- 노인에서 감기나 열사병 위험이 있어 한랭, 혹서, 우천 등의 환경에서는 운동하지 않는다.
- 가벼운 운동의 매일 시행은 근감소증 대책에 중요하므로 일기가 나쁘면 실내운동(발판 오르기 등)으로 바꾸는 대책이 필요하다.
- 노인에서 운동에 의한 사고에 대비하여 가족의 도움이 필요하다.

(4) 복장 · 장비

- 환경 변화에 대응하도록 착탈이 쉬우며 움직이기 쉬운 복장을 선택하고, 땀을 닦을 타올도 준비한다.
- 편하고 발에 부담되지 않는 구두나 양말을 준비한다.
- 넘어짐과 사고의 피해를 줄이기 위해 짐은 배낭으로 짊어지고 양손을 자유롭게 움직일 수 있어야 한다.

(5) 몸상태 관리

- 그날의 몸상태나 환경에 따라 운동을 조정한다.
- 몸상태가 좋지 않으면 무리하지 않고 쉬며, 수면부족에서 돌연사나 넘어짐, 사고 위험이 높아 운동하지 않는다.

(6) 운동을 시작해도 식사요법을 지킨다

- 운동으로 힘이 든다고 섭취 칼로리 과잉이 되거나 간식(과일, 주스, 과자 등)이 늘어나지 않게 한다.
- 아미노산과 비타민 식품(고기, 어패류, 채소, 버섯, 해조)을 충분히 먹도록 알려준다.

(7) 운동에 의한 저혈당

- 저혈당은 넘어짐 사고의 원인이며 치매 발생과 관계가 있다.
  - 공복으로 신체활동을 하는 것을 피한다.
- 인슐린, 설포닐유레아 작용 시간에 신체활동이 나타나지 않도록 주의한다.
- 노인에서 저혈당무감지증이 있는지 알아보고 대책을 세운다.
- 운동 유발 저혈당은 운동 중이나 직후뿐 아니라, 시간이 지나 지연성으로 나타날 수 있어 신체활동이 늘어나면 간식으로 보충한다.
  - 장시간 운동에서 30분에 물 한잔, 1시간에 주스 한잔을 마시도록 알려준다.

4) 운동 효과 판정

- 운동 효과를 실감하지 않으면 운동요법을 계속하기 어렵다.
- 운동요법 시작 전에 시행한 검사(혈액검사, 운동기능 검사 등)를 정기적으로 재시행한다.
- 검사 결과를 설명하여 왜 이런 결과가 되었는지 환자와 함께 생각하는 시간을 만든다.
- 반드시 좋은 결과가 나오는 것은 아니며, 좋은 결과나 나쁜 결과에 대해 〈다음 검사가 좋아지도록 운동요법에 노력하자〉고 긍정적 기분이 들게 한다.

5) 사회활동 참여에 의한 운동 계속

- 급성 고혈당이나 급성 감염, 관동맥질환이나 뇌졸중의 급성기 등에는 일시적으로 〈안정〉이 필요하지만 급성기를 지나면 〈신체활동〉이 필요하다.
- 이때 의식적 운동이 아니어도 일상의 생활활동이나 레크리에이션 등은 신체 비활동을 방지하는 수단이 된다.
- 어떤 일을 찾아 몸을 사용하는 것이 노인 당뇨병에서 모두 〈운동요법〉이 된다.
- 노인의 건강행동에서 〈사는 보람〉이 중요하다.
- 가족이나 동료와 시행하는 운동은 안전하고 계속하기 쉬우며 사는 보람으로 이어진다.
- 구청이나 생활지원센터에서 시행하는 체조교실에 참여는 신체활동으로 치매 방지에 도움이 된다.
  - 치매 방지에 외부로부터 받는 자극이 필요하다.
  - 노인에게 보다 활동적으로 사회참여를 촉구한다.
- 운동이 혈당 조절 개선이나 신체 기능 향상을 목표로 하는 것이 아니며 〈지금보다 건강하게 움직이기 위해 무엇을 하고 싶은가?〉를 물어 환자에게 도움을 준다.

6) 전혀 움직이려고 하지 않는 환자

- 노인에서 안정의 계속은 근육량과 근력이 감소한다.
- 별도의 운동을 하지 않아도 일상생활 활동을 늘리거나 아무래도 몸을 움직이지 않을 수 없는 일(가능하면 환자가 보람을 느끼는 일)을 찾아 가족과 함께 움직이면 좋을 것이다.
- 눕기 → 앉기 → 서기 → 천천히 걷기 → 빠른 걷기 → 신체활동 → 적극적 운동 등으로 조금씩 활동을 늘려간다.
- 근감소증이 있으면 일어서는 운동으로 하지 근력을 늘리고 한발서기 등 균형운동을 시작한다.
- 안전하게 걸을 수 있는 상태를 확인하여 산책을 권한다.
- 근감소증에서 하지근육에 부하가 걸리는 저항운동을 시행한다.
- 하지 근력이 저하되어 있거나 무릎 통증이 있으면 단계적으로 대퇴사두근을 단련한다.
- 운동이나 신체활동의 강도나 양은 서서히 늘리는 것이 원칙이다.

5 멀티모비디티

1) 노인에서 문제가 되는 멀티모비디티

- 당뇨병 환자의 수명이 길어지고 또 노인 인구가 많아지면서 여러 종류의 만성질환을 가지고 있는 환자가 늘어나고 있다.
- 이런 환자는 치료의 부담이 높고 예상하지 못한 입원 등의 문제가 발생하는 상태를 멀티모비디티(multimorbidity)라고 부른다.
- 한 환자가 여러 질환을 가진 경우 멀티모비디티와 코모비디티(comorbidity)로 나누어 접근하면 좋을 것이다.
  - 멀티모비디티는 몇 개의 만성질환이 병태생리적으로 관련 없이 공존하는 상태이며, 실제 진료

에서 어느 질환에 중점을 두어야할지 정하기 어려운 경우다.

- 예를 들어 당뇨병에 만성폐색성폐질환(COPD), 전립선비대, 우울증, 혈관치매가 같이 있는 상태다.
- 멀티모비디티에서 어느 과 전문의가 중심이 되어야 할지 명확하게 정할 수 없어 과별로 치료가 진행되며 커뮤니케이션이 제대로 되지 않으면 다제병용에 따른 유해작용 증가나 예상하지 못한 입원이 되기 쉽다.

● 코모비디티는 진료의 중심 질환(index disease)이 있으며 그 외의 주변 질환이나 건강 문제가 있는 상태다.

- 예를 들어 조절 불량 당뇨병에서 진료의 중심이 되지만 동시에 동반된 고혈압증, 발톱 무좀, 백내장이 있으면 코모비디티라고 할 수 있다.
- 코모비디티에서는 중심 질환을 정하여 그 질환 전문의가 관리를 담당한다.

● 멀티모비디티가 문제가 되는 것

① 연령 증가에 따라 환자 빈도가 높아진다.
② 사회 · 경제적 상태가 나쁜 집단에서 빈도가 높다.
③ 서구에서 입원 환자의 22-65%에 이른다.
④ 응급 입원 환자의 96%에 이른다.

● 일차진료에서 환자 빈도는 각국의 건강관리 시스템이나 데이터 수집 방법에 차이를 반영하지만 일반적으로 20-30%이며 노인에서 55-98%이다(Fortin M, Ann Farm Med 2012;10;142).

● 멀티모비디티 환자에서 주의해야 할 특징

① 낮은 QOL과 높은 사망률
② 생활기능 저하(노쇠 관련)
③ 정신적 불건강(정신질환이 공존이나 만성 건강 문제에 의한 〈우울증〉 빈도 증가)
④ 의료 과오 증가
⑤ 의료비 증가와 다제약제 증가
⑥ 불필요한 입원, 외래 진료 증가
⑦ 〈빈곤〉과 관련

● 멀티모비디티가 일차진료에 중요한 문제로 등장하고 있으며 당뇨병 진료에서도 관심이 필요하다.

- 여러 질환이 있는 당뇨병에서 고혈당과 저혈당이 반복되며 혈당 조절 목표를 완화하여 환자와 가족의 의사결정을 지원한다.

2) 실제 진료의 진행

(1) 어느 질환 치료를 우선하는지 명확히 한다

● 5-10년 후에 나타날 장기적 합병증인지, 감염이나 암 등 단기적 예후나 QOL에 영향을 주는 문제가 우선인지 생각한다.

● 모든 질환을 완벽하게 관리하려고 하면 투여하는 약이 증가하고 의료비가 증가한다.

- 병원에 자주 와야 하고, 여러 질환에 따른 식사 제한도 증가하기 쉽다.

● 상태의 경중, 노력의 쉽고 어려움 등에서 우선도나 중요도를 명확하게 해두면 좋을 것이다.

(2) 당뇨병 치료 목표를 명확하게 한다

- 멀티모비디티 치료는 당뇨병학회 지침의 혈당 조절 목표(HbA1c)를 따른다.
- HbA1c 기준을 환자의 예후, QOL, 심리상태, 사회경제 상황, 환자나 가족의 가치관 등을 고려하여 개별적으로 정한다.
- 치료에 관련된 모든 멤버가 정보를 공유할 수 있으면 좋으며, 같은 병원의 여러 과가 알 수 있도록 진료기록에 명확하게 기록하여 공개한다.
  - HbA1c의 목표를 어떻게 정했는지, 현재 중점을 두고 있는 치료는 무엇인지, 아직 접근하지 못하는 치료는 무엇인지 기록한다.
- 당뇨병 상태의 설명이나 환자의 호소도 공개할 수 있으면 좋을 것이다.
  - 예를 들어 목표 HbA1c 이외에 〈저혈당 회피를 우선〉, 〈식사량을 줄이는 것이나 체중을 줄일 필요는 없다〉, 〈주스나 청량음료만은 제한한다〉 등의 교육 내용도 기록하여 진료하는 모든 의사가 방향성을 공유할 수 있으면 좋을 것이다.
- 다른 병원에서 진료받고 있는 환자에게는 진료 정보를 요약하여 그 병원 진료 시에 가지고 가게 하며, 다른 병원의 진료 요약도 가지고 오게 하면 좋을 것이다.
  - 진료 요약이 없으면 환자나 가족에게 〈○○과 선생님과 어떻게 이야기가 되어 있습니까? 어떻게 말하고 있습니까?〉를 듣는 것도 중요하다.

(3) 환자의 이해를 돕는다

- HbA1c 목표 범위나 관리 기준을 혈당 수치에 바꾸어 알려주면 좋을 것이다.
  - HbA1c는 병원에 와서 알게 되는 수치이며 자기혈당측정을 하는 환자가 일상에서 이미지 하기 어려운 지표다.
  - 혈당 수치와 HbA1c의 관계에 대한 대략적 환산을 알아 두면 도움이 된다.
    공복혈당(mg/dL) = HbA1c(%) × 20
    식후혈당(mg/dL) = HbA1c(%) × 30
- 2형당뇨병에서 심부전, 신장질환, 이상지질혈증이 동반된 노인 환자의 영양교육은 매우 어렵다.
  - 무엇이 가장 중요한지 생각하여 단백질 제한, 탄수화물 제한, 칼로리 제한보다 염분 제한이 생명 예후에 영향을 줄 수 있으면 이것을 구체적으로 알려준다.
- 일상생활에서 의식할 수 있는 것은 겨우 1개나 2개이다.
  - 〈염분을 제한한다〉보다 〈라면이나 우동에서 국물은 먹지 않는다〉, 〈소금이나 간장 대신 식초, 후추, 참기름 등으로 맛을 좋게 할 수 있다〉 등 곧바로 실행할 수 있는 내용을 알려준다.
- 팀의료에서 간호사나 영양사와 치료 방침의 공유가 중요하다.
- 멀티모비디티 진료에서 환자에게 많은 것을 요구하기 쉽지만 여러 가지 보다 중요한 것을 알려준다는 의료인의 인식이 필요하다.

(4) 정기적으로 복용하는 약을 조사한다

- 멀티모비디티 진료에서는 다제복용(polypharmacy)이 문제 될 수 있다.
- 치료 우선도나 치료 관리 목표 등을 재검토하며 중지하거나 줄일 수 있는 약을 조사한다.

- 한편 반드시 복용해야 하는 약(항혈소판제, 항응고제, 스테로이드 등)은 잊으면 안 된다고 환자와 가족에게 구체적으로 알려준다.
- 줄여도 좋은 약은 모양을 알 수 있도록 사진이나 실물을 보여 알려준다.

(5) 지역의 지원 제도를 찾아본다

- 멀티모비디티 환자는 필요한 관리가 많으므로 지원제도를 이용한 관리 기회를 찾아본다.
- 진료일의 관리나 가족만으로는 어려우므로 지역 지원제도(데이케어, 방문간호) 이용이 필요하다.
- 지역 모임 참여도 적극 권고한다.
  - 외부 활동 증가는 혈당 조절을 좋게 하며 정신적 건강에도 도움이 된다.

Chapter 18

소아, 사춘기 당뇨병

1 특징

- 소아 당뇨병의 치료 목표는 1형이나 2형 모두 정상아와 같은 발육의 촉진과 동시에 성장 과정의 모든 시점에서 사회적, 정신적 건강을 유지하는 것이다.
  - 소아, 사춘기의 당뇨병은 나이에 따른 성장, 발달, 이해도에 따라 치료하며, 정신적 미성숙을 충분히 배려한다.
- 영양 섭취에서 정상아와 같은 성장이나 신체, 정신, 사회적 활동이 가능한 상황을 유지할 필요가 있으며 이를 위해 가족과 환아에 대한 교육과 지원이 필요하다.
  - 환자 자신만의 치료는 어렵기 때문에 가족의 협력이나 팀의료의 대응, 학교나 친구의 이해도 필요하다.
- 어느 병형에서나 무증상부터 혼수까지 다양한 정도의 고혈당이 나타날 수 있다.
  - 전형적 증상으로 갈증, 다음, 다뇨 등은 성인의 당뇨병과 비슷하다.
  - 인슐린 결핍에 의한 당뇨병 케토산증으로 심한 탈수, 전해질 이상, 혼수 등이 나타나는 경우도 있으며, 특히 유아의 1형당뇨병은 이런 증상으로 시작할 수 있다.
- 학교 건강 진단의 소변검사에서 무증상으로 발견되는 경우도 있다.
- 비만을 동반한 인슐린저항성이 높은 2형당뇨병에서는 목 뒤에 흑색상피증이 있으며, 이런 피부 이상이 당뇨병 진단의 계기가 되기도 한다.
  - 성인에서는 이런 피부 이상을 크게 우려하지 않지만 소아, 특히 사춘기에는 이상한 피부병에 대한 불안으로 진료받기도 한다.
- 사춘기는 생리적으로 인슐린저항성이 증가하는 시기이며, 정신적 갈등이나 반항 등의 심리적 문제에도 대응할 필요가 있다.
  - 이런 측면을 배려하지 않으면 치료행동 교육이나 혈당 관리가 어려워진다.
- 소아기에도 당뇨병의 만성합병증 초기병변에 대한 주의가 필요하며 학교 건강 진단에서 요당 검사가 양성이면 혈액검사 등 정밀 검사를 시행해야 한다.

2 1형당뇨병

- 1형당뇨병의 대부분은 유전인자와 환경인자의 관여에 의한 췌장 베타세포가 파괴되는 자가면역질환이다.
  - 췌도관련 자가항체로 GAD 항체, IA-2 항체, ZnT8 항체, IAA 등이 검출된다.
- 췌도세포에 대한 자가항체가 존재하지 않는 특발성 1형당뇨병도 있다.
- 1형당뇨병은 소아기 전반에서 발병한다.
  - 유아기 발병도 있지만 사춘기에 발병하는 1형당뇨병이 많다.
- 1형당뇨병의 대부분은 급성으로 발병하여 급속히 중증화하기 쉽다.
- 1형당뇨병 발병에 관여하는 HLA 타입이 알려져 있다. 또, CTLA4, INS, RBB3, BACH2, ORMDL3-GSDMB 등의 1염기다형(SNP)의 관여가 알려져 있다.
- 1형당뇨병 치료에는 집중인슐린치료가 기본이며, 충분한 효과가 없으면 지속피하인슐린 주입(continuous subcutaneous insulin infusion: CSII)을 이용한다.
- 일반적으로 초속효인슐린과 지속작용인슐린을 조합한 다회 주사법으로 basal-bolus주사법을 시행한다.
  - 기저인슐린(basal)을 1-2회 주사하고 매 식전에 추가인슐린(bolus)을 주사한다.
  - 1일 인슐린 사용량은 체중(kg)당 0.5-1.5단위 정도이며, 그중 기지인슐린은 30-40%가 된다.
- 사춘기에 인슐린저항성 증가에 따라 인슐린 요구량이 크게 증가하면 CSII가 유용하다.
- 지속작용인슐린 인슐린 디터머의 작용이 성인에 비해 소아에서 짧아 2회 주사가 필요한 경우가 있다.
  - 인슐린글라진도 소아에서 약 20시간에 작용이 감소된다.
  - 인슐린데글루덱은 작용 피크가 거의 없고 24시간 이상 생리적 인슐린 기저분비를 보충한다.
- 1일 필요 인슐린양은 환자에 따라 차이가 크며, 또 경과에 따라 변화하므로 빈번한 혈당 측정이 필요하다.
  - 부분관해기에 0.5단위/kg 미만의 인슐린을 사용하며 사춘기전에는 0.7-1.0단위/kg, 사춘기에는 1.0-2.0단위/kg으로 증가하는 경우가 많다.
- 신장질환 평가를 위해 3개월에 한 번 소변 알부민량을 검사하며, 소변 알부민이 양성이면 고혈압이 없어도 ACE억제제 또는 ARB를 시작할 수 있다.
- 유아기나 저학년에도 인슐린주사에 의한 엄격한 조절이 필요하다.
- 저혈당을 피하면서 양호한 혈당 조절을 위해 자기 주사, 자기혈당 측정, 탄수화물 계산 등을 교육할 필요가 있다.
- 식사나 운동, 학교 행사를 제한하지 않도록 교사에게도 설명하여 학교에 올바른 지식과 대처 방법을 명확하게 전달한다.
- 자가항체가 양성인 1형 당뇨병에서는 다른 자가면역질환으로 갑상선질환 동반이 있으므로 갑상선 호르몬 검사와 갑상선관련 자가항체 검사가 필요하다.

- 자가항체가 없는 1형당뇨병이나 2형당뇨병에서는 MODY 유전자 등 다양한 단일 유전자 이상에 의한 당뇨병 가능성이 있어 유전자 검사도 고려한다.
- 1형당뇨병에서 경구혈당강하제 적응이 없지만 외국에서는 SGLT2억제제를 사용한다.

3 2형당뇨병

- 소아 2형당뇨병에서는 가족력이 많으며 대부분 소아 비만을 동반한다(그림 18–1).
- 발병 시기로 학동기부터 사춘기에 많다.
- 다인자 유전이지만 출생시 체중 2,500 g 미만 및 4,000 g 이상에서 발생빈도가 높아 태아기의 환경이 영향을 준다고 생각하고 있다.
- 비만을 동반한 2형당뇨병 소아에서는 내장지방 축적과 그에 따른 아디포사이토카인 분비 증가에

그림 18–1 청소년기 비만에서 2형당뇨병 조기발생(Twig G, Diabetes Care 2020:43:1487)

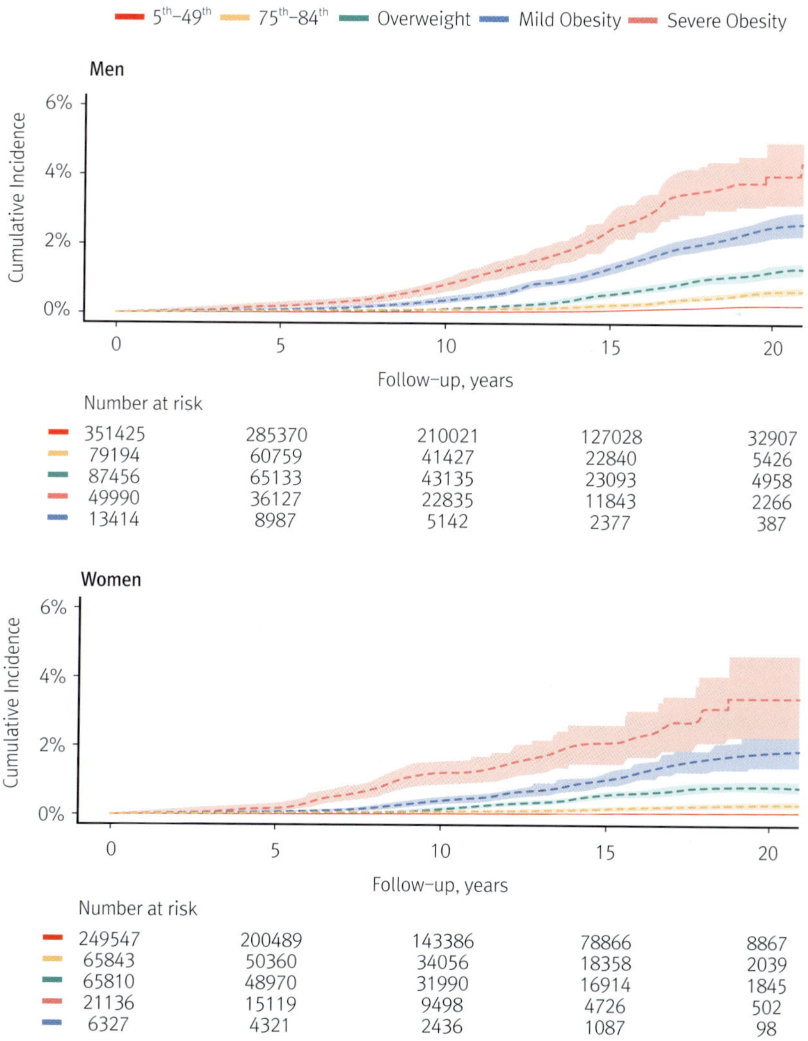

의한 인슐린저항성이 병인이라고 생각한다.

– 여기에 췌도 베타세포의 인슐린분비 부전이 더해지면 당뇨병이 발병한다고 생각할 수 있다.

1) 식사요법

- 소아는 성장 · 발달을 하고 있기 때문에 과도한 제한을 시행하지 않으며 충분한 에너지 섭취가 중요하다.
- 연령, 성별, 체격, 활동량 등을 고려하여 추정 에너지를 계산한다.
  - 중등도 이상의 비만에는 소요량의 90% 정도로 식사요법을 시행한다.

2) 운동요법

- 운동요법은 섭취 에너지의 5–10% 정도를 소비하는 운동을 2–3회 시행하도록 교육한다.
  - 구체적 운동 방법으로 성인과 같은 보행이나 달리기는 쉽지 않다.
- 텔레비전 시청, 게임 등 실내 오락 시간을 제한하고 친구와 실외 활동 시간을 만들어 운동량을 늘리면 좋을 것이다.

3) 약물치료

- 고혈당 증상이 없고 HbA1c 8.5% 미만으로 안정되어 있으면 메트포민 500–1,000 mg/일 투여가 국제소아 사춘기 당뇨병학회의 지침으로 되어 있다.
- 메트포민 시작 후 4개월에 HbA1c가 7.0% 이내에 도달하지 않으면 기저인슐린을 병용한다.
- 케토산증이 있으면 기저인슐린을 1일 1회 0.25–0.5단위/kg 투여한다.
- 식사요법이나 운동요법에 추가한 경구혈당저하제에 의해 처음에는 혈당이 조절되지만 경과에 따라 인슐린치료가 필요하게 된다.
  - 특히 치료 중단의 반복에서 인슐린치료가 필요한 상황이 될 때까지 악화되는 일이 적지 않다.
- 연령, 생활환경에 따라 인슐린치료 선택과 교육이 필요하며, 생활 패턴에 따라 혼합인슐린 1일 2회 주사 선택도 있다.

4 소아와 가족에 대한 교육

- 소아의 가족에게 당뇨병에 대해 올바른 지식, 이해를 갖게 하는 것이 바람직하다.
- 특히 당뇨병 케토산증 등 중증 합병증을 피할 수 있는 교육 시행이 필요하다.
- 아픈날의 대책에 대해 환자와 가족에게 연령이나 이해력에 따라 충분히 이해되도록 교육한다.

1) 생활 교육

- 당뇨병에서는 감염 위험이 높아 가능한 백신 접종을 권고한다.
- 요로감염, 피부감염, 치주병 위험이 높아 피부나 구강 위생 교육이 필요하다.
- 미성년에서 술이나 흡연은 위법이며 술에 의한 저혈당 위험이 높고 흡연은 장차 심혈관합병증을 일으키므로 금지한다.
- 저혈당이 있으면 저혈당무감지증 대책이 필요하다.

- 특히 미성년자에서 본인과 보호자의 이해가 필요하다.

- 민간요법은 당뇨병 치료에 도움이 되지 않을 뿐 아니라 정기적 진료에 방해가 되므로 피하도록 알려준다.

2) 학교의 생활

- 학교에서의 치료는 환아의 발달 단계에 따라 적절한 치료를 선택할 필요가 있다.
- 학교에서 인슐린주사는 가능한 회피하는 것이 일상생활의 스트레스를 늘리지 않게 한다.
- 교사가 저혈당에 대한 이해나 지원 대책을 알고 있어야 하며, 간식을 포함한 저혈당 예방의 중요성을 충분히 알고 있어야 한다.
  - 이것은 1형당뇨병이나 약물치료를 시행하는 2형당뇨병 모두에서 중요하다.

3) 심리적 지원

- 소아나 청소년의 당뇨병 치료는 연령에 따른 성장, 발달에 준해야 하며 심리적 지원도 발달 단계에 따른다.
- 특히 진단 시에 심리적 문제가 생길 수 있으며, 잘못된 추측으로 질환에 대한 이해와 수용을 환아 자신뿐 아니라 가족에 대한 지원도 필요하다.
- 사춘기에는 특이한 심리적 문제와 관련된 복잡한 문제로 발전하는 위험이 있으며, 우울증이나 불안 장애 가능성을 배려한 심리적 지원이 필요하다.
- 1형당뇨병에서 섭식 장애가 동반할 수 있으며, 이런 경우 당뇨병 관리가 어려워지면 합병증이 발생할 가능성이 있다.
- 당뇨병 캠프 등 집단에 의한 교육이나 치료 체험은 심리적 지원에 도움이 되며, 인슐린 자기 주사 실행 촉진 효과 등 환아의 자기 관리 능력을 향상시키는 효과도 있다.

4) 생애주기에 따른 지원

(1) 취업

- 기업이나 공공단체에서 당뇨병을 이유로 채용을 거부하지 않도록 적극 대처해야 한다.
- 취직이 결정되면 저혈당이나 자기 관리에 도움을 주도록 주위 사람에게 상태를 알려주는 것이 바람직하다.
- 1형당뇨병에서 갑작스러운 저혈당에 의해 의식 장애로 위험이 생길 수 있는 높은 곳의 작업이나 파일럿, 운전기사 등을 제외하면 취업에 지장이 없다고 생각할 수 있다.
- 2형당뇨병에서 의학적 관리가 되고 있으면 문제가 되는 직업은 없다고 생각한다.
- 소아과에서 내과로의 전과는 진학이나 취직, 결혼, 이사에 따른 생활 환경 변화에 맞춰 시행하면 환자의 납득이나 동의를 얻기 쉽다.

(2) 임신 · 출산

- 모체의 고혈당이나 저혈당은 태아에 영향을 주며, 임신에 따른 생리적 변화는 당뇨병과 그 합병증에 영향을 미치므로 임신이나 출산은 산부인과의와 당뇨병 전문의의 제휴에 대해 계획적 관리를 임신 전부터 출산 후, 수유기까지 시행할 필요가 있다.

Chapter 19

다양한 상황의 대처

1 아픈날의 대책

1) 아픈날이란?

- 당뇨병 치료 중에 감염에 의한 발열, 설사, 구토 등이 나타나서 몸 상태가 나빠지거나 식욕이 없어 먹지 못하는 상태를 아픈날이라고 한다.
- 아픈날 염증에 의한 사이토카인의 증가나 인슐린 대항호르몬의 증가에 의해 혈당이 매우 높아지며 케토산증이 되기도 한다.
  - 인슐린으로 치료하는 환자는 식사를 먹을 수 없어도 저혈당 가능성이 높지 않으면 기저인슐린 주사를 계속하는 것이 원칙이다.
  - 2형당뇨병에서 당뇨병약과 인슐린주사를 병용하고 있을 때 식사를 먹을 수 없으면 혈당이 점차 저하되므로 시간 경과에 따른 혈당 측정이 필요하다.
- 아픈날 혈당이 낮았다가 갑자기 고혈당이 나타나는 경우도 있다.
  - 식사 섭취량이 줄어도 인슐린저항성 경향으로 혈당이 올라간다.
  - 인슐린의존 상태에서는 케토산증 위험이 있어 식사를 섭취할 수 없어도 인슐린을 자신의 판단으로 중지하지 않으며 적어도 기저인슐린주사를 중지하지 않는다.
- 아픈날에는 담당의에게 연락하여 지시를 받도록 알려둘 필요가 있다(표 19-1).
  - 식사를 할 수 없는 원인 질환 증상이 심하거나 자기혈당측정치가 높으면 신속하게 병원에 오도록 미리 알려둔다.

표 19-1 아픈날 대책에 대한 교육

• 아픈날 대책을 환자뿐 아니라 가족에게도 알려준다.
• 아픈날 당뇨병약 사용 방법을 미리 알려주고 충분히 이해하는지 확인한다.
• 케톤증이 되기 쉬운 1형당뇨병에서는 소변 케톤 측정에 대해서도 알려준다.
• CSII 트러블에 대비하여 펜형 인슐린주사도 준비해 둔다.
• 아픈날의 대책은 환자의 생명을 지키기에 소중하다.

- 아픈날 집에서 우선 대처하는 방법
  ① 탈수를 방지하기 위한 충분한 수분 섭취
  ② 평소에 먹어 익숙한 소화가 잘되는 음식 섭취
  ③ 3-4시간마다 자기혈당측정 시행과 약 복용량 조절
- 병원에 도착하면 소변 케톤체를 측정하여 케톤증을 확인한다.
- 즉시 1-1.5 L 또는 그 이상의 생리식염수 정주를 시작하여 탈수를 교정한다.
- 신속하게 아픈날의 원인이 되는 질환을 찾아 치료를 시작한다.
- 경구 섭취를 할 수 없으며, 소변 케톤체 강양성, 혈당 350 mg/dL 이상에는 입원치료가 필요하다.

2) 1형당뇨병에서 아픈날의 약물치료

- 1형당뇨병은 절대적 인슐린의존 상태이며 아픈날에도 중간작용인슐린이나 지속작용인슐린은 원칙적으로 계속한다(표 19-2).

표 19-2 1형당뇨병에서 식사 섭취량에 따른 인슐린주사량 변경

기저인슐린은 통상은 계속

식사 섭취	인슐린 투여량
70% 이상 50% 이상 50% 미만	전량 또는 70% 정도 50% 또는 70% 이하 30-50% 정도

- 식사량에 따라 인슐린의 투여량을 변경하며 때로 인슐린 증량이 필요하기도 하다.

3) 2형당뇨병에서 아픈날의 약물치료

- 2형당뇨병에서는 당뇨병약 복용이 많으며 식사 섭취가 불충분할 때 약의 종류에 따라 대응한다(표 19-3).

표 19-3 2형당뇨병에서 아픈날의 식사량에 따른 인슐린주사량 변경

식사 섭취량의 비율	인슐린 투여량
80% 이상 50-80% 30-50% 미만 30% 미만	평소대로 미만 2/3로 감량 1/2로 감량 1/5로 감량

- 평소 인슐린을 사용하지 않는 환자도 지속되는 고혈당의 대책으로 인슐린을 사용할 필요가 생길 수 있다.
- 설포닐유레아는 저혈당 위험 때문에 식사 섭취량이 평소의 반 이하가 되면 중지하고, 그 이상이면 평소의 반으로 줄인다(표 19-4).

표 19-4 아픈날에 중지해야 할 당뇨병약

종류	이유
α-GI	구역/구토, 설사, 복통 등을 악화
메트포민	식욕부진, 설사, 구토 등에서 탈수와 젖산산증 위험
싸이아졸리딘다이온	영양불량에서 부종이나 심부전 가능성
SGLT2억제제	탈수나 케토산증 위험

- DPP4억제제는 저혈당 위험이 낮지만 식사를 전혀 못 하면 역시 중지한다.
- GLP1수용체작용제는 단독 투여에서 저혈당 위험이 낮지만 부작용으로 위장 증상이 있으므로 식사를 섭취할 수 없으면 중지한다.
- 인슐린 투여에서 인슐린의존 상태에는 1형당뇨병에 준하여 대응한다.
  - 인슐린분비능이 어느 정도 유지되고 있으면 식사 섭취량에 따라 조절한다.
- 아픈날에 대한 환자교육(QR코드 12 참고)

QR코드 12

2 당뇨병 환자의 여행

- 당뇨병 환자에서 며칠 간의 국내 여행에는 커다란 제한이 없다.
  - 우리나라는 의료접근성이 좋아 어디서나 병원 응급실에 갈 수 있으며 환자가 자신의 불편함이 쉽게 좋아지지 않는다고 생각하면 바로 병원에 갈 수 있다.
- 외국여행에서는 우리나라와 같은 의료시스템을 기대할 수 없지만 사전에 충분히 준비하면 즐거운 여행을 경험할 수 있다.
  - 적어도 출발 1개월 전까지는 당뇨병을 돌보아주는 담당의와 상의하도록 평소에 알려준다.
- 특히 망막병증, 신장질환, 대혈관합병증 등이 있으면 미리 검사를 시행하여 환자에게 안전에 대해 알려준다.
  - 중증 합병증이 있지만 전문의의 진료를 한번도 받지 않은 환자는 이번 기회의 진료를 통해 추가 교육을 받게 하고 그 내용을 확인한다.
- 외국여행에서 여행보험이 유용할 수 있다.
  - 외국에서 외국인이 이용할 수 있는 의료기관에서 여행보험을 이용할 수 있는지 여행사에 확인한다.
- 환자에게 비상시에 이용할 수 있는 진료정보 제공서를 영어로 작성해준다.
  - 당뇨병약이나 인슐린주사제를 일반명으로 기록하여 혹시 약의 분실이나 부족할 때 현지에서 구할 수 있으면 좋을 것이다.

- 무엇보다 당뇨병약이나 인슐린을 여유 있게 처방해준다.
- 지속피하 인슐린 주입요법(CSII)을 위해 인슐린펌프를 사용하고 있으면 항공사에 보안절차에 대해 미리 연락하여 안내를 받는다.
- 펌프트러블에 대비하여 펜형 인슐린을 여유 있게 준비한다.
- 인슐린주사바늘의 기내 반입에 대해 항공사에 확인한다.
- 혈당 변동에 대비하여 빈번한 혈당 측정이 필요하며, 고장에 대비한 추가 혈당측정기와 측정용 검사띠도 여유 있게 준비한다.

● 어떤 여행에서나 식사요법은 중요하지만 새로운 식사 경험은 여행의 즐거움이다.
- 여행에서는 평소보다 섭취 칼로리가 높아지고 탄수화물 섭취량도 많아질 수 있으므로 여행 전에 미리 혈당을 잘 조절해두면 좋을 것이다.
- 오랫동안 정상 범위의 혈당이 유지되고 있으면 여행 중에 혈당이 조금 올라가도 환자는 불안을 느끼지 않고 여행을 즐길 수 있다.

● 여행 중에는 평소와 다른 생활을 하므로 혈당 변화가 평소와 다르다.
- 여행 중 혈당 측정이 심리적으로 부담이 될 수 있지만 식사가 크게 다르면 우선 자주 혈당을 측정하여 그 결과에 따라 자신에게 적합한 식사 종류와 양을 알아야 한다.
- 적어도 여행 중 아침에 일어나서 그리고 자기 전에 혈당을 측정하여 다음 날 일정에 따라 식사를 계획하면 좋을 것이다.
- 최근 많이 사용하고 있는 연속혈당측정기의 이용도 좋은 방법이다. 다만 공항의 보안 검색에서 문제가 되지 않도록 자세한 내용이 기록된 영문 소견서를 준비해야 한다.

● 버스나 자동차로 여행하면 운동량이 줄어들고 간식이 증가하여 혈당이 올라갈 수 있다.
- 혈당이 변동하는 원인으로 식사 시간이 일정하지 않거나 약을 복용하는 시간이 어긋나지 않도록 주의한다.

● 식사가 입맛에 맞지 않아 먹지 않거나, 여행 중의 설사, 운동량의 증가에서는 혈당이 많이 내려갈 수 있다.

● 외국 여행에서 인슐린 투여량 조절(QR코드 13 참고)

QR코드 13

3 고칼로리 수액, 경장영양에서 혈당 관리

● 고칼로리 수액이나 경장영양을 시행하면 당뇨병이 아닌 환자에서 내당능이상이 나타날 수 있다.

● 당뇨병 환자나 평소 내당능저하가 있는 환자는 말초정맥 고칼로리 수액 치료에서 종종 고혈당을

일으키며 몸 상태가 나빠지는 일이 있어 주의가 필요하다.

- 수액에 의한 고혈당에는 속효인슐린을 수액제에 혼합하여 투여하는 간단한 방법이 있다.
  - 일반적으로 포도당 5–10 g에 속효인슐린 1단위를 투여한다.
  - 그리고 6시간마다 혈당을 측정하여 인슐린 투여량을 조정한다.
- 수액 루트에 인슐린이 일시적으로 흡착되었다가 체내로 들어가며 저혈당을 일으키는 경우가 있다.
  - 이것을 방지하기 위해 포도당 양에서 계산한 속효인슐린 양을 10–20% 줄여 투여하는 방법도 있다.
- 동반 질환이나 당독성이 개선되며 혈당이 정상화되면 속효인슐린 투여량을 줄인다.
- 수액제와 속효인슐린 혼합에 의해 혈당이 잘 조절되지 않으면 속효인슐린을 생리식염수에 1단위/1 mL로 혼합하여 시린지펌프를 이용해 2–3 mL/h로 투여 시작하고, 1시간마다 혈당을 측정하여 투여량을 조정한다.
  - 혈당이 200 mg/dL에 가까워 개선되는 경향이 있으면 혈당 측정 간격을 늘려 투여량을 줄인다.
  - 혈당이 100 mg/dL 미만이 되지 않도록 주의한다.
- 경장영양에 의한 고혈당에는 DPP4억제제를 분쇄하여 혼합하여 투여하거나 인슐린주사를 시행한다.
- 가벼운 내당능이상에는 인슐린주사가 필요하지 않다.
  - 경장영양 투여 전에 혈당을 측정한다.
- 당뇨병약으로 혈당이 조절되지 않으면 속효 또는 중간작용인슐린을 피하주사한다.
  - 2–4단위로 시작하여 경장영양 투여 후와 종료 후 혈당을 측정하여 인슐린 투여량을 조정한다.
  - 슬라이딩스케일의 이용도 가능하다. (➡ p.196)

4 수술 전후의 관리

- 수술기에는 엄격하게 혈당 조절을 시행하지 않으면 봉합 부전이나 창상 감염 위험에 대해 일시적으로 인슐린치료를 시행하기도 한다.
  - 인슐린치료는 피하주사, 속효인슐린의 지속주입, 슬라이딩스케일 등을 상황에 따라 선택한다.
- 수술 전후에 혈당 조절 목표는 식전혈당 140 mg/dL 미만, 식후혈당 180 mg/dL 미만이면 좋다.
  - 조절 목표 도달이 어려우면 집중인슐린치료를 시행한다.
- 메트포민은 전신마취 수술에서 젖산산증 위험이 있어 수술 3일 전까지는 중지한다.
- 수술 후 스트레스에 의한 고혈당에 인슐린치료가 필요하다.
  - 금식 중 고혈당에 슬라이딩스케일으로 인슐린을 주사한다.
- 수술 후 염증 소견이 소실되고 신장기능 악화가 없으면 메트포민 시작이 가능하다.
  - 식후혈당이 조절되지 않고 인슐린을 사용할 수 없으면 DPP4억제제 등을 고려한다.

5 음주습관의 대책

1) 적당한 음주량이 있을까?

- 적당량의 음주는 이완을 시키며, 대인관계를 순조롭게 하고, 몸에 좋은 콜레스테롤을 올리는 등의 이점이 있다고 한다.
- 최근 많은 연구에서 사회적, 경제적, 건강에 대한 나쁜 영향이 이점을 웃돈다고 알려졌으며, 건강상의 이점으로 음주를 권하지 않는다.
- 다량 음주는 소주 2잔(알코올로 약 60 g) 이상으로 정의하며, 적정 음주에 대한 지식을 알려줄 필요가 있다.
  - 적정 음주 이상의 과음에서는 1주에 2일 이상 연속하여 간을 쉬게 하는 날을 두어야 한다.
- 적당량의 음주 허용이 금주보다 어려울 수 있다.

2) 금주 대책의 시작

(1) 음주습관, 음주량 알아본다

- 음주습관에 따라 알코올 섭취량을 알아본다.

(2) 당뇨병에서 음주의 위험에 대해 설명한다

- 적당량이 아니면 왜 안 되는지 이해시킨다.
- 환자와 의사 사이에 좋은 관계가 이루어져 있지 않으면 환자가 받아들이기 어렵다.
  - 〈그렇게 많이 마셔요!〉, 〈이제 당장 그만두지 않으면 안 돼요!〉가 아니라 이제 음주에도 관심을 가질 때가 되었으며 〈우선 가능한 방법을 함께 생각해 봅시다〉라는 관계다.
- 무엇보다 의료인이 음주에 관한 올바른 지식을 가져야 한다.
- 환자의 음주량과 적당한 음주량에 차이가 있을 때 무조건의 금주 지시가 환자의 행동을 바꾸지 않는다.

당뇨병과 음주의 관계

① 적당한 알코올 섭취는 장기적 당뇨병 관리에 큰 영향을 주지 않는다.
② 적당한 알코올 섭취는 당뇨병에서 인슐린감수성을 좋게 하여 혈당을 개선할 수 있다는 일부 조사가 있다.
③ 다량 음주는 인슐린 또는 인슐린분비촉진제 사용에서 저혈당을 일으킬 위험이 있으며 체중을 증가시킨다.
④ 음주와 사망률의 관계는 〈J자 커브〉를 나타내며, 1 drink/주에서 1 drink/일 사이에서 위험이 가장 낮고 그 이상에서는 위험이 높아진다.
⑤ 적당한 양을 주에 수일 마시면 혈당 조절 가능성이 있지만, 한정된 날에 다량 마시면 이런 효과는 없다.
⑥ 적당한 양 이상의 음주는 암, 간질환, 심근증, 사고, 폭력, 살인, 자살 등의 위험을 높이므로 과도한 음주는 분명히 유해하다.

3) 환자에게 알려줄 내용

① 금주가 어려울 때 〈적당한 양〉이 정해져 있으며 어느 정도가 적당량인지 기억한다.

② 미국당뇨병학회의 적당량은 성인 남성에서 1일 2 drink 이하, 성인 여성은 1일 1 drink 이하다 (1 drink는 순알코올량으로 약 14 g).

③ 알코올에 의해 저혈당 발생에 대한 감각이 저하되며, 간에서 당신생 저하 영향으로 지연저혈당 위험이 증가하므로 인슐린이나 인슐린분비촉진제 복용에서 〈음주 시에 식사하지 않는 습관은 저혈당을 일으킬 수 있다〉고 알려준다.

④ 알코올에 의해 판단력이 저하되며 무심코 과식하거나, 안주의 칼로리나 염분이 높아지며 혈당 상승 비만을 일으킬 수 있어 음주 시의 식사에 냉정하게 판단한다.

⑤ 술 자체가 고칼로리 식품이다. 이 칼로리가 혈당으로 반영되지 않아도 지방으로 축적되기 쉽다 (표 19-5).

표 19-5 술의 칼로리

종류	1병 용량(mL)	알코올 농도(%)	제공단위(cc)	제공단위당 칼로리(kcal)
고량주	250	40	1잔(50)	140
소주	360	25	1잔(50)	90
이강주	750	25	1잔(50)	90
문배주	700	40	1잔(50)	140
안동소주	400	45	1잔(50)	160
청주(청하)	300	16	1잔(50)	65
막걸리	750	6	1대접(200)	110
맥주	500	6	1컵(200)	95
생맥주	500	5	1잔(500)	185
샴페인	640	6	1잔(150)	65
위스키(패스포트)	360	40	1잔(40)	110
백포도주	700	12	1잔(150)	140
적포도주	700	12	1잔(150)	125

4) 구체적 대책

- 적당한 음주량을 목표로 하는 애주가에게 즉시 금주는 어렵다.
  - 왜 금주할 수 없는지 환자가 말할 수 있는 상황을 만들며, 일방적 정보 제공이나 지시가 되지 않도록 환자의 생각을 존중하는 커뮤니케이션으로 시작한다.
- 우선 실현 가능한 양을 생각하여 목표를 세운다.
  - 매일 캔맥주를 2개 마시는 사람이 매일 1개로 줄이기는 어렵지만 〈1주에 2일만 1개〉라는 제안은 가능할 수 있다.
- 진료에 가족이 참여하여 환자가 음주 목표를 정하고 가족의 협력을 받으면 좋다.
- 금주 상담을 계속해도 좀처럼 줄일 수 없는 것은 행동변화 모델에서 행동기 단계로 나가지 못하는 것이다.
- 어느 경우에나 〈무엇이라면 할 수 있을 것 같습니까?〉, 〈어째서 잘 되지 않는다고 생각합니까?〉

등의 열린 질문으로 환자의 기분을 알 수 있으면 좋다.

- 환자의 이야기에 공감하여 〈이 의사는 나를 알아준다〉라고 생각하면 환자–의사 관계가 좋아져서 환자의 자기 건강 관리로 이어질 수 있다.
- 음주량이 매우 많으면 알코올 의존성을 생각하여 선별검사를 시행한다.

(1) 알코올의존증 선별검사

- WHO의 Alcohol Use Disorders Identification Test(AUDIT)와 CAGE선별검사가 있다.
  - AUDIT의 의존증 판정 국제 기준은 8점이다(QR코드 14 참고).

QR코드 14

  - CAGE는 항목이 적어 간편하지만 중증이 아닌 음주의 선별검사에는 적합하지 않다.
- 미국 금주동맹의 알코올 중독 근거
  ① 술 마시는 양을 조절할 수 없다.
  ② 음주에 대한 죄의식과 후회가 있다.
  ③ 술 마심에 대한 기대가 있다.
  ④ 1주에 14회 이상 술을 마신다.
- CAGE질문
  ① C: cutdown on drinking(술을 줄여야 하겠다고 느낀 적이 있는가?).
  ② A: annoyed by criticism of your drinking(주위 사람이 음주를 지적하여 기분이 나쁜가?)
  ③ G: guilty about drinking(음주에 대한 죄책감이 있는가?)
  ④ E: eye–opener(아침 숙취로 해장술을 찾는가?)

(2) 금주 치료가 필요한 환자도 있다

- AUDIT평가에서 의존증 기준치 이상이거나, 음주에 의해 일상생활에 지장이 있으며 술을 줄이는 것이 아니라 금주가 필요하다.
- 다음 경우에는 전문의료기관 의뢰를 고려한다.
  ① 입원 치료가 필요할 정도다.
  ② 음주 문제로 사회생활, 가정생활이 어렵다.
  ③ 중증 장기 장애로 생명에 위험이 있다.
  ④ 긴급 치료가 필요한 알코올 이탈증상(환각, 경련, 떨림 등)이 있다.

(3) 음주의 심리적 이점을 알고 있으면 의존성이 되기 쉽다

- 음주는 사람들의 생활에서 떼어낼 수 없는 문화이기도 하다.
- 음주로 스트레스가 줄어들고, 기분이 좋아지며, 사회성이 증가하고, 이완이 되는 등의 음주에 의한 이점을 잘 아는 사람은 음주량이 많아지고, 의존성이 될 위험도 높다.

- 음주를 스트레스 대처법으로 이용하는 경우가 있지만 실제로 스트레스 감소 효과가 없었다.
- 수면제 대용으로 음주가 효과가 있다고 하지만 숙면을 방해하고 흥분되어 결국 나쁜 영향이 크다.
- 진료 시에 신체적 영향과 의존성이나 남용의 위험 등을 강조하기만 심리적 효과에 대한 오해를 바로잡아주는 것도 음주 동기를 줄일 가능성이 있다.
  - 스트레스 대처 방법으로 또는 불면을 해소하기 위한 음주는 역효과라고 강조할 필요가 있다.
- 우울증이나 불안 장애 등에서는 약간의 음주에도 상태가 악화된다.
- 술 이외의 방법으로 스트레스나 불안, 외로움 등에 대처하기 위한 방법의 고려가 삶의 질을 높인다.
- 마시지 않고 지낸 다음 날의 상쾌함이나 컨디션의 좋음을 스스로 깨닫게 하면 좋을 것이다.
- 건강을 해치지 않게 조심하면서 술을 즐길 방법을 환자와 함께 찾아본다.

5) 의료인은 금주에 대한 관심을 높여야 한다

(1) 간단한 선별검사와 단기적 개입으로도 교육효과가 있다

- 비교적 간단한 교육이나 개입에 의해서도 절주 효과가 있다고 알려졌다.
- 병원에서 간단한 질문으로 문제 음주를 발견하고, 10분 정도 교육하는 방법이다.
- 이런 형태로 음주량 감소와 건강 개선이 가능할 수 있다.

(2) 음주조절도 금연이나 식사조절과 같다

- 심리적 의존성이 없으면 금주는 금연보다 쉬울 수 있다.
- 자기조절을 위한 행동 기법은 금연에서와 거의 공통이다(QR코드 15 참고).

QR코드 15

- 음주는 모임이나 사교 등에서 마시도록 권하는 사회적 압력이 강하기 때문에 특히 사회 기술 훈련이 중요하다.
- 일단 마시면 억제가 되지 않아 조절이 더욱 어려운 사람에서는 1주에 며칠 금주하는 방법은 실행하기 쉽다(표 19-6).

표 19-6 반드시 금주를 권해야 할 사람

- 임신 중인 사람, 임신을 고려 중인 사람
- 복약 중인 사람(항히스타민제, 진통제 등)
- 의존증이 있는 사람
- 위궤양이나 간 질환으로 음주가 금지된 사람
- 미성년자

(3) 미성년자에서 음주 시작 방지

- 중학교 1학년에 15.8%가 술을 처음 마셨다는 보고가 있다(헬스조선, 2014.07.31).
  - 음주 이유는 가족의 권유가 48.9%, 맛이 궁금해서가 19.7%로 어른의 무자각, 학교 소풍에서 교사의 음주 금주 등 사회적 대책도 필요하다.
- 알코올은 뇌에 작용하는 약제이며, 미발달된 뇌는 나쁜 영향을 받기 쉬우며, 미성년에서는 비행이나 사고 등과 관련이 있어, 소아에서 나쁜 영향에 대한 지식의 보급이 중요하다.
- 중학생 이상에게는 직접 교육이 필요하다. 고교생 이상에서는 동료와의 음주가 증가하므로, 한번에 많이 마셔 일어나는 급성 알코올 중독의 위험성을 철저히 교육시켜야 하며, 거절하는 방법의 연습이 바람직하다.
- 대학의 신입생 오리엔테이션에서 음주 교육 도입이 필요하다.
- 여학생이나 독신 여성의 음주 행동이 남성과 차이가 없어지고 있으므로, 임신 가능성이 있는 젊은 여성에게 정확한 정보 전달이 필요하다.

6 금연 지원

1) 흡연의 건강문제

(1) 당뇨병 진료에서 금연을 강조한다

- 2021년 우리나라의 흡연율은 19세 이상 성인에서 남성 30%, 여성 5%이며 2000년대 금연 정책으로 낮아지고 있다.
  - 노인 인구의 10%가 흡연하고, 청소년의 18%가 흡연하고 있다.
- 흡연습관이 질병을 일으키며 금연이 흡연 관련 질환 위험을 감소시키고 예후를 개선시킨다는 것은 명확하다.
- 금연에 의해 가장 빨리 좋아지는 건강 개선은 기침, 가래 등의 호흡기 증상과 인플루엔자 등의 호흡기 감염증에 걸릴 위험의 감소이다.
  - 기침이나 가래는 빠르면 1개월 이내에 개선된다.
  - 허혈심장질환(협심증이나 심근경색)의 위험은 1년에 반감한다.
  - 폐암 위험은 금연 후 10년에 흡연을 계속한 사람에 비해 30–50% 감소한다.
- 금연으로 위장 상태의 호전, 신체 상태의 개선 등 여러 가지 효과를 기대할 수 있다.
- 금연하면 가족이 기뻐하고, 자신감이 붙는 등을 금연 성공자의 체험을 알려 준다.

(2) 흡연습관의 본질은 니코틴 의존증

- 흡연은 정신적의존성이나 신체적의존성을 일으키는 약물의존증의 하나다(표 19–7).
- 흡연의 본질은 니코틴의존증이며, WHO는 담배를 〈정신작용물질〉로 분류했고 담배에 의한 정신행동장애 진단 기준을 배정했다.

표 19-7 담배에 의한 정신행동장애 진단 기준(WHO)

1. 흡연하고 싶다는 강한 욕망, 또는 강박감이 있다.
2. 흡연 시작, 종료, 또는 흡연 양의 조절이 어렵다.
3. 금연이나 절연에 의해 금단 증상이 출현한다.
4. 내성이 있다.
5. 흡연에 대신하는 즐거움이나 흥미가 점차 무시되고, 흡연 시간이 길어진다.
6. 분명히 해로운 결과가 있어도 계속 흡연한다.

• 이상 6개 항목 중 3개 이상 충족될 때

(3) 흡연의 행동이론

- 흡연습관은 약물의존성인 동시에 학습에 의해 습관화된 행동 양식이며, 동시에 사회나 주위 사람들과의 상호작용으로 규정되는 사회적 행동이기도 하다.
- 학습 이론의 기본적인 사고는 행동의 선행 자극(계기), 행동(반응), 강화 자극(결과)의 흐름이다. 즉 행동의 출현은 그 행동을 일으킨 〈계기〉가 있으며, 행동 후에는 그 행동을 유지 촉진시키는 〈결과〉가 있다는 생각이다.
- 담배를 피우는 계기에는 많은 외적 자극과 내적 자극이 있다.
  - 따라서 일상생활에서 흡연 행동이 쉽게 일어나며 그것을 중단하기는 어렵다.
- 담배를 피우면 장기적으로 바람직하지 않은 결과가 생기지만, 흡연 직후에는 니코틴 의존증이 기본적으로 있기 때문에 만족감이나 이완 등의 바람직한 결과를 얻을 수 있다.
  - 흡연 행동은 들이마실 때마다 강화가 계속되어 상습화되고 니코틴 의존증은 더욱 커지게 된다.

(4) 금연에 행동변화단계모델 이용

- 금연을 도와주기 위해 파악해야 할 흡연 행동 특성으로, 성별, 연령, 흡연 개피, 니코틴 의존도, 금연에 대한 준비성(단계), 과거의 금연 경험, 금연의 자신감 등이 있다.
- 이런 특성에 대해 미리 질문표를 이용하여 정보를 수집한다. 질문표를 이용하면 시간 단축이 되고, 특성에 따른 효과적 금연 지원이 가능하다(QR코드 16 참고).

QR코드 16

- 행동변화단계모델에 의한 평가
  - 〈금연에 관심이 있습니까〉라는 질문에 〈관심이 없다〉를 무관심기, 〈관심이 있지만 바로(1개월 이내에) 금연하겠다고 생각하지 않는다〉를 관심기, 〈관심이 있어 바로 금연하고 싶다〉를 준비기로 나눈다.
  - 〈금연 시작 6개월 이내〉를 행동기, 〈금연 후 6개월 이상〉을 유지기로 한다.
- 무관심에 갑자기 금연을 권하는 것이 아니라 환자의 입장에서 흡연에 대해 논의하며, 그 과정에서 흡연의 문제를 깨닫게 한다.

- 관심기에 금연해야 할 이유나 흡연의 영향에 대한 정보를 제공하여 금연 동기를 갖게 하는 동시에 금연에 따른 부담감이나 문제에 대한 해결책을 제시하여 금연하려는 의사결정을 촉구한다.
- 준비기에 금연 시작 날짜를 정해 구체적 목표를 정하는 동시에 구체적 금연 방법을 알려준다.

2) 금연 실천 방법

(1) 목표 설정과 행동 계약

- 금연의 동기가 높아진 후 실행에 옮기기 위한 가장 좋은 비결은 금연 실천의 구체적인 목표, 즉 금연 시작일을 결정하는 것이다.
- 금연 시작일은 1개월 이내에 너무 바쁘지 않은 시간 여유가 있는 시기를 선택한다.
- 금연 시작일을 정하는 것은 금연 의사 결정을 명확히 하고, 실행을 촉구하는 효과가 있다.
- 금연 시작일이 정해지면 행동 계약을 하고, 금연 자기 선언서에 서명한다.
- 선언서는 금연 동기를 높이며, 금연 시작의 기록이 된다.

(2) 자기 감시

- 흡연 행동의 자기 감시는 스스로의 흡연 행동을 관찰과 기록을 통해 지금까지 의식하지 못하고 있던 흡연 행동을 깨닫는 동시에, 흡연을 유발하는 단서나 그러한 단서가 있을 것 같은 환경이나 상황의 이해에 목적이 있다.
- 흡연자는 매일의 흡연 행동 기록을 통하여, 자신이 어떤 시간대나 상황(예: 상담이나 회의, 커피나 술을 마실 때 등)에서 담배를 많이 피우게 되며, 담배를 펴서 정말 좋을 것이라고 느끼는 경우는 하루 몇 개피를 필 때인가 등을 알아차릴 수 있다.
- 흡연 행동에 대해 자기 관찰을 하면 담배를 의식하고 피우게 되기 때문에 피우는 개피 수가 감소하는 효과도 기대할 수 있다.

(3) 자극 제어법

- 흡연 행동의 자기 관찰을 통해 흡연 행동을 일으키는 생활 양상이나 환경을 개선하는 것이다.
  - 예를 들어 술이나 커피, 술집, 찻집, 화투, 스트레스, 과로, 철야 근무 등은 흡연 욕구의 유인이 되기 때문에, 금연 후에는 얼마 동안 피하는 것이 바람직하다.

(4) 습관 대항법

- 흡연 행동에 대한 강한 유혹이나 충동이 있을 때 행동에 옮기는 시간을 연장시켜 유혹과 충동에 대처하는 것이다.
- 행동의 연장에 따라 충동이 자연히 소실되거나, 보다 합리적인 생각을 할 시간적 여유가 생긴다.
- 흡연의 충동에 대하여 흡연의 보상 행동을 이용하고, 행동을 연기하는 방법을 효과적으로 자주 이용할 수 있다.
- 흡연의 보상 행동으로는 물을 마신다, 심호흡한다, 이를 닦는다, 산책 등의 가벼운 운동을 한다, 무설탕 껌이나 다시마를 씹는다 등을 들 수 있다.

(5) 작동조건 강화법

- 행동 반응 이론에 근거하여 상과 벌을 이용하여 행동을 강화하는 것이다. 바람직한 행동 변화에

대해 자신에게 보상을 준다.

(6) 금단 증상에 대한 대책으로 니코틴 대체 요법

- 과거의 금연 경험에서 금단 증상이 강하게 나타났던 사람이나, 니코틴 의존도가 높고, 강한 금단 증상의 출현이 예상되는 사람에게는 니코틴 대체 요법을 이용하면 금연 후 금단 증상 완화에 도움이 된다.
- 니코틴 대체 요법의 원리는 금연 후에 출현하는 니코틴 금단 증상을 니코틴 약제로 완화하고, 과거의 습관(행동적 의존)을 없앤 후, 약제를 줄여가서 니코틴 의존성에서 빠져나오게 하는 방법이다.
- 사용되는 약제에는 니코틴 껌이나 니코틴 패치가 있다.
- 이들을 금연 행동 기법과 적절히 이용하면 금연 성공률이 약 2배 정도 높아지는 것이 임상시험에서 알려졌다.
- 니코틴 패치는 처방약으로 사용할 수 있으며, 니코틴 패치의 장점은 아침에 한번 피부에 붙이기만 하면 안정된 혈중 농도를 얻을 수 있다는 것이다.

(7) 재발하기 쉬운 상황의 예측에 의한 금연 계속을 위한 고려

- 금연에 성공해도 유지하는 것은 어렵고, 50–75%가 1년 내에 흡연을 재개한다.
- 흡연의 재개는 특히 금연 후 3개월 이내에 많다.
  - 흡연의 재개는 사회적 압력(모임에서 담배의 권유 등), 기분이 나쁠 때, 일상의 스트레스나 대인 관계의 문제 등 사소한 계기로 일어난다.
- 금연의 계속을 위해서는 충분히 추적관리하고, 흡연 재개를 막는 대처 방법(흡연 재개 위험이 높은 상황을 알아차리고 그에 대한 대처, 흡연 재시작 때의 대처법 등)에 익숙해지게 한다.
- 금연 후 체중이 증가하면 흡연 재개의 계기가 되기 때문에, 금연 후 1–2개월이 경과하면 비만 예방에 대처한다.
- 가족이나 친구로부터의 격려나, 의사나 금연 지도자의 권고, 주위 사람의 정서적 반응 등이 지원 수단이 될 수 있다.
- 사회적 지원 네트워크를 만들어 두면 흡연 재개 방지에 좋을 것이다(표 19–8).
  - 가족 등 가까운 사람이 흡연하고 있는 경우에는 흡연을 재개하기 쉽다.
  - 함께 금연할 수 없는 경우에는 금연한 사람의 눈앞에서 피지 않도록 하고, 담배를 권하지 않는 정도의 최소한 협력 관계를 만들어 두는 것이 필요하다.

표 19–8 금연 지원 시스템의 구성

- 격려하여 도와줄 가족이나 친구를 찾는다.
- 금연한 적이 있는 사람, 금연한 사람을 찾는다.
- 같이 금연할 사람을 찾는다.
- 자신의 금연을 도와줄 친구에게 금연을 선언한다.
- 자신에게 담배를 권하지 말도록 미리 말한다.
- 어떻게 해도 참을 수 없는 경우에는 의사에게 상의한다.
- 시기심으로 담배를 주지 않도록 말한다.
- 1주간 금연하면 축하한다.
- 처음 1주간은 매일 병원에 간다.

7 건강식품을 좋아하는 환자

1) 왜 건강식품을 찾을까?

- 인터넷이나 매스컴에 건강 정보가 범람하며 건강식품을 찾는 환자가 많다.
- 의사의 입장에서 보면 대부분 의학적 근거가 명확하지 않지만 그것에 기대하는 환자의 생각을 들어 신중하게 대응할 필요가 있다.
- TV 건강프로그램에도 전문가가 나와서 특정 제품을 권고하는데 병원에서는 왜 권고하지 않는지 묻는 환자가 있다.
  - TV 건강프로그램의 목적은 "시청률을 높여 판매를 늘리는 것"이며 의료의 목적은 "효과적 치료를 통해 환자의 건강을 증진하는 것"이라고 설명한다.
- 환자가 건강식품에 대해 물었을 때 무조건 효과가 없다고 부정하면 다시는 상의하지 않는다(그림 19-1).

그림 19-1 건강식품을 무조건 부정하지 않는다

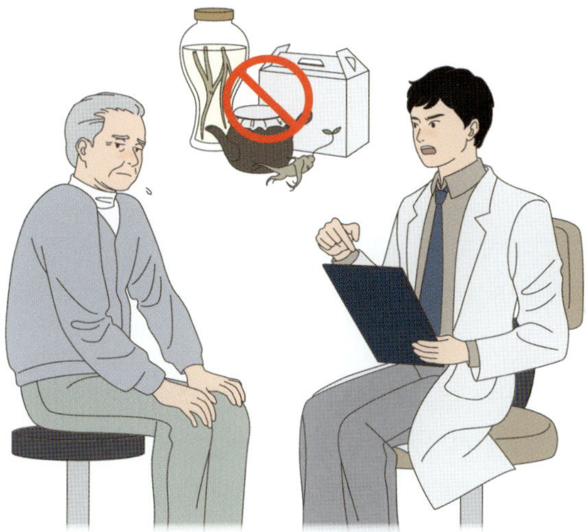

- 건강식품을 찾게 되는 동기를 알아본다.
  - 체험자의 이야기를 듣고
  - 가족, 친구가 권해서
  - 현재의 치료가 불안해서
- 실제로 건강식품을 먹는 환자에서 혈당 조절이 나쁘며, 현재의 치료에 만족하지 않는 사람이 많다.

2) 실제 진료에서

(1) 건강식품에 대한 지식을 알아본다

- 당뇨병을 치료하는 건강식품은 없다.
  - 환자가 건강식품을 찾는 이유를 명확히 한다.
- 당뇨병 치료제와 건강식품의 병용에 의한 안전성을 검증한 데이터는 없다.
- 혈당 조절 목적이 아닌 비타민, 미량미네랄이 당뇨병 관리에 필요할 수 있다.
  - 메트포민에 의한 비타민B12 결핍에 의한 당뇨병신경병증에 보충할 수 있다.

(2) 건강식품을 찾는 이유를 알아본다

- 의료인이 보면 근거가 없는 건강식품이지만 환자에게는 비싼 금액을 지불하여 일부러 구입한 〈건강을 위해 귀중한 제품〉이다.
- 건강식품을 구입하려는 동기를 물어 〈어떻게든 체중을 줄이고 싶었지요〉, 〈혈당을 조금이라도 더 내리고 싶었군요〉 등 환자의 생각에 공감한다는 말로 시작하면 좋을 것이다.
- 그리고 〈비싼 금액에 해당하는 효과를 보았습니까?〉를 물어본다.
  - 효과가 없다고 느끼면 환자 스스로 〈이제 다시는 사지 않겠다〉고 말한다.

(3) 건강식품의 효과를 조사한다

- 환자의 생각을 받아들이고 건강식품의 효과를 조사하여 다시 시작 또는 계속 여부를 생각한다.
  - 미국 국립보건원의 건강식품에 대한 효과와 안정성 정보 "How safe is this product or practice(http://nccih.nih.gov/health/how-safe-is-this-product-or-practice)"를 찾아 환자와 함께 확인한다.
  - 효과보다 의학적으로 해가 없는 것의 확인이 중요하다.
- 건강식품을 먹고 있는 환자에게 탄수화물이 몇 그램 들어 있는지 묻는다.
  - 바로 알 수 없으면 다음번 진료에 가져오게 하여 포장 상자에서 찾아본다.
  - 이렇게 해당 식품의 성분 표시를 확인하는 습관에 대해 알려준다.
- 신장 장애가 있을 때 칼륨이나 마그네슘 함량에 대한 주의가 필요하다.
- 건강식품에 의해 간기능이나 신장기능 장애를 일으킬 수 있으므로 예상치 못한 증상이나 검사 소견 이상이 있으면 새로 먹기 시작한 건강식품에 대해 알아본다.
- 건강 정보가 넘쳐나는 현실에서 의료인이 최신 정보를 조사하여 편견 없이 환자와 공유하면 좋을 것이다.
  - 평소 건강식품에 대한 정보를 얻기 어려우면 간호사, 영양사, 약사 등에게 조사를 부탁한다.
- 건강식품 광고를 올바르게 읽는 법을 알려준다.
  - 과학적 임상시험 결과가 아니고 대부분 체험담이다.
  - 효과에 개인차가 있다고 쓰여 있다.
  - 실험동물에게 효과가 있었다고 한다(쥐에게 효과가 있던 양을 사람이 먹으려면 50 kg이 된다).
  - 반드시 효과가 있다고 써 있지 않았다.

(4) 건강식품이 필요한 경우도 있다

- 미국당뇨병학회의 진료지침은 비타민이나 미네랄 섭취의 근거가 없다고 했다.

- 한편 임신부, 수유부, 노인, 채식주의자, 저칼로리 섭취자, 저탄수화물식 섭취자 등에서 종합비타민 투여가 필요할 가능성이 있다고 했다.

- 실제 임상에서 경구 섭취량이 적을 때 필요한 영양소를 건강식품으로 보충하는 것은 선택사항의 하나가 될 수 있다.
- 개개 환자에서 〈필요량〉과 〈실제의 섭취량〉, 〈가능한 섭취 수단〉 등을 평가하여 건강식품 필요성을 검토하면 좋을 것이다.

Chapter 20

대응하기 어려운 환자

1 혈당조절이 어려운 환자의 이해

- 당뇨병 치료가 어려운 환자를 크게 2그룹으로 나눌 수 있다.

1) 여러 합병증이 동반되고 위험성이 높은 환자

- 환자와 가족에게 정중하게 설명하여 전문적 치료 시행을 제안한다.
  - 단기간 입원 집중치료의 효과를 기대할 수 있다.
- 치료를 시작하여 상태가 개선되면 다행이지만 현실적으로 어려운 상태도 많으며 치료 목표 도달이 불완전한 형태가 지속될 수도 있다.
  - 의사와 환자 및 가족 사이에 좋은 신뢰 관계가 형성되어 있으면 어느 정도의 달성으로 치료를 계속할 수 있다.
  - 예를 들어 당뇨병망막병증이 완전히 좋아지지 않아도 어느 정도 시력이 유지되거나, 당뇨병신장질환에서 eGFR 개선은 없어도 단백뇨 개선이나 불편한 증상이 없는 것 등을 생각할 수 있다.
- 당뇨병합병증은 일단 시작되면 완전히 정상 상태로 만드는 것이 아니라 악화의 방지나 현재 상태 유지가 치료 목표가 될 수 있음을 환자와 가족이 이해해야 한다.
  - 당뇨병 전문병원에서 치료해도 이런 상황은 다르지 않다.

2) 환자의 치료 저항이 있을 때

- 진료실의 의사 앞에서는 좋은 환자를 연기하지만 일단 병원을 나가면 식사요법이나 운동요법에 신경쓰지 않고 약의 복용도 제멋대로인 환자도 만난다.
- 치료 준수도가 낮은 이유는 환자에 따라 다르지만 다양한 이유를 생각해 본다.

  ① 고혈당 지속으로 이제 더 이상 안 되겠다는 체념

  ② 인지기능 저하에 의한 이해 부족

③ 의료 불신을 조장하는 사회적 여건으로 적극적 치료의 주저
④ 경제적 이유에서 검사와 치료 회피

- 당뇨병으로 진단되고 병을 자신의 것으로 받아들이고 싶지 않다는 기분이 들 때 치료에 저항할 수도 있다.
  - 초진 시부터 환자의 기분을 이해하여 치료의 시작과 계속의 필요성을 신중하게 알려주도록 노력한다.
- 치료 저항 환자에게 공통된 심리는 내용에 차이는 있겠지만 〈마음의 케어가 필요〉하다는 사실이다.
- 의사와 환자의 관계가 〈병을 고치는 사람〉과 〈병이 고쳐지는 사람〉의 관계로 남아 있는 동안에는 〈마음의 케어〉가 이루어지기 어렵다. (➡ p.39)
- 의사와 환자의 인간적 교류에서 〈치료 동맹〉의 관계가 만들어져야 비로소 〈마음의 케어〉를 시작할 수 있다.
- 어떤 상황에서도 의사와 환자 및 가족 사이에 상호 교류에 의해 확립된 신뢰 관계가 중요하다.
  - 이것이 의료 분야에서 새로운 사실은 아니며 의료에서 요구되는 인간관계의 기본이며 당뇨병 치료에서도 예외는 아니다.

2 단기 입원에 의한 집중치료

1) 단기 입원의 기대

- 전신 상태가 양호해도 혈당 조절이 어려운 당뇨병에서 고혈당 개선을 위한 생활습관 교육과 합병증에 대한 정밀 검사를 목적으로 단기간 입원하여 집중치료를 시행할 수 있다.
  - 일정한 프로그램으로 당뇨병으로 살아가기 위해 반드시 필요한 전반적 교육을 받고 또 교육 효과를 체험하며, 다른 당뇨병 환자와 만나는 기회를 가지면 좋을 것이다.
- 환자교육에는 당뇨병 전문의, 간호사, 영양사, 약사, 임상병리사, 물리치료사 등이 팀을 만들어 시행한다.
- 단기 입원에서 가장 중요한 내용은 식사요법을 배우고, 의문을 해결하여 실생활에 적용할 수 있는 자신감을 갖는 것이다.
  - 영양사에 의한 영양교육을 받아 이상적 식사요법을 체험할 수 있으면 구체적으로 이해하기 쉽다.
- 운동요법에 대해 교육을 받아 개개 환자가 자신에게 적합한 운동 방법을 찾아 실제로 연습할 수 있으면 좋을 것이다.
- 당뇨병에 대해 집단교육과 개별교육을 시행해 자신의 질환에 대해 올바른 지식을 얻게 한다.
  - 집단교육 중에 여러 환자의 생각, 경험, 감정을 공유하는 시간을 가지면 치료에 대한 동기가 높아질 수 있다.
  - 합병증이 진행된 환자의 이야기를 한 번이라도 실제로 들으면 진료실에서 합병증의 위험에 대해 여러 번 알려준 것보다 환자의 이해가 높아진다.

● 자기혈당측정이나 인슐린주사 연습을 단기간에 집중하여 시행하여 실생활에 적용할 수 있는 기법을 익힌다.
  – 입원 중 혈당의 반복 측정으로 약물치료의 효과 판정이나 약용량 조정을 경험할 수 있다.
● 단기 입원에서 중요한 점은 입원 중의 혈당 개선보다 퇴원 후에 혈당 조절을 유지하는 다양한 기법을 익히는 것이다.

2) 단기간 입원 집중치료 시행

● 다음과 같은 프로그램을 구성할 수 있다(표 20-1).

표 20-1 단기간 입원 집중치료 프로그램의 예

단계	수	목	금	월	화	수
9:30	당뇨병 잘 알기 (당뇨병교실 소개) 의사	당뇨병은 왜 두려운가 (합병증 전반; 눈과 신장) 의사	중요한 합병증 치료제(신경병증, 신장질환, 망막병증, 고혈압, 고지혈증) 약사	당뇨병과 눈의 관계 (안과의에 의한 망막병증 강의) 의사	운동으로 혈당을 내린다 (보행, 실내 운동) 간호사	개별 강의 (개인 영양교육) 영양사
10:00	요당을 안다 (요당 측정) 임상병리기사	내복약을 어떻게 복용할까? (SU제와 알코올) 약사	소금의 맛 (저염 식품, 소금이 많은 식품) 영양사	건강식의 비법 (식품 교환표, 칼로리북, 간편식품 칼로리 계산과 기록, 외식) 영양사	발은 왜 중요한가 (발 관리의 의미, 발톱 깎기, 신발 선택) 간호사	
10:30	혈당을 안다 (SMBG 실시) 임상병리기사	인슐린 이야기 (인슐린에 대해) 약사	무엇을 먹을까? (입원 전 식사 선택법과 균형, 식품군) 영양사		이러면 어떡해? (아픈날, 행동 목표대로 할 수 없을 때) 간호사	퇴원 후에는 어떡해? (평가, 치료 목표 계획) 주치의
11:00	구강 위생 치과의사					
12:00			모두 함께 점심 (뷔페식) 영양사, 간호사, 의사	모두 함께 점심 (개별식) 영양사, 간호사, 의사		
12:30	운동으로 혈당 강하 (보행, 운동 전후 혈당 측정) 간호사					
13:30	운동과 간식 (소비 칼로리와 간식 칼로리) 영양사	술은 마실 수 있는가? (술 마실 때 주의) 영양사	진심으로 말하는 당뇨병 (불안, 고독, 초조) 임상심리사+간호사	진심으로 말하는 당뇨병 (대인 관계, 스트레스) 임상심리사+간호사	개별교육 (개인 영양교육) 영양사	
14:00	어느 정도 먹어야 할까? (하루 필요 칼로리) 영양사	간식을 먹어도 좋은가 (밥과 과자는 다르다, 성분표시 보는 법) 영양사			치아의 중요성 (치과위생, 칫솔질, 의치 관리) 치과의사	
14:30		당화혈색소를 알자 (당화혈색소의 의미, 검사법) 임상병리 기사	건강식품에 대해 (민간요법) 약사	미니드라마 (역할극, 상황설정) 간호사	컨퍼런스	

(1) 치료: 주사 방법에 익숙해진다

- 혈당 조절이 어려울 때 인슐린이나 GLP1수용체작용제 주사를 시행하고 주사 방법을 알려준다.
- 환자가 고령, 시력저하, 인지기능저하 등의 이유로 방법을 배울 수 없으면 가족의 협력이 필요하다.
- 실제 교육에 포함되어야 할 내용
  ① 주사제의 이름과 단위를 기억하게 한다.
  ② 실제 주사 방법을 알려준다.
  ③ 데모용 주사, 인공피부 등을 이용하여 주사한다.
  ④ 주사 방법 점검표를 이용하여 얼마나 잘하고 있는지 평가하면 좋다(QR코드 17 참고).

QR코드 17

  ⑤ 주사 용량 조절 방법을 알려준다.
  ⑥ 자기혈당 측정 방법을 알려준다.
- 환자의 실제 주사 방법을 관찰하여 잘된 점을 칭찬하고 미숙한 부분을 다시 교육한다.
- 상황에 따라 주사 용량을 조절하며 충분히 이해하는지 알아본다.

(2) 검사: 당뇨병 상태 평가와 합병증검사

- 중증 고혈당이 아니면 경구포도당내성검사를 시행하여 인슐린분비능, HOMA-IR, HOMA-β를 평가한다.
- 인슐린 사용 병력이 있고 혈당 변동이 크면 C-펩타이드(CPR) 또는 CPR지수(CPI)를 검사한다.
  - 인슐린분비 저하 기준으로 다음을 참고한다.
    - 식후 1-2시간 혈중 CPR 1.0 ng/mL 이하
    - 공복 혈중 CPR 0.6 ng/mL 이하
- CPI 평가
  CPI(ng/mL) = 공복 CPR(ng/mL)/공복 혈당(mg/dL)×100
  - 1.2 이상: 인슐린 불요
  - 0.8 미만: 인슐린 필요
  - 0.8-1.2: 경계 범위이며 추가 검사 시행
- 이런 검사 결과를 알려주고 인슐린치료 필요성을 이해시킨다.
- 단기간 입원 집중치료에서 연속혈당측정을 경험한다.
  - 혈당이 〈점〉이 아니라 〈선〉으로 변동하는 것을 알게 한다.
  - 식후고혈당, 야간저혈당을 확인한다.
  - 식사나 운동의 효과를 체험한다.
- CGM 경험으로 자기혈당 측정(SMBG)의 제한점을 이해할 수 있으면 좋다.

- 반대로 자기혈당 측정을 언제 시행하면 좋을지 알 수 있는 계기도 된다.
- CGM은 당뇨병 치료 동기를 높일 수 있는 기회가 된다.

(3) 식사 체험

- 단기간 입원 집중치료의 장점으로 자신에게 필요한 칼로리에 맞춘 식사를 매끼 체험할 수 있다.
- 외래 진료에서 칼로리 섭취량을 지시하지만 환자에게는 허구의 숫자일 수 있다.
- 입원 중 칼로리의 양과 실제 식사 구성에 익숙해지면 좋다.
- 매끼 식사 메뉴에서 식품교환의 의미를 이해할 수 있게 한다.

(4) 당뇨병 학습

- 입원치료에서 학습을 통한 당뇨병의 전반적 이해 기회를 만든다.
- 입원 중에 직접 의사 약사, 영양사, 물리치료사 등에게 당뇨병에 대한 지식을 얻고 평소의 의문점을 해결한다(표 20-1).
- 학습 효과를 높이기 위해 필요한 수단
  ① 영상 시청: 교육용 비디오, DVD 등을 휴게실, 면회실, 식당 등에서 볼 수 있게 한다.
  ② 당뇨병에 관한 퀴즈를 이용한다.
    • 당뇨병 교육 전에 퀴즈 시간을 갖는다.
    • 부담 없이 시행할 수 있는 퀴즈를 휴식시간에 풀어 보도록 권유한다.
    • 건강 관리에 대한 교육의 이해 정도를 점검표를 이용하여 확인한다.
  ③ 온라인 교육
    • 스마트폰에 익숙한 환자에게는 교육 자료를 전달하여 온라인으로 반복하여 학습하게 한다.
    • 학습 효과를 평가하는 테스트도 전달하여 지식을 확인하여 칭찬하고 〈수료증〉도 만들어 주면 환자의 만족도가 높아진다.
    • 입원 중 반복된 교육으로 부담을 받을 수 있는 환경이 되지 않도록 다양한 수단을 이용한다.

(5) 체중 기록의 습관화

- 하루 여러 번 체중을 측정하여 그래프로 기록한다.
- 자기혈당측정치와 동시에 기록해도 좋다.
- 매일의 식사량, 식품에 따라 변동이 있는지 알아본다.
- 운동량에 따라 혈당이나 체중이 변화되는 알 수 있으면 좋다.

(6) 운동요법 교육

- 운동에 대한 의욕이 없거나 운동이 싫은 환자에게도 입원 중 몸을 움직여 혈당 변화를 체험하게 하면 좋다.
- 별도의 운동 시설이 없어도 식사 후에 얼마 동안 경쾌한 음악을 틀어주며 병원 안이라도 걷도록 격려하는 병원도 있다.
- 운동에 관심을 가지면 운동 메뉴를 알려준다.
  - 유산소운동과 근력운동에 대해 알려준다.
  - 근력운동을 안전하게 시행할 수 있는 헬스클럽과 연계할 수 있으면 좋다.

3 체중 관리를 할 수 없는 환자

- 체중 관리가 어려운 이유를 환자 쪽 요인과 의료 쪽 요인으로 나누어 생각하면 좋을 것이다.

1) 환자 쪽 요인

(1) 이상체중의 결정

- 이상체중을 단순히 계산식으로 결정하면 환자가 이해되지 않는 목표가 될 수 있다.
  - 20대의 체중에 비해 얼마나 늘었는지 알아보면 환자가 납득할 수 있다.
- 무리한 체중 감량 목표는 시행할 수 없다.
  - 키 170 cm, 체중 100 kg인 남성에게 이상체중 63.5 kg의 강요는 무리이며 우선 5 kg 감량 등 가능한 수준으로 시작한다.
- 고령자에게는 이상체중으로 감량보다는 노쇠 방지를 위한 충분한 칼로리와 단백질 섭취량을 권고한다.

(2) 식사요법에 대한 인식 부족을 알아본다

- 식사요법을 지키고 있는지 물으면 대부분 잘하고 있다고 대답한다.
  - 구체적으로 어느 정도의 섭취 칼로리이며, 간식과 과일 음주가 어느 정도인지 질문하여 제대로 대답할 수 없으면 사실 식사요법이 제대로 되지 않는 경우가 많다.
- 영양에 대해 다시 알려주어도 일상 식사에 적용하기는 쉽지 않다.
  - 스마트폰의 앱을 이용한 칼로리 계산과 영양소 분석을 적극적으로 이용한다.

(3) 운동요법

- 환자의 생활습관에 따라 유산소운동, 스트레칭 등의 유연운동, 균형운동을 구체적으로 알려준다.
  - 유산소운동으로 보행(3,000보부터 시작하여 1,000보씩 늘려 가능하면 1시간 정도)
- 진료 시에 지난 주 얼마나 걸었는지 묻기보다 스마트폰의 만보계나 걷기 앱을 확인하면 좋을 것이다.

(4) 정신질환이 관여할 때

- 정신과에 다니는 환자가 아니어도 당뇨병에서 우울 경향이 있다.
  - 중증 우울증도 적지 않으며 당뇨병합병증 발생과도 관련이 있다.
- 선별방법으로 2개의 질문을 이용하며 ① 지난 1개월간 기분이 가라앉거나 우울한 적이 있었는가, ② 지난 1개월간 모든 일에 흥미가 없어 즐길 수 없다는 느낌이 있었는지 묻는다.
  - 이 중 어느 하나에 해당하면 우울 상태 가능성 있다고 생각한다.

2) 의료인 쪽 요인

(1) 대화의 부족

- 투약 내용과 검사 결과에만 주목하고 환자의 QOL에 무관심한 일이 있다.
- 혈당 수치 결과만 보고 투약량을 늘리거나 추가하면 환자의 동기는 오히려 저하되어 생활습관은 개선되지 않는다.

- 바쁜 외래 진료에서 의사의 동기부여 면담이 어려울 수 있다.
  - 간호사나 영양사와 팀의료를 구성하면 좋을 것이다.

(2) 투약의 문제

- 당독성 증상이 없으면 HbA1c가 높아도 처음부터 설포닐유레아는 사용하지 않으며 메트포민과 DPP4억제제로부터 시작한다.
- 진료 시 식사 습관을 검토하며, 음료, 과일, 음주에 대한 주의만으로도 혈당 조절 개선을 기대한다.
  - 특히 설포닐유레아나 인슐린 사용 환자에서 생활습관 검토 없이 투여 용량을 늘리면 체중이 증가하며 악순환이 된다.
- 인슐린저항성을 생각하여 식사 조절 없이 피오글리타존을 추가하면 부종과 체중 증가가 나타난다.

3) 실제 진료에서 주의할 점

① 도달하기 어려운 목표 체중을 결정하지 않는다.
② 고령자에서 노쇠 방지를 위해 식사 제한을 강요하지 않는다.
③ 환자의 생활습관을 존중하며 일반적 이론을 주장하지 않는다.
④ 체중 증가를 일으키기 쉬운 설포닐유레아, 피오글리타존의 증량이나 병용에 주의한다.

4) 구체적 대책

(1) 환자의 생활습관을 존중한다

- 환자의 생활습관을 이해하여 공감을 나타내서 식사요법과 운동운동을 제대로 하겠다는 동기를 높인다.
- 예를 들어 야근하고 아침 10시에 집에 돌아와 아침 식사를 하고 다음 식사가 저녁 6시인 환자에게 맞추어 투약이나 인슐린주사 시간을 결정한다.

(2) 환자의 운동 능력과 근력 저하에 따라 계속할 수 있는 운동을 알려준다

- 유산소운동뿐 아니라 스쿼트 등의 근력운동 추가도 알려준다.

(3) 가족의 교육 참여를 격려한다

4 일이 바빠서 통원하기 어려운 환자의 대책

1) 통원의 중요성을 다시 알려준다

- 일이 바쁜 환자는 장래의 합병증보다 당장 눈앞의 일이 무엇보다 중요하다고 생각한다.
- 우선 장래의 건강을 위해 지금 치료의 중요성을 다시 알려준다.
- 그리고 일의 내용과 생활습관을 조사하여 환자에게 적합한 치료 방법을 찾는다(표 20-2).
- 무엇보다 환자와의 신뢰 관계를 만들어야 통원 계속으로 이어진다.

표 20-2 일의 내용과 생활습관의 조사

① 기상시간, 취침시간
② 출근 수단
③ 일의 내용(육체노동, 사무직)
④ 근무 형태, 근무 시간, 야근 유무
⑤ 가족구성
⑥ 식사(횟수, 시간대, 내용, 간식, 물 마심)
⑦ 운동 습관
⑧ 휴일의 생활 방법

2) 당뇨병 치료에 대해 알려주고 대책을 생각한다

(1) 장래의 건강을 위해서 치료한다

- 당뇨병이 어떤 병인지, 왜 치료하는지에 대해 얼마나 알고 있는지 조사한다.
- 당뇨병은 고혈당에 의해 혈관이 손상되어 전신의 노화가 촉진되는 병이라는 개념이 중요하다.
  - 혈관 손상으로 작은 혈관이 막히면 신경, 눈, 신장에 합병증을 일으키며, 큰 혈관이 막히면 심장, 뇌, 다리의 혈관에 합병증을 일으킨다.
- 당뇨병합병증은 치료가 어려운 단계까지 진행될 때까지 아무 증상이 없으며 자각 증상이 없는 초기부터 치료가 필요하다.
  - 합병증을 방지하고 진행을 막아 장래에 건강하게 지낼 수 있다.
- 따라서 지금 치료가 필요하다는 것을 충분히 이해해야 한다.

(2) 일의 내용과 생활습관의 조사

- 실현 가능한 치료 방법은 찾기 위해 일과 생활을 알아본다.
- 구체적 정보가 치료 방법의 생각에 도움이 된다.

3) 구체적으로 치료 방법을 찾는다

- 환자와 같이 치료 방법을 검토하면 신뢰 관계가 만들어져 통원 계속으로 이어질 수 있다.
- 환자의 이야기를 듣지 않고 의사가 생각하는 이상적 치료의 제시만으로는 효과를 보기 어렵다.

(1) 통원이 불편할 때

- 불편한 이유를 알아 대처한다.
  - 의사가 환자의 이야기를 들어 주지 않아 불편하다고 하면 환자와 충분히 이야기하지 않으면 안된다.
- 무엇보다 환자와의 신뢰 관계가 중요하다.

(2) 식사요법, 운동요법, 약물치료가 어려울 때

- 각각의 치료에 대해 조사하고 대책을 마련한다.

(3) 치료 내용을 시행할 수 없을 때

- 어떤 내용이라면 시행할 수 있을 것인지 알아본다.

- 간식을 그만둘 수 없을 때 한번에 모두 중단하기는 어렵지만 하루 몇 회까지라면 가능한지, 한번에 어느 정도의 양까지 줄일 수 있을지 구체적 목표를 정한다.

- 다음 진료에 목표에 도달하면 새로운 목표를 정한다.
  - 도달하지 못했으면 다시 목표를 정해 끈기있게 시행할 필요가 있다.

5 불규칙한 근무에 의한 혈당 조절의 어려움

- 불규칙한 생활이나 근무 때문에 식사 시간이 일정하지 않으면 당뇨병약을 복용해도 고혈당과 저혈당이 반복되며 혈당 조절이 어려울 수 있다.
- 근무와 관련된 생활 조건을 구체적으로 조사하여 대책을 마련한다.
- 식사 직전에 인슐린을 주사할 수 있으면 속효인슐린주사치료를 적극적으로 권고한다.
  - 식사를 할 수 없으면 주사하지 않고, 식사가 가능할 때 식전에 주사한다.

1) 진료 진행

(1) 당뇨병 치료 교육

- 식사 시간이나 취침시각이 일정하지 않아 혈당 조절이 어려울 때 일방적으로 지시해서는 치료 효과가 나타나기 어렵다.
  - 불규칙한 생활 속에서도 당뇨병 치료를 시작하여 계속하겠다는 생각을 격려하며, 혈당 조절의 유지가 피곤하지 않은 건강한 삶에 중요함을 다시 한번 강조한다.
- 야근이 있는 날과 주간 근무 또는 휴일에 식사 시간과 내용, 근무 내용을 자세히 조사하여 의무기록에 써놓고 진료 시에 어떤 변화가 있는지 물어보면 좋을 것이다.
- 인슐린이나 설포닐유레아 사용에서 근무시간에 따라 식사 간격이 길어지면 저혈당 방지를 위해 간식이 필요하다.
  - 이때 직장 상사나 동료의 협력이 필요하므로 사전에 알려두도록 권고한다.
  - 주위 사람이 놀라지 않도록 설명하는 방법에 대해서도 알려준다.
- 불규칙한 근무에서 식사 선택으로 편의점 식사나 단시간에 공복감을 채우는 주먹밥, 단팥빵과 주스 등 당질이 많은 메뉴 선택이 많은 경향이 있다.
  - 이런 경우 적어도 하루 한 끼는 밥과 반찬으로 구성되는 정식을 포함하도록 노력한다.
- 힘든 일에 지쳐 저녁 늦게 집에 돌아와 식사를 많이 하고 바로 잠을 자는 사람도 있다.
  - 수면 중에는 포도당이나 다른 에너지 물질이 소비되지 않아 혈당이나 지질 관리가 어려워지거나 비만이 나타난다.
  - 이런 경우에는 귀가 전에 식사를 하거나 자기 전에는 저당질, 저지방질 식사를 하고 일어나서 나머지를 먹도록 권한다.

(2) 인슐린 적응증의 판단과 근무 상황을 알아본다

- 생활이 불규칙한 취업자에는 택시 운전기사, 병원 근무 간호사, 요양보호사, 경찰관, 경비원, 24시간 영업 가게 종업원 등이 있다.

- 치료 방침 결정을 위해 확인할 사항
  ① 인슐린 적응증 여부(절대적, 상대적)
  ② 기상시각, 취침시각(요일이나 교대 근무에 의한 차이도 확인)
  ③ 식사를 섭취하는 횟수, 시간, 종류(편의점 간편식, 식당의 정식 등)
  ④ 근무시간, 구체적 업무 내용, 휴식 시간 유무

(3) 치료 방침과 치료제 결정

① 인슐린 적응증이 있으면 주저하지 않고 집중인슐린치료를 시행한다

- 인슐린의존 상태(1형당뇨병, 췌장 적출 후 당뇨병, 내인성 인슐린분비가 저하된 2형당뇨병 등)에서 여러 차례 주사(multiple daily injection: MDI)와 지속피하 인슐린 주입요법(continuous subcutaneous insulin infusion: CSII)의 선택사항이 있다.
- MDI에서 지속작용인슐린과 초속효인슐린을 조합한 기저-추가 인슐린요법(basal-bolus주사법)으로 저혈당을 피한 양호한 혈당 조절이 가능하다.
  - 근무 조건에 따라 초속효인슐린의 식사 직전 주사가 가능한지 확인한다.
  - 식사 직전 주사가 어려우면 식사 중이나 식사 직후 20분 이내에 주사할 수 있는 초속효인슐린 인슐린아스파르트(피아스프)나 인슐린리스프로(룸제브)를 선택한다.
  - 과거의 인슐린아스파르트(노보래피드), 인슐린리스프로(휴마로그)에 첨가제를 넣어 인슐린 흡수를 빠르게 한 제제이며 효과가 빠르고 지속 시간이 짧은 특징이 있다.

② 기저인슐린 보충

- 인슐린비의존 2형당뇨병에서 기저인슐린을 보충하고 식후 혈당을 당뇨병약으로 조절하는 basal supported oral therapy(BOT)를 시도한다.
- 인슐린 1일 1회 주사에 인슐린 복합제 인슐린데글루덱/인슐린아스파르트(라이조덱) 사용도 가능하다.
- Basal-supported prandial GLP1 RA therapy(BPT)로 인슐린데글루덱/리라글루타이드 복합제(줄토피)와 인슐린글라진/릭시세나티드 복합제(솔리쿠아)를 시도해도 좋다.
  - 인슐린데글루덱/리라글루타이드 복합제는 매일 일정한 시간에 인슐린글라진/릭키시세나티드 복합제는 아침 식사 전 1시간 이내에 주사하므로 불규칙한 근무에서는 인슐린데글루덱/리라글루타이드 복합제가 좋을 것이다.

③ 경구혈당강하제

- 인슐린비의존 2형당뇨병에서 내인성 인슐린분비가 유지되고 있으면 경구혈당강하제로 치료한다.
- 저혈당 위험이 낮은 메트포민, DPP4억제제, GLP1수용체작용제, SGLT2억제제 등으로 조절할 수 있으면 좋을 것이다. 바람직한 상황이다.
- 불규칙한 근무에서 공복 시간이 길어질 수 있으면 설포닐유레아는 저혈당 위험이 높아 주의한다.
- 매일 정해진 시간에 당뇨병약 복용이 어려울 때 주 1회 주사하는 GLP1수용체작용제[듈라글루타이드(투르리시티), 세마글루타이드(오젬픽)], GIP/GLP1수용체작용제[터제파티드(마운자로)] 등을 선택한다.

2) 진료의 주의 사항

(1) 인슐린주사를 맞을 수 없었을 때

- 〈주사를 하려고 했지만 주위에 사람이 많아 맞을 수 없었다〉, 〈식전 주사가 어려웠다〉는 환자의 심리를 이해하여 계속 치료가 가능한 방법을 찾는다.
- 직장에 인슐린을 가지고 가는 것을 잊어 버릴 때는 직장에도 놓아두도록 인슐린과 주사바늘을 추가 처방한다.
- 남의 눈이 신경 쓰여 배에 주사 맞기가 어려우면 대퇴부나 팔에 맞도록 알려준다.

(2) 당뇨병약 복용을 잊는다

- 남은 약을 확인하여 어느 시간에 복용할 수 없었는지 이유를 들어 대책을 마련한다.
- 하루 여러 번 복용이나 알약 수가 많으면 복합제로 변경한다.
- 식사 시간에 맞추어 복용해야 하는 약은 식사와 관계없는 약으로 바꾼다.
- 인슐린에서처럼 며칠 분 복용약을 직장에 놓아두는 것이나 지갑에 넣어 두는 것도 제안한다.

(3) 예약일에 내원하지 않아 약이 떨어지고 재진할 때

- 환자의 치료 계속 의지를 존중하며 치료제를 중단하면 안 되는 이유를 명확하게 다시 설명한다. (➡ p.122)
- 혈당검사를 시행하지 않고 산만하게 치료제를 계속하면 고혈당이나 저혈당을 예측할 수 없어 위험한 것을 알려준다.
- 약이 떨어지지 않도록 예비 약을 처방해 두며 내원이 어려울 때 근무처에 가까운 병원에 갈 수 있는 방법도 알려준다.
- 직장 사정으로 내원이 어려울 때에 치료 필요성을 알려주는 진단서를 써준다.

6 다른 과 진료 의뢰

- 장기적으로 당뇨병을 진료하다 보면 당뇨병합병증이 시작되어 상급병원에 진료 의뢰가 필요한 것은 아닌가 하는 생각이 들 때가 있다.
  - 당뇨병합병증 소견이 비교적 명확하게 나타나면 일단 환자에게 전문 진료 가능성을 알려주고, 그런 사실을 의무기록에 기록해 두고, 환자의 의향을 듣는다.
- 지역에 따라 전문 진료가 쉽지 않을 수 있으며, 실제로 다른 과 진료를 거부하는 환자도 있다.
- 다른 과 진료 권고를 거부하는 환자에게는 다양한 이유가 있으며 실제로 이런 원인이 복합된 경우가 많다(표 20-3).

표 20-3 환자가 다른 과 진료를 거부할 때 생각할 점

① 당뇨병 진료의 필요성을 올바르게 이해하고 있는가?
② 시간적, 장소적, 경제적 제약으로 전문 치료가 어려운가?
③ 전문 진료를 시작하면 새로운 고통이나 어려움이 생길 것을 걱정하는가?
④ 당뇨병이나 진료에 대한 혐오감이 생겼는가?
⑤ 치료에 대한 의욕이 없어졌는가?

- 가장 흔한 이유는 〈환자가 전문 진료 필요성을 제대로 이해하지 못하고 있다〉이며, 〈눈에는 아무 증상이 없는데 왜 안과에 가라고 하지?〉 같은 의문이다.
- 다른 과 진료를 거부할 때 그 이유를 알아 대처한다.
- 때로 다른 병원에서 진료 후에 돌아와 지금까지의 치료와 큰 차이가 없는데 왜 다른 병원에 가라고 했는지 의문을 제기하는 환자도 있다.
- 당뇨병 진료를 담당하는 의사는 어느 정도 다른 과에 관한 지식이나 진료 기능을 알고 있어야 한다.
- 상급병원 진료가 필요할 때 환자에게 왜 진료를 의뢰하는지 설명하고, 전문병원에 보내는 진료 의뢰서에 그동안의 진료에 대한 정보를 요약하고, 전문 진료를 의뢰하는지 그 이유를 명확히 기록하여 보내면 좋을 것이다.
- 환자에게 전문 진료가 필요한 상태에 대한 개념을 이해시키기 위한 내용을 정리한다.

1) 안과

- 당뇨병에서는 눈에 많은 문제가 생길 수 있으며 일상 진료에서 이런 이상을 발견하고 대처하도록 노력한다.
  - 당뇨병에서 미세혈관합병증에 의한 안저촬영만을 위해 안과에 의뢰하는 것이 아니다.
  - 무산동 안저카메라를 준비하여 망막병증을 검사하고 있어도, 백내장, 망막박리, 녹내장, 황반변성 등의 문제를 발견하기 위해 1년에 1회 안과 진료가 필요하다.
- 일상 진료에서 〈검은 얼룩〉이 보인다고 하면 망막출혈을, 백내장 초기에 수정체의 혼탁으로 빛이 산란되면 〈눈이 부시다〉, 초자체출혈에서 〈시력 저하〉 등의 자각 증상에 주의한다.
- 당뇨병에서는 안구건조증도 많으며 시력 저하의 원인이 된다.
- 당뇨병망막병증으로 비증식망막증이 있으면 적어도 3-6개월에 1회, 보다 진행된 증식망막병증에는 1-3개월 1회 안과 진료가 필요하다.
  - 증식망막병증에 빛응고치료(photocoagulation)가 가능한 병원에 의뢰하면 좋을 것이다.
- 정기적 진료에서 눈의 불편한 증상을 알아보고 규칙적 안과 진료를 받고 있는지 확인한다.

2) 신장내과

- 만성신장질환(CKD)은 만성적으로 경과하는 모든 신장병을 포함하는 질환 개념이며,
  ① 소변검사, 영상검사, 병리검사 등에 신장 장애를 생각하는 소견
  ② 추정사구체여과율(eGFR)이 60 mL/min/1.73m^2 미만
  이상의 양쪽 모두 또는 어느 쪽이 3개월 이상 지속하면 진단한다.
- CKD를 진단하면 관리와 교육을 위해 신장내과 진료를 의뢰하라고 권고한다.
  - 무조건의 진료 의뢰보다 CKD 관리의 기본인 생활습관 개선 교육, 적극적 약물치료를 시행하며 정기적 추적 관찰도 가능할 수 있다.
  - 장기적으로 혈당 조절이 안정적이며 ARB, SGLT2억제제에 의해 알부민뇨의 악화가 없으며 규칙적 검사가 가능하면 환자에게 당뇨병신장질환에 대해 충분히 설명하고 추적한다.
  - 이때 예상하지 못한 상태 악화에는 신장내과 진료가 필요하다고 말해둔다.

- 당뇨병신장질환 이외의 신장질환으로 IgA신병증, 만성사구체신염, 신증후군 등이 의심되면 신장내과 진료를 의뢰한다.
  - 신장내과에서 신장생검을 시행할 수 있다고 미리 알려주기도 한다.
- 갑자기 악화된 신장기능 장애에서는 주저 없이 의뢰하는 것이 좋을 것이다.
  - 급성신부전이나 급속진행 사구체신염(RPGN) 등 신속한 치료가 필요한 질환이 있다.

3) 순환기내과

- 당뇨병에서는 관상동맥질환 발병률이 당뇨병이 아닌 사람보다 2-3배 높으며, 심근경색 병력이 있으면 관상동맥질환에 의한 사망률이 높다.
- 당뇨병의 관상동맥질환에서 무증상 가능성을 생각하여 대혈관합병증이 있으면 순환기내과 진료를 계획한다.
- 당뇨병망막병증이 있으면 관상동맥질환 발생이 없는 환자보다 증가하므로 관상동맥질환 선별 검사를 시행한다.
- 30분 이상 지속되는 흉통, 심전도의 ST 상승 또는 저하, 백혈구 증가, CK 및 CK-MB, 트로포닌 T 등의 심근 표지자 상승에서는 급성심근경색을 포함한 급성 관상동맥 증후군(ACS)을 생각하여 신속한 순환기내과 진료가 필요하다.

4) 신경과

- 당뇨병신경병증은 원위 감각신경 마비와 좌우 대칭인 만성 다발성신경병증이다.
- 급성 통증성 신경병증, 몸통신경병증, 외안근마비, 좌우 비대칭, 주로 운동신경병증, 발보다 팔이나 손의 신경병증 등에서는 다른 질환을 의심하여 신경과에 진료 의뢰한다.
  - 급성 통증성 신경병증은 HbA1c 10% 이상 환자에서 급격한 혈당 개선으로 나타날 수 있다.
  - 몸통 신경병증은 흉부나 복부의 저림이나 통증이 특징이며 척수염이나 경막외농양 등의 감별이 필요하다.
  - 외안근마비에서 복시나 안검하수가 갑자기 나타나면 두개내 동맥류, 뇌경색, 뇌출혈, 두개 내 염증질환 등의 감별이 필요하다.
- 손저림에서 수근관증후군을 생각하지만 경추증 신경근증의 감별이 필요하다.
- 다리 증상에 좌우 차이가 있으면 요천수신경근증, 요천추변형, 척추간판 탈출증, 척주관협착증의 진행 등을 생각한다.
- 뇌혈관 장애에 의한 증상으로 저림이 있을 건반사 항진 등 중추신경 소견에 주의한다.
- 당뇨병신경병증에서 하지의 근력 저하 출현은 일반적으로 감각 저하나 전신적 자율 신경병증 발병 후가 많다. 이런 선행 증상보다 근력 저하가 먼저 나타나면 다른 질환을 의심하여 신경과 진료를 의뢰한다.

5) 정형외과

- 당뇨병 진료에서 정기적으로 골밀도 검사를 시행하여 골다공증을 관리하고 있어도 다양한 골관절 질환으로 통증을 호소하는 환자를 많이 보게 된다.

- 증상에 따라 진통제가 필요하며, 중증 질환 가능성이 있는 위험 신호(신경 증상 출현, 발열, 통증 악화)를 놓치지 않도록 주의한다.
- 진통제로 2주간 치료하여 증상 개선이 없으면 정형외과에 진료 의뢰한다.
- 당뇨병 말초신경병증에 의한 당뇨병발병변(혈행 장애나 발궤양, 신경병 관절증 등)에서 정형외과 진료가 필요하다.
- 외상 정도와 관계없이 사지의 통증이나 변형이 있거나 허리 통증이 있으면 골절 가능성을 생각하여 정형외과에 의뢰한다.

6) 피부과

- 당뇨병에서 나타나는 다양한 피부 병변에 대증적으로 치료하지만 호전되지 않으면 진료를 의뢰한다.
- SGLT2억제제 사용에서 비교적 흔한 약진에 주의한다.
- 가려움증: 피부 발진 없이 가려움이 심하다. 가려움에 이차적 피부병변이 생길 수 있다.
- 피부 감염: 피부 칸디다, 무좀, 연부조직염 등이 흔하다.
- 당뇨병 황색종: 다리 앞쪽이나 엉덩이에 많으며 이상지질혈증 동반을 조사한다.
- 당뇨병 수포: 사지 특별히 종아리나 다리에 원인 없이 갑자기 생기는 수포

7) 정신건강의학과

- 당뇨병에서 우울증 동반이 많으며 혈당 조절에 의해 개선되지 않으면 정신건강의학과 진료를 고려한다.
  - 환자와 보호자에게 충분히 설명하며, 정신건강의학과에 강제로 보낸다는 이미지를 주면 안 된다.
- 많은 당뇨병 환자에서 수면장애가 있으며, 원인을 발견하여 대처하면 좋을 것이다. (➡ p.220)
  - 수면장애의 원인으로 고혈당에 의한 갈증, 다뇨에 의해 잠에서 깨어남, 당뇨병신경병증의 통증에 의한 숙면 곤란, 야간저혈당의 불안, 자율신경병증 증상에 의한 위장 장애 등을 찾아본다.
  - 혈당 조절이 안 되어도 수면장애를 일으키고, 수면부족이 당뇨병을 악화시킨다.
  - 불면증 치료에 벤조디아제핀계 수면제를 사용하지만 65세 이상에서 치매 발생 위험을 높인다고 알려져 주의가 필요하다.

참고문헌

1. American diabetes association, Standards of care in diabetes-2024. Diabetes care 2024:47:sull1
2. Ahiqvist E, Towards improved precision and a new classification of diabetes mellitus. J Endocrionol 2021:252:R59
3. Antar SA, Diabetes mellitus: Classification, mediators, and complications; A gate to identify potential targets for the development of new effective treatments. Biomed Pharmacother 2023:168:115734
4. Ayers JW, Comparing physiacian and artificial intelligence chatbot responses to patient questions posted to a public social media forum. JAMA Intern Med 2023:183:589
5. Bergmn M, International Diabetes Federation position statement on the 1-hour post-loaed plasma glucose for the diagnosis of intermediate hyperglycemia and type 2 diabetes. Diab Res Clin Pract 2024:44:1062
6. Chow L, How significant is severe hypoglycemia in 0lder adults with diabetes? Diabetes Care 2020:43:512
7. Chun MY, Students' empathy and its effect on the physician-patient relationship. Korean J Med Educ 2015:27:283
8. Courcoulas AP, Long-term outcomes of medical management vs bariatric surgery in type 2 diabetes. J Am Med Asso 2024:331:654
9. Davies MJ, Management of Hyperglycemia in Type 2 Diabetes, 2022.A Consensus Report by theAmerican Diabetes Association (ADA) and the European Association for the Study of Diabetes (EASD). Diabetes Care 2022;45:2753-2786
10. Dicembrini I, Risk of cancer in patients treated with dipeptidyl peptidase4 inhibitors: an extensive meta-analysis of randomized controlled trials. Aca Diabrtologica 2020:57:689
11. Gregg EW, Imact of remisssion from type 2 diabetes on long-term health outcomes: finding from the Look AHEAD study. Diabetologia 2024:67:459
12. Hu WS, Patients with diabetes with and without sodium-glucose cotransporter-2 inhibitors use with incident cancer risk. J Diabetes its Compl 2023:37:108468
13. Ikle JM, A brief history of diabetes genetics: insights for pancreatic beta-cell development and function. J Endocrinol 2021:250:R23
14. Jiang X, Neuroprotective effects of dipeptidyl peptidase 4 inhibitor on Alzheimer's disease: a narrative review. Front Pharmacol 2024;15:136151
15. Kendall DM, Clinical application of incretin-based therapy: Therapeutic potential, patient selection and clinical use. Am J Med 2009:122:S37
16. Kwak SH, MODY diabetes. J Korean Diabetes 2022;23:157-164
17. Lean MEJ, Primary care-led weight mangement for remission of type 2 diabetes(DIRECT): an open-label, cluster-radomised trial. Lancet 2018:391:541.
18. Lean MEJ, 5-year follow-up of the randomised diabetes remission clinical trial(DIRECT) of continued support for weight loss maintenance in the UK: an extension studt. Lancet Diabetes Endicrinol 202;12:233-246.
19. Lee HS, Difference of risk of pancreatic cancer in new-onsey diabetes and long-standing diabetes: population-based cohort study. J Endocrinol Metab 2023:108:1338
20. Nyland JE, Diabetes, drug treatment, and mortality in COVID-19: A multinational retrospective cohort study. Diabetes 2021:70:2903
21. Rhee SY, Effects of a DPP-4 inhibitor and RAS blockade on clinical outcomes of patients with diabetes and

COVID-19. Diabetes Metab J 2021:45:251
22. Schipper SBJ Sleep disorders in people with type 2 diabetes and associated health outcomes: a review of the literature. Diabetologia 2021:64:2376
23. Sims EK, 100 years of insulin: celebrating the past, present and future of diabetes therapy. Nat Med 2021:27:1154
24. Tanf Y, Meformin adherence and discontinuation among patients with type 2 diabetes: A retrospective cohort study. J Clin Trend Endocrinol 2020:20:100225
25. Twig G, Adolescent obesity and early-onset type 2 diabetes. Diabetes Care 2020:43:1487
26. Wu H, 1-year weight change after diabetes diagnosis and long-term incidence and sustainability of remission of type 2 diabetes in real-world settings in Hong Kong: An observational cohort study. PLoS Med 21(1)e1004327
27. Yuan S, Is type 2 diabetes causally associated with cancer risk? Evidence from a two-sample mendelian randomization Study. Diabetes 2020:69:1588
28. Yu OHY, Metformin and cancer: Solutions to a real-world evidence failure. Diabetes Care 2023:46:90
29. Zou JB, Impact of antidiabetic agents on dementia risk: A Bayesian network meta-analysis. J Metab 2020:109:154265.
30. Clinical dilemmas in diabetes, Wiley, 2022
31. Diabetes case studies, American Diabetes Association, 2015
32. Diabetes fact sheet in Korea 2022, Korean Diabete Association
33. Diabetes and pregnancy, American Diabetes Association, 2011
34. Diabetes technology, science and practice, American Diabetes Association, 2019.
35. Medication for the treatment of diabetes mellitus, American Diabetes Association, 2023
36. Oxford handbook of endocrinolgy and diabetes, Oxford, 2018
37. The Diabetes Textbook, Springer, 2019
38. 21 rhings you need to know about diabetes and weight loss surgery, American Diabetes Association, 2017
39. 당뇨병 진료지침 제8판, 대한당뇨병학회, 2023
40. 당뇨병 팀의료 성공 노하우, 대한의학, 2012
41. 당뇨 커뮤니케이션, GTI코리아, 2014
42. 나도 당뇨병 전문가, 대한의학 2018
43. 당뇨병 다시 배우기, 대한의학, 2021
44. 당뇨병 치료 트렌드, 대한의학, 2023,
45. 안저검사와 당뇨병 눈, 대한의학, 2024
46. 병원 · 요양병원에서 ChatGPT 바로쓰기, 대한의학, 2024
47. 糖尿病 支援 コントロール日本医事新報社, 2023
48. 糖尿病治療薬の考え方·使い方, 日本医事新報社, 2023
49. 糖尿病塾, 医学書院, 2020
50. 糖尿病外來診療の味方, 南山堂, 2020

색인(Index)

한글

ㄱ

ㄴ

ㄷ

ㄹ

ㅁ

ㅂ

ㅅ

ㅇ

ㅊ

ㅋ

영문

A

B

C

D

E

F

Q

R

S

T

당뇨병 진료 더 잘하기

Expert in Diabetes Care

2025년 2월 7일 인쇄
2025년 2월 18일 발행

저자 | 김영설, 전숙

임프린트 | 도서출판 대한의학
발행인 | 신은주
책임편집 | 서선영
출판등록 | 2003년 9월 27일 제 25100-2014-000011호
발행처 | ㈜에스앤씨퍼블리싱
주소 | 서울특별시 구로구 디지털로 288 대륭포스트타워1차 1209호
전화 | (02)921-0653
e-mail | medbook2000@daum.net
홈페이지 | www.dhmbook.co.kr
www.medbook.co.kr

정가 | 50,000원
ISBN | 979-11-5590-302-5 93510

이 책은 저자와의 계약에 의해 ㈜에스앤씨퍼블리싱에서 발행합니다.

도서출판 대한의학은 ㈜에스앤씨퍼블리싱의 의학 전문 임프린트입니다.

인쇄나 제본 과정에서 잘못된 책은 교환해 드립니다.